广州市科学技术学会
广州市南山科学学术交流基金会　资助出版

林毅**乳腺病**学术思想与经验心悟

策　划　吕玉波　　陈达灿

主　编　司徒红林　陈前军

副主编　朱华宇　　刘鹏熙

编　者（按姓氏笔画排序）

王一安　仇　玮　丘　嫦　司徒红林　朱华宇

任黎萍　刘晓雁　刘鹏熙　关若丹　　许　锐

孙　杨　孙俊超　李　倩　李　雪　　李东梅

李薇晗　吴加花　吴彦兰　宋　雪　　陈前军

周劭志　赵　虹　胡延滨　钟少文　　徐　飚

郭　莉　郭倩倩　戴　燕

人民卫生出版社

图书在版编目（CIP）数据

林毅乳腺病学术思想与经验心悟 / 司徒红林，陈前军
主编. —北京：人民卫生出版社，2013

ISBN 978-7-117-17993-5

Ⅰ.①林…　Ⅱ.①司…　②陈…　Ⅲ.①乳房疾病 – 中医
治疗法　Ⅳ.①R271.44

中国版本图书馆 CIP 数据核字（2013）第 226393 号

人卫智网	www.ipmph.com	医学教育、学术、考试、健康， 购书智慧智能综合服务平台
人卫官网	www.pmph.com	人卫官方资讯发布平台

林毅乳腺病学术思想与经验心悟

主　　编：司徒红林　陈前军
出版发行：人民卫生出版社（中继线 010-59780011）
地　　址：北京市朝阳区潘家园南里 19 号
邮　　编：100021
E - mail：pmph @ pmph.com
购书热线：010-59787592　010-59787584　010-65264830
印　　刷：北京铭成印刷有限公司
经　　销：新华书店
开　　本：710×1000　1/16　印张：23　插页：2
字　　数：425 千字
版　　次：2013 年 11 月第 1 版
印　　次：2024 年 9 月第 2 次印刷
标准书号：ISBN 978-7-117-17993-5
定　　价：49.00 元

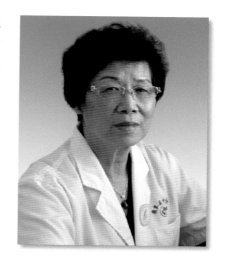

林毅，女，著名中医乳腺病名家。现为广州中医药大学主任导师、教授，广东省中医院主任医师、一级教授，省重点专科学科带头人、国家中医药管理局乳腺病重点专科学科带头人。任中华中医药学会乳腺病防治协作工作委员会主任委员、广东省中医药学会外科专业委员会顾问。两次荣获全国卫生先进工作者称号，是享受国务院特殊津贴的有突出贡献的专家和全国第二批、第四批继承老中医药专家学术经验指导老师。

林毅教授主要从事中西医结合乳腺病临床、教学和科研工作。其对乳腺良恶性肿瘤、乳腺增生性疾病、乳腺炎性疾病等均有很深入的研究，总结创新了许多中西医结合防治乳腺病的新理论、新方法、新技术。林毅教授学术上主张"实践探索，继承创新"，临床上注重"识病为本、辨证为用、病证结合、标本兼治"的原则，坚持"优势病种能中不西，疑难病种衷中参西，急危重症中西结合"。根据多年的临床经验，结合中西医对乳腺疾病的理论认识，林毅教授创立了系统的"乳腺增生病中医药周期疗法"理论体系、在全国首次提出"乳腺癌分期辨治规范化"理论以及"激素受体阴性重在健脾，激素受体阳性重在补肾"的预防乳腺癌复发转移等观点。在中医理论指导下，林毅教授对传统火针进行技术创新，开创"火针洞式烙口治疗乳腺脓肿"特色疗法，还运用"子午流注纳支法"理论结合"健脾补肾生髓法"创立了防治乳腺癌化疗后骨髓抑制症的中医特色疗法。林毅教授创立的特色疗法还有中药介入治疗乳腺导管炎性溢液、中医特色综合疗法治疗小叶肉芽肿性乳腺炎以及复杂性难治性浆细胞性乳腺炎等。在繁忙的临床工作之余，林毅教授科研方面也硕果累累，主持及指导各级科研课题 15 项，获省部级科技进步奖以及其他各级奖励多项。获国家发明专利 1 项。主编《现代中医乳房病学》、《产后缺乳与乳腺增生》（海外版）、《外科专病中医临床诊治》、《中西医结合治疗乳房常见病》等 7 部专著，参编专著 10 余部。

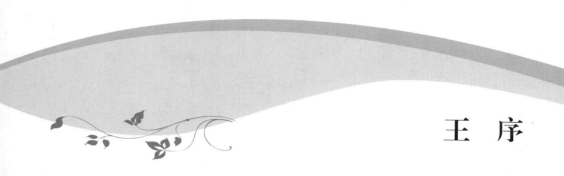

王　序

　　名老中医药专家是发展中医药事业十分宝贵的人才资源。他们对中医药理论有着深刻的认识，经历了大量的临床实践，积累了丰富的临床经验，具有鲜明的学术特点和重要的学术地位。他们勤于钻研，努力创新，医德高尚，医术精湛，在长期的临床实践中，为无数患者解除了痛苦，深受群众的信赖和欢迎。充分发挥名老中医药专家的作用，认真总结传承他们的宝贵学术思想和临床经验，是推进中医药继承与创新的重要内容。

　　林毅教授是全国第二、四批继承老中医药专家学术经验指导老师，历任中华中医药学会乳腺病防治协作工作委员会主任委员，从事中医乳腺病临床工作近 50 年，积累了丰富的临证经验，为众多乳腺病患者解除了病痛。她研究提出了"乳腺增生病中医药周期疗法"、"乳腺癌分期辨治"、"激素受体阴性重在健脾，激素受体阳性重在补肾"等一系列重要学术观点，创立了"火针洞式烙口治疗乳腺脓肿"等一系列中医特色疗法，受到了业界的广泛关注。《林毅乳腺病学术思想与经验心悟》一书是林毅教授多年来学术思想与临床经验的系统总结。相信该书的出版必会为推动中医乳腺病学术发展、促进中医药传承与创新发挥积极作用。

　　随着党和国家更加重视中医药，广大人民群众更加信赖中医药，国际社会更加关注中医药，中医药事业迎来了良好的发展战略机遇期。衷心希望广大中医药工作者抓住机遇，以名老中医药专家为榜样，坚持读经典，跟名师，多临床，有悟性，善思辨，弘扬大医精诚的医德医风，不断成长进步，为我国中医药事业发展作出新的更大的贡献。

王国强

2013 年 8 月

邓　序

　　女性承载着人类繁衍的重任，在建立和谐社会和谐家庭中扮演着重要角色。现今，乳腺病是成年女性的常见病、多发病。随着社会进步、经济发展以及生活方式的改变，乳腺疾病尤其是乳腺癌的发病率呈明显上升趋势，严重威胁女性健康和家庭幸福，防治形势非常严峻。

　　中医在防治乳腺病方面具有悠久的历史，早在《黄帝内经》中就有"足阳明胃经，行贯乳中……"关于乳房的经络和生理等方面的记载。汉代的《中藏经》记载有乳癖病名。到了晋代，中医学对乳腺炎症性疾病有了认识，《肘后备急方》、《刘涓子鬼遗方》载有"乳痈"、"乳发"等病，对乳腺癌的认识则出现在宋代的《妇人大全良方》载有"乳岩"。中医学十分重视乳腺疾病的防治，如《妇科玉尺》提出："妇人之疾，关系最巨者则莫如乳。"经过历代医家的不懈努力，乳腺病已经成为中医领域中特色鲜明、优势显著、疗效确切的病种。在学术发展方面也出现了流派纷呈、名家辈出的局面，林毅教授就是该领域德艺双馨的学者。

　　林毅教授长期从事中医乳腺病的医、教、研和管理工作，1997 年受聘于广东省中医院任乳腺科学科带头人、主任导师。她以扎实的医学知识引领着这一学科的发展和方向，带领全科医护人员在短期内取得显著学术成就，使该院乳腺科处于全国中医乳腺病行业的领头羊地位。广东省中医院乳腺科今日的成就与她所做的人才培养、临床建设、科研奠基等工作密切相关。

　　林毅教授是全国第二、四批继承老中医药专家学术经验指导老师，历任中华中医药学会乳腺病防治协作工作委员会副主任委员、主任委员。两次荣获全国卫生系统先进工作者称号，是享受国务院特殊津贴的有突出贡献的专家。林教授从事中医乳腺病临床工作 48 年，医德高尚，医风醇正，医术精良，对乳腺病的研究造诣颇深。她承先贤理法，秉中西学术，博采众长，继古拓新。临床上她坚持"优势病种能中不西，疑难病种衷中参西，急危重症中西结合"，学术上主张传统医学与现代医学相结合，辨证与辨病相结合，整体与局部相结合，内治与外治相结合的指导思想。她先后在中医行业内规范了乳腺增生病的辨证标准与疗效评价标准及乳腺癌分期辨证规范，创立系统的"乳腺增生病中医药周期疗法"理论体系，开创"火针洞式烙口治疗乳腺脓肿"特色疗法，还运用"子午流注纳支法"理论结合"健补肾脾生髓法"防治乳腺癌化疗后骨髓抑制症、中药介入治疗乳腺导管炎性溢液等。在繁重的临床工作之余，林毅教授笔耕不辍，主编参编《现代中医乳房病学》、《产后缺乳与乳腺增生病》(海外版)、《外科专病中医临床诊治》第一版第二版等十余部专著。

为继承发扬国家级名老中医林毅教授在中医乳腺病防治领域积累的宝贵财富，2012 年 8 月国家中医药管理局批准"全国名老中医林毅教授经验传承工作室"建设。在上级领导与人民卫生出版社的支持下，由广东省中医院乳腺科的同仁们总结整理的《林毅乳腺病学术思想与经验心悟》一书出版在即，该书汇集萃取了林毅教授的学术思想、临床经验，其出版必将为现代中医乳腺病学的学术传承与发扬、中医乳腺病人才培养做出积极的贡献。可喜可贺，我欣然因之为序，以示祝贺。

邓铁涛

2013年8月

编写说明

中医药学是我国优秀传统文化的瑰宝，是我国医药卫生事业中独具特色和优势的重要组成部分。随着当代全球化和信息技术的发展，中医学现代化其前提是对已有的中医药理论及经验加以很好地总结，只有继承才能更好地发扬。既往的中医药理论和经验主要通过文献文物及师承授受保存下来，而对名老中医药专家学术经验的传承工作，早在 20 世纪 50 年代国家对此已十分重视，譬如国家层面采取了传统的师带徒等一系列措施。而整理名老中医药专家学术经验的工作对于中医的传承与发扬也非常重要，是继承中医药学术、培养中医药后续人才的重要途径之一。

林毅教授是全国第二、四批继承老中医药专家学术经验指导老师，是一位注重临床、治学严谨、精勤不倦、思辨灵活、勇于探索、融汇中西、学验俱丰、与时俱进的著名中医乳腺病专家。其高尚的医德，精湛的医术，独特的诊疗经验，乐于提携后学为业内所公认。为继承发扬林毅教授在中医乳腺病防治领域积累的宝贵财富，我们总结整理了林老在长达 48 年的实践积累所凝练出的学术思想及其独到的临床经验，并系统化和理论化，为同道学习和研究提供借鉴资料。

全书分为上、中、下 3 篇。上篇为"医事传略、学术思想与医理阐释"，简要论述林毅教授的从医经历与背景，解读林毅教授"师古纳新"的学术思想，重点论述林毅教授对乳腺增生病、乳腺癌以及乳腺炎性疾病的发生、演变的独到见解；中篇为"临床经验、医案拾萃与查房实录"，主要对林毅教授治疗乳腺癌、乳腺增生病、乳腺炎疾病及其并发症等的独特经验，如"分期辨证"治疗乳腺癌、运用"子午流注"理论治疗化疗骨髓抑制症、"中医药周期疗法"治疗乳腺增生病等。同时列举临床相应的典型医案 51 例及查房实录 5 则，来剖析林毅教授与其学术思想一脉相承的临证思路；下篇为"弟子心得与林师医话"，主要介绍弟子对林老学术思想、临床经验的验证体会以及创新发扬；并扼要介绍林老简便易记的养生、防病的治验和体会。

参加本书编写的人员大多为林毅教授的师承弟子和学生，他们跟师学习十余载，对林老的学术思想及临床经验具有较深刻的理解和认识。历时三载，编著完成本书。本书编写过程中，始终得到广东省中医院领导与大乳腺科各位医护人员、博士研究生的大力支持，在此表示衷心的感谢！

由于时间和经验有限，书中难免存在不足与不当之处，恳请同仁及读者批评指正。

司徒红林　陈前军
2013年8月广州

目　录

上篇　医事传略、学术思想与医理阐释

中篇　临床经验、医案拾萃与查房实录

下篇 弟子心得与林师医话

上 篇
医事传略、学术思想与医理阐释

第一部分　医事传略

杏林奇葩，坚毅挺拔

　　林毅，女，1942 年出生，福建古田县人。国家第二批、第四批继承老中医药专家学术经验指导老师，全国著名中医乳腺病专家，历任中华中医药学会乳腺病防治协作工作委员会主任委员，国家中医药管理局"十一五"期间乳腺病重点专科学术带头人，曾两次荣获全国卫生先进工作者称号，享受国务院特殊津贴。现任广州中医药大学教授、广东省中医院一级教授、主任导师。

　　林毅出生于医学世家。外祖父黄道培是福建莆田人，曾任福建省建瓯医院院长。父亲林得成，原是桂林市人民医院（前身为"善后救济总署广西分署设立的临时医院"）检验科老主任，解放后担任广西壮族自治区生物制品所所长。母亲黄彼清，是广西壮族自治区人民医院一位医术精湛的西医妇产科专家。1942 年 3 月 20 日清晨，林毅就出生于抗日战争时期赣州城里的一个军营中。当时，林得成夫妇正投奔驻扎于江西赣州的叶挺将军的部队 49 军，并担任军医。林毅出生时，正是抗日战争最艰难的阶段。林得成为女儿取名为"毅"，并说："孔子曰：'士不可不弘毅，任重而道远。仁为己任，不亦重乎？死而后已，不亦远乎？'但愿她能接上我们的班，传承医道，以仁心仁术大济人世苍生！"

林毅多次说："我这一生无论做什么事，只要努力认真去做，多是成功的，大概与我的名字有关吧。"林毅做人做事坚持"讲真话，吐真情，求真理"，没有这种毅力是不可能的。悬壶济世 48 年，林毅收到过很多感谢的锦旗和称赞的条幅，但她最欣赏的是 1995 年初时任广西壮族自治区卫生厅中医处黄祥续处长特意赠送给她的一块匾："杏林奇葩，坚毅挺拔。"此文不仅巧妙地把林毅的姓名镶嵌其中，而且传达出的正是林毅一生行医为学的精神写照。

林毅出身西医世家，却因为命运的关系转而投入到了中医的殿堂。自幼聪明好学的林毅，曾经深深地着迷于"航空梦"，1959 年高中二年级毕业前夕，她通过严格筛选最后被选中保送空军某军事学院，临行前却因为一个从不曾联系过的海外亲戚关系，这个梦破碎了。她暗下决心一定要考上北京航空学院（现北京航空航天大学），可高考后，她的档案却被转入到了广西中医学院（现广西中医药大学）。知道录取结果的林毅十分伤心，三天没有出门。得知这个情况，父亲的老朋友、广西壮族自治区卫生厅黄征厅长亲自登门来看她，亲切地对她说："你们家虽是医学世家，但都是西医，对中医可能还不太了解。中医是祖国的传统医学，博大精深。中医流传数千年而不衰，为保护人民健康，为中华民族的振兴是功不可没的，是大有前途的。你一定要去读，你一定会读得好！"面对命运的弄人，凭借坚毅顽强的性格，林毅迅速走出了低谷，从此确立了奋斗一生的目标，"学好中医，振兴中华医学"。

一旦目标确认，就全力以赴。进入广西中医学院以后，林毅便一头扎进了浩瀚的中医海洋。为了集中精神背诵经典，林毅常常偷偷地爬上校园中的荔枝树，躲在上面背书，"不熟背经典不下树"，就这样较着劲，不知不觉中，林毅打下了坚实的中医基础。直到今天，年过七十的她，每每谈及经典方药时，都会不假思索地背诵出医书典籍的原文或论述，可见当初用功之深。

如果说，是命运让林毅选择了中医，那么正是中医的博大精深与神奇疗效让她深深热爱上了中医。林毅在桂林市人民医院实习时，科室接诊了一个奇怪的病人。这是一位新婚不久的青年农民，因为出现剧烈头痛、高热不退、颜面潮红、肩背颈项强直痉挛前来求医。医生为患者做了全面检查，查不出病而确有其症，经过西医各种方法治疗，病情也没有一点好转。为了治病，病人已经把家里的房子、家畜和树林都卖掉了，钱也花光了。看到这种情况，林毅决心用中医试一试。她根据病人的症状，结合学到的中医整体辨证施治的原则，认定为伤寒夹色证，选用了"五虎汤"。并在未告诉患者的主治医师、神经内科陆启庆主任的情况下，连夜回桂林市中医院买药冒险给病人煎服了一剂五虎汤。次日主任查房，林毅躲在门外不敢进去，稍倾，就听到在里面查房的陆主任大声地询问，"是谁给病人吃的中药？"林毅低头进去，承认后准备接受批评。没料到却获得了主任的赞扬，指示她继续给患者开药。

在特别重视规矩、坐桂林市第一把交椅的西医院，这可是从来没有过的事情。原来，这名病人在吃了中药以后不仅明显热退，而且头项痉挛也得到了缓解，一周后患者就痊愈出院。在西医院以实习之身就被获准单独开中药治疗患者，胆大心细的林毅立即在这个老牌的西医院中出了名，而且也使林毅第一次深刻体会到传统的中医药所具有的独特优势和神奇魅力，于是她走中医之路的决心更加坚定了。

毕业后，桂林市卫生局和桂林市中医院领导点名要她留下，林毅果断地放弃了留校的机会，1956 年来到桂林市中医院。她很快就成长为医院外科中的一名骨干力量。在临床中，她逐渐开始关注起乳腺病的患者，当时由于卫生条件差，急性化脓性乳腺炎的患者非常多。西医常规以抗生素与手术切开排脓引流治疗，患者不仅必须停止哺乳，切口大，术后愈合时间长，而且由于手术瘢痕形成，严重的往往造成乳房畸形及泌乳功能障碍，给患者的生活、家庭和母婴健康都带了阴影。作为一名女性，林毅敏锐地感受到了那些饱受疾病折磨的患者的痛苦。为了突破难点找到比西医治疗常规更好的办法，熟悉中医经典的她想到了华佗"火针"。火针疗法，古称"焠刺"、"烧针"，是将针在火上烧红后，快速刺入人体特定部位，以治疗疾病的一种传统方法。明代高武《针灸聚英》云："火针者，宜破痈毒发背，溃脓在内，外皮无头者，但按肿软不坚者以溃脓。"《外科医镜》在流注治验篇中记有："以火针当头刺破，升丹纸捻引流，十数日收功。"林毅秉承先法，改用"电火针"刺破脓肿后形成圆形焦痂附着、内壁光滑的引流通道，直达脓腔，再用提脓药捻引流排脓。

林毅继承创新的"火针洞式烙口 + 提脓药捻引流"的方法治疗急性化脓性乳腺炎在临床实践中获得显著疗效，达到了无需住院、创伤小、出血少、瘢痕小、疗程短、不影响继续哺乳之目的，平均愈合时间比切开排脓少 20 天，减轻了病人的痛苦。中医优势的发挥取得了初步的成功，看到众多姐妹解除了病痛，林毅真是开心极了！同时，她开始思考如何更好地发挥中医特色与优势，不断提高临床疗效的问题。一个大胆的想法在她的心中萌发。1980 年，抱着发挥中医特色与优势，为乳腺病患者解除痛苦的愿望，她提出了组建乳腺病专科的设想，得到了桂林市中医院领导的大力支持。随后，全国中医系统第一个乳腺病专科正式成立。

从此，从无到有，从小到大，从浅到深，从局部到全面，林毅逐步带动了现代中医乳腺病学科的发展，同时也为此付出了毕生的心血。她把创建一流的乳腺学科，攻克危害妇女健康的乳腺炎性疾病、乳腺增生性疾病、乳腺良性恶性肿瘤及乳腺疑难病症等，定位为自己的事业主攻方向，开始了几十年的研究与探索，用毕生精力为找准切入点攻克乳腺疾病，演绎了一幕幕精彩华章。立足于临床疗效的提高，不断挖掘中医特色疗法，创新治疗手段，是林毅治学的根本。总结自己的成功经验，林教授用"勤于思考，善于观察，勇于探索"这 12 个字进行了概括。

乳腺炎发生往往与妇女哺乳期排乳不畅，造成宿乳阻塞有着密切的关系，因此保证排乳畅通是治疗乳腺炎成功的关键。而临床常用的吸乳器，往往仅能吸取比较表浅与乳晕周围的乳汁，对于深藏内部结块的宿乳导致乳络迂曲并不能发挥作用。在临床中观察到其发病与诊治应"以塞为因、以堵为逆、以通为用"这一根本后，林毅立即积极找寻办法，很快就创造出了一套"揉抓排乳"的方法。通过手法操作，从乳房基底部沿着乳腺导管向乳头方向疏通乳络，从而使淤乳得到有效地排出，防止淤乳郁久化热、热盛肉腐进而肉腐成脓，保证了中医治疗郁滞期乳腺炎的成功。这种方法看似简单，但没有一双细致观察的眼睛、一颗体贴细腻的心灵是无法想到和做到的。实际上，林老在中医临床上所取得的每一次收获与成功，都与这样的精神密不可分。她先后创造研制了提脓药捻、土黄连液、消癖系列口服液、癌康复等乳腺病专科 14 种纯中药制剂。

在林老 48 载悬壶杏林的医学生涯中，始终怀着对中医不变的热诚、对学术的不懈追求，继古拓新，精诚治学，博采众长。作为一名中医大家，林老提出要做现代中医，不要做坐堂中医，为此她从来不拒绝现代医学技术。相反，总是那么密切关注现代医学发展的步伐，并善于将西医诊治疾病的理论、方法与技术运用到中医之中，延伸中医四诊，开阔中医辨证论治、立法遣方用药的思路，丰富和充实了中医乳房病学的内容，把中医学术推向更高一个层次。她规定科室医生要定期检索学科发展的最新信息，定期进行汇报交流学习，对其中重要的信息，她都要亲自阅读原始文献。林老提出在中医临床指导思想上应遵循"识病为本，辨证为用，病证结合，标本兼治"，在诊疗方法决策上要坚持"中医优势病种能中不西，疑难病种衷中参西，急危重症中西结合"。正是因为有着这样的胸怀与认识，林老才能时刻站在学科发展的最前沿，才能不断萃取出中医药特色与优势的理论与方法，才能准确把握住乳腺病领域中医特色与优势发挥的最佳切入点。随着社会的进步，经济的发展，生活节奏的加快，环境污染的加重，乳腺癌的发病率呈显著升高的趋势。出于对现代医学的深刻了解，林老敏锐提出中医药防治乳腺癌的切入点，不仅在于围手术期提高手术耐受性，减轻放化疗和内分泌治疗的毒副反应，提高放化疗内分泌治疗效果，改善生活质量，更要找出提高乳腺癌患者机体免疫功能以及癌前防变和抗复发转移等的干预措施。最初提出的时候，认同的人并不多，甚至有专家称"中医药防治癌前疾病没有依据"。出于对中医药的信念与信心，她顶住了各种质疑和责难，硬是在临床中趟出了一条路径，用翔实的科研数据与临床实践做出了回答，显示了中医药防治癌前疾病的有效性、科学性与可行性。如今，对中医药通过解决乳腺囊性增生问题实现癌前防变已得到业界的普遍关注。这一方面得益于林老扎实的中医功底，另一方面也得益于她对现代医学的深刻认识。比如，她提出对乳腺囊性增生的干预是防治癌前疾病重要环节的认识，很快就从现代医学的观念更新中获得了有力支持。20世纪末，现代医学对乳腺癌发病提出了"多阶段发展模式"的假说，即"正常→增生→非典型增生→原位癌→浸润性癌"的发展模式。在多种致癌因素多靶点的综合作用下，机体正常细胞增生、间变、最后恶变，需经过一个长期的过程，且在发展为浸润性癌之前的各个步骤之间是可以逆转的。这一现代医学研究结论为林老乳腺癌"治未病"学术思想的形成及临床实践提供了有力佐证。

对中医药的无比热爱以及对中医药疗效的坚定信心，是林老能够在中医理论和实践中不断继承创新的力量源泉。有人问她，"为什么你觉得现代医学的难点与盲区可以成为中医治疗的切入点？"她回答："我有把握，这个把握来自于博大精深的中医药学。"她常说"身为中医，必须首先'吃透'消化、汲取祖国数千年中医药知识精华，只有了解前人的学术精髓，才能在继承基础上创新发展。"继承不泥古，创新不离宗，这就得遍览古籍、精读经典、熟记方药，传承创新，不断攀登科学的高峰，没有捷径可走。

中医学对乳房疾病的研究有着悠久的历史，几千年来，经历了起源、形成、发展和成熟的不同阶段。林毅从古代经典出发，上百个日夜"枕书达旦"，认真研读，不断挖掘和整理历代中医文献中的精髓。她发现历代中医文献对乳房的生理病理、病因病机、诊断治疗、预防及护理等，均有非常丰富的记载，并可以在同一平台上与现代医学沟通以求达成共识。正是有了这样的基础，她才能在现代中医乳腺病学上屡有建树。如传统中医理论中认为，"冲任为气血之海，上荣为乳，下行为经"，冲任血海在肾的主导与天癸的作用下由盛而满、由满而溢、由溢而渐虚、由虚而渐复盛，具有先充盈后疏泄的特点，且进而影响到乳房的变化，使乳腺小叶发生周期性增生与复旧。林毅据此提出了"肾－冲任－天癸"中医性轴说，不仅提纲挈领地阐释了中医乳腺疾病发生机制，而且与现代医学的下丘脑－垂体－卵巢之性轴学说不谋而合，找到了对话平台，从而使这一领域的临床实践豁然开朗，为中医药周期疗法治疗乳腺增生病提供了理论支撑。林毅教授根据经前经后冲任的特点，病证结合，提出在辨证基础上"经前治标经后治本"的大法，与单纯辨证论治相比，周期疗法不仅提高了疗效，而且还具有可操作性、可重复性强的优势。林毅由此研制消癖系列口服制剂，根据不同时期特点，以"消、补、散、活、泻"为法，为乳腺增生病中医治疗注入了活力，临床运用20余年取得满意疗效。在此基础上，优化形成的"消癖颗粒"获得了国家药品食品监督管理局临床研究批件，目前已完成Ⅲ期临床试验。

林老"识病为本，辨证为用，病证结合，标本兼治"的指导思想，也同样在治疗乳腺癌领域得到了应用和实践检验。乳腺癌复发转移与机体内环境密切相关，现代医学用"种子、土壤"学说来解释这一过程。认为肿瘤的发生发展是机体内环境（"土壤"）对肿瘤细胞（"种子"）选择的结果，即肿瘤细胞只有在合适的机体内环境中才能不断增殖生长以及向远处转移。林老再次运用中医整体观念，认为可手术乳腺癌由于手术、化疗、放疗等不同治疗方法的干预，机体内环境（"土壤"）发生了截然不同的变化，于是从调节内环境入手，确立了对可手术乳腺癌术后预防复发转移的中医介入思路，在全国首次提出"乳腺癌分期辨治规范化"理论。从而确立了乳腺癌围手术期、围化疗期、围放疗期及巩固期的分期治疗体系，并在临床实施过程中验证了这一理论的科学性，不仅符合乳腺癌临床病机变化的特点，而且便于临床实际操作。除此之外，她运用"子午流注纳支法"理论结合"健脾补肾生髓法"防治乳腺癌化疗后胃肠功能紊乱与骨髓抑制症、拔罐与中药介入治疗乳腺导管炎性溢液等中医特色疗法，都充分地体现出她在中医理论和实践上左右逢源、融会贯通、推陈出新的境界。

林老在学术上不断创新立说，与其立足于继承，着眼于疗效，勤于实践，勇于探索是分不开的。她多次指出，临床疗效是中医的生命力，辨证论治是中医的特色和核心，辨证是否准确对疗效起着举足轻重的作用。中医学博大精深，学有所成要下很大苦功。林老已是远近闻名的大医，仍手不释卷，精研中医经典与各家著作，吸纳新知，勤求多思，她常说"吾生也有涯，而知也无涯"。一代名医在其中医学事业道路上不知疲倦、永不怠惰地不断学习进取，为发展中医事业而奋斗拼搏，此情此景令人肃然起敬。

林老在学术上不断攀登，在学科发展上她也同样倾注了大量心血。她所领导的中医乳腺专科经过十年苦心经营在20世纪90年代便响彻八桂大地、名闻全国。1984年，林毅作为优秀专业技术拔尖人才被任命为桂林市中医医院院长。上任伊始，她便提出了"以急诊为龙头，以专病建设为突破口"

的发展思路，并为学科发展确立了八个必备条件：第一，有本专业的学科带头人；第二，有一支结构合理的人才梯队；第三，有固定的床位、专科诊室和门诊时间；第四，在社会上享有盛誉并拥有大量的病人；第五，有疗效确切的专科专病系列制剂；第六，有专科配套的先进医疗设备；第七，有专病临床总结和论文、课题与专著；第八，掌握国内外本专业中西医文献与最新信息。这八条标准，条理清晰，内容全面，包含了专病建设应具备的各种基本要求，很快得到国家中医药管理局的认可，成为全国中医专科专病建设的参考标准。在此思路指引下，短短几年时间，桂林市中医医院面貌便焕然一新。1994 年，桂林市中医医院被评全国第三家挂牌的"全国示范中医医院"，"三级甲等中医医院"，她所提出的中医医院发展思路，直到今天都是中医院发展的宝贵经验。1995 年，她所领导中医乳腺专科获批成为"全国中医乳腺病医疗中心"建设单位，1997 年 7 月通过专家评审验收正式挂牌，当时在全国也是唯一一家。

1997 年 7 月，时年 55 岁的林毅再次挑起重担，应邀成为广东省中医院乳腺病中心的学科带头人。在她的带领下，该科得到了迅速发展，1999 年被广州中医药大学评为校级重点专科；2000 年被广东省中医药管理局评为重点专科；2002 年成为国家中医药管理局重点专科建设单位；2006 年该科以高分通过了国家中医药管理局重点专科专病验收，随即进入了国家中医药管理局的"十一五"重点专科强化建设单位。作为历任中华中医药学会外科分会乳腺病专业委员会主任委员，林毅牵头提出规范乳腺增生病诊断、疗效判定与乳腺癌分期辨证行业标准，经过全国专家共同努力于 2002 年通过了"乳腺增生病诊断与疗效判定标准"。2009 年通过了乳腺癌分期辨证规范（试行稿），进一步奠定了该科在本行业中的领军地位。

中医乳腺病学科在全国的影响力迅速上升，2008 年 4 月，中华中医药学会外科分会乳腺病专业委员会荣获中华中医药学会批准更名为"中华中医药学会乳腺病防治协作工作委员会"，予晋级为二级学会，直接隶属于中华中医药学会。作为中华中医药学会乳腺病防治协作工作委员会主任委员的挂靠单位，广东省中医院乳腺科的实力和影响日益提升，引领着这一学科的发展前景和方向。自从 1997 年乳腺科成立以来，该科就一直承担着广州中医药大学本科生、研究生的课堂及临床教学工作，每年临床带教本科生、研究生百余人。2003 年，乳腺科获准招收硕士和博士研究生，共招收硕士生 49 名、博士生 5 名。自 2002 年开始，该科每两年主办"全国中医与中西医结合乳房病学术研讨会"。受国家中医药管理局的委托，每两年举办全国中医与中西医结合乳腺疾病先进诊疗技术培训班共 7 期，每期招收来自全国各地的学员 50~80 名。

为使中医事业后继有人，林老励志发扬光大中医学，将自己的宝贵经验毫不保留地传授给年轻一辈。诲人育人，提携后学不遗余力，毫无门户之见。无论是师门弟子，抑或是博士生、研究生、进修生等，均视同己出，这么多年来，她授业恩重，不知有私，倾囊相授，每问必答，答必详尽。无数跟过林老的学生纷纷感慨："在当今竞争如此激烈的大潮中，林老毫不保留地把平生的宝贵经验和盘托出，太令人感动了！"她不仅传授医术，更以身作则弘扬了医道。

在她的带动下，一个影响全国，独具特色的现代中医乳腺病学科正在蓬勃发展。而林毅却把目光投向了更远的地方，她说："'十二五'国家发展纲要中把乳腺病作为重点防治的疾病，乳腺癌在中国的发病率正在日益上升，其上升趋势已经超越了西方国家，在乳腺病领域还有许多问题亟待攻克，任重而道远。"

林毅再一次从中医的伟大宝库中汲取精华，将中医"治未病"的理念结合到乳腺疾病的防治工作中，她紧紧抓住情志因素、饮食起居等对人体的影响，在临证时非常重视对患者进行心理治疗，"强调养生先养心"。她亲自撰写文章，登堂授课，组织病友之家，为乳腺疾病患者预防和保健拟订合理的膳食方。她还在经络学说的基础上，根据经络、气血、脏腑相关的理论结合意、气、体创立了独特的"女性乳腺保健养生导引功"。这套功法具有疏通经络、行气活血、纳清吐浊、平衡脏腑、调和阴阳之功，不仅对养生保健有良好功效，对乳腺增生病、乳腺癌患者也有较好的康复作用。林毅带领科室医护人员手把手地教病友练习养生操，在她的积极倡导下，这种绿色的健康保健方法开始在群众中广泛流行起来。为了进一步扩大受益面，林毅还将"女性养生导引功"送广东音像出版社制作成教学科普光碟发行，深受女性朋友欢迎。

林老常告诫身边的医生，为医不仅要有仁术，还应时刻有一颗"仁心"。她虽年已七旬，又有严重的腰椎疾患，但仍坚持每周 6 天的工作，从不间断。求医者不论贫富、老幼、远近皆悉心诊治，由于众多患者慕名求诊，门庭若市，林老总是不辞辛劳，尽力满足患者要求额外加号。为此，中午从不休息，虽然七八个小时不间断地工作，但她却从不敷衍病人，依然是耐心细致地收集病史，查体观色望舌切脉合参，洞察精微。她常说："看病是我最大的乐趣，竭尽绵薄，聊尽吾心"，"我现在能够有事情忙是好事，说明民众需要中医，说明我们的中医有生命力"。林老的高尚医德、崇高情操和精良医术，不但解除了无数患者的疾苦，还树立了济世良医的楷模。

　　她就是这样始终把患者装在心里，始终想的就是如何为他们解除痛苦，她一生的心血都给予了这一事业。她说："我属马，永不停息。""杏林奇葩，坚毅挺拔。"她用行动诠释着自己的座右铭——大医精诚！

　　　　　　　　　　　　　　（胡延滨　司徒红林　李　雪　整理）

第二部分　学术思想

一、中医为体，西医为用

林老认为，医学的最终目的是维护人类的身心健康，由于文化的差异以及自然科学结合程度差异，医学应该是一门实用性很强的科学，尤其是中医学，其实用性更为突出。中医学有着系统的理论体系，该理论体系是建筑在宏观认识基础上，是理论与实践、自然与社会紧密结合的产物，中医整体观及辨证论治观是人类医学中对疾病认识与治疗理念中最大亮点。随着科学不断发展，中医学也面临严峻的挑战，实现中医现代化是振兴中医的关键，才能立足于世界科学之林而不败。因此，林老强调在精通中医学理论的同时，重视吸纳并全面掌握现代医学知识，优势互补，使中医学与现代医学有机结合。

在疾病认识上，现代医学重在疾病的诊断，即"识病"，而中医重在机体内在变化过程与结果的认知，即"辨证"。在临床上，绝大多数患者有病又有证，但仍有一部分患者可能有病但机体变化的外在表现并不明显，无证候可辨，即"有病无证"，或有的患者有证候，即有临床症状，但目前的诊断技术却没有发现疾病，即"有证无病"。这些情况都需要干预，因此临床上要重视运用中医学的精髓，审证求因，辨证论治，立足整体观。同时还要积极引进现代医学成果为己用，使疾病的诊断与疗效判断更具科学化、规范化，从而克服中医在疾病定位定性诊断上的局限性，弥补西医在疾病发展过程中对人体整体反应及动态变化重视不够的缺陷。正确的观点应是衷中参西，实践第一，确立临床疗效是唯一检验标准的科学观，以治愈疾病、保障健康为目的。

林老在治疗上主张"优势病种能中不西，疑难病种衷中参西，危急重症中西结合"，尤其注重中西医优势互补。乳腺增生病是中医优势病种之一，现代医学运用他莫昔芬、托瑞米芬治疗，虽取得一定的疗效，但停药后易反复。林毅教授在辨证论治的基础上运用"中医药周期疗法"、"消癖酊"离子导入法以及"四子散"热包敷贴法，疗效肯定且稳定。在急性化脓性乳腺炎症（不伴有败血症）、浆细胞性乳腺炎及肉芽肿性乳腺炎等炎症性疾病，林老运用火针洞式烙口排脓＋提脓条引流结合中医辨证论治等单纯中医药治疗方法进行治疗，疗效优于现代医学抗生素以及切开引流治疗。而在伴有败血症时，林老主张中西结合，合理运用抗生素治疗。在乳腺癌等良恶性肿瘤的针对实体肿瘤的处理上，中医缺乏优势。林老主张以有效的现代医学治疗为主的综合治疗，在不同治疗阶段中西医各有侧重，如可手术乳腺癌以手术为主，配合术后的辅助化疗、内分泌治疗、辅助放疗以及必要的靶向药物治疗。在围手术期，术后患者可表现为麻醉药物对消化道功能的影响，主张调理脾胃；或手术出血较多引起气血亏虚症状，则采用补益气血。在围化疗期阶段，患者出现恶心呕吐、纳差等消化道症状，主张配合中医调理脾胃治疗；在围化疗期后期阶段，患者主要表现骨髓抑制等症状，则主张调补脾肾。在内分泌治疗阶段或巩固治疗阶段，患者可表现为内分泌治疗所引起的冲任失调症状，主张补肾调摄冲任；或表现为乏力等正气亏虚的症状，则采用脏腑辨证进行相应脏腑的调补治疗。

在乳腺癌的认识上，西医强调肿瘤细胞的生长与发展是导致疾病发展的主要原因，因此在乳腺癌的治疗中，须针对肿瘤细胞的杀伤与抑制。而中医则认为机体的内环境的变化与肿瘤细胞的生长与发展是导致疾病发展的主要原因，甚至认为机体内环境的变化更为重要，因此在治疗方法上强调对机体整体的调节，这种治疗方法使肿瘤细胞在机体内可能有 3 种状态，即被杀伤、被抑制与人瘤共存。由于西医治疗主要针对肿瘤细胞的杀伤与抑制，即"病灶"的治疗，却相对的忽视对机体内环境变化的调整，即"病人"的治疗，而中医则正好弥补了这一缺陷。中西医结合有望构建完美的治疗方案，获得更理想的疗效。

（陈前军　戴　燕　整理）

二、辨病与辨证相结合思想

林老积 48 年临床实践深切体会到，辨病与辨证相结合，对推动中医乳房病学术发展，提高临床疗效具有重要意义，两者是密切相关的。"病"是对致病因素作用于人体，使机体功能失常全过程的本质及其规律的病理概括。"证"则是对疾病发展的某一阶段，病因、病性、病位所做的病理概括，是疾病某一阶段人体机体失衡状态的总概括，这种失衡状态可以是致"病"的因素，也可以是因"病"导致的机体内环境的失衡，或两者兼而有之。因此，"病"较"证"更能反映疾病的发生、发展、演变的规律。而疾病发生、发展过程中的每一阶段，是通过"证"来表现的，故"证"是识"病"的基础，不辨"证"则无以识"病"、无以治病，不识"病"则"证"辨无其纲。

林老认为，尽管中西医理论体系不同，但从医学发展的情况来看，不仅西医在微观快速发展的基础上同时向宏观发展，而中医按照临床实践的客观需要，在宏观辨证持续发展基础上，重视不断吸收微观辨证信息（如实验室检测指标方面的成果）。因此，只有辨病与辨证相结合，才能更加促进中医学的进步，提高临床疗效。而中医学中"同病异治"、"异病同治"正是辨病与辨证相结合具体应用的很好诠释。

林老强调乳腺增生的临床诊治过程应该时时注意辨病与辨证相结合，强调"识病为本、辨证为用、病证结合、标本兼治"的治疗原则。基于乳腺增生病部分患者有癌变危险性，在整体治疗同时，尤其强调辨病，充分运用现代医学检测手段，确定肿块性质，明确溢液的病因诊断，以防误漏诊乳腺癌、乳头状瘤病等。本病以肾虚、冲任失调为本，气滞痰凝血瘀为标。月经前多为标实，月经后多为本虚。因此，确立了经前治标经后治本贯穿始终的治疗原则。不认同用一法一方一药治疗疾病全过程。必须拓展中医药治疗乳腺增生病的目的，不能仅停留在缓解疼痛、缩小肿块等低层次上，平衡内分泌激素水平是治疗的关键。补益肝肾及调摄冲任之中药对下丘脑－垂体－卵巢轴功能有多水平、多靶器官的调整作用。应以温肾助阳、调摄冲任之法，平衡内分泌激素水平以治本；用疏肝解郁、化痰散结、活血化瘀之法，止痛消块以治标，坚持标本兼治，提高疗效。重视乳腺增生病高危因素的评估，积极采取防治对策，运用中医药阻断/逆转乳腺癌癌前病变，将有效降低乳腺癌发病的危险性。重视长期治疗与短期治疗相结合，整体治疗与局部治疗相结合的原则。具备多项乳腺癌发病高危因素的乳腺纤维囊性增生病患者，必须长期追踪治疗 3～6 个月；因疼痛影响生活质量的乳腺单纯增生，可针对标证治疗 1～2 个月。局部肿块硬韧难消者必须在整体治疗基础上辅以局部中药离子导入法或"四子散"热包敷贴法，可明显改善乳房血运，消肿散结，提高疗效，缩短疗程，减少复发。

在乳腺炎症性疾病的诊治过程中，"识病"同样重要。在哺乳期或妊娠期是急性化脓性乳腺炎的多发时期，但有时也需要与炎性乳腺癌相鉴别，尤其是经过中西药抗感染治疗无效的情况下"识病"尤为重要。在识病的基础上再按照初起、成脓、溃后进行辨证治疗。

对于乳腺癌，"识病"尤为重要。乳腺癌"识病"应该包括 3 个部分的内容，即疾病的定性、疾病的分期以及分子诊断。首先，疾病的定性方面，目前常用的识病方法包括医生对患者症状与体征的把握，超声检查、钼靶X线摄片以及 MRI 的合理运用，细胞病理学检查以及组织病理学检查，值得注意的是，组织病理学的诊断是"识病"中进行疾病定性的金标准。其次，疾病的分期也是"识病"的重要内容，因为不同分期的治疗原则与预后不同，对于临床分期较早（可手术乳腺癌，早于Ⅲa期或Ⅲa期中 T3N1M0）应以手术为主的综合治疗，对于局部晚期乳腺癌应以有效的系统治疗为主的综合治疗，而对晚期乳腺癌则主要采取有效的系统治疗与支持治疗。在这一识病的过程中，较早期乳腺癌（可手术乳腺癌，早于Ⅲa期）应B超检查区域淋巴结与碱性磷酸酶（ALP），若ALP升高则需行ECT骨扫描；对于局部晚期乳腺癌，考虑以下检查：骨扫描、腹部±盆腔超声，疑有脏器转移时，再进行CT或MRI检查，必要时PET/CT检查；晚期乳腺癌（复发转移乳腺癌与Ⅳ期乳腺癌）要进行胸部影像学检查[X线和（或）CT]、骨扫描，对有症状骨及骨扫描异常的长骨、承重骨行X线摄片检查，考虑腹部CT或MRI。如有可能，对首次复发病灶活检，如肿瘤ER、PR及HER-2状况未知、初次检查结果阴性或没有过表达，考虑再次检查确定。在"识病"的第三方面内容，即分子诊断方面，目前现代医学的治疗模式已经逐渐向个体化治疗发展，而根据患者的不同分子亚型，即Luminal A型、Luminal B型、HER-2阳性型、基底样（basal-like）型以及正常型（Normal），然后进行针对性治疗是个体化治疗的重要组成部分，因此根据肿瘤分子生物学行为进行分型已成为"识病"的不可避免的发展趋势。目前对于分子亚型分类具有重要价值的分子标志物包括雌激素受体（ER）、孕激素受体（PgR）、HER-2、Ki67以及组织学分级等，根据这些分子标志物的表达进行分子亚型，然后进行针对性的治疗，在此基础上，根据不同治疗如化疗、内分泌治疗及生物靶向治疗所产生的不同症状与体征进行辨证治疗（参见"乳腺癌分期辨证治疗经验"相关内容），这已成为中医药病证结合未来发展的必然模式。

（陈前军　戴　燕　整理）

三、长期治疗与短期治疗结合思想

林老认为在乳腺疾病的治疗中应注重长期治疗与短期治疗相结合，短期治疗是针对影响患者生活质量较为严重的症状，或影响患者生命或（和）影响疾病进展的病症，或影响主要疾病治疗的并存疾病的处理，多为治标。如乳腺增生病需要短期治疗的主要是其自身的症状如乳房疼痛，乳腺炎需要短期治疗的如其红、肿、热、痛的症状，或急性乳腺炎并发脓毒败血症的治疗，早期乳腺癌局部肿瘤的控制如手术治疗、放疗，乳腺癌术后的辅助化疗等等。在短期治疗中，必要时要注意结合现代医学的优势处理手段进行治疗，以"衷中参西"、"中西结合"作为处理原则，尤其是对疑难疾病与急危重症。长期治疗是针对疾病长期迁延的症状、针对疾病的病机变化或巩固短期治疗效果的治疗方法，多为治本。例如乳腺增生针对其病理因素气滞、痰凝、血瘀的处理，急性乳腺炎的乳漏，以及浆细胞性乳腺炎的瘘管期、窦道

13

期、肿块期及针对其反复发作的处理；乳腺癌巩固期为巩固手术、放化疗疗效、预防复发转移的处理均需要长期治疗。长期治疗应高度重视患者知情，与患者共同制订长期治疗计划，有助于患者树立信心，主动配合诊疗，达到心药并举之目的。

此外，临床还有一些情况，例如患者并存疾病的处理，同一病情既需要短期处理又需要长期处理，例如乳腺癌患者常伴有糖尿病、高血压等疾病，手术前需要短期处理如改变给药方式或给药种类以达到迅速控制并存疾病，使之能尽快适应手术。因此，临床上，能合理有效地将短期治疗与长期治疗有机结合，就必须做到对病情的准确判断，甚至对患者心态的准确把握，只有把握好病情的轻重缓急、患者心身之所急，才能合理实施短期治疗与长期治疗的结合，达到提高与巩固疗效之目的。

（司徒红林 整理）

四、内治与外治相结合思想

林老在临床实践中十分重视中医外治法的应用，强调内外合治，许多疑难乳腺病经她施行综合治疗都取得满意疗效。她认为应用外治特色疗法可以极大提高中医治疗乳腺病的疗效，丰富了乳腺病的治疗方法。

中医外治法是祖国医学宝贵遗产的一部分，和内治法一样具有丰富的内容。林老认为中医乳腺病外治法可概括为药物外治法、手术疗法、针灸疗法和其他疗法四大类。药物外治法可归纳为薄贴法、敷贴法、熏洗法、掺药法、湿敷法、中药离子导入法等；手术疗法可归纳为切开法、挂线法、搔刮法、捻腐法、火针洞式排脓法、药捻引流法以及乳腺各种良恶性肿瘤的手术等；针灸疗法可归纳为针刺疗法、艾灸疗法、拔罐疗法等；其他疗法可归纳为冲洗法、垫棉绷缚法、穴位按压法、十二经络拍打法等。从治疗效果来看，各有优势，应相互补充以取得最佳疗效，值得继承和发展。

中医学非常注重外治，如《理瀹骈文》说："外治之理，即内治之理，外治之药，即内治之药，所异者法耳。"《素问·五常政大论》曰："上病下取，内病外取，以求其过……"又中医学认为："有诸内者，必形诸外。"因此林老认为外治与内治同样重要，只要掌握得法、功夫过硬，不但可以配合内治治病，甚至可以达到内治无法取得的显著疗效。尽管中医乳腺病是发生于乳房局部的一系列疾病，但皆与全身经络、脏腑关系密切，是全身脏腑失调、气血失和、经络阻塞等一系列病理变化在机体局部的表现。林老认为，治其外而不治其内，实质上是治其标而不治其本。因此林老治病一贯遵循整体与局部相结合，内外并举，标本兼顾的指导原则。

在乳腺癌的治疗过程中，尤其是局部晚期乳腺癌或乳腺癌局部复发外治尤其重要，林老对局部溃烂渗出较多者，主张在现代医学系统治疗与中医辨证论治的基础上加用土黄连液湿敷，收敛止渗，促其干燥；伴有渗血，掺用桃花散止血；伴有感染，局部红肿者加加味金黄散等箍围药以清热解毒。对于局部淋巴结复发者，林老在坚持系统治疗与放疗（既往未进行放疗）的基础上，加用阳和解凝膏化痰散结。对于术后上肢淋巴水肿，林老认为若无红肿则为"阴肿"，主张内治用益气活血、祛湿利水消肿，外用"四子散"药包热敷散寒消肿；若伴有红肿，林老认为此为"阳肿"，主张内用清热解毒、凉血活血为法，加外用加味金黄散水蜜调敷，清热解毒消肿。对于化疗引起化疗性静脉炎，林老主张在凉血活血通络的内治基础上加用加味金黄散外敷，并建议预防性使用效果更佳。

对乳腺炎症性疾病的治疗，林老主张分初起、成脓、溃后3期，分别进行消、托、补三法治疗，在此内治总则基础上进行外治。挂线疗法化裁于古法挂线术与药线脱管法。林老认为该法用于乳房部炎症后期形成瘘管的治疗，可最大限度保留正常的乳腺组织和皮肤，具有创伤小、术后乳房变形小、瘢痕小、对组织正常功能影响较小等优点，避免了切开法创伤大、愈合时间长、外形破坏严重的缺点。对急性乳腺炎郁滞期采用揉抓排乳手法治疗，直接作用于患处，可通郁闭之气，消瘀结之肿。乳汁排出通畅是治疗成功的关键，既减轻了乳腺管的压力，又缓解了周围血管和淋巴管的压力，对乳房肿块起到了良好的消散作用。本法从根本上消除病因，临床疗效显著，90%的患者可获一次性治愈，是确切有效的治疗方法。对于伴有红肿热痛的患者，林老多用加味金黄散等箍围药清热解毒消肿。对于急性乳腺炎成脓期，林老主张采用火针洞式烙口＋提脓药捻引流术，以针代刀，具有无需住院、伤口小、出血少、痛苦小、对乳腺组织破坏小、无并发症、疗程短、瘢痕小、不影响正常哺乳及乳房外观等优点。对于溢液期、肿块期、成脓期、窦道期4期并存之复杂性难治性浆细胞性乳腺炎、肉芽肿性乳腺炎的治疗，林老本着"祛邪不伤正，祛腐可生新"的治疗原则，以火针洞式烙口排脓加祛腐提脓药捻引流为主，在后续换药治疗中，根据局部病灶的不同临床特点辅以搔刮、捻腐、冲洗、药线拖线、垫棉绷缚及中药敷贴等综合外治，复发少，规避了开放性手术对乳房外形破坏明显的缺点。对乳腺导管炎性疾病，采用清热解毒中药导管介入治疗，可使药物直达病所，提高疗效。

在乳腺增生病的治疗中，林老明确指出冲任失调为发病之本，肝郁气滞、痰凝血瘀为发病之标，确立温肾助阳、调摄冲任以治本，疏肝活血、化痰软坚、散结止痛以治标的治疗大法，依据辨证分型不同而各有侧重。在辨证施治药物内服的基础上，配合局部中药"四子散"药包热敷或消癖酊离子导入法，充分体现了整体与局部相结合、内外并举、标本兼顾的指导原则，明显提高了乳腺增生病的治疗效果。

（司徒红林　整理）

五、局部与整体结合思想

中医非常重视整体，整体观念是中医学的理论核心之一。虽说中医外科的范围包括疾病生于人的体表、能用肉眼可以直接诊察到的、有局部症状可凭的疾病，如痈、疽、疔、乳房病、皮肤病等，但诸病皆与全身经络、脏腑关系密切，是全身脏腑失调、气血失和、经络阻塞等一系列病理变化在机体局部的表现，林老认为治其外而不治其内，实质上是治其标而不治其本。《理瀹骈文》说："外治之理，即内治之理，外治之药，即内治之药，所异者法耳。"因此，林老治病一贯遵循整体与局部相结合，内外并举，标本兼顾的指导原则。

如对乳腺增生病的诊治，林老认为冲任失调为发病之本，肝郁气滞、痰凝血瘀为发病之标，从而确立温肾助阳、调摄冲任以治本，疏肝活血、化痰软坚、散结止痛以治标的治疗大法，依据辨证分型不同各有偏重。在辨证施治药物内服的基础上，配合局部中药消癖酊离子导入法或"四子散"热包敷贴法，充分体现了整体与局部相结合、内外并举、标本兼顾的指导原则，明显提高了乳腺增生病的治疗效果。

在乳腺炎症的诊疗中，乳腺炎症疾病主要是导管、小叶系统的炎症性病变，但其发生、发展受机体整体状态的影响。如在急性化脓性乳腺炎，其产生的局部原因是风热毒邪入侵乳络，而受机体整体因素影响，如厥阴之气不行，阳明经热熏蒸，肝郁与胃热相互影响，一方面引起乳汁郁积，乳络阻塞，气血瘀滞，另一方面肝胃郁热与热毒之邪相搏，化热酿毒以致肉腐成脓。此外，在成脓与溃后，机体正气也是影响成脓与溃后伤口愈合的重要因素。所以，在乳腺炎性疾病的治疗过程中，局部治疗方法包括初起的加味金黄散外敷、成脓期火针洞式导入法或"四子散"热包敷贴法＋提脓药捻引流、溃后期的提脓祛腐药、生肌散等药物外用，同时林老强调整体调节，如初起注重疏肝清胃，以减少肝胃郁热与热毒之邪搏结；成脓期与溃后期，若伴有气虚或气血两虚，则强调补气或补益气血以助托毒外出。

在乳腺癌治疗中，林老认为，从中医角度来看，乳腺癌的发生是机体内环境失衡而引起的乳房局部病变，因此，从这一角度来看乳腺癌从一开始就是全身性疾病，因此主张局部与整体相结合的思维应该贯穿乳腺癌诊疗的始终。在"全身性疾病"的认识上，林老指出，应包括两层含义，即乳腺癌在早期就可能发生远处转移，与乳腺癌发生除了乳腺上皮细胞发生恶变之外，其发展成影响患者生命的疾病还依赖于机体整体内环境的变化。现代医学在治疗上也注重局部与整体相结合的思想，肿瘤局部控制方法包括手术与放疗，而肿瘤的整体控制方法（即系统控制方法）包括化疗、内分泌治疗与生物学治疗。在治疗上，中医"局部与整体相结合"的思想还集中体现在对机体内环境的调节方面，即根据现代医学治疗方法对机体内环境的损害所表现出的症状、体征进行辨证治疗。此外，对乳腺癌癌性溃疡、皮瓣坏死以及淋巴水肿等治疗也应该注重中医药综合外治法合理运用的同时结合全身整体治疗。

（陈前军 戴 燕 整理）

六、扶正祛邪，因病因期制宜思想

在乳腺疾病中，致病之邪因病而异，如炎症性疾病多因外感热毒之邪，肿瘤性疾病与增生性疾病多因为内生之邪而致病，包括气滞、痰凝、血瘀，着于乳房而为病。而人体正气也因疾病的演变而发生不同的变化，在炎症性疾病早期人体正气并不亏虚，而到了疾病中后期，由于外感热毒之邪伤及人体正气，而致气虚，甚至气血两虚；在乳腺癌的演变过程中，人体正气主要受到两个方面的影响，一则是疾病自然演变过程，即癌毒之邪耗损人体正气，这一耗损因转移部位的不同而有所不同，如转移至肺，则致肺气不足或肺气阴不足；转移至肝，则耗损脾气，致脾气亏虚；转移至骨，则耗损肝肾之正气，致肝肾亏虚。另一个方面是乳腺癌现代医学治疗方法对人体正气的影响，如围手术期，术后多因麻醉药物伤及脾胃或手术耗气伤血的影响，患者表现为脾胃不和证或气血两虚证；围化疗期，化疗开始 1~3 天，多耗损脾气，致脾胃不和，其后多表现为脾肾亏虚之证；围放疗期，放疗伤阴，在脏伤肺，患者多表现为肺气阴两虚证；巩固期，内分泌治疗多伤及肝肾，致肝肾不足、冲任失调，若患者接受赫赛汀治疗，赫赛汀多伤及心阳，致心阳不足证。而增生性疾病，也可因正气亏损而致病，多见中老年患者，肾气亏虚，冲任失调而致病。

因此在临床上，林老主张扶正祛邪应因病因期制宜。在炎症性疾病初起重在祛邪，阳邪清热解毒，阴邪温经散寒；在成脓期扶正与祛邪并重；溃后期重在扶正，余邪未清者辅以祛邪。在乳腺癌治疗过程中，手术、化疗、放疗、内分泌治疗以及靶向药物治疗均为祛邪之法，因此在上述治疗期间，中医治疗应重在扶正为主祛邪为辅，医药联用，体现现代中医病证结合之活力，或辅以辨证治疗缓解上述治疗方法所带来的副作用。对于中老年乳腺增生病患者，若为肾虚所致冲任失调证，应治病求本，补肾调冲任为主，辅以理气活血化痰等缓解疼痛以治标。

（陈前军　戴　燕　整理）

七、防治并重思想

乳腺癌是女性最危险与死亡威胁最大的恶性肿瘤之一，不论在发展中国家还是发达国家，乳腺癌发病均呈增长趋势，在一些地区已经成为女性生命健康的头号杀手。近年来乳腺癌的临床治疗理念、诊治方法飞速发展，但乳腺癌的生存率并没有明显改善，最终仍有 1/3 患者死于乳腺癌。我国虽不是乳腺癌的高发国家，但年均增长速度高出高发国家 1~2 个百分点，防治任务十分艰巨。

乳腺癌是全身性疾病的观点早已得到公认，是机体在多种内外因素共同作用下的结果，其发生是多因素、多步骤的复杂生物学过程。现代医学治疗模式是集手术、化疗、内分泌治疗、放疗、生物靶向治疗等于一体的综合治疗。尽管手术能够达到直接、快速清除乳腺局部肿瘤的目的，但无法清除亚临床转移的微小病灶；术后辅助治疗不敏感或耐药可导致体内亚临床肿瘤病灶的存在与进展；放化疗及内分泌治疗的毒副反应严重影响了患者的生活质量；对 ER、PR 均为阴性的乳腺癌患者，除 HER-2 过表达外，在巩固期尚缺乏有效的治疗手段。因此，尽管现代医学飞速发展，新药和新方法不断涌现，给乳腺癌患者带来革命性的治疗，临床可选择越来越多，但疗效及获益却相对有限，究其根本主要治疗重点仍然是"病"而不是生病的"人"。

针对现代医学的难点与盲区，对于如何科学决策规范中医参与乳腺癌的防治、拓展中医药治疗乳腺癌的领域这一问题，林老指出当今中医药治疗乳腺癌的阶段发生了变化，实体肿瘤早已不是中医治疗的重点。中医学治疗乳腺癌的核心是重在治"人"，重在整体调治改善机体的内环境，林老指出应将防治并重的思想贯穿于乳腺癌防治全过程。林老这种论点，其实就是中医治未病理论的体现。"治未病"是《黄帝内经》治则学说的重要组成部分，《素问·四气调神大论》中"圣人不治已病治未病，不治已乱治未乱……夫病已成而后药之，乱已成而后治之，譬犹渴而穿井，斗而铸锥，不亦晚乎"的论述，开创了中医对这一领域的独特认识和精辟见解，是一种掌握生命主动权的理想境界。林老非常重视"治未病"思想在乳腺病治疗的主导作用，她认为"治未病"包括未病先防、既病防变、已变防渐等方面，并将这一理论有序贯穿于临床实践。

未病先防，调养在先：未病先防，即为针对病因学预防。林老指出，疾病的发生往往是致病因素作用于人体，在人体抗病能力减弱或致病因素超过抗病能力时造成的。《素问·四气调神论》"正气存内，邪不可干"的论述强调重视体质的内在因素。《素问·上古天真论》强调"法于阴阳，合于术数，饮食有节，起居有常，不妄作劳，故能形与神俱，而尽终其天年，度百岁乃去"的养生之道，从而保持正气充足，身体强壮，使之"苛疾不起"或少生病，体现了从"天人合一，道法自然"的角度积极预防疾病的发生。同时还应注意精神调摄，重视形神兼顾。《素问·上古天真论》说："恬惔虚无，真气从之，精神内守，病安从来。"林老认为人的精气神与内脏活动密切相关，病因预防只能以行为干预或药物干预为主，手术切除为辅。如对乳腺癌的未病先防，林老提出首先应评估乳腺癌发病高危因素，再采取相应的干预策略，对于低度危险人群，通过情志、饮食、运动等个人可控因素来调适；对于中度危险人群，通过中医药辨证治疗干预；对于高度危险人群，中医药辨证干预必要时化学药物参与进行有效防治；对于高度危险并存 BRCA1/2 基因突变人群，则需根据家族发病情况，在患者充分知情的前提下配合手术治疗。

已病救萌，防微杜渐：林老认为已病救萌即为发病学预防，是指对临床上的良性疾病，比如乳腺囊性增生病、乳腺纤维腺瘤、乳头状瘤病等采取相应的干预措施，是《素问·八正神明论》"上工救其萌芽"理念的体现。不少女性平时已出现乳房部的不适或在体检中发现有良性乳腺病或其他可疑情况，但未能引起足够的重视，未积极做进一步诊治而坐失良机。临床研究显示中医药对乳腺囊性增生病的临床疗效为82%～96.55%，表明中医药阻断与逆转乳腺癌癌前疾病具有一定可行性。乳腺癌的发生机制是"多阶段发展模式"，健康人在多种致癌因素作用下，正常细胞发生增生、间变，然后恶变，要经过一个长期的发展过程。这为人们采取各项措施阻断/逆转癌前病变状态提供了理论基础，也为阻断/逆转癌前期疾病、降低乳腺癌发生危险性提供了足够的临床干预时间。林老强调在防治乳腺癌的过程中必须掌握其发生、发展规律及传变途径，做到早期诊断，断在病之微，有效治疗，"救其萌芽"。

既病早治，防其传变：是指对乳腺癌的患者，努力做到早发现早诊断早治疗。乳腺癌局部根治术后，总体评估仍有10%～50%的患者最终出现复发或转移，复发后约60%～80%出现远处转移而死亡。提高乳腺癌生存率和降低死亡率的决定性因素并非完全在于治疗手段的规范与完善，最重要的应该是大力开展乳腺癌普查，掌握乳腺癌早期信号，早期诊断及时治疗，可明显延长生存期、提高治愈率，这是乳腺癌防治的关键策略所在。《素问·阴阳应象大论》指出："邪风之至，疾如风雨。故善治者治皮毛，其次治肌肤，其次治筋脉，其次治六腑，其次治五脏。治五脏者，半死半生也。"远古中医已认识到早期治疗的重要性，并说明疾病的传变是由表入里，由轻变重，由简单到复杂的过程。

《黄帝内经》云："正气存内，邪不可干"，"邪之所凑，其气必虚"；《温疫论》云："无故自复者，以伏邪未尽"。林老认为，正气亏虚是乳腺癌复发转移的先决条件，而余毒未清是复发转移的关键因素，痰瘀内阻为复发转移的重要条件。乳腺癌复发转移的病机即是由于正气不足，余毒未清，正不抑邪，病邪由浅入深传布而变生百端。林老强调，治疗乳腺癌必须以整体观为理论依据，掌握病变演变规律，候其病机，从脏腑相关角度，按生克规律采取有效措施，治疗疾病于未传之时，才能有效降低乳腺癌的传变风险。先安未受邪之地，如病在肝者，"见肝之病，知肝传脾，当先实脾"，从五行生克规律预知肝病传脾的演变规律，在治肝病的同时即考虑"实脾"，采用扶土抑木或清肝护脾之法，以防肝病传脾；病在骨者，采用补后天养先天健脾补肾之法；病在肺者，采用培土生金之法。既注重"已病"，又着力处理已病和未病之间的关系，符合《黄帝内经》"上工刺其未生者也，其次刺其盛者也"，"辛然逢之，早遏其路"的指导思想。此外，依据"截断扭转"的思想，采用活血化瘀、化痰软坚、清热解毒、健脾燥湿等方法，遏制癌毒旁窜，平衡内环境。

已变防渐，带瘤生存：林老认为晚期乳腺癌不宜手术或术后复发转移患者，中医药辨治关键在于整体调治，平衡脏腑功能，在稳定瘤灶、缓解临床症状以达改善生活质量及部分患者带病延年方面有其不可或缺的优势。乳腺癌的发生发展是因虚致实、因实更虚、虚实夹杂的复杂病理过程，转移性乳腺癌的患者正气更虚，往往难以耐受化疗、放疗等，中医药治疗可起到减轻痛苦、抑制癌瘤、提高整体免疫功能的作用，改善生活质量是晚期乳腺癌中医药治疗的首要目标。林老指出，乳腺癌复发转移主要涉及其气必虚、其血必瘀、余毒未尽，正如《医宗必读》中云："正气与邪气，势不两立，若低昂然，一胜则一负，邪气日昌，正气日削，不攻去之，丧亡从及矣。"治疗上应从患者全身情况及局部表现分清虚实，明辨标本，确立扶正为主、祛邪为辅的治疗原则，林老明确指出应始终把扶正固本放在首位，方可达到"养正积自消"之目的，扶正中又以健脾补肾为重中之重。祛邪方面重视活血化瘀、清热解毒、软坚散结、健脾燥湿的佐用，在扶正为主的基础上精选有效抗癌中药，林老遣方用药既考虑中医的理法方药，又结合现代药理学研究成果，力争一药多用，喜用临床经验与药理实验研究提示具有确切抗癌作用而毒副作用小的药物以抑制癌毒，提高生活质量，达到人瘤共存之目的。林老特别强调中医选方用药应做到"三统一"，即辨病与辨证的统一、经验与实验的统一、整体与局部的统一。

（司徒红林　整理）

第三部分　医理阐释

第一节　乳腺增生病的发病机制

乳腺疾病是由人体脏腑、经络、气血、津液、阴阳失调而引起的生理功能和结构发生异常的疾病。生理上乳房受脏腑、经络、气血、津液所养，在肾－天癸－冲任性轴的协调作用下完成各项生理功能。乳房位于胸中，为"宗经之所"。其中，足阳明胃经贯乳中；足厥阴肝经上贯膈，布胸胁，绕乳头；足少阴肾经从肾上贯肝膈，入肺中，支脉入胸中而与乳联；足太阴脾经上膈，经于乳外侧；任脉行于两乳之间；冲脉挟脐上行，至胸中而散。故有"男子乳头属肝，乳房属肾；女子乳头属肝，乳房属胃"之说。因此，林老认为，乳腺增生的发病与肝、脾胃、肾经及冲任二脉关联最为密切，上述脏腑经络功能失调皆可致病，其发病不外先天禀赋不足、外邪侵袭、情志、饮食、劳倦等内伤因素，其中包括病理性产物致病因素如痰浊、瘀血等皆可致病。

1. 情志因素　情志不畅，郁久伤肝，致气机郁滞，蕴结于乳房胃络，经脉阻塞不通，轻则不通则痛，重则肝郁气血周流失度，气滞、痰凝、血瘀结聚成块而发本病。

2. 饮食因素　恣食生冷、肥甘，损伤脾胃，脾运失健则生湿聚痰。痰湿之邪性黏滞，易阻气机，痰气互结，经络阻塞则为乳癖。

3. 劳倦内伤　房劳、劳力过度，耗伤元气；肾为藏精之脏，赖后天脾胃所养，劳伤日久，脾胃乃伤，久则肾益虚，无以灌养冲任，冲任失调而生乳癖。

林老认为本病的病机主要责之于肝气郁结、痰凝血瘀、冲任失调；其中冲任失调为发病之本，肝气郁结、痰凝血瘀为发病之标；病位在肝、脾、肾；病性是本虚标实，其发生发展是一个因虚致实，因实而虚，虚实夹杂的复杂过程。

1. 肝气郁结　肝为刚脏，体阴而用阳。体阴者，主藏血，以血为本；用阳者，主疏泄，以气为用。肝气宜疏畅而条达，宜升发而疏散。肝之疏泄功能正常，则气机调畅，血运畅通，情志舒畅。肝失疏泄，肝气郁结，蕴结于乳络，经脉阻塞不通，不通则痛，故乳房疼痛，常伴胸闷不舒、精神抑郁或心烦易怒；肝气郁久化热，灼津为痰，肝郁气血周流失度，气滞痰凝血瘀结聚成块，故见乳房结块，或随喜怒而消长。正如陈实功在《外科正宗》中指出，本病多因"思虑伤脾，恼怒伤肝，郁结而成也"，强调乳癖的发生与肝气郁结密切相关。

2. **痰凝血瘀** 女子乳头为厥阴肝经所主，乳房为阳明胃经所属，胃与脾相连，忧思郁怒，情志内伤，肝脾气逆。肝郁则气血凝滞，脾伤则痰浊内生，痰瘀互凝，经络阻塞，结滞乳中而成乳癖。故本病患者每遇恼怒或劳累后症状加重。经前盈而满之，经后疏而泻之，故疼痛和肿块随月经周期而变化。

3. **冲任失调** 林老认为乳癖的发生与冲任二脉关系最为密切。乳头属肝，乳房属胃，冲为血海，任主胞宫，二脉隶属于肝肾，关系脾胃。冲任与肾相并而行，得肾滋养，而肾气化生天癸，天癸源于先天藏于肾，可激发冲任通盛。冲任脉下系胞宫，上连乳房，其气血促使胞宫和乳房发育及维持正常功能，出现经前充盈、经后疏泄的特点。肾气—天癸—冲任相互影响，构成一个性轴，成为妇女子宫、乳房周期调节的中心，而肾是这个性轴的核心。肾气不足，则天癸不充，冲任不盛，胞宫和乳房必然受累而发病。又肝肾同源，肝体阴而用阳，肝之藏血及疏泄的功能有赖于肾气的温煦资助。肾气不足则肝失所养，肝之疏泄功能失常。肝气郁结，亦可致冲任失调，气滞夹痰瘀凝聚乳中，发为乳癖。即如《外科医案汇编》中所云："乳中结核，虽云肝病，其本在肾"，阐明了肾在乳房发病学上的重要影响。

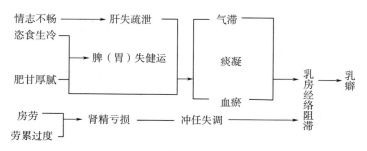

乳癖病因病机示意图

西医学认为乳房为性激素作用的靶器官，其在下丘脑－垂体－卵巢轴及其他内分泌激素的综合作用下，发生从胚胎逐步发育，增殖与复旧交替，最终退化的一系列复杂的变化。乳腺增生病的发病主要是内分泌激素失调的观点已被大多数学者公认。本病的发生发展与卵巢内分泌状态密切相关，乳腺组织与子宫内膜一样，受卵巢内分泌周期性调节，并产生相应的周期性变化，因此，乳房也存在相应的增殖和复旧的周期性改变。周期性的激素分泌失调和（或）乳腺组织对激素的敏感性增高是本病发病的主要原因。排卵前期黄体生成素（LH）和雌二醇（E_2）分泌不足，以及黄体期雌二醇绝对或相对增高，孕酮（P）分泌相对或绝对不足，失去制约雌二醇与保护乳腺组织的作用，使乳腺组织不断处于雌激素的刺激之中，乳腺组织不能由增殖转入复旧或复旧不全，久而久之引起乳腺组织增生，为导致本病的关键。此外，催乳素（PRL）的升高亦直接刺激乳腺组织，并进一步抑制黄体期孕酮的分泌，同时能刺激雌二醇的合成，有助于雌激素水平升高，导致 E_2/P 比例失调，致使雌激素持续对乳腺组织不良刺激，从而引起乳腺增生。而人类乳腺靶器官对内分泌环境所改变引起的生理性反应具有敏感的差异，因此导致乳腺增生病病理变化及临床表现上的复杂性、多样性。一般来说，激素水平的波动及乳腺组织对激素敏感性的差异，决定着结节的状态及疼痛的程度。故林老认为在临床上，如何判断生理性反应和病理性增生之间的分界，应取决于临床上结节的范围、严重性和体征的相对固定，因此在组织、制定并通过的乳腺增生病诊断标准（2002 年中华中医外科学会乳腺病专业委员会标准）中，即包括症状体征分级量化的内容：如乳房疼痛、乳房肿块质地、分布范围和最大肿块长径等。

此外，随着医学模式的转变，精神因素与乳腺疾病的关系也越来越受到重视。精神紧张、抑郁、焦虑等不良的心理因素是乳腺疾病发生发展的重要原因之一，也是影响乳腺疾病预后的重要因素。乳腺作为内分泌腺的靶器官，其功能受到下丘脑 – 垂体 – 卵巢轴的综合调控，情绪的变化往往亦会影响神经 – 内分泌系统的正常调节功能。临床上乳腺增生病患者在询问病史时常有较为明显的精神因素诱因，或因一过性的剧烈精神刺激或因长期的不良精神状态，从而导致"神经 – 内分泌 – 体液"相互作用、相互制约的功能失常，乳腺血管及乳管平滑肌舒缩功能障碍，致乳房满、胀、疼痛，甚至结块。因此，林老在临床上非常重视对乳腺增生病患者的情志治疗与心理疏导，主张加强对患者的心理健康教育。

（刘晓雁 整理）

第二节 乳腺癌的发病机制

乳腺癌的病因和发病机制仍不十分明了。生育、性激素、遗传、饮食因素、社会心理因素等是常被提及的因素。林老认为，乳腺癌的中医病因中情志内伤和禀赋异常是主要的内在因素，在外因如饮食不节、外感六淫、劳倦过度的作用下，二者合而为病。研究乳腺癌的病因病机及其相关发病因素，旨在通过寻找病因，探讨作用机制，揭示高危因素，监护高危人群，早期予以干预，为乳腺癌的一级预防提供依据。

一、乳腺癌的中医病因

1. 情志内伤　早在两千多年前中医学就有"哀乐失时，殃咎必至"的记载，认识到情志与健康有着密切的关系。《素问·天元纪大论》曰："人有五脏化生五气，以生喜怒悲忧恐。"情志活动的物质基础乃是五脏的精、气、血。七情内伤，即喜、怒、忧、思、悲、恐、惊的异常，可以导致气血运行失常，脏腑功能失调，以致经络阻塞，气滞痰凝血瘀积聚而终成肿块。正如《外科正宗》所云："忧郁伤肝，思虑伤脾，积虑在心，所愿不得者，致经络痞涩，聚结成核。"《冯氏锦囊秘录》亦有"妇人有忧怒抑郁，朝夕积累，脾气消阻，肝气横逆，气血亏损，筋失营养，郁滞与痰结成隐核……积之渐大，数年而发，内溃深烂，名曰乳岩"的记载，皆指出忧思郁怒，情志内伤是乳岩发病的重要因素。情志内伤可导致肝、脾、肾功能失调，气血运行紊乱，日久气滞、血瘀、痰凝、毒聚相互搏结，蕴集乳络，终而发为乳癌。

近代研究中，认为情志抑郁是乳癌发病的始动因素，在比较各种致病因素，发现情志在乳腺癌的危险因素中较为突出。多数乳腺癌患者发病前较长时间处于劣性刺激状态之中，这些刺激使人产生应激反应，当其积累到一定程度时，将可能导致乳腺癌的发生。在林老的指导下，我们对乳腺癌患者的情志病因进行了研究，采用张明园生活事件量表对乳腺癌患者发病前 5 年的不良生活事件进行调查，根据年龄与同期良性乳腺疾病进行 1：1 配对，共配成 202 对。结果发现：乳腺癌患者发病前 5 年平均每人遭遇不良生活事件（2.44 ± 1.81）件，对照组（1.24 ± 1.01）件（$P < 0.01$）；乳腺癌组平均生活事件单位（LEU 值）为 80.60 ± 52.53，对照组为 45.21 ± 36.97，（$P < 0.05$）；乳腺癌组遭遇中、重度不良生活事件例数明显多于对照组（$P < 0.05$）。负性生活事件主要归纳为婚姻家庭问题（如失恋、离婚、夫妻严重争执、丧偶、父母子女重病或死亡等），工作学习问题（如被免职、被开除、升学就业受挫等），社会生活问题（如行政处分、法律纠纷、政治性冲击等），人际关系（如同事纠纷、邻居纠纷等）、自我健康问题（如重病、外伤等）及其他方面等。负性事件的单项分值越高表示该项目对身心健康的影响强度越大；总分越高，反映个体承受的不良精神压力越大，其遭受不良情志刺激亦愈为严重。该研究提示，情志因素与乳腺癌的发病有密切关系。其他研究也证实长时间的精神刺激会增加乳腺癌的危险性，进一步研究发现长期的不良精神状

态可以影响机体的神经、免疫和内分泌功能，导致机体免疫力降低，肿瘤免疫监督和吞噬能力下降，因而增加了肿瘤的发生概率。

2. 禀赋异常 禀赋，是体质形成的先天因素。《灵枢·寿夭刚柔》记载："人之生也，有刚有柔，有强有弱，有短有长，有阴有阳。"说明人在出生之时，就已经具备了偏肥偏瘦、偏强偏弱、偏高偏矮、偏阴偏阳等不同体质特征的内因。《黄帝内经》记载"正气存内，邪不可干"，"邪之所凑，其气必虚"。《外证医案汇编》阐明"正气虚则为岩"。《医宗必读》详述："积之成也，正气不足，而后邪气距之。"皆指出正气不足乃是岩瘤发生的内在因素。先天不足，脏腑虚损，或者脏腑亏虚，功能失调，乃是导致乳腺癌发生的重要病理机制。这种禀赋的不同，在遭遇各种致病因素刺激后，亦会产生不同的病理结果，临床就表现为有的发病，有的尚未发病，有的并不发病。

国内外许多研究业已证明，乳腺癌是一种与遗传基因密切相关的疾病，家族史是乳腺癌的重要危险因素，直系亲属中有恶性肿瘤史，特别是乳腺癌、卵巢癌家族史者，其发病率较正常人群明显增高，且已发现乳腺癌的遗传易感性与位于 13 号和 17 号染色体长臂上的 BRCA1 和 BRCA2 基因有关。

3. 饮食不节 饮食是人体赖以维持生命活动的物质源泉，是保证健康的重要条件，人体的正常生理活动无不依赖水谷的营养以维持。《素问》曰："五味入口，藏于肠胃，味有所藏，以养五气，气和而生，津液相成，神乃自生。"脾为后天之本，主运化水谷精微。《济生方》曰："过餐五味，鱼腥乳酪，强食生冷果菜，停蓄胃脘……久则积结为癥。"饮食厚味损伤脾胃，脾胃运化失司，生湿酿痰化热，积累日久，以致痰浊凝滞，痹阻经络，经络不通，气血不行，气滞、血瘀、痰凝等结聚于乳络终成乳岩。高脂饮食、营养过剩、肥胖等均可影响体内脂质代谢和雌激素水平，因而高脂肪、高蛋白、高热量饮食均可能增加乳腺癌的危险性。

4. 外感六淫 《素问·宝命全形论》曰："人以天地之气生，四时之法成。"可见人依靠自然界的大气、水谷之气而生存，并循着四时气候变化，生长收藏规律而生长发育。《三因极一病证方论》指出："六淫，天之常气，冒之则先自经络流入，内合于脏腑，为外所因。"风、寒、暑、湿、燥、火之邪乘虚内侵，造成气血凝结，阻滞经络，影响脏腑的正常生理功能，邪浊与郁气、积血等相合为病，久之结为岩肿。《灵枢·九针论》曰："四时八风之客于经络之中，为瘤病者也。"外邪侵袭，停留经络，积聚结核成瘤的病理机制。六淫外邪乘虚入内，结聚于经络，以致乳络阻滞不通，气血运行不畅，瘀血内停，痰浊酿生，日久乳岩乃成。中医学从宏观的角度，强调天人相应，认为癌瘤的发生与外邪侵袭有关。现代医学虽然有研究支持某些病毒如 MMTV 病毒亚型与人类乳腺癌可能有些关系，但迄今为止尚未证实有与乳腺癌相关的病毒或微生物。

5. 劳倦过度 《素问·举痛论》曰："劳则气耗。"过劳即为过度消耗，气、血、阴、阳皆耗损，耗损元气则易生疾病。劳伤肾，肾不藏精，无以灌养冲任，冲任失调，乳病易发；房劳过度，精气耗伤，冲任失养亦致乳病；思虑过度，情绪紧张，易伤心脾，心阴不足，心火上炎，心肾不交也是乳病原因。现代医学中过度劳累，使机体抵抗力下降，肿瘤免疫监督能力下降，同时使身体修补 DNA 的能力下降，罹患癌症几率明显提高。林老在其养身经验中强调，充分的睡眠和休息，有利于机体阴、阳、气、血的平衡，劳逸结合，心情舒畅，身体健康。

二、乳腺癌发病的中医机制

（一）肝、脾、肾三脏功能失调为本

1. 肝郁气滞 肝藏血，主疏泄。肝气主升，喜条达。肝脏疏泄正常，则气血通调，脏腑平和。若素性忧郁，或恚怒伤肝，肝气郁结，疏泄失常，则心性抑郁，情志不畅；肝气升发不足，气血不得上乘，则乳房无以为养；但若肝气升发太过，则血随气逆，则急躁易怒，瘀血积于乳络而成疾。肝气郁滞常常引起肝的疏泄失常，导致月经失调、乳房胀痛等，而妇人因本病又常常心怀隐忧，使肝气愈郁而加重病情，形成恶性循环。《疡科心得集》有云："夫乳岩之起也，由于忧郁思虑，积想在心，所愿不遂，肝脾气逆，以致经络痞塞结聚成核。"妇人以血为用，肝不藏血，肝血不足，机体失于濡养，气血亏虚，运行不畅，气滞血瘀，阻于乳络，可导致乳腺结块。

2. 脾虚湿聚 脾为后天之本，气血生化之源。脾位于中焦，主运化，运化水湿和水谷精微、化生气血；《脾胃论·虚实传变论》指出："元气之充足，皆由脾胃之气无所伤，而后能滋养元气，若胃气之本弱，饮食自倍，则脾胃之气既伤，而元气亦不能充，而诸病之所由生也。"脾的病理变化主要是气血的生化不足，统摄无权，以及对津液的输布和排泄失常。脾喜燥恶湿，素体脾肾阳虚或饮食寒凉生冷，膏粱厚味损伤脾阳，脾阳不振，则运化失职，水液失于输布，停留体内，日久凝聚成痰，痰湿气血互结于乳络，而为癥积，故乳腺出现肿块。

3. 肾虚精亏 《素问·上古天真论》有论述："女子七岁，肾气盛，齿更发长；二七而天癸至，任脉通，太冲脉盛，月事以时下，故有子……七七任脉虚，太冲脉衰少，天癸竭，地道不通，故形坏而无子也。"阐述了在女子生长发育和生殖功能盛衰的过程中，肾气的自然盛衰是其主导因素，天癸、冲任在女性的生殖生理中起着重要的作用。《素问·六节藏象论》曰：

"肾者主蛰，封藏之本，精之处也。"肾藏精，为脏腑阴阳之本，主生长、发育、生殖。肾阴是人体阴液的根本，对脏腑起着濡润、滋养的作用；肾阳为人体阳气的根本，对脏腑起着温煦、生化的作用。对乳房而言，肾之阴精是其发育的物质基础，肾之阳气是其功能发挥的动力。肾、天癸、冲任、胞宫在女性生殖生理活动中形成一条主线，即肾–天癸–冲任–胞宫轴，而肾是该轴的主导，起决定作用。先天禀赋不足，后天失养或者邪气损伤，造成肾的生理功能失常，致使肾的阴阳失衡，生精化气生血的功能不足，天癸的产生与泌至失调，冲任失养或不畅，从而引发乳房疾病。肾阳虚或阴虚均可以导致痰浊集聚，结于乳络，发为结核。

（二）气郁、痰浊、瘀血、热毒蕴结乳络为标

1. 气郁　中医认为，气是人体生命活动的动力。气在正常情况下，流畅无阻，升降出入，循行全身各部。人体各种功能的活动，均依赖于气的运行。《素问·举痛论》曰："百病皆生于气。"引起气机郁滞的原因多由情志抑郁不舒，或瘀血痰浊等有形之邪阻滞。《金匮钩玄》云："今七情伤气，郁结不舒，痞闷壅塞，发为诸病。"机体发生气滞病变，多于肝脏关系密切，因肝主疏泄，调畅气机，若疏泄失常，则影响气的功能。气机郁滞影响到血和津液的运行，则可引起血瘀，痰聚，形成瘀血、痰饮等病理产物，而瘀血痰浊的形成，又可加重气的郁滞，终致瘀血、痰浊结于乳络，发为肿块。因此以气滞为先导，渐致血瘀、痰凝等相兼为患，就成为乳岩发生发展的关键。正如《医宗金鉴》所云："乳岩由肝脾两伤，气郁凝结而成"。

2. 痰浊　痰浊本是致病因素作用于机体形成的病理产物，但其又能直接或间接地影响脏腑、经络、气血，引起疾病的发生和发展，从而成为新的致病因素。中医认为痰的形成主要是和脾、肾气化功能失常，津液代谢障碍有关。《景岳全书》指出，痰"其本在肾"，"其病全由脾胃"。《医学入门》亦讲到："痰源于肾，动于脾。"脾肾阳虚，肾虚不能温化水湿，脾虚不能运化水湿，导致水液停留，聚而成痰，痰湿气血结于乳络，形成乳腺肿块，痰邪在癌症发病过程中易于和其他病邪胶结，发为积块。

3. 瘀血　血瘀是肿瘤发病的重要病理基础，亦是乳腺癌的病机之一。引起瘀血的原因很多，而肾虚血瘀则是女性疾病的常见病证。寒热虚实皆可致瘀，使血瘀为患，而气血之根本在肾。肾阳虚血失温煦，肾气虚运血无力，肾阴虚内热灼血，皆可致瘀。肾虚为致病之本，血瘀由肾虚所致。肝的疏泄失调亦是血瘀证形成的原因之一。"女子以肝为先天"，肝藏血，主疏泄，故血之为病与肝的功能失调密切相关。肝气郁滞，气机不畅，气滞则血行瘀滞。若肝郁日久，蕴热化火，灼烁阴液，阴血凝聚，血行不畅亦可致瘀。瘀血凝滞，阻于乳络而发为肿块，以至于认为"癌瘤者，非阴阳正气所结肿，乃五脏淤血浊气痰滞而成"。

4. 热毒　中医学虽然没有把毒作为一种单独的致病因素来论述，但是在疾病的发生发展过程中它又确实存在。《丹溪心法》云："乳房，阳明所经；乳头，厥阴所属。"足阳明胃经乃多气多血之经。女性每多情志不畅，日久郁而化热生火，火热之邪，入于血分，蕴成火毒。郁火夹血，血热搏结则运行失常，津液受灼则成痰热互结，气血痰浊热毒壅阻乳络，日久成积，发为乳腺肿瘤。尤其在乳岩的中晚期，热毒壅盛蕴结乳中，结成坚核，溃后渗流臭污血水，或如石榴翻花。正如《外科正宗》所载："经络痞涩，聚结成核，初如豆大，渐成棋子，半年一年，二载三载，不痛不痒，渐渐而大，初生疼痛，痛则无解，日后肿如堆栗，或成覆碗，色紫气秽，渐渐溃烂，深者如岩穴，凸者如泛莲，疼痛达心，出血则臭，其时五脏俱衰，四大不救，名曰乳岩……"

乳腺癌的病因病机十分复杂，多种因素起着综合的致癌作用。林老对乳腺癌的病因病机有其独特的认识。她认为外因是乳腺癌致病的条件，而决定因素在于内因，二者合而为病。在正气虚衰，即气、血、阴阳俱虚，同时气郁、痰浊、瘀血、热毒等邪气盛实的基础上，产生因虚致实，因实而虚，虚实夹杂的复杂病理过程，以致气滞、痰凝、血瘀、邪毒内蕴，结滞于乳络而成乳岩。尤其晚期乳腺癌患者常因虚致病，又因病致虚。病邪日久耗精伤血，损及元气，造成气血两虚。正虚则邪盛，使癌瘤进一步扩散。乳腺癌的病因学探索将是新世纪竞相研究的热点和重点。

（刘鹏熙　整理）

第三节　乳腺癌转移的机制

自 20 世纪 90 年代，得益于早期诊断以及辅助治疗的进展，大多数西方国家乳腺癌死亡率已逐步降低。但是，乳腺癌仍是妇女癌症死亡率的主要原因。大约 6% 的乳腺癌患者诊断时已是转移性，其 5 年生存率是 21%。依据预后因子，最坏情况下，30% 的淋巴结阴性患者、70% 的淋巴结阳性患者会复发。因为许多乳腺癌妇女的生存期较长，转移性疾病发病率高，而复发转移是乳腺癌治疗失败的主要原因，因此探讨乳腺癌复发转移的病因病机对防治乳腺癌复发转移具有极其重要的价值。现代医学认为影响乳腺癌复发的因素很多，包括肿瘤大小、年龄、淋巴结转移状态、雌激素受体（ER）/ 孕激素受体（PR）状态、肿瘤组织学分级、脉管侵犯情况、HER-2 以及 Ki-67

表达情况等。林老认为乳腺癌复发转移是多因素作用下引起的多步骤事件，其中癌毒蛰伏是其根本原因，还受到体内内环境因素的影响，如正气亏虚、血瘀、冲任失调等因素的影响。

一、癌毒蛰伏

现代医学认为乳腺癌之所以复发转移是因为经过手术、放疗、化疗、内分泌治疗以及分子靶向治疗等治疗后，体内肿瘤细胞仍有残留。林老认为，"癌毒"的残留是乳腺癌复发转移的前提条件。正如《温疫论》所云："无故自复者，以伏邪未尽。"

对于"癌毒"，林老认为癌毒即为痰毒。痰邪是形成肿瘤的核心因素，也是乳腺癌术后复发转移的关键。林老认为，乳腺癌多非外感六淫之邪所致而为内生之邪所致，人之内生之邪有三种，即气滞、痰凝、血瘀。前两者致结块多伴有疼痛之状，而乳腺癌多无疼痛之状；乳腺癌易走窜转移，而血瘀则以停滞不行为特点；而痰邪具备黏滞、易流变走形的特点，如《杂病源流犀烛》谓："痰之为物，流动不测，故其为害，上致巅顶，下至涌泉，随气升降，周身内外皆到，五脏六腑俱有。"这些特点与乳腺癌转移过程中黏附、停留、生长相似。朱丹溪亦在其所著《丹溪心法》中说："凡人身上中下有块者，多属痰。"因此林老认为痰毒为组成乳腺癌癌毒的核心因素。

经络是以十二经脉为主体，网络周身的一个复杂系统，具有联络内外、沟通表里的功能。经络系统是将人体内在的五脏六腑与外在的肢体、皮肉筋骨、五官九窍、四肢百骸等联络成一个有机的生物整体，具有运行气血、输送营养的功能。经络将气血、营养输送到全身各部，维持体内脏腑、体表五官九窍、四肢百骸和皮肉筋骨经络的正常功能。林老认为，经络不仅是气血运行之通路，也是致病之邪停留走窜之通路，如《灵枢·百病始生》云："虚邪之中人也……留而不去，则传舍于络脉……留而不去，传舍于经……留而不去，传舍于输……留而不去，传舍于伏冲之脉。"林老认为，经络非但是虚邪贼风之传遍通路，亦是癌毒（痰毒）之邪走窜之通路，癌毒随经络气血，环行全身，因其黏滞之性，着于机体某处，虽经手术、放化疗等治疗后，余毒消减，但仍有极少余毒残存，蛰伏体内，蓄留而不去，称余毒、伏邪。

余毒（癌毒、痰毒）停留在机体局部，因其性黏滞，易阻气机，易客留局部甚至全身形成气滞与血瘀之变，因其"毒"性，更易伤正气，可致局部甚至全身正气亏虚。后者易引起脏腑功能失调，促致痰湿之邪内生，前者易致痰邪在癌毒停留之所聚集，助生痰毒，日久渐成新癌毒病灶，而为复发转移之变。

二、正气亏虚

林老强调，癌毒之邪并非可以在机体任何部位随意停留，其停留之所必为所在脏器正气不足或停留之处所主脏腑正气亏虚，正如《黄帝内经》中云："正气存内，邪不可干"，"邪之所凑，其气必虚"。"最虚之处，便是容邪之地"，机体某一局部的虚损，或所主脏腑正气虚损是癌毒传舍（转移）的基础条件。

林老认为，乳腺癌正气亏虚大致有三种原因，即先天不足与后天失养、现代医学治疗耗损正气以及癌毒之邪耗损正气。正气亏虚首当责之先天肾气不足及后天脾（胃）失养。肾主藏精，《素问·上古天真论》载有："肾者主水，受五脏六腑之精而藏之。"精化为气，通过三焦，布散全身，促进机体的生长、发育和生殖。脾乃后天之本，气血生化之源，正如《医宗必读》中所言："一有此身，必资谷气，谷入于胃，洒陈于六腑而气至，和调于五脏而血生，而人资之以为生者也，故曰后天之本在脾"。因此，先天禀赋不足加之后天失养则易致癌瘤乘虚而入导致复发转移。此外，乳腺癌患者经手术、化疗、放疗及内分泌治疗的同时，亦耗伤气血，损伤脏腑，使得脏腑更虚、功能衰退。林老认为手术偏于耗气伤血，在脏则易伤脾胃；化疗偏于耗气，在脏则易伤肝、脾、肾、心；放疗偏于伤阴，在脏则易伤肺金；内分泌治疗易致冲任失调，在脏则易伤肝肾。邪正相争是乳腺癌发生、生长与转移过程中从不停止的病机变化，随着病情的进展，癌毒不断耗散正气，导致正气外抗和内固能力下降，进而发生癌毒的扩散、停留与生长，最终出现多处转移，发生多脏器衰竭。癌毒淫泆，耗伤正气，双方力量此消彼长，正气固摄之力愈弱，癌毒的传舍趋势愈盛，如此形成恶性循环。乳腺癌复发转移的病机即是由于正气不足，余毒未清，正不抑邪，病邪由浅入深传布而变生百端。

在现代医学的肿瘤"种子－土壤"学说中，把肿瘤看作生物体，人体相当于它赖以生存的自然界，该学说强调肿瘤的发生、发展取决于肿瘤细胞和内环境两个因素，肿瘤细胞只有在一定的"土壤"中才能生长。而化疗的疗效的获取过程可以解读为内环境对肿瘤细胞的筛选过程。根据这一理论，作为乳腺癌的常规治疗手段之一的化疗，其对乳腺癌的作用本质是改变了"土壤"，即肿瘤生存的内环境。到了 2010 年，在美国临床肿瘤学会（ASCO）会议上，有专家对该学说有了进一步的丰富，认为化疗的疗效的获取过程可以解读为内环境对肿瘤细胞的筛选过程，即化疗是运用药物改变了"土壤"即内环境，使肿瘤细胞（"种子"）不再适应于经过化疗药物改变后的土壤中生存。而化疗对机体内环境的改变除了产生上述的正面作用以外还存在不良的一面，即对机体内环境中自身抗肿瘤因子的破坏，如免疫功能等。因此，化疗后乳腺癌细胞的残存不仅仅是因为肿瘤细胞本身发生某些分子生物学行为的变化而对化疗药物耐药，亦有可能是化疗等现代医学治疗方法导致内环境发生某些改变而失衡，而这种内环境的失衡更适合肿瘤生存与发展，进而诱使肿瘤复发与转移。

三、瘀血内阻

林老指出，乳腺癌术后，经过手术、化疗，正气亏虚，气为血之帅，气虚则血涩不行而成血瘀；或肝气郁结，气不行血而成血瘀。血瘀主要是指血行缓慢或迟滞不行，血行缓慢或迟滞不行则癌毒易在局部停留，聚集，种植而致复发转移。另一方面，癌毒（痰毒）之邪性黏滞，易阻气机，而致血瘀。因此两者相互为病，互为因果。临床研究发现复发转移患者，多出现舌质青紫，舌体瘀斑、瘀点，舌下脉络青紫、脉形粗肿弯曲、脉涩等。实验室检查，血液呈高凝状态。这些均为血瘀证重要指征。

四、冲任失调

林老指出，冲任失调为乳腺癌复发转移的重要因素，冲任隶属于肝肾二脏之脉，冲任之本在肾。肾气不足，冲任失调则气血亏虚，气血运行不畅，气滞血瘀，则癌易复发转移。肾气不足，冲任失调主要表现为内分泌激素平衡失调及异常分泌。乳腺癌是激素依赖性肿瘤，因此乳腺癌复发转移与内分泌激素失调密切相关，尤其是体内雌激素的水平升高更是诱发乳腺癌复发转移的重要因素。现代医学理论用"种子－土壤"学说解释乳腺癌复发转移，认为肿瘤（"种子"）停留在合适的机体内环境（"土壤"），在机体内环境允许的条件下增殖生长，即形成复发转移病灶，而成为转移。临床观察发现，使用他莫昔芬、第三代芳香化酶抑制剂（AI）等药物治疗，可出现潮热多汗、腰膝酸痛、足跟疼痛等冲任失调症状，从中医角度来看，就是内分泌治疗导致体内冲任失调，而这种冲任失调也是机体内环境失去平衡的一种表现，这一失衡现象根据"种子－土壤"理论，很可能是内分泌耐药的机制之一。

五、情志内伤，饮食不节

临床部分癌症患者，多忧虑重重，悲观绝望，精神抑郁，惊恐不安，或对治疗持怀疑态度，被动接受。思虑伤脾，忧郁伤肝，肝脾两伤，肝郁脾虚，则纳谷不馨，生化乏源，后天失养；惊恐伤肾，先天失衡，致使脾肾两亏，正气益虚，机体日渐虚弱，正不抑邪，加之消极情绪，则形成恶性循环，致使癌毒旁窜。此外，饮食不节，过食膏粱厚味；或嗜食生冷、偏食、暴饮暴食，致使脾胃更伤，生化乏源，气血不足，或致痰湿内生，痰性黏滞，易阻气机，进而导致血瘀之证。抑或过早操劳或从事体力劳动，或房室过度，耗伤肾精及气血，可使脾肾双亏，正气不足，邪毒易侵，形成了复发转移的基础。现代研究亦表明，不良情绪刺激可通过神经－内分泌－免疫网络使机体免疫功能下降，免疫监视功能与免疫杀伤功能降低，促使癌肿复发转移；另一方面引起内分泌系统紊乱，雌激素水平的绝对或相对水平升高，使残留在体内的乳腺癌尤其是激素受体阳性[HR（＋）]的乳腺癌不断增殖而形成复发。

（陈前军　关若丹　整理）

第四节　急性化脓性乳腺炎的发病机制

急性乳腺炎是在乳汁淤积的基础上，细菌通过乳头进入乳房引起的急性化脓性感染。其致病菌多为金黄色葡萄球菌，链球菌少见。乳汁淤积和细菌侵入是急性化脓性乳腺炎的两个重要发病因素。产后体虚、免疫力低下、母亲个人卫生较差，容易发生本病。急性乳腺炎属中医学"乳痈"范畴。林老认为乳痈之成，外因为产后哺乳，乳头破损，外毒之邪入络；内因为厥阴之气不行，阳明经热熏蒸，肝郁与胃热相互影响，引起乳汁郁积，乳络阻塞，气血瘀滞，化热酿毒以致肉腐成脓。

一、外感六淫

现代医学认为细菌侵入是急性乳腺炎的一个重要发病因素。急性乳腺炎致病菌多数为金黄葡萄球菌，少数为链球菌。分娩后产妇未能掌握正确的哺乳技巧，或婴儿的含吮不正常，或过度地在乳头上使用肥皂或乙醇之类刺激物以及婴儿口腔运动功能的失调等造成乳头皲裂，细菌由乳头皮肤破裂处或乳晕皲裂处进入，沿血管和淋巴管蔓延至乳腺小叶及腺小叶间的脂肪和纤维组织中，引起乳房急性化脓性蜂窝组织炎。

对此，林老认为，妇女产后体虚，汗出当风，露胸授乳而感受风邪；或婴儿含乳而睡，口气焮热，热气鼻风吹入乳孔；或乳头破损、皲裂，外邪入侵，皆可导致乳络闭塞，乳汁郁积，郁久化热，发为乳痈。

二、乳汁淤积

乳汁淤积，为入侵细菌创造了繁殖条件。乳汁淤积的原因有：①乳头过小或内陷而产前又未能及时矫正，使婴儿吸乳困难，甚至不能哺乳。②乳汁过多，排空不完全。产妇不了解乳汁的分泌情况，多余乳汁不能及时排出而保留在乳内。③乳腺管阻塞使排乳困难，如乳管本身的炎症、肿瘤及外在压迫，均可影响正常哺乳。④乳头皲裂时，哺乳疼痛，不能使乳汁充分吸出，致乳汁淤积。

林老认为，新产妇由于乳头娇嫩，婴儿吮吸咬嚼致乳头破损，上结黄靥，乳窍受阻，汁不得出；或乳汁多而少饮，吮吸不尽，乳汁未及时排空；或产妇乳头先天凹陷，排乳不畅，影响哺乳；或断乳不当，宿乳淤滞等，均可导致乳汁不畅，乳络阻塞，宿乳壅积，郁久化热，热盛肉腐，肉腐成脓而成乳痈。

三、肝气郁结

女子乳头属足厥阴肝经，主疏泄，调节乳汁分泌。林老强调若乳母不知调养，精神紧张，忿怒郁闷，致肝气郁滞，厥阴之气不行，亦可致乳络不畅，乳汁壅积结块而成乳痈。

四、胃热壅盛

女子乳房属阳明胃经，乳汁为气血所化，源出于胃。林老指出若产后饮食不节，恣食膏粱厚味，伤及脾胃，运化失司，胃热壅盛，湿热蕴结，亦可致气血凝滞，阻塞乳络而成乳痈。

（朱华宇　整理）

第五节　浆细胞性乳腺炎的发病机制

浆细胞性乳腺炎现在病因尚不明确，大部分认为与导管排泄障碍、异常激素刺激导管上皮分泌增加有关，是一种非细菌性化学性炎症。乳头先天性畸形；炎症、外伤、异物阻塞；卵巢功能减退，乳腺导管呈退行性改变，肌上皮细胞收缩功能减弱；乳腺导管上皮不规则增生，分泌功能失常等均可导致乳腺导管引流不畅、分泌物淤滞，导管扩张。乳管内积聚物分解，其分解产物向管周组织溢出，其化学刺激引起导管壁、导管周围组织炎性浸润、纤维增生，形成肿块，以后组织形态的突出变化是乳管周围脂肪组织内出现小的脂肪坏死灶，周围有大量浆细胞、嗜酸性粒细胞和淋巴细胞浸润，尤以浆细胞为多。此时临床上表现为急性炎症发作，继而形成脓肿、溃疡、瘘管。尚有人认为与自身免疫、厌氧菌、抽烟等因素相关。林老根据多年诊治浆细胞性乳腺炎的临床经验，运用中医理论结合现代医学的认识，将浆细胞性乳腺炎的发病机制总结如下：

一、乳头畸形

乳头发育不良、内陷等畸形是引起本病的一大因素，可导致乳腺导管引流不畅、阻塞、扩张、分泌物淤滞。而中医有先天禀赋之说，认为："人之始生，以母为基，以父为楯……血气已和，营卫已通，五脏已成，神气舍于心，魂魄毕具，乃成为人。"林老指出，先天禀赋的不同决定了体质差异的存在，先天乳头畸形，发育不良，致乳络不畅，气血凝滞，结聚成块。

二、脂质淤积

林老认为脂质淤积相当于中医的"气血运行失畅，气血瘀滞"，是引起该病的"有形之物"，是该疾病发展重要的病机。现代医学认为导管内类脂质分泌物排泄障碍，乳导管扩张，管壁炎细胞浸润及管周纤维组织增生，进而乳导管上皮破坏，腔内内容物溢出，刺激附近的腺体组织发生剧烈的抗原反应，导致脂肪坏死，大量浆细胞、嗜酸性粒细胞浸润。

三、肝郁、痰凝、血瘀

浆细胞性乳腺炎与肝胃二经关系密切。林老指出："女子乳头属肝，乳房属胃。男子乳头属肝，乳房属肾。"肝主疏泄，调畅情志，协助脾升胃降，还可以调节乳汁分泌。肝失疏泄，气机不调，可引起肝郁气滞，乳络失畅；肝郁脾虚，脾失健运，胃失和降，水谷津微运化失司，痰浊内生，循经上犯，乳络受之，引发乳病。肝郁气滞，痰凝阻络，日久致气血瘀滞，凝聚成块，郁久化热，蒸酿肉腐而为脓肿。肝郁、痰凝、血瘀概括了浆细胞性乳腺炎中医发病机制。

（朱华宇　整理）

第六节　时辰医学与乳腺疾病

一、时间医学

时间生物学（chronobiology）是研究生命活动随时间变化的特性及其机制的学科，也就是研究生物节律特征的科学。时间医学是在时间生物学的基础上发展而来的，是时间生物学应用的一个分支。时间医学是研究生物与宇宙时空相应的自身生命活动的周期性及变化规律的一门古老而又新兴的学科，在疾病和灾害的预防方面着重研究流行病学的时间特征、疾病和灾害的生态节律。

说其古老，早在《黄帝内经》就已经有所阐述；说其新兴，是因为直到1729 年，法国天文学家 De Mairan 观察到某些植物的叶片的"张"、"萎"随昼夜变动，即使将这些植物放在暗室中，叶片的变化依然与自然界昼夜变化保持一致，由此揭开了西方研究生命节律的探索之路。而林老在自己多年临床工作中，早已认识到时间医学，并在实践中运用时间医学的概念，渗透到理论、遣方用药、修养身心各个方面。

二、中医时辰医学的渊源

中医时辰医学源远流长，它与古代哲学、天文、历法等知识相结合，将有关时辰治疗与传统生物钟理念渗透到中医病因、病机、诊断、治疗各个方面。中医时间医学是指在中医理论的指导下，研究人体与宇宙时空相应的自身生命活动的周期性及变化规律，从而指导人们养生、预防疾病，以及指导医生临床诊断、治疗疾病的一门科学。《黄帝内经》十分重视"时"与人的关系，指出人生于天地之间，必须顺时而生，应时而动。《素问·宝命全形论》云："人以天地之气生，四时之法成。"又有："人能应四时者，天地为之父母。"林老认为，中医时间医学具有整体性和节律性两大特点。

（一）整体性

人生活在天地之间，六合之中，自然环境之内，人和自然环境是一个整体。故《灵枢·邪客》说："人与天地相应也。"

中医历来十分重视人与自然环境的联系，季节、月份、昼夜、时辰对人体的影响，论述颇多。《灵枢·经别》说："余闻人之合于天道也，内有五脏，以应五音、五色、五时、五味、五位也；外有六腑，以应六律，六律建阴阳诸经，而合之十二月、十二辰、十二节、十二经水、十二时、十二经脉者，此五脏六腑之所以应天道。"可见《黄帝内经》以四时为经，五行为纬，把人与自然看为一个整体，这与现代医学所提倡的社会 – 心理 – 生物 – 医学模式不谋而合。林老正是从这一点出发，认为人体是一个有机的整体，人和自然环境密切相连，不可分割，所以中医认为内在脏腑和体表组织器官，通过经络气血相互联系、相互影响，才能发挥各自的生理功能，而一旦局部脏器组织离开了整体，就不再具有原来的功能特点。

（二）节律性

《黄帝内经》认为："人与天地相参也，与日月相应也。"人体生理、病理、诊断、治疗、预后等均与时间节律密切相关，其论及的时间类型包括超年节律（运气学说中的 1 年以上的节律）、年节律（季节节律）、月节律（朔望月节律）、昼夜节律（时辰节律）等。

以昼夜论，中医采用"时辰"作为时间标准，古人又根据昼夜太阳起落及活动变化而定出十二时，即夜半、鸡鸣、平旦、日出、食时、隅中、日中、晡时、日昳、日入、黄昏、人定等。为了对十二时的变化相对定点，也因为日有风雨阴晴，直观太阳活动有困难，故又有时间较固定的是十二辰，与十二时相配。故十二辰源于历法干支，以子、丑、寅、卯、辰、巳、午、未、申、酉、戌、亥等十二支作为时间代词，表示一日之中的各个时辰，一支代表一辰。在《黄帝内经》《伤寒论》中均有记载，如《灵枢·卫气行》中载："岁有十二月，日有十二辰，子午为经，卯酉为纬。"十二时作为中医时间医学中时间标准应用的本身，充分证明了注重自然界变化对人体节律形成的影响。

这些节律影响着人体的生理和病理，并指导中医的诊断和治疗，如《黄帝内经》在谈到日节律对人体生理的影响时以"阳气尽则卧，阴气尽则寐"来概括，指出人体在昼夜中具有阴阳交替的节律，日节律又可作用于人体产生一种病理节律，正如《灵枢·顺气一日分为四时》说："夫百病者，多以旦慧、昼安、夕加、夜甚。"可见节律对人体的影响是非常重要的，从某种意义上来说，又反证了人与自然密切相连，不可分割。

近几十年来，人们不断发现人体各种生命活动和生理功能，诸如睡眠、心率、体温、呼吸、血压、组织器官的功能、各种物质代谢、酶的活性、人体对致病因子的敏感性、对药物的反应性等，均表现出明显的日、月或年的节律。可见外界因素能影响人体的生物节律，使内环境的生物节律与自然界的时间节律相应，并保持动态平衡。

三、时辰医学与乳腺生理

（一）月节律

林老指出女子乳头属肝，乳房属胃，冲为血海，任主胞宫，胞脉系肝肾，关系脾胃。冲任与肾相并而行，得肾滋养，而肾气化生天癸，天癸源于先天，藏于肾可激发冲任脉盛。冲任下起胞宫，上连乳房。冲任能促进胞宫、乳房有序地发挥其生理功能。肾气－天癸－冲任相互影响，构成了中医学独特的女子"生理生殖性轴"，成为妇女月经、乳房周期性变化的调节中心，肾气是这个性轴的核心，冲任是这个性轴的枢纽，而乳房与胞宫是这个性轴的靶器官。

冲任为气血之海，上荣为乳，下行为经，冲任血海在肾的主导与天癸的作用下由盛而满、由满而溢、由溢而渐虚、由虚而渐复盛，具有先充盈后疏泄的特点，冲任的生理变化直接影响乳房与子宫的变化。林老总结乳房也随着冲任的生理变化在月经周期中表现为经前充盈和经后疏泄。经前之阴血充足，肝气旺盛，冲任之气血充盈，使乳腺小叶发生生理性增生；经后随着经血外泄，肝气得舒，冲任处于静止状态，使乳腺小叶由增殖转为复旧。

林老这一观点与西医的认识不谋而合。西医认为正常乳腺的组织学变化与月经周期的内分泌变化有关，受下丘脑－垂体－卵巢轴影响，发生从胚胎逐步发育、增殖与复旧交替，最终退化的一系列复杂的变化。雌激素使乳腺管发育，孕激素与雌激素协同作用使乳房的腺泡发育完善。

经前增殖期：自月经停止至下次月经来潮前，雌激素水平逐步升高，乳腺导管扩张，上皮增生、水肿、血管增多，组织充血。排卵后孕激素水平升高，同时泌乳素也增加，到月经前3~4天小叶内腺泡内腔直径加大，泡浆内有脂肪颗粒，并有分泌现象。这时乳房变大、发胀、质韧，触及小结节状，时伴有轻度疼痛和压痛，经后期疼痛减轻或消失。

经后复原期：当月经来潮后，雌激素和孕激素水平迅速降低，尤其当月经来潮7~8天以后，乳腺呈退化性变化，此时末端乳管和腺小叶的退化最为显著，腺泡上皮可以消失、分泌物不见，末端乳管及小乳管萎缩、上皮萎缩、脱落，管周结缔组织紧缩呈玻璃样变，淋巴细胞浸润减少，对于同一乳腺，此期的变化也不均匀，有的区域乳腺组织的这种变化并不明显。此期乳腺组织中的水分被吸收，乳腺趋于小而软，胀痛或触痛减轻或消失，乳腺趋向复原。

（二）年节律

《素问·上古天真论》有一段关于女子生长发育周期的论述："女子七岁，肾气盛，齿更发长；二七而天癸至，任脉通，太冲脉盛，月事以时下，故有子；三七肾气平均，故真牙生而长极；四七筋骨坚，发长极，身体盛壮；五七阳明脉衰，面始焦，发始堕；六七三阳脉衰于上，面皆焦，发始白；七七任脉虚，太冲脉衰少，天癸竭，地道不通，故形坏而无子也。"这正是年节律在女子生理变化中的体现，也是林老多次强调的，乳房与子宫通过冲任的维系，二者上下相关，冲任的功能变化直接影响着乳房与子宫的生理变化。

西医认为乳房的发育历经胚胎期、婴幼儿期、青春期、月经期、妊娠期、哺乳期、绝经期和老年期等不同阶段，作为内分泌激素的靶器官，乳房在各个时期均处于体内内分泌激素，特别是性激素的影响下，故不同时期乳房的表现各有特点。

四、时辰医学与乳腺疾病

（一）乳腺增生

1. 时辰医学的认识　现代医学研究认为，乳腺组织与子宫内膜一样，受卵巢内分泌周期性调节，周期性卵巢分泌失调和（或）乳腺组织对激素的敏感性增高是本病发生的主要原因。排卵前期黄体生成素（LH）和雌二醇（E_2）分泌不足，以及黄体期雌二醇绝对或相对增高，孕酮（P）分泌相对或绝对不足，失去制约雌二醇与保护乳腺组织的作用，使乳腺组织不断处于雌激素的刺激之中，乳腺组织不能由增殖转入复旧或复旧不全，久而久之引起乳腺组织增生，导致本病发生。

生物体的某些节律是以月为基础的，林老认同妇女的月经周期与月亮的盈亏有着密切的联系。如乳腺增生病，大多数在月经前数天内病情加重，而经后则自行缓解。这些表现在一定程度上验证了《黄帝内经》月节律的测病论述。《素问·八正神明论》称："月始生，则血气始精，卫气始行；月郭满，则血气实，肌肉坚；月郭空，则肌肉减，卫气去，形独居。是以因天时而调血气也。"

2. 治疗　林老根据48年行医经验总结，女子经前气血充盈，盈满自泻而行经，即"女子血海，盈亏有期"。经前肝气旺盛，气滞血瘀为实；经后肝郁得疏，气血亏损为虚。所以经前宜疏泄，经后宜温补。经前重在治肝，经后重在治肾，这就是周期疗法。目前，国内对乳腺增生病中医药周期疗法也进行了较为广泛的研究，多以经前治标，经后治本的法则进行治疗，并取得良好的疗效。

例如刘凤琳经前采用柴胡疏肝散加减，经后采用六味地黄汤合二至丸加减，治疗乳腺增生病63例，治疗2～3个月，治愈19例，好转40例，总有效率93.7%。何少霞于经后温肾助阳、调摄冲任，经前疏肝活血、消肿散结为主进行周期性治疗乳腺增生病42例，25天为1个疗程，治疗个疗程，总有效率92.85%。顾海琳于月经前5日以疏肝理气为主（柴胡疏肝散加减），月经后5日以调理冲任为主（二仙汤加减），并与口服天冬素片、逍遥丸与维生素B_1作对照，结果治疗组总有效率为100%，对照组为83.05%，明显优于对照组。武艳琳等于月经前用活血化痰散结方，月经后加用补肾方治疗乳腺增生病96例，总有效率96.8%。郭抢彬等月经后用解郁化痰散结法，月经前用解郁调经通络法，总有效率为94.3%。唐晓华则分为4个期，经后期益肝肾，调气血；排卵期益肾助阳，行气活血；黄体期补肾壮阳，疏肝活血，软坚散结；行经期因势利导，活血通经，2个月为1个疗程，连续治疗2个疗程，总有效率为90%。蒋惠贞则分为4个期，即增殖期（月经周期第 7 ~ 14 日）、分泌期（月经周期第 15 ~ 23 日）、月经前期（月经周期第 24 ~ 28 日）与月经期（月经周期第 1 ~ 6 日），增殖期与月经期以养血活血，疏肝调经为主；分泌期与月经前期则以疏肝理气，活血通络为主，共收治了 33 例，3 个月的治疗总有效率为 97%。

在中医药周期疗法理论的指导下，按照现代医学与传统医学相结合、辨病与辨证相结合原则，并通过长期的临床实践总结，林老研制出消癖口服液 1 ~ 6 号系列纯中药制剂。在辨证的基础上，月经前期多选用柴胡、青皮、夏枯草、莪术、益母草、王不留行、郁金、延胡索、香附、昆布、桃仁、槟榔、山楂、麦芽、天门冬、海藻、山慈菇、浙贝母等疏肝活血、消滞散结以治标；月经后期多选用仙茅、仙灵脾、肉苁蓉、鹿角粉、山茱萸、菟丝子、黄芪、天门冬、制何首乌、熟地黄、枸杞子、补骨脂等温肾助阳、调摄冲任以治本。

（二）乳腺癌

1. 时辰医学的认识

（1）肿瘤细胞的节律性：生物体生命活动的内在节律，存在周期性循环称为"近日钟"，随着时间生物学的发展，已明确从系统、器官、组织水平到单个细胞，乃至各种物质代谢的变化均有一定的节律性，人们发现无论是恶性肿瘤细胞还是机体正常组织细胞的代谢活动，在昼夜中均有明显的时间位相差异，机体近日钟的结构和功能与肿瘤发生存在密切的关系，其结构和功能正常时具有抑制肿瘤发生的作用，一旦其功能时钟基因发生异常即可使肿瘤的生长和患癌风险增加。Sephton 等研究发现，生长缓慢或分化较好的肿瘤，细胞生长代谢活动表现为近日节律，而生长迅速或分化较差的肿瘤细胞，近日节律不明显，常被超日节律所替代。不同来源的肿瘤细胞总体表现为超日节律，具有 2 个分裂高峰时相振幅较高的高峰时相位于午夜至凌晨 2 时，另一个振幅较小的高峰时相在正午左右。Yang 等发现通过改变生物钟基因 per2 每日生成节律，当 per2 基因下调时会增加乳腺癌的发生。在昼夜节律中生物钟基因 per2 发挥着抑制肿瘤基因的功能。

宿主时间节律的紊乱也能促进肿瘤的形成和生长，其机制可能为：与肿瘤相关的激素水平节律变化，神经内分泌系统异常对肿瘤的免疫监视减弱，按正常节律治疗，疗效降低，且机体对毒副反应的耐受性下降。交感神经节的肾上腺素能纤维支配松果体并调控褪黑素的合成与分泌。褪黑素可对乳腺癌、肺癌等产生一定抑制效果，并与 IL-2、IFN、DDP 等起增效、减毒作用。褪黑素夜间的降低可使理化因子诱发癌症发生率上升或使原有肿瘤生长加速。

（2）乳腺癌的早期诊断：早期发现肿瘤一直是人们所探究的问题。褪黑激素是机体生物钟的内源同步因子，将环境中光－暗周期转变为激素信号，使机体与外界环境保持同步，其合成与分泌有明显的昼夜节律，即白天分泌量很低，黑夜来临分泌猛增，峰值出现在午夜。

有研究表明，乳腺癌患者的褪黑激素水平是随昼夜节律发生变化，可作为发病的早期诊断的指标。在易患乳腺癌的人群中，普遍存在着血浆褪黑激素水平偏低的倾向，另一方面，较低的血浆褪黑激素水平也同时对应着较高的患乳腺癌可能性。乳腺癌患者的褪黑激素水平曲线下面积，在冬季明显下降，且峰值位相与正常妇女相比推迟了近 1 小时。Sephton 等对 104 名乳腺癌患者的研究指出，伴有血浆皮质激素昼夜节律异常的患者生存期较短，对于激素依赖性乳腺癌患者血浆褪黑素和皮质醇的昼夜节律有不同程度的变化，而激素不敏感的乳腺癌患者则无上述变化。

现代时间医学也从临床症状观察角度对肿瘤近日节律做了研究。Phillips 等检测了早期乳腺癌患者皮肤表面温度在整个月经周期内变化情况，检测指标包括表面温度中位数、变化幅度和峰值等，发现所有患者肿瘤邻近皮肤温度呈现明显昼夜节律性变化，但中位数和峰值较正常对照组不同。

近年来，有研究表明乳腺癌的手术时间的选择可影响绝经前乳腺癌病人的生存率，在月经周期黄体期实施手术比在卵泡期实施手术其 10 年生存率有显著性差异，前者的 10 年生存率可比后者高达 4 倍。目前结论尚不完全统一。

2. 中医治疗

（1）辨证施治：林老认为癌症的发生发展，主要是正气不足，邪毒乘虚而入，致气滞血瘀痰凝相互交结，久而渐成肿块。而邪气聚积，进而阻滞气血津液流通，耗损精气，侵蚀脏腑经络，因果相连，变证丛生，错综复杂。朱丹溪论乳癌云："忧患郁闷，晰夕积累，脾气消阻，肝气横逆"所致，他更提到没有丈夫或矢志于丈夫的女子较多。有人曾在诱发小鼠肿瘤过程中，特别给一组动物造成精神紧张，结果这组动物的肿瘤发病率高于对照组。高景庭也说："癌瘤者，非阴阳正气所结肿，乃五脏瘀血浊气痰滞而成。"林老认为肿瘤的气滞血瘀证型治疗应从活血化瘀、疏肝理气着手，子夜 1—3 时为肝脉当令，故用药最佳时段在夜间 11—凌晨 1 时，使药物经过 2 小时后正好在当令之时发挥作用。这与西医学研究认为的夜间人体活动少，功能低下，病理现象和肿瘤细胞组织的变化相对突出，所以可用少量的药物发挥较大的作用，并维持较长时间，且毒副作用小的观点相吻合。

（2）从"脾"论治消化道反应：恶性肿瘤在手术、放化疗后易损伤人体正气，使机体免疫力下降。林老认为，脾胃乃后天之本，气血生化之源，顾护正气应当着眼于补益脾胃，才能有效地提高机体抗病力。张思奋等通过临床研究总结出大肠癌术后化疗以脾胃虚弱型最多，用自拟的益气健脾止呕方来治疗脾胃虚弱型患者的化疗不良反应，并选择在 10 时脾经"旺时"为服药时间以补其脾胃不足，结果显示相比于常规化疗能明显减少化疗不良反应。我们通过大量临床观察发现乳腺癌围化疗期可分为脾胃不和证、气血两虚证、气阴两虚证及肝肾亏虚证，而脾胃不和证多在化疗刚结束后几天出现，可参照林老牵头制定的围化疗期辨证，选择脾经"旺时"给药，以提高疗效。

（3）子午流注理论治疗骨髓抑制：子午流注理论是在《黄帝内经》"天人相应"、"毋逆天时，是谓至论"学说基础上形成的一种时间生物医学理论，是中国传统医学中最具特色的重要组成部分，即每日的十二个时辰是对应人体的十二条经脉的。由于时辰在变，因而不同的经脉在不同的时辰也有旺有衰。子午流注学说认为：经络气血运行各有其盛衰，以一天十二时辰流注十二经，即寅时从肺经开始，依次流注大肠经、胃经、脾经、心经、小肠经、膀胱经、肾经、心包经、三焦经、胆经而终于丑时肝经，次日复如是（十二辰每辰约 2 小时，子时是 23—1 时、丑时是 1—3 时、寅时是 3—5 时、卯时是 5—7 时、辰时是 7—9 时、巳时是 9—11 时、午时是 11—13 时、未时是 13—15 时、申时是 15—17 时、酉时是 17—19 时、戌时是 19—21 时、亥时是 21—23 时，各时时间位置固定不变）。具体应用则根据天人合一的整体观念和节律观念，因时、因地、因人、因病制宜，调理脏腑气血阴阳，有效的集成和优化药物处方、针刺、放化疗等各种治疗手段，使治疗达到事半功倍的效果。

骨髓抑制，是限制化疗剂量的主要原因。因此，调节骨髓造血功能，减轻化疗所致骨髓抑制以保证化疗的剂量强度，提高患者对治疗的依从性，是临床上不容忽视的问题。目前升白药较多使用的有利血生、鲨肝醇、维生素 B_4、肌苷等，对轻度的白细胞降低虽有一定的作用，但疗效欠满意。而粒细胞集落刺激因子、粒细胞－巨噬细胞集落刺激因子，虽然近期疗效较确切，但价格昂贵，作用稳定性差，维持时间短，作用途径单一（对提升红细胞、血小板方面无明显作用），且会引起骨痛、发热等副反应。尤其许多研究显示，集落刺激因子可能会加强使用化疗药物引起的骨髓细胞损害，刺激某些恶性细胞生长，可能抑制 T 淋巴细胞，使患者免疫力降低，后续化疗出现困难。因此在临床使用受到一定限制。

对于化疗所致的骨髓抑制，中医学多将其归为虚劳、血虚等范畴，属虚证，为化疗后真元虚损、阴阳精血不足所致。林老认为，"肾藏精，主骨生髓"，"肾藏精，精者，血之所成也"，故治宜填精补髓，益气养血，气血阴阳并补。

龟鹿二仙汤为中医传统补肾名方。林老在临床中创造性将加味龟鹿二仙汤应用于防治化疗后骨髓抑制。她解释到：方中鹿角胶、生龟板为主药，均归肾经。"鹿得天地之阳气最全，善通督脉"，其角为胶，能补肾阳、生精血。"龟得天地之阴气最厚，善通任脉"，其腹甲为胶，能滋阴潜阳、补血。人参，味甘、微苦，性平，大补元气而生津，"善于固气"。枸杞子，味甘，性平，益精生血，"善于滋阴"。四药合用，性味平和，入五脏而以肝、肾为主，又善通奇经之任、督，生精、益气、养血，阴阳并补，且补阴而无凝滞之弊，补阳而无燥热之害。方中加入沙参以滋养胃阴，阿胶以滋阴养血，共奏补肾生髓之功。而在给药时间方面林老则强调顺应天地之时，根据子午流注针法中纳支开穴法的理论，选择在肾经"旺时"服用阴阳气血并补的加味龟鹿二仙汤治疗该病症。根据"三因制宜"，选择在戌时服药并于晚9时服用助眠药物安睡。此时为心包经旺而气血通道畅，以现代人晚睡习惯亦可视为肾经旺时，故此为阴阳交会之时，阳气内藏而阴气隆盛，气血趋向于里，输布于内脏组织，药物借营卫之气由阳入阴之际而乘势入里，阴阳气血并补。具体应用时则根据春夏日长夜短、秋冬日短夜长的特点，春夏季在19—19时半服药，秋冬季则在19时半—20时服药。酉时（17—19时），为肾经最旺，肾藏生殖之精和五脏六腑之精，肾为先天之根。戌（19—21时），此时心包经最旺，心包为心之外膜，附有脉络，是气血通行之道。邪不能容，容之伤心。故病位在肾，酉时服药治之。得其药，应其时，药效而功倍也。

现代医学亦证实，人体在不同时期对药物敏感性不同，药物吸收代谢和排泄速率存在昼夜节律。因而通过选择最佳时间用药，可使之最大限度地发挥治疗作用，并减轻毒副反应和降低使用剂量。Voogel 等的研究表明，肾存在"卯酉"旺衰节律变化，肾小球滤过率和肾血流量的峰值正好在下午17时，肾功能最低时在上午5时。与子午流注学说中肾功能最旺盛是在酉时（17—19时），最衰在卯时（5时）几近一致。综上，林老认为气血亏虚乃骨髓抑制之根本，"骨髓坚固，气血皆从"。补肾益髓为其关键，根据肾主骨生髓理论而采用加味龟鹿二仙汤，林老打破常规的用药模式，根据中医时间医学理论改为酉时服药以顺阴阳盛衰之势而补肾生髓，结果显示龟鹿二仙汤对乳腺癌患者化疗后有较好的促造血系统功能恢复的作用，且药物的副反应较小，对临床上保证化疗的剂量强度与密度，提高化疗的效果，减轻化疗的毒副反应方面有重要的意义。

中医哲学主张天人合一，认为人是大自然的组成部分，人的生活习惯应与自然规律相符。择时用药是调节生命节律以顺应天地之时而治疗疾病的方法，确需根据各个药物的药性特点、人体生理活动的昼夜节律，综合考虑才能更好地发挥出药效。

3. 西医治疗

（1）时辰化疗：肿瘤的化疗药物及射线在杀伤肿瘤细胞的同时，也对机体正常组织细胞产生了损伤作用，两者在达到良好疗效的同时已经接近机体的最大耐受量，很大程度上限制了肿瘤的治疗，因此如何进一步提高疗效，且最大程度上降低药物及射线的不良反应，提高两者的治疗效果，是当前肿瘤研究领域内的重要课题。将时辰药理学的理论引入肿瘤化疗中，从而开拓了时辰化疗这一研究新领域。自 1986 年法国巴黎开展临床时辰化疗以来，目前世界上 13 个国家共有 39 家时辰化疗中心，已知 30 多种化疗药物的耐药性及疗效随给药时间不同而不同。时辰化疗在临床研究方面为一个非常活跃的领域。

哺乳动物由 9 个特异基因（Perl、Per2、Per3、cry1、cry2、tim、clock、bmal1 和 ck1）相互作用以调节细胞的昼夜活动，细胞周期的昼夜波动反过来又调节其他基因的转录和转录后程序，从而形成细胞生物学 24 小时的周期变化，即"昼夜节律"。细胞的昼夜节律调节着抗癌药物的代谢动力学，使抗癌药物随给药时间的不同而使不良反应及抗癌活性产生差异，以在提高药物疗效的同时减少药物的毒性，这就是"时辰化疗"。

陈尔成观察以时辰给药法行新辅助化疗与常规新辅助化疗治疗Ⅱb、Ⅲ期乳腺癌的近期疗效、毒副作用。时辰化疗组用药为顺铂（DDP）、给药时间为下午 4 时；氟尿嘧啶（5-FU）给药时间为晚上 10 时至次日上午 10 时，在 3—5 时给予 5-FU 药物总量的 75%。常规新辅助化疗组所用药物及剂量同时辰化疗组，用药时间安排在正常上班时间（上午 8 时至下午 5 时）。完成 2 周期致以上化疗者，评价化疗近期毒副反应；完成 2 周期及以上化疗者评价化疗近期疗效；化疗结束后 1 个月行手术治疗，据手术后病理评价化疗的病理完全缓解率。时辰化疗组的临床完全缓解率（CR）38.98% vs23.5%、有效率（RR）83.7% vs70.6%、病理完全缓解率 26.5% vsl3.2%，均显著高于常规化疗组（$P < 0.05$），时辰化疗组Ⅲ、Ⅳ度白细胞下降显著低于常规化疗（$P < 0.05$）。王京芬对 60 例晚期乳腺癌患者采用 CAP 方案进行时辰化疗，结果发现，时辰化疗组的完全缓解率（26.7%）及总缓解率（90%），均明显优于常规化疗组（完全缓解率及总有效率分别为 6.7% 及 60%），经统计学处理，差异均具有显著性意义。时辰化疗除疗效明显优于常规化疗外，Ⅱ度以上骨髓抑制、消化道毒副作用及脱发的发生率明显低于常规化疗组。

（2）时辰放疗：正常组织与肿瘤组织对射线敏感性的生物节律有一定差异，选择癌细胞对射线的敏感期并避开正常组织对射线敏感期进行放疗，可以提高疗效，减少副反应的发生。现认为，放射毒性反应与射线对骨髓干细胞及胃肠道上皮细胞的损伤表现具有昼夜节律相关性，体温的生物节律也可作为癌症时辰放疗的节律性标记物。

Deka 等根据肿瘤表面的口周温度（作为治疗时间的标记），将 40 例口腔癌患者平均随机分组放疗，A 组为在接近或位于肿瘤温度最高点时进行放疗，另外 4 组分别为温度最高点前、后 4 小时及前、后 8 小时放疗，结果 A 组患者生存率可以提高 1 倍。李光明等将 65 例初治鼻咽癌患者随机分为常规放疗组 31 例和时辰放疗组 34 例，两组剂量相同，常规组治疗时间是上午 8—10 时，而时辰组是晚上 8—10 时。放疗结束 6 个月后，时辰放疗组的鼻咽部及颈部的肿瘤完全消退率比常规组高（$P < 0.05$），毒副作用比常规组低。目前对肿瘤放疗的研究较少，其治疗时间的选择及疗效有待进一步的研究。

（3）靶向治疗：靶向治疗是近年来肿瘤治疗的研究热点，抗癌药物的靶组织不仅是癌细胞，而且正常细胞也可能成为其作用目标，因此掌握正常细胞的昼夜节律十分重要目。已有研究将 DNA 合成作为参数，口腔黏膜高峰为晚上 8 时，直肠黏膜高峰为早晨 7 时，骨髓为中午 12 时至下午 4 时或中午 12 时至晚上 8 时。癌细胞也有昼夜节律，研究发现，将 DNA 合成作为参数，卵巢癌的高峰为中午 11 时至下午 3 时，肺癌为晚上 12 时至早上 6 时，头颈部癌为上午 10 时，结合上述时间应用抑制 DNA 合成抗癌药物，可增强药物疗效。将现代研究成果与中医时间医学中的子午流注相关理论有机结合，对时间医学研究具有重要价值。

（三）乳腺疾病的养生

人类有着相对固定的寿命期限，中医学称其为"天年"，先天禀赋、自然环境和社会因素均是人类寿命的影响因素。林老认为保持身体健康应当顺时养生，顺应四时气候、阴阳变化的规律，从精神、起居、饮食、运动等方面综合调养。

1. 顺时养生　"人与天地相应。"人的生命活动是遵循自然界的客观规律而进行的，人体自身具有与自然变化规律基本上相适应的能力，"顺天应时"也是时间医学中养生和医疗行为的总则。《素问·四气调神大论》从理论上对这种顺应四时而养生的思想进行了总结："夫四时阴阳者，万物之根本也，所以圣人春夏养阳，秋冬养阴，以从其根，故与万物沉浮于生长之门。"

一年之中，人体阳气顺应四时有春生、夏长、秋收、冬藏的变化，《素问·四气调神大论》说："春三月，此谓发陈，天地俱生，万物以荣，夜卧早起，广步于庭，披发缓形，以使志生。"春气生发舒畅，人应思想开阔，使肝气舒畅，早些起床，外出活动，与大自然融为一体。"夏三月，此谓蕃秀，天地气交，万物华实。"人体要顺应阳盛长养之气的特点，使心气长旺，提高抗病能力。"秋三月，此谓容平，天气以急，地气以明……收敛神气，使秋气平，无外其志，使肺气清。"秋天要顺应阳气渐降、万物收敛的特点，使肺气清肃、气血平和，同时注意保护肝气，以防金胜克木。"冬三月，此谓闭藏……使志若伏若匿。"冬天养生要顺应阳气闭藏、万物蛰藏的特点，固护肾气，温养气血，休息声息。

林老特别强调月相的盈亏圆缺关系到人体气血运行，影响人体的情绪变化。月相亏缺的时候，气血相对衰弱，运行不畅，情绪常处于低潮，乳癖容易发作或加重；月相盈圆前后，气血盛实，运行滑利，情绪常处于激发状态，多太过致病。调节方法一般在月晦时静养慎守，保持情绪安宁，养气和血，不宜沉闷抑郁，避免引起悲苦等情绪。月望时则避免情绪过激、惊骇大怒，防止气逆血乱，宜化解过激情绪，保持气血正常运行。

2. 顺应脏腑气血的生理特征　五脏各主其时，又各有其生理特征，气血随天时阴阳消长而浮沉，其生理特征也有一定规律。林老提及女子乳头属肝，乳房属胃，肝旺于春为少阳生发之脏，主生发喜条达，春季养肝就要早起散步，活动筋脉，舒畅情志，以顺肝气生发之气，不宜懒卧抑情以逆其性。

3. 顺应人体生长壮老的生理特征　妇女"以肝为先天"，以血为用，重点在于因时调情志，使气血畅达。年幼时，处于生长发育期，生气旺盛，重点当因时调饮食，摄取足够的营养以保证生长发育需要，而又不伤及脾胃；中年时，生气始衰，重点当因时调情志、劳逸以及固护精气方面；老年时，肾精衰竭，借饮食调养，重点在防护。

（许　锐　整理）

第七节　对现代医学的阐述与评价

一、对乳腺增生病现代医学治疗的阐述与评价

乳腺增生病不仅是妇女常见病、多发病，而且是一种易复发的难治病，以长期严重影响患者的生活质量及增加乳腺癌发生的危险性为难题。乳腺增生病可增加乳腺癌发生的危险性，其中非典型增生已被认为是乳腺癌癌前病变。现代医学在乳腺疾病方面的研究主要集中在乳腺癌的防治方面，较为注重非典型增生向乳腺癌转变这一过程的防治，却忽视单纯性乳腺上皮增生向非典型增生病这一过程演变的防治，以致对乳腺增生病的研究关注不足。而

林老认为，乳腺增生病是中医药治疗的优势病种，其优势体现在将预防单纯性增生向非典型增生这一过程演变与注重非典型增生向乳腺癌转变这一过程的防治摆在同等重要的位置。

"圣人不治已病治未病，不治已乱治未乱……夫病已成而后药之，乱已成而后治之。譬犹渴而穿井，斗而铸锥，不亦晚乎！"因此，对于乳腺乳腺增生病，林老认为应将"未病先防、既病防变、已变防渐"的"三级预防"的思想贯穿于治疗的整个阶段。乳腺增生病的发病原因主要与情志损伤、劳倦内伤、饮食不节等因素有关，因此对于未病之人，应强调健康宣教，嘱其调饮食，畅情志，多运动，且编导了"女性养生导引功"等有助于女性朋友防病强体；对单纯性乳腺增生、腺病样乳腺增生、囊性增生病不伴有非典型增生可以用纯中医治疗以防微杜渐，从整体出发，分别采用疏肝理气、化痰散结、活血化瘀、温肾助阳、调摄冲任等方法，从多方面、多角度有效调整内分泌、增强机体免疫功能；而对于重度非典型增生者，或具备乳腺癌高危因素、疑有癌变倾向者，则主张适时手术切检以明确诊断防止病变。

现代医学认为，乳腺增生病的发生多与内分泌激素失调或机体对正常激素敏感性增高有关，治疗关键是调节卵巢内分泌趋向正常或阻断激素作用靶点，阻断发病环节，缓解临床症状，因此临床上多采用内分泌治疗方法，如他莫昔芬（Tamoxifen，TAM）。TAM 是一种非类固醇雌激素受体（ER）拮抗剂，通过与大量 ER 结合，使 E_2 无法发挥其生物学效应，去除炎症递质对乳腺组织的损害。临床应用具有即时效应的特点。但林老认为，此药本身亦有致患者潮热、月经失调、白带增多、烦躁、恶心、头痛、性欲减退等不同程度的副作用，有增加子宫内膜癌的危险性，且难以解决全身伴随症状，停药后易复发，因此临床上不宜过多过滥使用。只是对于临床考虑为重度乳腺增生者，可配合中药短期使用，既取其短期内减轻雌激素对乳房刺激的作用，又可利用中药以减轻其副作用，缓缓图本。

在处方用药上，林老认为女性冲任血海的生理变化具有先充盈而后疏泄的"月盈则亏"样的周期性变化特点，与现代医学月经周期不同阶段内分泌激素变化的特点不谋而合，因此，在治疗上，要懂得顺应"天人合一"之理，结合现代医学研究之成果，月经前治疗以疏肝理气，化痰消瘀为治则，并重用消滞回乳药（生山楂、生麦芽）以降低泌乳素水平，有效缓解主症。月经来潮后肾精不足，血海空虚，因此经净后则以补肾温阳，调摄冲任为治则，可调节雌孕激素水平，以保护乳腺组织。

此外，林老强调在临床上一定要注意对乳腺癌高危人群进行筛选、监测，鉴于乳腺增生病部分患者有癌变危险性，在整体治疗同时，尤其强调辨病，充分运用现代医学检测手段，确定肿块性质，明确溢液的病因诊断，以防误漏诊乳腺癌、乳头状瘤病等。总之，林老认为，我们在临床上应从深度拓展乳腺增生病治疗的目的，不能仅仅停留在缓解乳房疼痛、缩小肿块等方面，应强调"辨证施治，病证结合，治本为主，标本兼顾"的有机配合，从多方面、多角度起到调整内分泌的作用，这样才可以有效改善患者生存质量及降低乳腺癌发生的危险程度。

（刘晓雁　整理）

二、对乳腺癌手术、化疗、放疗、内分泌治疗及靶向治疗的认识

林老认为，肿瘤性疾病，包括乳腺癌，其发生与发展均是肿瘤细胞本身与宿主机体内环境（包括肿瘤存活的微环境以及机体整体大环境）平衡被打破而发生的不良事件。这是尸体解剖（死亡前未被诊断乳腺癌）发现患有乳腺癌的比例要远远高于同期临床乳腺癌现实发生率的原因之一，也是部分患者即使患有肿瘤甚至已经到了晚期仍然可以带瘤生存的原因。因此林老认为，乳腺癌的治疗应该着眼于维持这种平衡，维持这一平衡必须着手于两个方面，即一方面要杀伤肿瘤细胞或抑制肿瘤细胞增殖，另一方面要维持肿瘤微环境与宿主机体内环境的调节，从中医角度来讲包括疏通经络、运行气血、调理脏腑、燮理阴阳等。从已知的现代医学角度来看，中医的这些调节内环境的手段对宿主机体内环境免疫功能、内分泌紊乱，甚至神经－内分泌－免疫网络的功能调节均有调节作用。

而目前现代医学对乳腺癌的认识水平及其相应的治疗手段，包括手术、化疗、内分泌治疗、生物学治疗以及放疗均是仅仅针对肿瘤细胞，有其一定的局限性，同时这些处理手段也是一把双刃剑，即一定程度杀伤或抑制肿瘤细胞，但也对宿主内环境造成了伤害。现代医学在解释乳腺癌复发的原因时主要归因于肿瘤细胞的残存以及残存肿瘤细胞对治疗的抵抗性，而较少认识到这些处理方法对宿主内环境的伤害以及这一伤害对肿瘤复发的影响。换一句话说，就是有些乳腺癌患者可以从现代医学的治疗中获益，而有些患者不能获益。现代医学为了使患者治疗获益最大化也做了很大的努力，譬如近年来的 21 基因的检测技术、Mammoprint 基因分析技术等，但这些思路仍然局限于对肿瘤细胞的评估，而没有考虑到对肿瘤细胞生存环境的评估。

因此，乳腺癌最完美的治疗模式应该是对肿瘤细胞的评估以及肿瘤细胞生存环境的评估，也就是说即使单纯肿瘤细胞评估的结果认为每种治疗方法可使患者获益并不可靠，如果这一方法对肿瘤生存环境的影响过大也会使患者不能从这一疗法中获益。林老认为建立肿瘤宿主内环境的准确评估模型

将比对肿瘤细胞的评估更为复杂且更为必要，若悲观一点的话甚至是无法实现的，因为人类对肿瘤的认识仅仅是冰山一角，而对生命的认识更是微乎其微。所以目前能够运用一种模糊认识的模型来认知肿瘤宿主内环境然后进行干预应该是一个折中的方法，而中医对机体的认知恰恰具备这样的优势。中医学认为，"有著于内，必形之于外"，也就是说，内环境的变化可以通过患者的临床表现而被认知。反之，如果通过宿主的临床表现认知后进行调节，使临床表现消失，这内环境的平衡则被重新建立。而这一平衡的建立将有助于患者生活质量的改善，并会进一步抑制或缓解肿瘤的进展。所以林老认为，在目前无法评估现代医学治疗方法对内环境影响进而影响其治疗结果的情况下，运用中医理论认识现代医学治疗方法对内环境的损伤而出现的临床表现并进行干预具有极其重要的现实意义。

林老认为，手术是去除"癌毒之邪"的重要手段，易耗气伤血；化疗祛邪易耗气，在脏腑易伤脾、胃、肝、肾；放疗祛邪易伤阴，在脏易伤肺；内分泌治疗易致冲任失调，在脏易伤肝、肾；靶向药物耗气损阳，在脏易伤心。耗气则出现气虚表现，患者出现乏力、头晕、多汗、懒言、舌淡、苔薄白、脉细等表现；伤血则血虚，表现为面色萎黄或苍白少华、头晕、心悸、失眠、舌淡、苔薄白、脉细等表现；伤阴则阴虚，表现为口干舌燥、五心烦热、咽痛、小便黄、失眠多梦、舌红、苔薄白或黄、脉细数等表现；伤及阳气，则阳虚，表现为畏寒怕冷、少气懒言、四肢厥冷、舌淡、苔薄白、脉细等表现；伤及脾胃，则脾胃不和（脾胃虚弱→湿困脾胃→湿浊中阻→湿热蕴胃），表现为纳差、腹胀、恶心呕吐、舌淡，苔薄白或厚腻，或黄腻，脉濡细等表现；伤及肝肾，致肝肾不足，则表现为腰膝酸软、脱发、小便清长、或夜尿频数、骨髓抑制，舌淡，苔薄白，脉细等表现；伤及心阳，则心阳不足，表现为心悸、胸闷、怕冷、失眠多梦、舌淡，苔薄白，脉细或结代等表现；伤及冲任，致冲任失调，则表现为潮热多汗、月经不调、腰膝酸软，舌淡，苔薄白，脉细等表现。林老认为，现代医学治疗导致不同的临床症状说明患者内环境的平衡被打破，而运用中医药辨证论治方法进行调理，使之达到新的平衡。现代医学针对肿瘤细胞、中医学侧重于机体内环境，两种治疗模式相得益彰。但值得注意的是，在中医药调整机体内环境的同时，是否对现代医学杀伤或抑制肿瘤细胞产生负面影响，尽管从理论上以及临床经验上，这种治疗模式应该是符合人类目前对乳腺癌认知水平的治疗模式。但林老指出，这一治疗模式仍然需要循证医学的检验，并将在检验中不断完善。

目前发表在 SCI 杂志上的有较高级别循证医学证据的大多数研究是中医的非药物疗法，如针灸、气功，药物研究也是某些固定方剂、或一味中药或一味中药的成分。这些研究虽然涉及中医，但没有代表中医最核心的治疗方法。中医核心的治疗方法是辨证论治，就是根据患者的临床表现，按照中医的特有的诊断系统来判断患者机体内环境的变化，然后运用相应的中药、针法、灸法有机地配合进行调整机体内环境，使其恢复平衡状态，从而改变肿瘤在体内的生存环境进而影响肿瘤的进展。

（陈前军 整理）

三、对急性乳腺炎抗生素与手术治疗的认识与评价

急性乳腺炎是乳腺的急性化脓性感染。现代医学治疗急性乳腺炎的药物主要是针对病因使用抗生素，目前抗生素的品种很多，广谱抗生素也不少，针对急性乳腺炎多为金黄色葡萄球菌所致，可选用青霉素、头孢类抗生素或根据血培养、脓液培养加药敏结果选用抗生素，部分患者能取得一定的疗效，特别是并发脓毒败血症者，不失时机地及早、足量、联合应用抗生素，尤其是在取得药敏试验后，有针对性地选择用药，会取得满意的疗效。

林老治疗急性乳腺炎有多年的临床经验，对运用抗生素治疗有丰富的见解。她认为：第一，抗生素类药物属寒凉之品，寒性收引凝滞，用后会导致气血凝滞，炎症组织机化，欲消不消，欲脓不脓，形成"僵块"，急性炎症虽被控制但硬肿结块需要很长时间才能消退，有的易形成慢性迁延性炎症。第二，急性乳腺炎多是因乳汁多而少饮，吸吮不尽，乳汁未及时排空；或产妇先天性乳头凹陷，排乳不畅；或断乳不当，宿乳淤滞等，均可导致乳络阻塞，乳汁壅积，日久化热，热盛肉腐而成，并非真正的感染性炎症，对此类"炎症"抗生素是无效的。乳腺以通为用，以堵为逆，以塞为因，宿乳及脓液排出后，患者的"炎症"便会消失，白细胞便恢复正常。第三，近年来由于抗生素的滥用，细菌谱随之发生了变化，细菌耐药问题日益严重，且现在一般认为应用抗生素对控制局部感染是不能令人满意的，因感染灶内抗生素的浓度达不到理想的治疗水平，因此单一应用抗生素治疗，疗效并不理想。第四，急性乳腺炎大多发生于哺乳期妇女，而几乎所有药物都能够通过血浆乳汁屏障进入到乳汁中，当应用抗菌药物时必须考虑药物对哺乳儿有无不良影响。因此，林老在急性乳腺炎的治疗中，一般不主张使用抗生素治疗。

手术治疗方面，现代医学强调一旦脓肿形成及时手术切开引流，且脓肿引流切口要够大，一般相当于脓腔直径。林老在临床中体会到，切口虽大，但由于局部炎症的存在，皮下组织张力较大，势必向切口凸出，而且临床习惯使用凡士林纱条引流，实际上又把切口堵塞，引流不畅。因切口大、创伤大、痛苦多、愈合时间长，且愈后瘢痕明显，乳房外形变化大，易造成分泌

功能障碍，病人不易接受。而采用火针洞式烙口术，创伤小、痛苦少、疗程短、瘢痕小、乳房外形无明显变化、不影响日后哺乳，患者易于接受。

（朱华宇　整理）

四、对浆细胞性乳腺炎和肉芽肿性乳腺炎手术与抗生素治疗的认识与评价

由于现代医学对浆细胞性乳腺炎和肉芽肿性乳腺炎的发病机制尚不明确，因此认为手术切除是这两种疾病唯一有效的治疗方法。手术时机的选择在炎症控制局限后。术前、术后配合使用抗生素预防感染。但是，由于病灶边界不清，手术治疗强调尽量彻底切除病变组织，包括炎性肿块、病变皮肤和病变导管系统，并要连带部分周围正常乳腺组织一并切除，以免切除不够而复发，这导致乳腺切除范围较大，乳腺外形改变较大，病人多难以接受。即使是这样，也可能会遗漏术前及术中检查均无法发现的微小病灶，存在复发风险，且易出现伤口迁延不愈合。因此，林老并不主张手术切除治疗，而采用中医综合外治法，创伤小、乳房外形无明显变化及瘢痕，且复发率低，患者易于接受。

浆细胞性乳腺炎用抗生素治疗主要基于其中的一个可能的发病机制：厌氧菌感染学说。抗厌氧菌的药物主要是治疗急性炎症期的浆细胞性乳腺炎，但这会造成治疗上的矛盾，因浆细胞性乳腺炎大部分认为是一种非细菌性化学性炎症，且临床实践中也发现绝大多数脓液培养未见细菌生长。而对于肉芽肿性乳腺炎，现代医学认为单纯用抗生素治疗无效。林老在临床实践中也体会到，对这两种乳腺炎使用抗生素治疗疗效并不显著，且抗生素可能扰乱机体正常免疫功能，反易形成"僵块"，欲消不消，欲脓不脓，往往更难以治疗。故林老治疗这两种乳腺炎，一般都不使用抗生素。

（朱华宇　整理）

中 篇

临床经验、医案拾萃与查房实录

第一部分　临床经验

第一节　乳　腺　癌

　　乳腺癌是指乳腺上皮细胞在多种内、外致癌因素的作用下，细胞失去正常特性而异常增生，超过自我修复的限度而发生癌变的疾病。乳腺癌是女性最常见的恶性肿瘤之一。就世界范围而言，妇女乳腺癌新患者年均约120万，约50万妇女死于乳腺癌。我国乳腺癌的发病率目前尚缺乏全国范围的统计资料，虽属乳腺癌低发区，但其发病率呈逐年上升趋势，居女性恶性肿瘤的首位或第二位，其发展引人注目。乳腺癌属于中医学的"乳岩"、"乳毒"、"石痈"、"石榴翻花"等范畴。

　　随着现代医学的发展，手术、化疗、放疗、内分泌治疗和生物靶向治疗等因其"祛邪"作用的直接性、快速性和有效性，已广泛得到国内外学者的认同，成为治疗乳腺癌实体瘤公认的首选方法。西医手术清除癌灶、放疗、化疗及内分泌治疗等对提高无病生存率和总生存率方面显示优势，但也存在不足：①手术及放、化疗和内分泌治疗引起的副作用，如造成机体的气血耗伤，脏腑功能失调；②放、化疗对病灶和正常组织、细胞的选择性较差等，使患者在治疗期内的生活质量明显降低；③对激素受体阴性患者缺乏有效的治疗手段；④尽管采用有效、规范的综合治疗，仍有许多病人出现复发转移；⑤尽管解救药物更新换代很快，但过去30年间，尚无确切证据证实这些方法改变了晚期乳腺癌的预后。目前林老指出，现代医学治疗乳腺癌的各种方法日新月异，其广泛使用并不是缩小了中医药的研究领域，其存在的难点和盲区恰恰拓宽了中医药参与乳腺癌治疗的领域。中医药治疗特点是整体观和辨证论治，目标是中西结合治病救人，突出以人为本的理念。从整体出发，调整机体脏腑、气血阴阳平衡，减轻手术、放化疗和内分泌治疗的毒副反应，提高患者生存质量；减少放、化疗和内分泌治疗的耐药性，增加敏感性，提高临床疗效，已获众多学者的公认。林老指出乳腺癌患者的辨证施养与论治讲究个体化，强调三因制宜，临床运用谨守"识病为本、辨证为用、病证结合、标本兼治"的治疗总则，制订个体化的调治方案，从而获得事半功倍的临床疗效。

一、乳腺癌未病先防的经验

近20年来乳腺癌发病率呈明显上升趋势。尽管现代医学的治疗技术和药物水平不断更新发展，但乳腺癌的发病率及死亡率仍未得到明显改善。因此，积极开展乳腺癌早期预防工作具有十分重要的意义。正如《黄帝内经》中所提倡的"治未病"思想："圣人不治已病治未病，不治已乱治未乱，此之谓也。"林老一向非常注重从"未病先防"角度评估乳腺癌发病的危险因素，认为降低乳腺癌的死亡率、提高生存率的决定因素在于对乳腺癌危险因素的干预及推广普查，早发现、早诊断、早治疗是乳腺癌未病先防的重要策略，并提出预防对策。

（一）正确认识乳腺癌发病的主要危险因素

乳腺癌的确切病因目前还不很清楚，已知与乳腺癌发病密切相关的因素涉及遗传、环境污染以及生活方式不当等诸多方面。主要包括年龄、家族史、BRCA1/2基因突变、月经史、生育哺乳史、雌激素影响、既往乳腺病史、电离辐射、地域因素、饮食习惯以及围绝经期肥胖等。其他如精神创伤史、长期心情抑郁、过度紧张、环境污染、社会地位高、经济水平高、长期缺乏锻炼、高龄产妇妊娠反应明显等，也被认为有可能是乳腺癌发病的危险因素。林老认为，正确认识与评估乳腺癌发病的危险因素，有助于筛选高危人群，针对性的采取干预治疗，从而达到乳腺癌一级预防的目的。

（二）"未病先防"是预防乳腺癌的主要方法

《素问·上古天真论》曰："上古之人，其知道者，法于阴阳，和于术数，食饮有节，起居有常，不妄作劳，故能形与神俱，而尽终其天年，度百岁乃去。"

1. 未病先防宜调养——无病自调 在前述危险因素中，一些确定的因素如年龄、乳腺癌家族史、早初潮、晚绝经及少生育或未生育未哺乳等，考虑到中国妇女的特点，大多是不可避免的。但仍有很多乳腺癌的相对高危因素如情志因素、饮食因素及运动因素等是可以通过积极的干预措施而改变。正如朱丹溪云："已病而后治，所以为医家之法；未病而先治，所以明摄生之理。"因此，林老十分重视开展健康教育，倡导健康的饮食生活方式，推广防癌知识，让乳腺癌的防治活动真正成为广大妇女的自觉行为而达未病先防、无病自调之目的。

（1）调适情志，心药并举：林老常说七情是人的正常情绪，但任何一种情绪波动过度都会对人体造成损害而诱发疾病，故有"喜伤心，怒伤肝，思伤脾，忧伤肺，恐伤肾"之说。"暴怒伤阴，暴喜伤阳"，七情过极，则气机逆乱，五脏不安，必当酿成疾病。而乳房位于胸胁，为肝经所布，肝气郁结则易伤脾，脾虚则痰浊不化，肝失疏泄，气滞日久致成血瘀，结于乳中而成乳癌。因此，林老强调需注意七情的调控，在无病时就要修德养心，使心态平和，精神条达，以防精、气、神耗散，可达未病先防之目的。"恬惔虚无，真气从之，精神内守，病安从来。"孙思邈的《养生论》亦曰："修性以保神，安心以全身，泊然无惑，而体气和平。"林老主张可采用打坐、调息之法（心理学中的放松疗法）来调情养性，静心安神，亦可用激怒、喜乐、悲哀、惊恐、思虑五种情志相胜的方法来调节不良情绪。七情养生告诉我们通过自我调节让心情达到最佳状态，有助于提高机体免疫功能，维护人体脏腑、气血、阴阳平衡。林老常说情志调适即为心药并举，是人们健康长寿的最好办法，人是不会累死的，也不是病死的，但是会气死，这与"百病生于气"之论相符。

（2）顺四时，起居有常，勿受其邪：天人相应是《黄帝内经》的重要学术思想，中医学始终遵循着这样的自然养生理论观点。"法于阴阳，和于术数"、"春夏养阳，秋冬养阴"，调摄人体的阴阳气血，以顺应四时之气的变化，达到防病的目的。"大寒、大雾、大风、大热，皆以避之，不可持强继而不畏也"，适应季节的变化而采取相应的防护措施。应遵循《素问·上古天真论》四时调养的原则，提出：春季宜"夜卧早起，广步于庭，披发缓行，以顺其发陈之气"；夏季宜"夜卧早起，无厌于日，使气得泄，以顺其蕃秀之气"；秋季宜"早卧早起，与鸡俱兴，收敛神气，以顺其容平之气"；冬季宜"早卧晚起，必待日光，无泄皮肤，以顺其闭藏之气"。这样就会保存人体的正气，勿受其邪。

（3）饮食养生，药食同源：《金匮要略》云："凡饮食滋味以养于生，食之有妨，反能为害。所食之味，有与病相宜，有与身为害，若得宜则益体，害则成疾，以此致危，例皆难疗。"乳腺癌本身与饮食行为不无关系。林老常说，饮食有节，不偏食、不过量，调整膳食结构和饮食习惯，建立科学合理的饮食模式，是乳腺癌未病先防的重要环节。"为医者，当洞察病源，知其所犯，以食治之，食疗不愈，然后命药。"林老常说，饮食首先要多样化，"五谷为养，五果为助，五畜为益，五菜为充，气味合而服之，以补精益气。"其次，饮食五色五味与五脏有密不可分的关系，可补五脏、通六腑。现代医学研究证明五种颜色的天然食品有抗氧化、抗炎、排毒养颜的功用，可达到维护健康、药食同源的功效。辛、苦、酸、甘、咸分别养肺、心、肝、脾、肾五脏，但不可食之太过。春食凉夏食寒，秋食温冬食热，其偏寒偏热，应以适当为度，即"热无灼灼，寒无沧沧"。古云："食欲数而少，不欲顿而多，多则难消也"、"常欲令如饥中饱，饱中饥"，则脾胃健旺，五脏安宁，正气充盛。林老提出在日常生活中，应少食用烤牛羊肉、煎蛋、黄油、奶酪、甜食、腌制食品以及动物脂肪和内脏，同时可合理选择对防治乳腺癌有益的食物，如海带、海参等海产品，豆类食物和蔬菜、水果、蕈菌类，纤维素食品如多种谷物杂粮等，通过合理膳食，改变不良的生活方式，可以降低患乳腺癌的危险性。而在四时饮食方面，春日"省酸增甘，以养脾气"，夏日"省苦增辛，以养肺气"；"当春之时，食宜减酸食甘，以养脾气"；"秋冬间，暖里腹"，宜减咸增苦以坚肾气。即所谓"顺时气而善天和"，对防治乳腺癌的发生有着重要的意义。

（4）不妄作劳，尽终天年：《黄帝内经》曰："慎和五味，骨正筋柔，气血以流，腠理以密。如是则气以精，慎道如法，长有天命。"常欲小劳，但莫大劳，适当的工作、运动和体育锻炼能强身健体，疏通经络，运行气血，是提高抗病能力的立身之本。形不动，则气郁血滞，痰湿内停，痰瘀互结，五脏不安，就会出现一系列的病症，留于胸胁则易变生乳病。美国医学专家进行的一次大规模调查表明，女性每天锻炼 1 小时以上，持之以恒的适度运动可将乳腺癌发病率降低 20%。《灵枢·经脉》曰："经脉者，所以能决死生，处百病，调虚实，不可不通。"指出了经络在人气血运行、脏腑活动中的重要地位。《灵枢·经别》中载有："夫十二经脉者，人之所以生，病之所以成，人之所以治，病之所以起，学之所始，工之所止。"则进一步说明了经络与疾病发生、治疗、预后的密切关系。乳房为"宗经之所"。林老根据经络、气血、脏腑相关的理论及女性生理特点，创立了独特的"养生导引功"，共有 20 组运动，通过呼吸运动、意念运动、肢体运动与拍打经络四位一体有机结合，纳清吐浊、疏通经络、运行气血、调理脏腑、燮理阴阳，达到意、形、神的统一，每天坚持 30 分钟练功可达到强身健体、未病先防的功效。

（5）药物养生，保养精气：各种药补、食补，对人体起到了一定填精补髓的作用。《养生论》云："丹药能使人长寿无病。"如黄芪、党参、怀山药、枸杞子、红枣、龙眼肉等，可调养脏腑、强身健体，达到预防疾病的目的。林老最常用的食补方为"红枣杞元饮"：红枣 5 个、龙眼肉 30g、枸杞子 15g，入盅加水 150ml，隔水炖 30～40 分钟，每晚 8 时饮汤食渣，可补脾益肾、强身壮体、美容养颜，为脾肾两虚之食疗方。

（6）明辨体质，有的放矢：林老指出：人有平和质、气郁质、血瘀质、阳虚质、阴虚质、气虚质、血虚质、痰湿质、湿热质、特禀质等 10 种不同体质，个人体质的差异受两个因素影响，一是先天禀赋各有不同，二是后天的调养不同所形成的差异。不同体质类型在形体特征、生理特征、心理特征、病理反应状态、发病倾向等方面各有其特点。林老提出养生防病还需辨体质，应依据不同人的体质、不同的季节、不同地域等制订个体化辨证施养防病方案，才能达到事半功倍的效果，此为中医养生防病之要素，不可忽视。

如气郁质者，多见烦闷不乐、胸胁胀满、乳房胀痛、睡眠差等症，故应以情志调适为主，放松身心，和畅气血，减少怫郁。饮食方面多选用具有理气解郁、调理脾胃的食物，如大麦、蘑菇、柑橘、萝卜、玫瑰花等。

痰湿质者，体形多肥胖，症见胸闷痰多、多汗且黏、容易困倦等。因此，应适当加强运动，以调畅气机。饮食方面则宜清淡，少食肥甘生冷之品，可选用薏苡仁、赤小豆、白扁豆、麦芽、稻芽、生姜、胖头鱼、萝卜、紫菜、荸荠等。

阴虚质者，体形多瘦长，手足心热、平素易口干咽燥、目干涩。应避免紧张、熬夜、剧烈运动等，保证充足的睡眠，以藏养阴气。饮食方面应多选用芝麻、糯米、土龟、甲鱼、海参、银耳等滋阴之品，忌吃辛辣刺激、温热香燥食品。

肾阳虚者，则平素畏冷、手足不温、精神不振、口唇色淡。因此应避免在寒凉潮湿的环境中长时间停留，夏天不可贪凉，不可过食生冷。饮食方面可多食温补肾阳之品如核桃、栗子、龙眼肉、虾、羊肉、带鱼、大蒜等。

2. 未病先防宜祛因——因病而防　林老指出，因病而防就是指在肿瘤未发生之前，针对可能会引发肿瘤的诸多因素，采取合理干预措施，阻断、延缓疾病的发生影响。乳腺癌发病的病理因素有遗传因素、免疫因素、内分泌失调、慢性良性乳腺疾病等内因；亦包括有毒致癌物侵袭等外因。既知其道，当须"法于阴阳，和于数术"，而避免之。如针对乳腺癌的高危因素，当应饮食有节、起居有常、不妄作劳，提倡适时婚育，充分哺乳，减少外源性雌激素的摄入，减少辐射，积极治疗乳腺良性疾病等，从而降低乳腺癌发生的危险性。世界卫生组织指出个人健康与寿命 60% 决定于自己可控的因素，15% 决定于遗传，10% 决定于社会因素，8% 决定于医疗条件，7% 决定于气候影响。卫生部健康首席专家万承奎指出，70%的疾病来自家庭，50%的癌症来自家庭。中医学强调"百病生于气"，因此个人可控因素之重点在于调适情志，形神合一，动静互涵，正气为本，合理膳食，达到因病而防之目的。

3. 未病先防宜早诊——因病而诊 "治未病"在于及时阻止疾病发作或加重，或延缓疾病的进展状态。这一阶段的关键在于及早诊断。林老多次向我们提出中医乳腺专科发展新理念："中医学术站在前，现代医学过得硬。"她指出在中医药学术领域中，中医乳腺科学是一个专门学科，蕴藏着许多宝贵的东西，从大量临床实践及科研成绩来看，中医乳腺科有特色且发挥着不可替代的作用。"中医学术站在前"的核心就是临床、教学、科研领先，包括理论、技术、方法、疗效等，学术水平达到现代中医要求。"现代医学过得硬"就是现代医学科学成果为我所用，现代中医应同时掌握国内外信息，在现代医疗技术、检查和治疗设备方面与世界最新水平保持同步。中医治疗乳腺疾病疗效的指标，需要借助现代诊疗技术进行检测与评定，并与国际接轨。林老认为，所有现代的诊疗技术都是人类自然科学的成果，应该为人类共享，而不应被定为属于中医或者属于西医。中医要发展，应该要与现代科技相结合，要大胆运用自然科学的优秀成果，探寻医学现象中的客观本质，只有这样，古老的中医才能为世人所认识、所接受，继续为保护人类的健康发挥重要作用；也才有资格与现代医学同一平台研讨优势互补，构建乳腺病完美医学诊疗模式。林老认为乳腺癌治疗的成功很大程度上取决于患者确诊时疾病的分期情况，发现较早期的乳腺癌对患者的意义远大于目前任何的治疗方案。合理运用现代先进科学技术诊疗设备针对高危人群定期开展普查，尽早发现乳腺癌癌前疾病、微小癌、非浸润癌、早期癌，是乳腺癌防治工作的重点和关键。

4. 未病先防治其先——预防性治疗 未病先防另一重点则在于及时延缓、阻断与逆转乳腺相关疾病的发展。因此，针对高危人群进行严密监测，及时干预治疗，对降低乳腺癌发生的风险具有重要意义。正如葛洪在《抱朴子·地真》中指出："是以圣人消未起之患，治未病之疾，医之于无事之前，不迫于既逝之后。"林老认为，完善对乳腺癌高危人群的预防性治疗应包括中医与西医两种医学体系的有机结合，优势互补。

（1）西医化学药物预防：目前主要有他莫昔芬、雷洛昔芬以及第三代芳香化酶抑制剂。但长期服用均有不同程度的副作用，易反复，不宜作为常规用药。

（2）中医药预防：鉴于现代医学化学干预治疗的副反应较高，而手术治疗目前并不能降低总的乳腺癌发生率，因此探索中医药有效干预治疗则显得非常重要。多项研究证实中医补益肝肾、调摄冲任、活血化瘀、软坚散结、清热解毒和健脾燥湿等药对乳腺癌有预防及提高疗效的作用。临床研究显示中医药对乳腺增生病的临床疗效为82%~96.55%，表明中医药降低乳腺癌风险、阻断与逆转癌前病变的可行性。

现代医学认为乳腺癌的多阶段发展模式为"正常上皮→增生→非典型增生→原位癌→浸润癌"，而且在原位癌之前（包括原位癌）的阶段是可以相互转化的，这一理论模式为人们采取各项措施延缓、阻断甚至逆转癌前期状态提供了理论依据，在实验研究中已得到初步证实。林老认为本病基本按照"气滞→痰凝→血瘀→痰瘀互结（冲任失调）"规律演变及转化，这一发病观与现代医学乳腺癌的发展模式是否存在某种必然的联系为进一步深入研究提供了重要的思路。临床上林老对乳腺增生病的辨证以肝郁气滞、痰瘀互结、冲任失调3种类型为主，对于肝郁气滞型乳腺增生症，认为以单纯性的乳腺增生病（非增殖性病变，属于低危人群组）为多。而对于痰瘀互结型以及冲任失调型，因其有可能进一步发展至非典型性增生以及存在乳腺癌发病的风险，因此，林老强调对这两型患者应予以积极治疗。痰瘀互结型（中危人群组）治以活血祛瘀，化痰散结，以血府逐瘀汤合逍遥蒌贝散加减。冲任失调型（相对高危人群组）多治以疏肝活血，调摄冲任，以二仙汤加味或二至丸合六味地黄丸加减。

鉴于中医辨证论治体系复杂，不易推广，林老根据女性生理病理特点在辨证基础上创立了中医药周期疗法，方法简单，疗效稳定，可操作性可重复性强，已有20余年的临床运用基础。1997年通过对176例乳腺癌癌前病变患者的随机、单盲、对照研究，结果提示应用"中医药周期疗法"治疗乳腺增生病一段时间后，乳腺钼靶上的乳房密度以及增生的影像有所改善，总有效率为91.8%，并可降低E_2水平，这对由中-重度乳腺增生演变为乳腺癌的过程似乎有延缓和阻断作用，该研究为中医药阻断与逆转乳腺癌前病变奠定了初步的临床基础。我们将进一步研究。

（3）预防性乳房和（或）卵巢切除术：BRCA1/2基因突变携带者的全部乳腺上皮都有异常增生的可能。对这些携带者而言，预防性双侧乳腺切除术（BPM）可能是一个激进但确实有效的治疗手段。研究显示，健康的BRCA1突变携带者接受预防性卵巢切除后，患乳腺癌的危险度减少了70%。所以，在BRCA1和BRCA2突变基因携带者中，预防性卵巢切除术能同时降低卵巢癌和乳腺癌的危险度。但是否接受预防性手术具有很高的个人倾向性，林老强调术前必须对乳腺癌的风险作出评估、权衡利弊，且医生有必要告知患者有可能还存在其他替代手段，如药物预防、严密监测等。

综上所述，根据对乳腺癌危险因素的评估，以及目前乳腺癌的预防方法，林老指出，尽管目前尚缺乏适合中国女性的乳腺癌发生风险评估工具，但可以参照西方的盖尔模型来进行乳腺癌发生风险的评估，对我国乳腺癌预防策略亦有一定帮助，将未来 5 年盖尔模型预测乳腺癌发生风险超过 1.67% 称之为高危人群，发生风险介于 0.5% ~ 1.67% 之间的人群林老将之定义为中度风险人群，而小于 0.5% 则定义为低度风险：

对乳腺癌低度危险人群，采用针对病因自我调控的情志、饮食、运动等生活调适的预防策略。

对乳腺癌中度危险人群，采用中医药治疗，包括中医药周期疗法及中医药辨证治疗，药物干预与自我调控相结合的预防策略。

对乳腺癌高度危险人群，采用化学性药物预防；或化学性药物预防＋中医药治疗；或单纯中医药治疗的预防策略。亦不可忽略必须有自我调控策略参与预防。

对高度危险并 BRCA1/2 基因突变者，可采用预防性乳腺切除术；或预防性乳腺＋卵巢切除术；或预防性卵巢切除术；或预防性卵巢切除术＋化学药物预防；或单纯化学药物预防的策略。

重视科学的生活方式，提高广大群众的预防、保健意识，转变医学理念，改变重治疗轻预防保健的传统观念，将医学的战略重心从"治已病"向"治未病"前移，构建预防乳腺病发生、降低乳腺癌死亡率新的医疗模式与养生保健模式，将使乳腺癌的防治工作有可能取得进一步成效。

（司徒红林 刘晓雁 整理）

二、辨证治疗的经验（分期辨证治疗）

乳腺癌是指乳腺上皮细胞在多种内、外致癌因素的作用下，细胞失去正常特性而异常增生，超过自我修复的限度发生癌变的疾病。属于中医"乳岩"范畴。在美国每 6 人一生中有 1 人会得乳腺癌，其中 8 人中就有 1 人一生中患浸润性乳腺癌。在我国，乳腺癌已经成为部分沿海城市女性恶性肿瘤的首位，并以每年 3% 左右的速度在增长。由于现代医学的影像检查技术的提高，大部分乳腺癌临床诊断时为可手术乳腺癌。由于可手术乳腺癌要经历手术、化疗、放疗已经巩固期治疗，而阶段的病机变化、治疗目的均不同，因此林老主张可手术乳腺癌应进行"分期辨证"治疗。

分期辨治 内外结合

林老将可手术乳腺癌分为围手术期、围化疗期、围放疗期及巩固期 4 个期进行辨证治疗。同时林毅教授主张整个治疗过程以"内治为主、外治为辅"，在一些特殊情况可考虑"外治为主、内治为辅"，如术后伤口感染、溃疡以及放射性皮炎等。外治的方法包括外用药物治疗、针灸治疗等。

（一）围手术期

围手术期：指入院开始到手术后第一次化疗开始的一段时间。

1. 术前 林老认为此阶段主要目的是改善患者生活质量，使患者耐受手术，而不是针对"肿瘤"治疗。如伴有严重并存疾病如心脑血管疾病、糖尿病等应进行相关专科的处理。

（1）内治法

1）肝郁痰凝证

证候特点：主症：随月经周期变化的乳房胀痛，精神抑郁或性情急躁，胸闷胁胀，脉弦。次症：喜太息，痛经行经可缓解，月经失调（推迟或提前超过7天），舌淡，苔薄白。

治法：疏肝理气，化痰散结。

方药：逍遥蒌贝散加减。

柴胡10g，赤芍15g，郁金15g，青皮10g，香附10g，云茯苓15g，白术10g，枳壳15g，厚朴15g，栝蒌15g，浙贝母15g，山慈菇15g。

乳房胀痛明显者，加川芎10g、橘核15g等；情志不畅，多怒抑郁者，加佛手15g、广木香10g（后下）；伴有失眠者，加合欢花15g、夜交藤30g。

2）痰瘀互结证

证候特点：主症：乳房肿块坚硬，乳房刺痛、痛处固定，舌质紫黯或有瘀斑，脉涩或弦。次症：乳房局部皮肤血络怒张，面色晦暗不泽或黧黑，痛经行经不能缓解，月经色黯或有瘀块，舌底脉络增粗，苔腻。

治法：活血化瘀，化痰散结。

方药：血府逐瘀汤合逍遥蒌贝散加减。

柴胡10g，赤芍15g，当归10g，丹参15g，莪术15g，益母草15g，郁金15g，青皮15g，全栝蒌15g，浙贝母15g，山慈菇15g，桃仁15g。

伴有痛经，加香附15g、延胡索15g；伴有偏头痛者，加天麻10g、白芷15g。

3）冲任失调证

证候特点：主症：乳房疼痛无定时，月经失调（推迟或提前超过7天），舌质淡红，苔薄白，脉弦细。次症：面色晦暗，黄褐斑，大龄未育（＞30岁），多次流产史（＞3次），服用避孕药或高雌激素病史，服用内分泌治疗药物。

治法：滋补肝肾，调摄冲任。

方药：二仙汤加味（或六味地黄丸合二至丸加味）。

二仙汤加味：仙茅10g，仙灵脾15g，肉苁蓉15g，制首乌15g，女贞子

15g，菟丝子 15g，莪术 15g，王不留行 15g，郁金 15g，知母 15g，黄柏 5g，青皮 15g。

六味地黄丸合二至丸加味：怀山药 15g，泽泻 10g，山萸肉 15g，生熟地黄各 15g，云茯苓 15g，女贞子 15g，墨旱莲 15g，桑椹子 15g，枸杞子 15g，丹参 15g，牡丹皮 15g，菟丝子 15g。

伴有腰酸，足跟疼痛，加杜仲 15g、桑寄生 15g、川断 15g；伴有夜尿频数者，加台乌药 15g、益智仁 15g；潮热多汗者，加银柴胡 10g。

4）正虚毒炽证

证候特点：主症：乳房肿块迅速增大，乳房局部皮肤发热或间有红肿，乳房肿块破溃呈翻花样或创面恶臭溃口难收。次症：乳房疼痛，精神委靡，面色晦暗或苍白，舌紫或有瘀斑，苔黄，脉弱无力或脉细数。

治法：滋阴补肾，佐以清热解毒。或健脾补肾，佐以清热解毒。

方药：六味地黄丸合五味消毒饮或六味地黄丸合四君子汤、五味消毒饮加减。

怀山药 15g，泽泻 10g，山萸肉 15g，熟地黄 15g，牡丹皮 15g，云茯苓 15g，党参 15g 或太子参 30g，白术 15g，紫地丁 30g，蛇舌草 30g，半枝莲 30g，漏芦 30g。

热毒炽盛、疮流脓血者，加芦根 30g、冬瓜仁 15g；大便不通，加胖大海 15g、千层纸 5g、麦冬 15g；乏力、精神不振者，加黄芪 30g。

本证为局部晚期乳腺癌，需进行新辅助化疗，应根据围化疗期的辨证治疗，降期后手术。

中成药：

复康灵胶囊（原名癌复康，院内制剂）：每次 4 粒，每日 3 次，口服。

金克槐耳冲剂：每次 1 包，每日 3 次，口服。

平消胶囊：每次 4~5 粒，每日 3 次，口服。

林老认为本阶段应重视对其并存疾病的治疗。临床上对手术影响较大的常见并存疾病主要有冠心病、高血压、糖尿病等，应请相关科室会诊，进行对症处理，确保承受手术。

（2）外治法

1）肿块伴有红肿者，可用加味金黄散（广东省中医院制剂）、土黄连液（广东省中医院制剂）外敷。

2）肿块破溃翻花者予以土黄连液或桃花散外敷。

3）介入疗法，对于局部晚期乳腺癌，可用榄香烯乳动脉介入治疗。

2. 术后　林老认为术后主要治疗目的是缓解手术、麻醉药物对患者的损伤，改善患者生活质量，促进患者康复。本期注重顾护脾胃、益气养血。

（1）内治法

1）脾胃不和证

证候特点：主症：痞满纳呆，食后腹胀或腹痛，恶心欲呕或呕吐，舌胖大、边有齿痕。次症：嗳气频作，面色淡白或萎黄，疲倦乏力，大便溏薄或排便无力，舌质淡，苔腻，脉细弱。

治法：健脾和胃，降逆止呕。

方药：香砂六君子汤加减。

党参 15g，怀山药 15g，白术 15g，云茯苓 15g，陈皮 15g，广木香 10g（后下），砂仁 5g（后下），法半夏 15g，炒麦芽 30g，山楂 15g，苏梗 15g，姜竹茹 15g。

舌苔白厚腻者，加藿香 15g、佩兰 15g；呕吐剧烈者，加旋覆花 15g。

中成药：

复康灵胶囊（原名癌复康，广东省中医院制剂）：每次 4 粒，每日 3 次，口服。

香砂六君子丸：每次 4～5 粒，每日 3 次，口服。

健脾开胃饮（广东省中医院制剂）：每次 20ml，每日 3 次，口服。

2）气血两虚证

证候特点：主症：神疲懒言，声低气短，活动后上述诸证加重，面白无华或萎黄，舌淡，脉细弱无力。次症：自汗，口唇、眼睑、爪甲色淡白，月经量少色淡、延期或闭经，苔薄白。

治法：补气养血。

方药：归脾汤或当归补血汤加减。

党参 15g 或太子参 30g，黄芪 30～50g，白术 15g，茯神 15g，当归头 10g，炙远志 10g，酸枣仁 15g，广木香 10g（后下），龙眼肉 15g，鸡血藤 60g，黄精 30g。

舌红少苔者用西洋参（或太子参），舌淡者用红参（或党参）；纳差者，加炒麦芽 30g、山楂 15g；皮瓣缺血、瘀血或坏死者，加川芎 10g、红花 10g；伴有上肢肿胀者，加桂枝 10g、姜黄 10g、木瓜 15g、威灵仙 15g。

中成药

复康灵胶囊：每次 4 粒，每日 3 次，口服。

益肾生髓液（原名益气强身液，广东省中医院制剂）：每次 76ml，晚上口服（春夏季在晚 7 时半至 8 时服药，秋冬季则在晚 7 时至 7 时半服药），每日 1 次。

益血生胶囊：每次 4 粒，每日 3 次，口服。

参麦注射液：参麦注射液 40ml 加入 5% 葡萄糖注射液 250ml 中静脉滴

注，每日 1 次。或用生脉注射液 40ml 加入 5% 葡萄糖注射液 250ml 中静脉滴注，每日 1 次。

3）气阴两虚证

证候特点：主症：神疲懒言，口燥咽干，舌红少津，少苔。次症：声低气短，自汗，盗汗，潮热颧红。

治法：益气养阴。

方药：生脉散合增液汤加减。

黄芪 30g，太子参 30g（或西洋参 15g），玄参 15g，生地黄 15g，白芍 15g，白术 15g，云茯苓 15g，五味子 10g，麦冬 15g。

伴有腰酸痛者，加女贞子 15g、旱莲草 15g；咽喉疼痛者，加千层纸 5g、胖大海 10g、麦冬 15g；皮瓣缺血、瘀血或坏死者，加川芎 10g、红花 10g；伴有上肢肿胀者，加桂枝 10g、姜黄 10g、木瓜 15g、威灵仙 15g。

中成药

复康灵胶囊：每次 4 粒，每日 3 次，口服。

生脉饮：每次 1 支，每日 3 次，口服。

参麦注射液：参麦注射液 40ml 加入 5% 葡萄糖注射液 250ml 中静脉滴注，每日 1 次。或用生脉注射液 40ml 加入 5% 葡萄糖注射液 250ml 中静脉滴注，每日 1 次。

（2）外治

1）皮瓣坏死者，可选用土黄连液、生肌油纱（广东省中医院制剂）、生肌玉红膏、生肌散、八宝丹外敷。

2）皮下积液者，可用消毒滑石粉 5g 加 0.9% 氯化钠注射液 20ml 悬浊液经引流管注入，钳夹引流管 5 分钟后松开，让其尽量流出，如未愈 1 周后可重复 1 次。

3）咽喉疼痛者，可用 0.9% 氯化钠注射液 5ml 加鱼腥草注射液 2ml 加地塞米松 5mg，雾化吸入，每日 2 次。

（3）针灸治疗：患者术后恶心呕吐，可予以电针双足三里，双内关每日 2 次；或隔姜灸双足三里、双内关、神阙。

（二）围化疗期

围化疗期指化疗开始到化疗结束后 1 周的一段时间。

在化疗的一个周期中，早期主要顾护脾胃，后期重在滋养肝肾。主要是缓解化疗的副作用，提高生活质量以及患者对化疗的耐受性。

1. 内治法

（1）脾胃不和证：参照围手术期治疗。

（2）气血两虚证：参照围手术期治疗。

（3）气阴两虚证：参照围手术期治疗。

（4）肝肾亏虚证

证候特点：主症：头晕目眩，耳鸣，口燥咽干，腰膝酸软，五心烦热，舌红，苔少，脉细而数。次症：失眠多梦，脱发，爪甲变黑或不泽，形体消瘦，盗汗。

治法：滋补肝肾，生精养髓。

方药：六味地黄丸合龟鹿二仙丹加减。

怀山药 15g，泽泻 10g，山萸肉 15g，熟地黄 15g，牡丹皮 15g，云茯苓 15g，生龟板（先煎）50g，枸杞子 15g，人参 15g，鹿角胶（烊化）15g，阿胶（烊化）15g。

腰痛明显者，加杜仲 15g、桑寄生 15g、川断 15g；伴有脱发者，加制首乌 15g、肉苁蓉 15g；伴有爪甲变黯者，加西洋参 10g、田七粉 3g；伴有头晕头痛者，加天麻 15g、川芎 10g；夜尿频数者，加台乌药 15g、益智仁 15g；伴有失眠者，加合欢花 15g、夜交藤 30g。

中成药

复康灵胶囊：每次 4 粒，每日 3 次，口服。

益肾生髓液：每次 76ml，晚上口服（春夏季在晚 7 时半至 8 时服药，秋冬季则在晚 7 时至 7 时半服药），每日 1 次。

（5）脾肾两虚证

证候特点：主症：食欲不振或食后腹胀，面色㿠白，气短乏力，形寒肢冷，腰膝酸软，舌质淡胖，苔白滑，脉沉迟无力。次症：脱发，头晕目眩，小便频数而清或夜尿频，泄泻，完谷不化，粪质清稀。

治法：健脾补肾。

方药：六味地黄丸合四君子汤加减。

黄芪 50g，党参 30g，白术 15g，云茯苓 15g，怀山药 15g，泽泻 10g，山萸肉 15g，熟地黄 15g，牡丹皮 15g，仙灵脾 15g，女贞子 15g，枸杞子 15g。

伴有失眠者，加合欢花 15g、夜交藤 30g；伴有腰膝酸痛者，加杜仲 15g、桑寄生 15g、川断 15g；伴有多汗者，加大黄芪至 60g、防风 15g、白术 15g。

中成药

复康灵胶囊：每次 4 粒，每日 3 次，口服。

益肾生髓液：每次 76ml，晚上口服（春夏季在晚 7 时半至 8 时服药，秋冬季则在晚 7 时至 7 时半服药），每日 1 次。

子午流注时间给药疗法（详见运用"子午流注"理论治疗化疗骨髓抑制症的经验）

健脾补肾方：北黄芪 50g，女贞子 15g，党参 20g 或太子参 30g，怀山药 15g，云茯苓 15g，白术 15g，黄精 30g，鸡血藤 60g，仙灵脾 15g，桑椹子 15g，菟丝子 15g，肉苁蓉 15g，山萸肉 15g。龟鹿二仙丹加味：生龟板 50g（先煎），鹿角胶 15g（烊化），阿胶 15g（烊化），枸杞子 15g，西洋参 15g，沙参 30g。

给药方法：健脾补肾方水煎 2 次分服，分别于早上 8—9 时足阳明胃经旺时及中午 2 时手太阳小肠经当令时服用。益肾生髓液于酉时足少阴经旺时服用（具体应用时则根据现代人晚吃晚睡习惯以及春夏日长夜短、秋冬日短夜长的特点，春夏季在晚 7 时半—8 时服药，秋冬季则在 7—7 时半服药），夜寐欠佳者晚上 9 时半服用养心安神口服液或枣仁安神胶囊。化疗当天开始服药至下次化疗前一天停药。

2. 外治法　化疗后出现静脉炎者，予以加味金黄散或四黄水蜜（广东省中医院制剂）外敷。

3. 针灸疗法　恶心呕吐者，可予以电针双足三里、双内关，或隔姜灸双足三里、双内关、神阙。

（三）围放疗期

围放疗期：指放疗开始到放疗结束后 1 周的一段时间。

林老认为，本期在脏主要治肺，重在养阴。治疗目的是减少放疗的副作用，提高生活质量。

1. 内治法

（1）气血两虚证：参照围手术期治疗。

（2）气阴两虚证：参照围手术期治疗。

（3）阴津亏虚证

证候特点：主症：放射灶皮肤干燥、瘙痒、脱皮毛，口干舌燥喜饮，舌质红，无苔或少苔，脉细数。次症：咽喉疼痛，虚烦难眠，小便短赤，大便秘结，形体消瘦。

治法：养阴生津。

方药：百合固金汤合四君子汤加减。

百合 30g，生熟地黄各 10g，怀山药 15g，白术 15g，桔梗 10g，玄参 15g，麦冬 15g，云茯苓 15g，太子参 30g，鱼腥草 30g，沙参 30g。

伴有口腔溃疡者，加白茅根 30g、半枝莲 30g；伴有干咳者，加炙杷叶 15g、款冬花 15g；伴有便秘者，加天冬 30g、瓜蒌仁 30g；伴有失眠者，加合欢花 15g、夜交藤 30g。

中成药

复康灵胶囊：每次 4 粒，每日 3 次，口服。

生脉饮：每次 1 支，每日 3 次，口服。

参麦注射液：参麦注射液 40ml 加入 5% 葡萄糖注射液 250ml 中静脉滴注，每日 1 次。或用生脉注射液 40ml 加入 5%～10% 葡萄糖注射液 250ml 中静脉滴注，每日 1 次。

（4）阴虚火毒证

证候特点：主症：放射灶皮肤潮红、皲裂或溃疡、疼痛，口干舌燥喜饮，舌质红，无苔或少苔，脉细数。次症：咽喉疼痛，牙龈肿胀，虚烦难眠，干咳少痰，口腔溃疡，小便短赤，大便秘结。

治法：清热解毒，养阴生津。

方药：金银花甘草汤合犀角地黄汤。

金银花 15g，甘草 10g，水牛角 30g，生地黄 15g，黄芩 15g，牡丹皮 15g，白芍 15g，玄参 20g，麦冬 15g，太子参 30g，鱼腥草 30g，沙参 30g。

伴有牙龈肿痛者，加知母 15g、山栀子 10g、生石膏 30g；伴有咽喉疼痛、口苦咽干者，加千层纸 5g、胖大海 10g、麦冬 15g。

中成药

复康灵胶囊：每次 4 粒，每日 3 次，口服。

生脉饮：每次 1 支，每日 3 次，口服。

2. 外治法　放射性皮炎予以土黄连液、炉甘石洗剂外敷。

（四）巩固期

巩固期：指手术后化疗和（或）放疗结束 1 周后开始至以后的 5 年期间。

林老认为本期患者进行内分泌治疗者多表现为肾虚冲任失调之象，而未进行内分泌治疗者多表现为脾虚之象，因此前者重在补肾，后者重在健脾。本期的主要治疗目的是改善内分泌治疗的副作用、改善生活质量以及预防复发转移。

1. 内治法　气血两虚证，气阴两虚证，脾肾亏虚证，冲任失调证，肝郁痰凝证参照围手术期治疗。有病无证型患者参照脾肾亏虚证治疗。

中成药

复康灵胶囊：每次 4 粒，每日 3 次，口服。

2. 外治法（对上肢淋巴水肿）　加味金黄散水蜜外敷治疗术后上肢淋巴水肿见红肿热胀之阳肿型；四子散（苏子 120g，莱菔子 120g，白芥子 120g，吴茱萸 120g）热奄包外敷治疗上肢淋巴水肿见皮肤色白之阴肿型。

3. 针灸疗法

体针疗法取穴：足三里、三阴交、胃俞（双）、脾俞（双）、膈俞（双）、心俞（双）、肾俞（双），每次选取 3～5 穴，根据辨证的虚实选择补虚、泻实或平补平泻的针刺手法；虚者加艾灸。

耳穴疗法取穴：脾、胃、肝、心、肾、神门、三焦等穴。行耳穴贴压或耳穴埋针。

（五）药食同源，药食并举

林老认为药食同源，在运用药物治疗的基础上要注重生活调护，可增强患者治疗的耐受力、改善患者生存质量，同时提高治疗效果。

1. 生活调理　患者应注意顺应四时气候变化，生活起居有节，劳逸结合，保持身体内环境的稳定，有利于提高机体免疫力，避免发生传变。同时要积极地防治其他疾病。

2. 饮食调理

（1）宜多样化合理平衡饮食：平衡膳食包括粗粮与杂粮搭配，富含热能，适量蛋白，富含纤维素、高无机盐及富含维生素A、维生素C、维生素E、维生素K、叶酸等易于消化吸收的食物。

（2）乳腺癌患者忌食辛温、煎炒、油腻、荤腥厚味、陈腐、发霉等助火生痰有碍脾运的食物。

（3）乳腺癌术后可给予益气养血、理气散结之品，巩固疗效，以利康复。

（4）乳腺癌放疗时，易耗伤阴津，故宜服甘凉滋润食品。

（5）乳腺癌化疗时，若出现消化道反应及骨髓抑制现象，可食和胃降逆、益气养血之品。

3. 精神调理　保持健康心理和乐观情绪，有利于正常内分泌调节活动，是预防乳腺癌的发生和乳腺癌发展的重要方面。实践证明，凡精神乐观，自信心强，积极与医生配合，按方案治疗，定期复查，往往疗效显著；反之较差。

（陈前军　整理）

三、乳腺癌既病防变的经验

乳腺癌手术根治后，仍有10％～50％的病例出现复发或转移，即使在淋巴结转移阴性的患者中情况也是如此。乳腺癌术后复发、转移多数发生在手术治疗后2～3年内，3年复发转移率为13%，2年内复发率占总复发率72.5%。因此，如何预防乳腺癌术后复发转移已引起广泛关注，成为乳腺癌防治工作的重中之重。中医学是预防医学的经典，重视"上工治未病"，其中的"既病防变"思想，就是指在乳腺癌未复发、未转移之前，预先采取措施，以防止疾病进一步传变。因此，林老十分强调临床上必须遵循"治未病"理念，寓防于治，在首次进行治疗时必须高度重视评估影响预后的因素，积极、及早处理与预防不利的预后因素，则可明显降低乳腺癌复发和转移的危险性。认真分析影响乳腺癌预后的相关因素，制定有效的完善的防治策略，有利于临床医师与患者共同选择合理的个体化治疗方案，力争患者积极主动配合治疗，对提高疗效具有重要意义。

（一）首先要认识乳腺癌复发和转移的高风险因素

研究显示与乳腺癌复发和转移相关的因素众多，当前最重要的确定的因素包括淋巴结状态、肿瘤大小、病理分级、癌周血管肿瘤侵犯、HER-2癌基因、年龄、激素受体状态。目前研究显示，p53基因、人类细胞核抗原Ki-67、血管内皮生长因子（VEGF）、细胞核内 DNA 含量、倍体情况及 S 期细胞比例、多药耐药基因（MDR）、抑癌基因 p53 等，可能与乳腺癌预后相关，可影响乳腺癌的复发转移，但尚未肯定。

林老认为，涉及与乳腺癌复发和转移相关的因素众多，必须严格掌握确定的相关因素，了解与重视其他相关因素，再结合环境、社会、个人体质及心理因素对患者预后的潜在影响。多种指标联合应用，综合分析患者个体情况，才能对复发转移的风险进行正确评估，并采取积极有效的防治对策。

（二）既病防变——乳腺癌防复发转移的策略与经验

1. 早期发现、早期诊断、早期治疗是乳腺癌既病防变的基础　早治已成之病，不但容易向愈，而且免生变化之弊。但很多患者存在着一种"讳疾忌医"的心态，害怕进医院，害怕见医生，即使发现有问题也抱着一种逃避或侥幸心理。林老指出对于乳腺癌应高度重视早期发现、早期诊断、早期治疗的三大原则，在乳腺癌的早期即加以积极治疗干预，阻止疾病向中期发展，可明显提高治愈率。林老常说，社会应该关爱女性，女性应像爱惜生命一样爱惜自己的乳房，重视定期检查，定期医院就诊，积极追踪治疗，远离乳癌。

2. 完善的现代医学治疗是乳腺癌既病防变的主要方法　乳腺癌复发和转移的防治应根据肿瘤临床情况、肿瘤分子生物学行为、肿瘤宿主因素、患者社会与经济学因素，采取化疗、放射治疗、内分泌治疗以及生物靶向治疗等系统性综合治疗。因每位患者的个体差异，选择的适宜方案不尽相同。旨在有效性的基础上，以减少并发症，减轻症状，提高生存率，提高生活质量为主要目的。林老认为，综合治疗并不是越多越好、越贵越好或越新越好，而应当根据病人身体状态与社会经济因素的具体情况，积极评估复发高危因素，针对肿瘤的生物学行为科学合理安排个体化的规范治疗，找准切入点，确保在第一个复发转移高峰期中获取最大的效益，才能最大限度地改善生活质量，提高生存率。

3. 中医药治疗是预防乳腺癌复发转移不可或缺的方法　复发转移是乳腺癌治疗失败的主要原因，探讨乳腺癌抗复发转移的有效治疗模式对提高乳腺癌生存率具有极其重要的意义。在众多抗癌疗法中，完善的手术治疗已有100多年历史，放疗已有70多年历史，化疗也有50多年历史，这些以毒攻毒的对抗性治疗并无有效降低癌症死亡率。林老认为，中西结合、优势互补、分期辨证治疗的综合疗法有助于改善机体内环境，无疑是乳腺癌诊疗的新的有效途径。

（1）正气亏虚、余毒未清是其主要病因病机：《黄帝内经》云："正气存内，邪不可干"，"邪之所凑，其气必虚"，"壮人无积，虚则有之"。《医宗必读》谓："积之成也，正气不足，而后邪气踞之。"《温疫论》云："无故自复者，以伏邪未尽。"林老认为，正气亏虚是乳腺癌复发转移的先决条件，而余毒未清是复发转移的关键因素，血瘀内阻为复发转移的重要条件。此外，乳腺癌的转移还与环境气候因素及个体的体质因素等有关，正如《灵枢·百病始生》所言："其中于虚邪也，因于天时，与其身形，参以虚实，大病乃成。"

正气亏虚，正不抑邪：林老强调，正气亏虚首当责之先天肾气不足及后天脾（胃）失养。肾主藏精，《素问·上古天真论》载有："肾者主水，受五脏六腑之精而藏之。"精化为气，通过三焦，布散全身，促进机体的生长、发育和生殖。脾乃后天之本，气血生化之源，正如《医宗必读》中所言："一有此身，必资谷气，谷入于胃，洒陈于六腑而气至，和调于五脏而血生，而人资之以为生者也，故曰后天之本在脾。"因此，先天禀赋不足加之后天失养则易致癌瘤复发转移。此外，乳腺癌患者经手术、化疗、放疗及内分泌等攻伐治疗的同时，亦耗伤气血，损伤脏腑，使得脏腑更虚、功能衰退。林老认为手术偏于耗气伤血，在脏则易伤脾胃；化疗偏于耗气，在脏则易伤肝、脾、肾、心；放疗偏于伤阴，在脏则易伤肺金；内分泌治疗易致冲任失调，在脏则易伤肝肾。林老亦强调精神因素也有不可忽视的重要作用，盖精神是正气的一部分，保持乐观积极的精神状态，可有效调动整体功能，保持正气内守；而情志失调郁怒，忧思惊恐过度，既可使气机郁滞，产生瘀血痰浊，为肿瘤复发创造条件，又可因神气涣散，脏腑功能下降，气血营卫失调而削弱正气，导致正不抑邪，为肿瘤提供适宜生长的内环境，肿瘤复发和转移也就在所难免。

余毒未清，伏邪未尽：林老认为造成复发的因素很多，但残存癌细胞是其基本因素，即传统中医学所说的"伏邪"、"余毒"。《灵枢·百病始生》曰："虚邪之中人也……留而不去，息而成积，或著孙络，或著输脉，或著伏冲之脉，或著于胃肠之募原，上连于缓筋，邪气淫溢，不可胜论。"乳腺癌复发转移的病机即是由于正气不足，余毒未清，正不抑邪，病邪由浅入深传布而变生百端。

痰瘀内阻，毒瘀互结：痰瘀毒结既是形成肿瘤的原因，又是乳腺癌复发与转移的条件。余毒未清，伏邪未尽，残存癌细胞阻滞气血，痰瘀毒邪随经旁窜流注，利于肿瘤复发与转移。

（2）立"健脾补肾扶正为主、祛邪为辅"的基本治疗原则：乳腺癌的发生发展是因虚致实、因实更虚、虚实夹杂的复杂病理过程，转移性乳腺癌的患者正气更虚，往往难以耐受化疗、放疗等，中医药治疗可起到减轻痛苦、抑制癌瘤的作用。林老认为治疗重在扶正为主，祛邪为辅。林老十分重视通过扶正而祛邪、祛邪不伤正，从整体出发，调整机体阴阳、气血、脏腑功能的平衡，达到"养正积自消"的目的。

脾为后天之本，气血生化之源，肾为先天之精，真阴真阳之所藏，故扶正固本重在脾肾。"水为万物之元，土为万物之母，二脏安和，一身皆治，百病不生。"林老认为脾肾本脏不足直接影响相关脏腑，气血虚衰必终将累及脾肾，故在乳腺癌复发转移的防治中培补脾肾为重中之重，并确立健脾补肾为扶正的基本法则，或益气健脾为主，或滋阴补肾（温阳补肾）为主，或脾肾双补。益气健脾方面，临证习用参苓白术散、四君子汤、补中益气汤为基本方，药用北芪、太子参（或党参）、怀山药、云茯苓、白术、红枣、莲子、陈皮等，以补益后天，药力平稳缓和，气血生化有源，滋养五脏六腑，正如《素问·经脉别论》云："饮入于胃，游溢精气，上输于脾，脾气散精，上归于肺，通调水道，下输膀胱。水精四布，五经并行。合于四时五脏阴阳，揆度以为常也。"滋阴补肾方面，喜用六味地黄汤合二至丸为基本方，药用女贞子、旱莲草、怀山药、云茯苓、枸杞子、泽泻、桑椹、生地黄、熟地黄、麦稻芽，补而不腻；温阳补肾方面，每以二仙汤为基本方，药用仙灵脾、仙茅、当归头、知母、黄柏、熟地黄、肉苁蓉、制首乌、女贞子、枸杞子等，温而不燥，以达温肾助阳，调摄冲任，固摄先天。从而使正气得固，正胜邪退，提高机体免疫功能，力保气血、阴阳、脏腑之平衡，有效提高机体免疫功能，预防与抑制癌瘤的复发转移。

林老认同癌毒之邪是最毒之邪，毒发五脏，毒根深茂，其性走窜，易乘虚鸱张而余薪复燃。癌毒之特性主要有两方面，一是易于四行旁窜，二是易于耗散正气，导致正虚不固。乳腺癌自始至终表现为一系列正气为癌毒所消耗的过程，不断加重正虚之证候，以致抗邪与内稳能力下降，癌毒扩散，疾病进展，最终多处转移、脏器衰竭。最虚之处便是客邪之地，因此林老认为在扶正固本为主的基础上亦不可忽视祛邪。辨证与辨病相结合，酌情选用活血化瘀、化痰软坚、清热解毒之法，主张抗癌药宜选用祛邪不伤正之品，使邪去正安。临证习用活血化瘀类中药，如田七、莪术、三棱、炮山甲、土鳖虫、水蛭、王不留行、桃仁、当归尾、虎杖、五灵脂等，具有直接杀伤肿瘤细胞、改善血液流变性、降低血液黏度、抑制血小板活性、促纤溶、抗血栓、消除微循环障碍等作用，从而发挥抗转移、化放疗增效、免疫调节等功效；化痰软坚散结类中药如山慈菇、浙贝母、全蝎、生牡蛎、海蛤壳、皂角刺、海藻、昆布、葶苈子等，以及清热解毒类中药如蛇舌草、薏苡仁、龙葵、半枝莲、鱼腥草、七叶一枝花、白茅根、蒲公英、穿心莲、天南星、土茯苓、芙蓉叶、山豆根、金荞麦等，临床及实验研究过程中被发现具有抗实验动物肿瘤的作用，在控制炎症的同时对肿瘤的发展有一定的抑制效应。在患者身体状况允许的情况下，林老认同以毒攻毒类药物如全蝎、蜈蚣、蚤休、蟾蜍等因其对癌细胞的细胞毒性作用，和扶正法相结合运用于毒邪深痼的晚期乳腺癌的治疗，有可能获得一定的疗效。林老同时提出，应慎用以毒攻毒之品，不主张一味攻伐。盖攻伐易伤正，且作用不如现代放化疗手段直接、快速，故不可滥施，尤其对晚期乳腺癌正气虚弱者，慎投虫类搜剔等峻猛药物来杀灭癌细胞，应守"五脏皆虚独取中州"、"养正积自消"、"祛邪瘤自除"之治疗原则，才能充分发挥中医药参与乳腺癌治疗的优势。

中医学认为人体脏腑之间，生理上存在着相互资生、相互制约的生克制化关系；病理上存在着相互影响，相互传变的乘侮亢害关系。一脏有病可以影响到相关脏腑，林老强调在防治乳腺癌复发转移时必须以整体观念为指导，预先治疗未病的脏腑，既要防止传之于所克之脏，又要防止传之于所侮之脏。临床上林老经常采用"培土生金法"、"滋水涵木法"、"抑木扶土法"、"培土制水法"等以"实则泻其子，虚则补其母"。同时，据病邪之传变趋势，先于病邪变化而用药治疗，以达"先安未受邪之地"的目的，从而阻断疾病传变途径，防止癌肿的转移，有助疾病向痊愈的方向发展。

（3）受体阳性补肾为主，受体阴性重在健脾：乳腺癌的发生发展与体内雌激素水平及其代谢异常密切相关，内分泌治疗是乳腺癌巩固期全身治疗的重要方法，其疗效与患者的雌激素受体（ER）和孕激素受体（PR）状况有密切的关系。受体阳性者，可采用内分泌治疗；而对于受体阴性的患者，因其对内分泌治疗的反应率大约不到10%，故不适合内分泌治疗，为此受体阴性患者除HER-2阳性外在巩固期是现代医学治疗的盲区。林老在长期临床中观察发现，受体阳性接受内分泌治疗的患者常见"肾虚、冲任失调"的证候，而补肾中药具有调节内分泌功能的作用。因此，对受体阳性的患者林老多在健脾补肾的同时，尤以补先天益肾精为要。

受体阴性乳腺癌除HER-2阳性外在巩固期是现代医学治疗的盲区，林老认为提高机体免疫力抗肿瘤可能是其重要的治疗途径。林老在多年的临床实践中亦观察到，受体阴性乳腺癌患者多表现为面色萎黄或晦暗，体倦乏力，少气懒言，自汗，腰膝酸软，食欲不振，口淡无味或口咸，大便稀溏，夜尿频多，余沥不尽；或偏于阴虚出现五心烦热，盗汗，舌质红，苔薄白，脉细数；或偏于阳虚出现畏寒肢冷，舌淡黯，舌体胖，舌边齿痕，舌苔薄白，脉沉弱或沉迟等脾肾两虚的症状。林老认为，该类患者病因病机主要属于脾肾两虚，其中尤以脾虚为重，因此提出乳腺癌受体阴性的患者巩固期治疗以补益脾肾为法，以补后天养先天为要。

在具体应用中，健脾包括健脾益气、健脾和胃、健脾祛湿等；补肾包括滋阴补肾、填精固肾及温阳补肾等。林老临证多选用四君子汤、香砂六君汤、参苓白术散、补中益气汤、理中汤、归脾汤、平胃散、三仁汤等为健脾益气之主方，灵活配伍仙灵脾、仙茅、肉苁蓉、制首乌、桑椹、女贞子、枸杞子、菟丝子、补骨脂、黄精等益肾之品。用药的同时，常佐加麦芽、稻芽、砂仁等使脾阳得升浊阴得降，确保健运脾胃之功能。

（4）中西医综合治疗优势互补是提高乳腺癌临床疗效的主要方向：临床实践证明，中医药疗法以人为本，根据患者的个体情况，辨病和辨证相结合，攻补兼施，标本兼治。其在减轻放化疗的毒副反应，改善临床症状，预防并发症，增强机体免疫功能，提高生存质量，降低复发和转移等方面具有明显优势。中医学辨证论治可以发挥多因素、多层面、多靶点的作用，达到疏通经络、运行气血、调节脏腑、燮理阴阳之效，进而增强机体抗癌、抑癌能力。但单纯中医药治疗也存在着根除癌灶困难、抗肿瘤疗效重复性差、剂型使用不便等不足。（近代研制的中药颗粒剂虽携带方便，但在提取中可能导致某些成分缺失，以致与传统水煎剂相比无疗效优势，林老不主张使用，有待临床实践中优化。）现代医学的发展尽管给乳腺癌患者带来了革命性的治疗，但究其根本，治疗重点仍然是"病"，而不是生病的"人"。因此中医药整体观与辨证论治的优势正是现代医学手术、放化疗、内分泌治疗、靶向治疗等治疗的不足，现代医学的优势也正是中医药的薄弱环节。可以认为中医药优势在于"扶正"，西医优势在于"消瘤"。数十年临床研究证明，中西医结合疗效优于单纯中医学或现代医学，中西医学有机结合治疗有着内在的互补性和合理性，具有广阔的应用前景，是提高乳腺癌临床疗效、抗复发转移的主要方向。

（5）综合调治是乳腺癌既病防变的重要影响因素："既病防变，已瘥防复"是治未病思想中的重要内涵之一。林老指出，已瘥防复之于乳腺癌，即是指乳腺癌术后经过放、化疗等系统治疗后，局部症状虽已"消失"，但乳腺癌是全身病变在局部的反映，不可能达到根治，仍应采取科学防癌、合理调养的康复措施，从而防止癌肿复发转移。对于乳腺癌术后的患者，林老认为应把心理调治作为治病防复的第一步。《素问·阴阳应象大论》云："人有五脏化五气，以生喜怒悲忧恐。"情志活动的基础是五脏的精气血。七情太过可引起脏腑气血失调，导致疾病的发生发展。林老十分重视乳腺癌患者的心理调护，每嘱患者要保持豁达大度、坚强乐观、积极向上的心态，进入良性循环，听音乐、唱唱歌，放慢生活节奏。避免不良刺激与干扰，提高心理调摄及自我宣泄、主动减压能力，树立战胜疾病的信心。有道是"百病生于气"，调适良好的心态可达到心药并举之功效，有利于肿瘤的治疗与康复。同时，还必须强调科学合理的生活方式，劳逸结合，起居有常，平衡膳食。林老十分倡导古贤"医食同源"之说，非常注重乳腺癌患者的饮食调养，认为适宜均衡的科学饮食可以改善患者的营养状况，增加机体免疫功能，提高抗癌药物的效果，具有"食能排邪而安脏腑，悦神爽志以资气血"之功。主张多进食豆类、海产品、菌类、新鲜蔬菜水果类食品，提倡饮食防癌"三不要"（不要过油、过咸、过精细）与"四减少"（减少高脂肪、高蛋白、高糖以及酒类的摄入）原则。此外，还应根据人的体质、年龄、病证的差异，制定出适宜的运动方式，如女性养生导引功、健步走、慢步走、游泳、瑜伽等，对乳腺癌患者身体素质的增强能起到积极的作用。

（6）定期复查、终生随访是监测疾病发展的重要方法：乳腺癌的病程总体来说进展缓慢，经积极治疗后大部分患者远期疗效较好，可获得长期生存。乳腺癌患者的复发虽然与病期等影响预后因素有很大相关性，但并非绝对，即使危险因素相同的患者其预后也可能有非常大的差异。少数预后指标非常好的患者也可能在短期出现复发转移，而某些病期较晚的患者、甚至一些已经出现复发转移的患者也可能生存较长的时间。乳腺癌的治疗虽然可以显著改善患者的总体预后，但从治疗开始不久到治疗数十年后都有患者会复发转移。乳腺癌的复发和转移可发生于治疗后的任何时间，甚至20多年以后。因此，随访复查具有不可替代的价值，应该是一个终身的过程。随访的最终目的是给患者带来延长生存期、提高生活质量的益处，通过随访可以早期发现复发与转移、第二原发肿瘤以及治疗相关的并发症并指导康复。目前科技的进步已经大大推进了早期发现乳腺癌复发转移灶和新发癌灶的能力，这些病灶早一天被发现，就意味着争取多一分治疗主动性，赢得多一点生存机会，获得多一点生活质量的保障。相反，如果未进行合理的复查，延误了诊治机会，往往会给患者带来沉重的代价。

结合现代研究结果，在第一年以每3~4个月复查1次最为合理，第1~2年内以每4~6个月复查1次较为合理，在第3~5年以每6个月复查1次为好，第6年起则应当每12个月复查1次，并持续终生。复查的这种时间间隔与乳腺癌术后复发的时间规律是一致的。常规复查的内容有很多。林老认为，首先要全面了解患者一段时间以来的自觉症状，并据此判断是否有复发、转移或新发癌的征象，判断是否有治疗的不良反应。其次进行对患侧胸壁或保留乳房、双侧腋窝、双侧锁骨上窝、对侧乳房等部位的体检。之后是相关实验室检查和影像学检查，如乳腺及锁骨上下窝的彩超、对侧乳房钼靶摄片、肿瘤标志物等。这些检查项目未必每次都要全面进行，应根据患者的具体情况制定个体化的随访复查方案。有高危因素的患者如年龄低于35岁、淋巴结转移数目多（4个以上）或清扫不彻底、脉管癌栓、受体阴性、HER-2/neu 阳性的高危人群，更要注意定期复查，检查项目还应包括胸部 X 线片、腹部 B 超、基线骨显像片。当原手术区域出现局部肿物怀疑复发可能者，还需手术切除进行病理学检查明确。心理负担重的患者，可以通过心理门诊及音乐治疗等接受相应的疏导，可能对预防复发有益。

（司徒红林　整理）

四、乳腺癌已变防渐的经验

（一）明察邪正态势，果断攻补有序，以平衡调治为宗

林老认为晚期乳腺癌不宜手术或术后复发转移患者，现代医学的解救治疗手段仍相当棘手，而中医药在稳定瘤灶、缓解临床症状以达改善生活质量及部分患者带病延年方面有其不可或缺的优势。她指出乳腺癌复发转移的发生主要涉及其气必虚，其血必瘀，余毒未尽。其中正气亏虚是复发转移的先决条件，余毒未尽是复发转移的关键因素，痰瘀内阻是复发转移的重要条件。林老认为晚期乳腺癌患者脏腑功能衰退明显，阴阳严重失调，而现代医学针对癌灶的放化疗解救治疗属峻猛的祛邪法，从整体观而言势必加重机体失衡而导致严重后果。林老强调此期患者应以平衡调治观指导临床，目的是让患者机体达到一个新的相对的稳定、相对的平衡，继而可带瘤存活，延长人瘤共存的生存时间，而且生存质量较好。林老指出应从患者全身情况及局部表现分清虚实，明辨标本，确立扶正为主、祛邪为辅的治疗原则，始终把扶正固本放在首位，强调扶正药物的利用，林老认为扶正有利于祛邪消坚，以达"养正积自消"之目的，有利于患者接受各种规范的现代医学治疗，有利于改善患者体质，减毒增效，促进康复，延长生存期。在扶正中又以健脾补肾为重中之重，选用名方如四君子汤、参苓白术散、补中益气汤、六味地黄汤、二仙汤、金匮肾气丸、当归补血汤、八珍汤、人参养荣汤、大补阴丸、沙参麦冬汤等。林老强调，在扶正的同时也不能忽视祛邪，因为祛邪能排除致病因素，使正气恢复，疾病消除。故前人有"正足邪自去，邪去正自安"之说。在祛邪方面特别重视活血化瘀、清热解毒、软坚散结与健脾燥湿四法的佐用，在扶正为主的基础上精选大量临床与实验室研究的有效抗癌中药，以抑制癌毒，减轻痛苦，提高生活质量，延长带瘤生存时间，从而达到

75

长期人瘤共存之目的。林老善于灵活运用攻补，临证时根据病情的标本虚实，轻重缓急，恰当选择攻与补。在确定扶正与祛邪的主次问题上，林老常根据患者体质的强弱，病程的长短等具体情况而定，双方的孰轻孰重，全赖对症情标本虚实的权衡，依据三因制宜而异。正所谓："运用之妙，存乎一心。"

乳腺癌复发转移呈现的病因错综复杂，林老在长期临床实践的基础上，将多种药物互相配伍组方，对比较复杂的病证给予全面照顾，既保证用药安全，又能收到更好的疗效。临证坚持"两面论"，贯彻治疗上的整体观，从内、外因两个方面去研究病因和治疗方法，反对只注重外因，片面强调"祛邪"，不注重内因，忽略"扶正"；或只注重内因，片面强调"扶正"而忽略"祛邪"的倾向。《医宗必读·积聚》曰："积之成也，正气不足，而后邪气踞之。"《外证医编》亦谓："正气虚则成岩。"林老依古人之理，结合多年临床经验，认为乳腺癌复发转移是本虚标实之病，治疗当求其本，以扶正祛邪为正治，缓图可以收功。林老认为，治标治本是决定晚期乳腺癌转归的关键。如果治标，邪盛势必予攻伐之峻剂，此法或可取效一时，但真气大伤，病邪甚矣，且呈虚虚实实之弊，病多难愈。对病势急务须攻泻取效者，则应审慎从之，不忘"泻实当顾虚、补虚勿忘实"之训。若当攻补兼施，则遵"衰其大半而止"的原则，方不致误。林老详审病势，精于临证，能正确地运用扶正与祛邪两者对立统一的辩证关系，注重利用各药的特点，巧妙配伍，是其治疗乳腺癌既病防渐取得疗效的关键。

（二）调治脾胃贯穿始终

值得特别强调的是，林老治疗复发与转移性乳腺癌，不论何种阶段何种情况，均十分重视对中焦脾胃的调治，崇尚"五脏皆虚，独取中焦"，提出"大病体虚，重在培中"，"大病必顾脾胃"的主张。无论标本缓急，均重视脾胃的调治，提出"急则治标，顾护脾胃；缓则治本，调补脾胃；无证可辨，治以脾胃；病防渐进，培补脾胃"的策略。盖脾胃位处中焦，职司运化，为后天之本、气血生化之源。古今医家对中焦脾胃在生老病死中的重要作用认识尤为深刻。《黄帝内经》云："脾王四时"；"四气均以胃气为本"；"有胃气则生，无胃气则死"；"得谷则昌，绝谷则亡"。李东垣《脾胃论》云："胃虚则五脏六腑、十二经、十五络、四肢皆不得营运之气而百病生焉。"《名医杂著》曰："若人体脾胃充实，营血健壮，经隧流行而邪自无所客。"邪正交争，只要正气不败就可以扭转病情，胃气败则为绝症。脾胃受损则百药难以施用，五脏六腑难以濡养，诸病难治。临床上乳房疾病都与脾胃有密切关系。或因迁延不愈日久累及脾胃；或由脾胃薄弱，日久气血化源不足，正气日衰，外邪侵袭；或由误诊误治，如过燥伤阴、过苦败胃、过腻碍运，使脾胃一伤再伤；或因病中食积痰饮停积中焦，升降失常，气机阻滞，脾胃不和。无论何种原因，或由脾胃先病累及他脏，或他脏病而后伤脾胃者，均不可忽视脾胃在乳腺疾病证治中的重要地位，尤其是对晚期转移性乳腺癌患者更是如此。因为不论何种情况，内治者均要通过脾胃受纳吸收运化，药物才能发挥疗效。若脾虚胃弱或不健，任何灵丹妙药都不能吸收转输脏腑经络，也无法发挥理想疗效。林老处方用药的特点可概括为"调补脾胃，保护胃气，存得津液"。脾气以上升为和，胃气以下行为顺，林老治病的方剂中经常见到的药物有炒稻芽、炒麦芽、神曲、山楂、莱菔子、砂仁、广木香、鸡内金、薏苡仁、炒白扁豆、生姜、槟榔、苏梗、白术、云茯苓、怀山药、陈皮、桔梗、枳实、百合、麦冬、石斛、大枣、玉竹、甘草等。在用药上林老强调要循序渐进，药性宜平和，不温不燥，不滞不腻，不攻不泻，只有通过保护胃气，方能使脾胃健运，肺气调畅，肝气和解，肾气充盈，五脏安康。正所谓培土荣木、培土生金、养后天脾补先天肾，一功多效，改善生活质量，达到长期带瘤共存之目的。

（三）辨病论治

骨转移者，林老认为多因肝郁肾虚、气滞血瘀、瘀毒结于筋骨而成。选六味地黄汤合三骨汤以补益肝肾、填精壮骨、活血止痛、抗癌解毒。基本处方：怀山药、云茯苓、牡丹皮、泽泻、山萸肉、生地黄、补骨脂、透骨草、骨碎补、续断、杜仲、蛇舌草。若骨痛明显彻夜难眠者，加郁金、延胡索、五灵脂、僵蚕，以理气活血、通络止痛。

肺及胸膜转移者，此系脾气虚弱、土不生金、阴虚肺燥所致，治以益气健脾、滋润肺阴、抗癌解毒为法，选用四君子汤合百合固金汤加减。基本方：怀山药、白术、云茯苓、太子参、百合、沙参、麦冬、鱼腥草、金荞麦、蛇舌草、浙贝母、仙鹤草。若伴胸腔积液者，此系肺肾两虚、痰饮聚胸，则以健脾补肾、消痰化饮、泻肺利水为治，选用贞芪合剂伍葶苈大枣泻肺汤。基本方：北芪、党参、女贞子、怀山药、云茯苓、白术、红枣、葶苈子、金荞麦、莱菔子、白芥子、苏子、川贝母等。林老强调，应充分认识肺转移之发生与脾之运化、肝之疏泄、肾之温煦的失司有关，治疗时应加以考虑。而顾护脾胃更是时时不可疏忽，培脾土生肺金，"得胃气则生，失胃气则亡"，重用四君子汤或补中益气汤以治本。

肝转移者，林老认为病位在脾，"虚、瘀、毒"是其基本病机，气机不利、脾肾亏虚、瘀毒内结互为因果，出现面目俱黄、胁痛腹胀、纳少呕吐、大便秘结或溏泄、伴有腹水及恶病质等表现。"至虚之处，便是容邪之所"，林老治疗肝转移强调扶正为主，采用益气健脾、补益肝肾为大法。以疼痛表现为主者，多属肝肾亏虚、瘀毒内结，治以滋水涵木、补益肝肾、化瘀止痛为法，处方六味地黄汤加味，林老习用女贞子、桑椹、菟丝子、白芍、生地黄、制山萸肉、枸杞子、五灵脂、莪术；以身目黄疸为主要表现者，多属肝郁脾虚、湿热蕴结，治以培土荣木、益气健脾、清利湿热、抗癌解毒为法，药用党参、北芪、云茯苓、白术、怀山药、陈皮、砂仁、郁金、绵茵陈、蛇舌草、山栀子、大黄、徐长卿等。

脑转移者，出现头痛呕吐、视物模糊、神昏抽搐，甚至昏迷。林老认为多系肝阴亏虚、肾虚髓空，痰湿内阻、瘀血凝滞、毒入巅顶、清阳受扰，处方羚羊钩藤饮加减以育阴潜阳、祛风化痰解痉。药用羚羊角、钩藤、僵蚕、生石决明、川芎、生地黄、天麻、石菖蒲、珍珠母、姜竹茹、蛇舌草等。抽搐明显者，选用全蝎、蜈蚣、地龙，研末分包服用，以舒肝通络解痉；气虚痰壅者，选用西洋参、郁金、莱菔子、薤白、瓜蒌皮、桑白皮以益气解郁化痰；热毒内盛者，加葛根、黄芩以清热解毒。

（四）辨证论治

林老认为复发转移性乳腺癌病机主要表现为正虚邪实，因此其证候分类尚可分为正虚证与邪实证两大类。

1. 正虚证

（1）脾胃虚弱

证候特点：食欲不振，食后腹胀，面色萎黄，精神委靡，体倦乏力，神疲懒言，痰多清稀，大便溏薄或排便无力，小便清长。浮肿或消瘦。舌质淡或胖大，舌边有齿痕，舌苔薄，脉细弱。

治法：益气健脾和胃。

方药：参苓白术散、四君子汤、补中益气汤等。

常用药物：黄芪 30g，党参 15g，白术 15g，云茯苓 15g，怀山药 15g，薏苡仁 30g，陈皮 10g，神曲（炒）15g，稻芽 15~30g，麦芽 15~30g，莲子 15g，炒白扁豆 20g。

（2）阴虚津亏

证候特点：胸闷胁痛，头晕眼花，口唇干燥，咽喉疼痛，牙龈肿胀，虚烦难眠，大便秘结，小便短赤。舌质红无苔，脉细数。

治法：益气养阴。

方药：沙参麦冬汤合大补阴丸加减。

常用药物：生地黄 15g，熟地黄 15g，天门冬 15g，麦门冬 15g，知母 15g，天花粉 30g，石斛（钗）15g，玄参 15g，党参 15g，生龟板（先煎）30g，鳖甲（先煎）15g，陈皮 10g，甘草 5g。

（3）气血两虚

证候特点：神疲乏力，少气懒言，心悸气短，活动后上述诸证加重，面白无华，失眠，月经愆期，量少色淡或闭经；唇舌色淡，舌苔薄白，脉细弱无力。

治法：益气养血。

方药：归脾汤或当归补血汤加减。

常用药物：党参15g或太子参30g，黄芪30～50g，白术15～30g，茯神15g，当归头10g，炙远志10g，炒酸枣仁30g，广木香10g（后下），龙眼肉15g，熟地黄20g，鸡血藤60g，黄精30g。

（4）肝肾亏虚

证候特点：腰膝酸软，五心烦热，头晕目眩，月经失调，面色晦暗，耳鸣健忘，消瘦，病灶局部溃烂。舌质红绛，舌苔少，脉细数或细弦。

治法：补益肝肾。

方药：左归丸加减。

常用药物：熟地黄15g，怀山药15g，枸杞子15g，山茱萸15g，牛膝10g，菟丝子15g，生龟板（先煎）30g，党参15g，阿胶（烊化）10g，肉苁蓉15g，何首乌（制）15g。

2. 邪实证

（1）肝气郁结

证候特点：心烦易怒或精神忧郁，胸闷胁胀，失眠健忘，阵阵叹息，乳房结块，胃纳欠佳，口苦咽干。舌质黯红，舌苔薄白或薄黄，脉细弦或沉弦。

治法：疏肝解郁，化痰散结。

方药：逍遥散加减。

常用药物：柴胡10g，枳壳15g，陈皮10g，香附10g，郁金15g，当归10g，白芍15g，瓜蒌15g，白术（炒）15g，延胡索15g，云茯苓15g，浙贝母15g，甘草5g。

（2）痰湿蕴结

证候特点：患乳或患侧胸壁结节质硬不痛，表面凹凸不平，边界不清，固定不移。胸胁胀闷，痰多难咳，纳少腹胀，肢体沉重倦怠。或兼痰核、瘰疬。舌质淡，舌苔厚腻，脉弦滑。

治法：化痰利湿，软坚散结。

方药：海藻玉壶汤合化痰消核丸加减。

常用药物：海藻15g，昆布15g，山慈菇15g，半夏（制）15g，浙贝母15g，青陈皮各10g，夏枯草15g，泽泻15g，薏苡仁30g，当归10g，苍术15g。

（3）瘀血内阻

证候特点：患乳或患侧胸壁结节迅速增大、固定，坚硬灼痛，皮色青紫晦暗，边缘欠清。头痛失眠，面红目赤或面色黧黑，肌肤甲错，口唇爪甲紫黯，月经失调，痛经或闭经，经色黯或有瘀块。舌质紫黯或有瘀斑，舌下络脉粗胀青紫，脉细涩或弦数。

治法：活血化瘀，消积破结。

方药：血府逐瘀汤加减。

常用药物：桃仁 15g，红花 5g，熟地黄 15g，当归 15g，川芎 10g，赤芍 15g，莪术 10g，丹参 15g，王不留行 15g，炮山甲（先煎）10g，路路通 10g，全蝎 5g，露蜂房 10g。

（4）热毒壅盛

证候特点：患侧胸壁结节迅速增多增大，间有红肿，甚者破溃呈翻花样，血水外渗，或疮面恶臭，溃难收口，口干舌燥，大便秘结，小便黄赤，消瘦乏力。舌质红绛，舌苔黄腻或厚，脉弦数。

治法：清热解毒，凉血降火。

方药：清瘟败毒饮加减。

常用药物：金银花 30g，生地黄 15g，知母 15g，山栀子 10g，连翘 15g，牡丹皮 12g，竹叶 15g，玄参 15g，赤芍 15g，蒲公英 15g，蛇舌草 30g，半枝莲 30g，漏芦 30g。

（司徒红林　周劬志　整理）

五、西医治疗毒副作用的防治经验

（一）术后并发症的处理

1. 乳腺癌术后上肢淋巴水肿　上肢淋巴水肿为乳腺癌术后常见并发症，可在术后立即发生或几年后出现，但大部分病例发生在术后 18 个月内，其发生率约为 30%。可引起肩关节活动受限、肢体乏力等上肢功能障碍，以及麻木、疼痛等感觉异常，是乳腺癌治疗中最疑难及让人难以接受的并发症，严重影响患者的生活质量。发生原因主要有：手术破坏了淋巴管，上肢淋巴回流受阻；术后感染；放疗造成放射野内静脉闭塞，淋巴管破坏，局部组织纤维化压迫静脉和淋巴管；其他如肿瘤压迫或癌细胞堵塞淋巴管、瘢痕形成、术后上臂活动过迟等亦可促发或加重淋巴水肿的发生。

（1）标责之于瘀，本责之于虚：林老认为乳腺癌术后上肢水肿的病机为术后经脉损伤，血脉不通，气机壅滞，水停湿聚而成。乳腺癌患者本已正气不足、气血亏虚，手术治疗损伤脉络，更增耗气伤血、虚虚之变，气虚无力推动血行，血行不畅，脉络瘀阻加重，血不利则为水；气虚致水液不能疏布而停滞，溢于肌肤而生水肿。为本虚标实之证，正气亏虚为本，血瘀湿聚为标。中医疗法分内治及外治法。

内治以益气健脾、活血通络、利水消肿为则，以补阳还伍汤或桃红四物汤加味治之。基本方由生黄芪 30～60g，桃仁 15g，红花 15g，当归 10g，赤芍药 15g，川芎 10g，云茯苓 15g，泽泻 10g，桑枝 30g，地龙 15g 组成。方中重用生黄芪大补脾胃之元气，使气旺以促血行，祛瘀而不伤正，是为君药；配以当归、赤芍药、川芎、桃仁、红花、地龙能活血祛瘀通络。辅以云茯苓、泽泻健脾渗湿以消流于经络之痰湿，更以桑枝活络利水并引诸药直达病所。伴上肢红肿热痛者，可加用金银花、蒲公英、野菊花；气虚明显者可重用黄芪，加用党参、白术；水肿日久，按之硬韧者加白芥子、鹿角片。

（2）阴阳辨证为纲，内外兼治为法：外治方面，林老根据上肢水肿的不同情况，将其分为阴证和阳证两型，分别辅以不同的外治法。对并发上肢淋巴管炎的阳证患者，将加味金黄散、蜜糖用开水调成膏状，外敷患处，治疗术后并发上肢水肿出现红肿热痛者，具有清热解毒、散结化瘀、止痛消肿之功。对术后并发上肢水肿的阴证患者，将"四子散"（白芥子、苏子、莱菔子、吴茱萸各 120g）装入布袋包裹，加热后外敷患处，有温经行气、消肿止痛之效。阴肿严重者，用外洗经验方（由川木瓜 15g，艾叶 30g，干姜 30g，威灵仙 15g，桂枝 15g，姜黄 15g，伸筋草 30g，苏木 15g，当归 15g 组成）水煎，药液蒸汽熏蒸并温热外洗，以达温经活血、消肿通络之功。

（3）医患配合，注重养护：林老主张除药物治疗外尚可配合按摩、运动和物理疗法以提高疗效。首先按摩周围无淋巴水肿区域，促使淋巴流动并为大量淋巴流循环做准备。然后再按摩肢体促使淋巴液向已经"清洁"的区域流动，患肢每次至少按摩 1 小时。按摩后的肢体应该立即缠绕加压绷带，通常连续治疗 4 周为 1 个疗程。并嘱患者加强患侧肢体锻炼，肌肉收缩可促使淋巴流单向流动。术后正确肢体锻炼可帮助附属淋巴管建立并可代替部分因手术而受损的血管。术后第 1 天便可开始活动，功能锻炼应集中在患侧肘、腕和手部的运动，可做肘的屈伸运动，深呼吸以刺激淋巴液流动。拆线拔管后，如无皮下积液，患侧上肢可开始作 90° 以上的动作，包括肩胛骨和肩的各种方向的运动。有条件者还可配合压力泵治疗。压力泵疗法是一种较为有效的复合物理疗法。将患肢置于充气的袖套中，间断地充气，使水肿液向心流动。空气压力泵在淋巴水肿早期、明显的皮下纤维化发生前使用是最有效的。但对于肿瘤细胞堵塞淋巴管所致的淋巴水肿不宜用按摩或挤压疗法，因加压可能使更多的癌细胞被挤入血液循环。

术后上肢淋巴水肿是乳腺癌术后常见而又顽固的并发症，林老强调防重于治，除了提升手术技巧外，注意防止患侧上肢损伤、感染；避免患肢药物注射、抽血、免疫接种以及血压测量；避免患肢处于长热水浴、长时间日光浴或桑拿浴等高温环境；避免穿戴过紧的内衣、项链和吊带胸罩，抬高患肢促进淋巴回流非常重要；避免患侧上肢作高强度的运动、搬运重物等活动，最大限度减少发生率。

2. 乳腺癌术后淋巴漏的防治经验　乳腺癌根治术后淋巴漏所致积液是比较常见的并发症，致使切口愈合延迟，增加感染机会，影响后期放疗时机，并给患者带来心理负担和生活不便。国外报道发生率高达35%，其发生多与术式及术后处理有关。林老强调，本病应以预防为主。较为有效的预防措施有：术中仔细结扎淋巴管分支，术后腋窝加压包扎，保持引流管引流通畅。若术后5天仍引流出非血性淡黄色无臭清亮液体，量无减少即应考虑发生了淋巴漏。此时如采用积液局部细针抽吸或通畅引流、局部加压、局部注射生物蛋白胶等，绝大多数可以治愈。但少部分患者治疗效果并不理想，迁延不愈，皮下组织发生纤维化，进一步限制了淋巴引流。

借鉴胸外科治疗乳糜胸或恶性胸腔积液的方法，林老认可采用滑石粉混悬液注入乳腺癌根治术后淋巴漏区并加压包扎，引起局部非感染性炎症，促使皮肤与胸壁粘连，临床运用每获良效。具体方法：用高温消毒医用滑石粉5g，加生理盐水稀释至20ml，充分混匀后制备成混悬液，经放置于腋窝的引流管缓慢注入腋窝，手指轻轻按摩腋窝以期混悬液充分接触积液腔壁，然后夹管，局部加压包扎。半小时后放开引流管让液体通过一次性自动负压瓶吸出。淋巴漏所致的局部积液穿刺抽空积液腔液体后留置穿刺针头，用同样浓度的滑石粉混悬液注入积液腔，用量为穿刺液体量的 1/3 ~ 1/2 即可，留置混悬液充分接触积液腔，半小时后抽空并局部加压包扎。

医用滑石粉是去石棉滑石粉，无致癌性。滑石粉作为一种胸膜粘连剂被国内外学者广泛应用于治疗恶性胸腔积液、行胸膜粘连术等方面。林老认为淋巴漏病因病机可归结为水湿内停，滑石性寒，内服具有利水通淋、清解暑热之功，外用有清热收涩、利水消肿之效，应用滑石粉治疗淋巴漏是可行、有效的。林老认为，一次注入5g滑石粉是安全的，滑石粉刺激机体产生免疫反应，导致无菌性炎症，促进渗出创面粘连，有闭合淋巴管的作用，可有效治疗乳腺癌根治术后淋巴漏及其所致积液，体现了中医药"简、便、廉"的优势。由于炎症反应，少数患者可出现发热、局部疼痛及皮下硬结等症状，但程度多较轻，一般可自行消失，无需特别处理。

（二）化疗毒副作用的处理

1. 化疗后恶心呕吐等消化道反应　化疗是乳腺癌患者重要的治疗方法之一，但化疗药物在杀伤肿瘤细胞的同时，也损伤机体正常细胞。常用的化疗药物如蒽环类药物、环磷酰胺、顺铂等均为高致吐性药物，且临床上常联合应用，增加了恶心、呕吐的发生率。可造成脱水、电解质紊乱、吸入性肺炎、虚弱、精神抑郁等不适，有碍化疗按期按量完成。

（1）药性寒凉，易伤脾胃：林老认为，化疗寒凉药对胃的不良刺激符合"十个胃病九个寒"之说，化疗引起呕吐的病因病机多因药毒为害，损伤胃气致胃虚失和，胃气上逆而发生呕吐。其证虚实夹杂，以正虚为主，病位在脾胃，辨证属脾胃虚弱、胃气上逆。脾胃为生化之源，后天之本。脾胃同居中焦，具有腐熟、运化水谷，化生精微，生成气血，维持人体生命活动的功能。脾主运化水谷精微，胃主受纳水谷；脾主升清，胃主降浊。通过受纳、运化、升降，以化生气血津液而奉养周身，故称为"生化之源"、"后天之本"。由于化疗药毒性损伤消化道黏膜，致脾胃功能失调，胃虚则不能腐熟水谷，脾虚则运化不利，湿浊内停，遂生呕恶、泄泻等症。在治疗时林老强调顾护脾胃（胃气）尤其重要，"有胃气则生，无胃气则死"。

（2）治脾重运，治胃以和：本病临床证候特点常表现为恶心呕吐，胃纳欠佳，食入难化，脘腹痞闷，口淡不渴，面白少华，倦怠乏力，大便溏薄，舌质淡，苔薄白，脉濡弱。证属脾胃虚弱、胃气上逆，治以益气健脾、降逆止呕为则。林老多以香砂六君子汤加减治之。常用药：党参（或太子参）30g，云茯苓15g，白术15g，广木香10g（后下），厚朴15g，法半夏15，陈皮10，生姜3片，怀山药15g，砂仁10g（后下），姜竹茹15g，山楂15g，炒麦芽15g，苍术15g。方中党参（或太子参）、白术、云茯苓、怀山药健脾益气、祛湿化痰，为治脾胃虚弱、痰湿内生的主药；砂仁、广木香为止呕圣药；厚朴、苍术健脾补中、利湿化浊；法半夏、陈皮、生姜、姜竹茹、山楂理气和胃醒脾，降逆止呕，防滋补之品阻遏气机，更用炒麦芽进一步健脾开胃。诸药合用，以达健脾和胃、运化水谷、降逆止呕之功。若脾阳不振、畏寒肢冷、口淡者，可加吴茱萸10g、肉豆蔻10g以温补脾肾。

（3）重灸法以助内治药效，应时辰促气血运行：林老还十分重视运用隔姜灸法配合中药内服来提高疗效。隔姜灸的作用原理是采用穴位给药，将生姜之温性、灸火之热感相结合，利用艾条燃烧的热力，将药物通过皮肤渗透入穴位并沿经络到达病所，以达行气活血，理脾醒胃止呕之效。林老临证多选神阙、内关和足三里。神阙穴属于任脉，为五脏六腑之体，元气归藏之根，与督脉相表里，共司人体诸经百脉，在人体发育中为腹部最后闭合处，其表面角质层最薄药物易通过神阙穴达诸经络直接影响五脏六腑。内关为八脉交会穴，络三焦而通于阴维，有宽胸疏肝和中、联络三焦之功，对胃肠功能有调整作用。足三里为胃下合穴，为足阳明脉气所发，有和胃降逆，健脾化痰，补益正气之功。《通玄指要赋》："三里却五劳之羸瘦；冷痹肾败，取足阳明之上。"因此，林老认为选穴神阙、内关、足三里为主，可以调理胃肠、升清降浊、行气通腑，合姜艾之温性，共同起到温经通络、降逆止呕、调补气血的作用。

在择时治疗方面，林老根据《黄帝内经》"天人相应"理论，认为某经脉处于功能活动旺时是其驱除本脏腑外邪最有利及最有效之时，结合中医子午流注纳支法理论，上午8时胃经旺时、下午2时小肠经旺时进行隔姜灸足三里、内关、神阙穴，得其药，应其时，事半而功倍也。操作方法：生姜洗净切片，用针扎小孔数个，外敷内关、神阙、足三里穴隔姜灸，于上午8时、下午2时各灸1次，每次灸30分钟。

2. 骨髓抑制症的防治　骨髓抑制是化疗最常见的主要限制性毒性反应，由于化疗药物直接作用于造血干细胞及骨髓微环境，致其结构及功能损伤，引起骨髓抑制。大多数化疗药如阿霉素、紫杉醇、卡铂、异环磷酰胺、长春碱类等均可引起不同程度的骨髓抑制。因粒细胞平均生存时间最短，约为6~8小时，因此骨髓抑制常最先表现为白细胞下降；血小板平均生存时间约为5~7天，其下降出现较晚较轻；而红细胞平均生存时间为120天，受化疗影响较小。

在脏腑，责之于脾肾；在八纲，责之于气血。化疗后骨髓抑制的客观依据是患者外周血单项或全血细胞减少、骨髓增生减低。主要临床表现有贫血、不同程度的出血和感染，中医将其归属于虚劳范畴。林老认为，乳腺癌化疗致骨髓抑制症病因主要有二，一为肿瘤邪毒，二为化疗药毒。"邪之所凑，其气必虚"，肿瘤邪毒日久耗精伤血，损及元气致气血两虚。药毒致气血两虚病机为三：①与脉道运行之气血相搏，毒邪过盛，耗伤气血；②中伤脾胃，运化失司，气血生化乏源；③侵入骨髓，耗伤肾精，精不养髓，髓不化血以致血液虚少。气血亏虚，进一步发展而致阴阳受损，使气血阴阳俱虚。林老认为本病以虚为主，病因为邪毒药毒所伤，病位在骨髓，病及五脏，关键在脾肾。林老强调，脾失健运，生化乏源是骨髓抑制症发生的先决条件；肾精受损，髓失所养是骨髓抑制症发生的关键因素。治疗遵循"虚则补之"、"损者益之"原则，重在补益。

（1）先期顾护脾胃，继则健脾补肾：林老认为化疗后1~2天，化疗寒凉之毒先伤脾胃功能，而致脾胃不和（湿浊中阻及湿困脾胃）、生化乏源之证。临床表现为体倦乏力，食欲不振，恶心欲呕，痰多清稀，舌淡或胖大，舌边有齿痕，苔白，脉细弱。脾为后天之本，气血生化之源，脾健则气血充盈，故治疗应重视顾护脾胃。林老特别强调治疗上首先应"独取中焦"，以健脾益气、化湿和胃为主，预防骨髓抑制症的发生。

脾虚生化乏源，伤及肾本，肾精受损，髓失所养，不能藏精化血。患者多表现为神疲乏力，面色㿠白或晦暗，头晕耳鸣，形寒肢冷，腰膝酸软，健忘，舌淡或胖，苔少，脉沉细或迟弱等肾精亏虚之象。故在化疗第3天开始，脾胃运化之力有所恢复之时，林老每以益气健脾、补肾生髓为主要治疗原则。肾为先天之本，寓元阴元阳，林老临证十分重视"善补阳者，必于阴中求阳，阳得阴助而生化无穷；善补阴者，必阳中求阴，则阴得阳升而泉涌不歇"的原则，以阴阳并补为法，拟方：西洋参 30g 或高丽参 15g，北芪 60g，女贞子 15g，党参 15g（或太子参 30g），怀山药 15g，云茯苓 15g，白术 15g，枸杞 15g，菟丝子 15g，黄精 30g，鸡血藤 60g，仙灵脾 15g，肉苁蓉 15g，山萸肉 15g，以达调阴阳、益精髓、化气机、生血液之效。

（2）重用血肉有情之品，合子午流注纳支之法：子午流注是在《黄帝内经》"天人相应"、"毋逆天时，是谓至论"学说基础上形成的一种时间生物医学理论，即太阳与地球位置的变化，其引力使人体的 12 条经脉在 12 个不同时期有兴有衰，人体五脏六腑的相应变化的现象与每个时辰相对应。根据患者的临床症状，在相应的时间用药，调理相对应的器官，使治疗达到事半功倍的效果。酉时（17—19 时），为肾经最旺，肾藏生殖之精和五脏六腑之精，肾为先天之根。故病位在肾，酉时服药治之。林老认为，气血两虚乃骨髓抑制之根本，"骨髓坚固，气血皆从"。补肾益髓为其关键，林老临证每以补肾填精、气血阴阳并补之龟鹿二仙丹贯穿始末，起到未病先防、既病防变的目的。处方：生龟板（先煎）50g，鹿角胶（烊化）15g，阿胶（烊化）15g，枸杞子 15g，西洋参（或高丽参）15g，沙参 30g。按子午流注纳支法在肾经最旺之时，是补肾生髓的最好时机，春夏日长夜短于晚上 7 时半至 8 时服补肾生髓方，秋冬日短夜长于为晚上 7 时到 7 时半服补肾生髓方。故此阴阳交会之时，阳气内藏而阴气隆盛，药物借营卫之气由阳入阴之际而乘势入里，阴阳并补，入阴入血。得其药，应其时，药效而功倍也。

（3）重视传统疗法，以助内治之效

隔姜灸：取穴双内关、双足三里、神阙穴位，应用生姜汁浸湿纱布贴敷于穴位上，以艾箱灸穴每次约 30 分钟，每日上午 8—9 时、下午 2—3 时各灸 1 次。门诊患者若没有艾箱盒，可用艾条隔姜片或姜汁纱布灸以上 3 个穴位，操作时注意适当的热度，防止烫伤皮肤。

沐足：药用当归 30g，艾叶 30g，干姜 30g，水煎后待水温 38～41℃于每晚睡前（8 时半—9 时）沐足，每次约 40 分钟。林老认为，中药沐足可以舒缓情绪、温通经络，配合艾叶、干姜、当归之温性，活血化瘀之力，使经络畅通，药物直达病所。沐足时按压肾经至太溪、照海、涌泉、三阴交。足少阴肾经脉气出于涌泉，流经然谷，汇聚于输原之穴太溪。照海亦为肾经穴，位居然谷之后，八脉交会穴之一，肾经脉气归聚于此而生发阴跷之气，因此按摩肾经涌泉、照海和太溪具有滋阴补肾、调理三焦气血的作用。三阴交为脾经穴，足三阴经交会穴，有健脾利湿，滋补肝肾之功，主治"脾胃虚弱，心腹胀满，不思饮食，腹痛身重，四肢不举"，"经脉虚耗不行者补之"。按摩三阴交穴可调理肝脾肾，益气养血。林老认为，四穴相配，可助肾水上乘，达到治疗化疗后骨髓抑制的作用。

（三）内分泌治疗副作用的处理

1. 骨丢失和骨质疏松症 其主要与体内雌激素水平的急速下降造成骨丢失有关。多数化疗药物可直接作用于卵巢，引起卵巢功能损害。卵巢去势、卵巢切除亦致雌激素水平和骨密度的急剧下降。芳香化酶抑制剂可导致雌激素减少，长期应用使骨质疏松和骨折的发生率升高。

中医学无骨质疏松症之病名，林老将其可归于中医的骨痿、骨痹、骨折等病证范畴，另外尚可以局部典型症状归为腰痛、足跟痛。认为其病因病机主要为多虚多瘀，"虚"为本，"瘀"为标。

《素问·五脏生成》："肾之合骨也。"《素问·阴阳应象大论》："肾生骨髓，肾精充足，则骨髓生化有源。"《素问·痿论》："肾者水脏也，今水不胜火，则骨枯而髓虚，故足不任身，发为骨痿。"均充分说明肾主骨，骨的生长、发育、修复，都有赖于肾之精气的滋养和推动。肾气充足则骨之生化有源，坚固，强健；肾气不足，则骨失所养，脆弱无力，甚至骨折。故林老认为肾虚是骨质疏松的根本原因。

脾为后天之本，主百骸，为气血生化之源。《黄帝内经》曰："是故谨和五味，则骨正筋柔；气血以流，腠理以密，如是谷气以精。"脾主运化水谷精微，上输于肺，下归于肾。肾精与脾精互相依存，互相补充。故林老认为先天之精依赖于后天脾胃运化水谷之精微充养，如后天脾胃虚弱，运化失职，先天之精无以充养，势必精亏髓空，而百骸痿废，骨骼失养，则骨骼脆弱无力，终致骨质疏松症。

肾虚为本，元气虚衰，无力鼓动血脉，血液运行迟缓，脉络瘀滞不通，同时，脉道中气血虚少，必致血瘀；血液瘀滞，经脉不畅，水谷精微得不到布散，骨髓不得充润而失养，发为"骨痿"。瘀血一旦形成，不但在局部产生疼痛症状，而且加重气血运行障碍，营养物质不能濡养脏腑，引起脾肾俱虚，骨骼失养，脆性增加，加重骨质疏松症。

林老认为本病"虚"为肾脾胃等脏腑虚弱，"瘀"乃气血紊乱、脉络瘀滞，应以"补虚化瘀"为治。根据对骨质疏松症的理解与认识，林老提出补肾壮骨、健脾益气、活血通络三个基本治则。补肾壮骨，肾精充足则髓有所充，骨有所养髓充则骨坚；健脾益气，脾健则水谷可化，气血生化有源，气旺则精足，精足则髓充，髓充则骨养；活血通络，使气血流通，经络通畅，通则不痛，四肢百骸得以濡养。

2. 围绝经期综合征 乳腺癌患者经过化疗导致卵巢分泌雌激素减少，

内分泌治疗特别是芳香化酶抑制剂的应用导致绝经后妇女体内的雌激素进一步降低，容易出现烦躁、潮热、盗汗、失眠、月经不调、停经或绝经等围绝经期综合征的表现。林老认为，药毒致肾气衰、天癸竭，阴血不足，冲任虚损，肾虚是本，肾之阴阳虚衰，必导致肝、心、脾诸脏功能失调而出现种种错杂的证候。

如肾水匮乏，不能上济心火，心肾不交，则出现怔忡、失眠、心悸等症。精血同源，肝肾同源，肾阴久亏水不涵木，故肝气郁滞，阳亢化风，出现心烦易怒、易激动、头目眩晕、失眠、胸胁苦满、月经不调之症。肾与脾，先后天相互充养，脾阳赖肾阳以温煦，肾阳虚衰火不暖土，脾肾阳虚，则易出现食少，便溏，面目和肢体浮肿，消瘦，乏力等症状。精血不足，不能上荣于头面，脑髓失养，则有头晕、耳鸣如蝉之症。阴精亏虚，阴不敛阳，虚阳浮越而见潮热汗出、五心烦热等。

林老提出治疗以平衡阴阳，调理诸脏为要。如阴虚火旺、心肾不交者，治以滋阴降火、交通心肾，方用知柏地黄汤合百合地黄汤、黄连阿胶汤或天王补心丹加减；肝肾阴虚、肝阳上亢者，治以滋肾养阴、平肝潜阳，方用杞菊地黄汤、滋水清肝饮，或天麻钩藤饮加减；脾肾阳虚、水湿内停者，治以温肾健脾、运化水湿，方用附子理中汤合右归丸或四神丸合苓桂术甘汤加减；肾阴阳俱虚者，治疗宜温肾阳、益肾阴、泻虚火、调冲任，方选二仙汤、二至丸加减；心脾两虚、心神不安者，治以补养心脾、宁心安神，方用归脾汤合甘麦大枣汤加减；肝郁脾虚、情怀抑郁者，治以舒肝解郁、养血健脾，方用逍遥散加减。

（四）放疗毒副作用的处理经验

1. 放射性皮肤损伤　放射治疗是乳腺癌综合治疗的重要组成部分，但放射性皮肤损伤发生率高，轻者脱皮、渗液；严重者可造成肌肉深部组织坏死，给患者带来异常痛苦，甚至可以影响到整个治疗方案的实施。

林老认为放射线属火热毒邪，由于热伤营血，阴津被耗，肌肤失养而出现皮肤水肿、潮红；热邪伤阴，热毒内郁而见脱屑、热痒；热毒过盛，郁于肌肤，热盛则肉腐，从而产生皮肤溃疡；热入营血，血热互结，外发于皮肤而出现红斑；血失濡润，气血凝滞，经络阻塞而致灼痛。属中医学烧伤、烫伤范畴。

林老对于放射性皮肤损伤的治疗，主张内治以清热解毒为治疗原则，以犀角地黄汤加减，方中水牛角归经心肝，清心肝而解热毒；生地黄甘苦性寒，入心肝肾经，清热凉血，养阴生津；白芍苦酸微寒，养血敛阴，且助生地黄凉血和营泄热；牡丹皮苦辛微寒，入心肝肾，清热凉血，活血散瘀。外以土黄连液纱布湿敷，有清热解毒功效。

2. 放射性肺损伤　放射性肺损伤主要包括急性期的放射性肺炎和慢性期的肺间质纤维化。尽管采用改进照射野方式可明显降低其发生率，但改良后并发放射性肺炎的患者仍达 8.9%。急性放射性肺炎危害较大，特别是行钴 ^{60} 治疗后的患者更易并发，主要表现为咳嗽、气短、呼吸困难。

根据放射性肺损伤的临床表现，林老将其归属中医学之"肺痿"、"肺痹"、"喘证"范畴。《金匮要略心典·肺痿肺痈咳嗽上气病》曰："痿者萎也，如草木之枯萎而不荣，为津灼而肺焦也。""肺痿"即肺叶失其濡润，萎弱不用，"肺痹"即肺络被痰瘀之邪痹阻。肺外合皮毛，且为娇脏，喜润恶燥，以降为顺。林老认为，放射线热毒之邪最易熏灼肺阴，虚热内盛，耗伤人体正气，气阴两伤；热毒熏蒸，瘀热互阻，瘀阻肺络，气血凝滞。气阴两虚，瘀毒阻肺，致瘀毒壅肺，肺失濡养，宣肃失司，清气不升，浊气不降而成。热毒炽盛，邪正相争，故见身热；热毒伤肺，损伤肺络，肺失宣发肃降，肺气上逆而致咳嗽；肺失宣降，不能疏布津液，水液凝滞或被火热煎熬则无痰或痰少而黏稠；灼伤肺气、肺津可见气短、乏力。咽为肺之门户，肺阴亏耗，津失上承，故咽干口燥。热伤血络，血不循常道，则见咳血。热毒为放射性肺炎的主要病因，气阴两伤和热毒瘀结兼血瘀是该病的主要病机，是本虚标实，以肺气阴两虚为本，痰热瘀为标。故临床上宜清热化痰、活血化瘀、补气养阴、扶正固本为其治疗大法。

（钟少文　司徒红林　整理）

第二节　乳腺增生病

乳腺增生病发病率约占育龄妇女的 42.8%，约占乳腺疾病的 75%，且发病率逐年增长，增长速度达 2%~8%。乳腺增生病是妇女常见病、多发病，而且是一种易复发的难治病。乳腺增生病可增加乳腺癌发生的危险性，其中非典型增生已被认为是乳腺癌癌前病变。社会经济地位高、高学历、早初潮、迟绝经，大龄初产或终生未育、未哺乳或哺乳不正常的妇女为本病的高发人群。

现代医学在乳腺疾病方面的研究主要集中在乳腺癌的防治方面，以致对乳腺增生病的研究关注不足。乳腺增生病的发生主要是因为内分泌激素失调或机体对正常激素敏感性增高的观点已被大多数人所接受，治疗关键是调节卵巢内分泌趋向正常或缓解临床症状，因此临床上多采用内分泌治疗方法。抗雌激素治疗对主症虽有一定疗效，但难以解决全身伴随症状，停药后易复发，副作用较明显，如潮热、月经失调、白带增多、烦躁、恶心、头痛、性欲减退、粒细胞减少、血小板减少等，且不排除有增加子宫内膜癌发生的危险性，因此患者难以坚持服用。

林老认为，乳腺增生病是中医药治疗的优势病种，其优势体现在将预防单纯性增生向非典型增生这一过程演变与注重非典型增生向乳腺癌转变这一过程的防治放在同等重要的地位。她治疗本病的特点是识病为本，辨证为用，病证结合，标本兼治。在此基础上，配合情志疗法、饮食疗法、运动疗法及针灸治疗等综合整体治疗，不仅有效治疗主证，同时亦明显消除标证并改善生活质量，从多方面、多角度起到调整内分泌、提高机体免疫力的作用，具有疗效高、疗效稳定以及副作用少的特点。

一、临证思路

（一）识病为本，治必参西

林老认为，乳腺增生病的临床诊治过程应该时时注意辨证与辨病相结合，强调"识病为本、辨证为用、病证结合、标本兼治"的治疗原则。基于乳腺增生病部分患者有癌变危险性，在整体治疗同时，尤其强调辨病，充分运用现代医学检测手段，确定肿块性质，明确溢液的病因诊断，以防漏诊乳腺癌等病。此外，还应重视乳腺增生病高危因素的评估，积极采取防治对策，运用中医药阻断／逆转乳腺癌癌前病变，将有效降低乳腺癌发病的危险性。在临床上必须拓展中医药治疗乳腺增生病的目的，不能仅停留在缓解疼痛、缩小肿块等低层次上，平衡内分泌激素水平是治疗的关键。林老认为本病以肾虚、冲任失调为本，气滞痰凝血瘀为标，月经前多为标实，月经后多为本虚。因此，经前治标经后治本应贯穿始终，不认同用一法一方一药治疗疾病全过程。她认为补益肝肾及调摄冲任之中药对下丘脑－垂体－卵巢轴功能有多水平、多靶器官的调整作用。应以温肾助阳、调摄冲任之法，平衡内分泌激素水平以治本；用疏肝解郁、化痰散结、活血化瘀之法，止痛消块以治标，坚持标本兼治，提高疗效。

（二）辨证为用，兼顾兼证

林老治疗本病的经验，主张根据不同病情，辨证审因而论治。肝郁气滞者以疏肝理气，散结止痛为治；痰瘀互结者以化痰散结，活血化瘀为治；冲任失调者以温肾助阳，调摄冲任为治。但由于本病的发生发展是一个因虚致实、因实而虚、虚实夹杂的复杂过程，症状轻重不一，虚实互见，临证中单一证型较少，兼夹证多见。因此治疗时应明辨主证、次证，各有偏重，才能更好地发挥中医药优势。

1. 肝郁气滞证

证候特点：多见于青年妇女，乳房疼痛为主要表现，多为胀痛，偶有刺痛，肿块、疼痛与月经周期、情志变化密切相关，经前或情绪不佳时加重，经后减轻。常伴胸胁胀痛，烦躁易怒，舌质淡红或红，苔薄白或薄黄，脉弦。此型多见于单纯性乳腺增生症。

治法：疏肝理气，散结止痛。

方剂：柴胡疏肝散加减。

方药：柴胡 10g，郁金 15g，青皮 10g，陈皮 10g，香附 10g，延胡索 15g，川楝子 15g，白芍 15g，云茯苓 15g，海藻 15g，莪术 15g，益母草 15g。

肝郁化热，口干口苦，心烦易怒者，加夏枯草 15g、栀子 10g；乳房胀痛明显者，加炙乳香、炙没药各 4.5g；伴痛经者，加五灵脂 15g、蒲黄 10g；乳头溢液者，加牡丹皮 15g、栀子 15g、女贞子 15g、旱莲草 15g；夜寐欠佳者，加夜交藤 30g、合欢皮 15g、珍珠母 30g。

2. 痰瘀互结证

证候特点：一侧或双侧乳房出现边界不清的坚实肿块，质韧或韧硬，肿块可有刺痛、胀痛或无自觉痛，肿块和疼痛与月经变化不甚相关。本型患者月经可正常，部分月经愆期，或经潮不畅、色黯有块，或伴痛经。舌淡黯或黯红有瘀斑，舌下脉络青紫粗张，苔白或腻，脉涩、弦或滑。此型多见于乳腺腺病样增生病、乳腺纤维囊性增生病。

治法：活血祛瘀，化痰散结。

方药：血府逐瘀汤合逍遥蒌贝散加减。

柴胡 10g，郁金 15g，丹参 15g，三棱 10g，莪术 15g，当归 10g，云茯苓 15g，浙贝母 15g，山慈菇 15g，生牡蛎 30g（先煎）。

胸闷、咯痰者，加瓜蒌皮 15g、橘叶 15g、桔梗 10g；食少纳呆者，加陈皮 10g、神曲 15g；肿块硬韧难消者，选加炮山甲 10g、全蝎 5g、水蛭 10g、昆布 15g、海藻 15g、白芥子 10g，以加强软坚散结之力。月经量少者，加鸡血藤 30g、当归头 10g。

3. 冲任失调证

证候特点：多见于中老年妇女，肿块和疼痛程度与月经周期或情志变化关系不明显。常伴月经失调，如月经周期紊乱，月经量少色淡，或闭经，行经天数短暂或淋漓不绝。腰膝酸软，神疲乏力，夜寐多梦，面色晦暗或黄褐斑。舌淡苔白，脉濡细或沉细；或舌红少苔，脉细数。此型多见于乳腺纤维囊性增生病。

治法：温肾助阳或滋阴补肾，调摄冲任。

方药：二仙汤加味：仙茅 10g，仙灵脾 15g，肉苁蓉 15g，枸杞子 15g，制首乌 15g，熟地黄 20g，当归头 10g，丹参 15g，郁金 15g，知母 10g，黄柏 5g。

六味地黄汤合二至丸加味：熟地黄 25g，山萸肉 15g，怀山药 15g，牡丹皮 10g，泽泻 10g，云茯苓 10g，女贞子 15g，旱莲草 15g。

乳房疼痛明显者，加延胡索 15g、川楝子 15g；若乳痛经前加重者，加山楂、麦芽各 20～30g；腰膝酸软者，加杜仲 15g、桑寄生 15g；乳房肿块韧硬者，加白芥子 10g、昆布 15g、瓜蒌 15g；月经不调者，加当归 10g、香附 10g；闭经者，加大黄䗪虫丸；舌苔腻、痰湿明显者，去首乌，加姜半夏 15g、白芥子 10g。

林老认为，本病的发生与冲任关系最为密切，临证当明辨冲任与肾、肝、脾胃的关系。乳头属肝，乳房属胃，冲为血海，任主胞宫，二脉隶属于肝肾，关系脾胃。冲任与肾相并而行，得肾滋养，而肾气化生天癸，天癸源于先天藏于肾，可激发冲任通盛。肾气不足，则天癸不充，冲任不盛，胞宫和乳房必然受累而发病。又肝肾同源，肝体阴而用阳，肝之藏血及疏泄的功能有赖于肾气的温煦资助。肾气不足则肝失所养，肝之疏泄功能失常。肝气郁结，亦可致冲任失调，气滞夹痰瘀凝聚乳中而发病。其发生发展是一个因虚致实，因实而虚，虚实夹杂的复杂过程。本病症状轻重不一，虚实互见，临证中单一证型较少，兼夹证多见。因此治疗时应明辨主证、次证，各有偏重，才能更好地发挥中医药优势。

（三）内治为主，综合治疗

林老强调，乳腺增生病应重视综合诊治。因为乳腺增生病是全身性疾病，中医整体治疗优势明显，必须全程坚持。综合治疗包括：内治法、外治法、心理疗法、饮食疗法、运动疗法、针灸疗法等方面，可预防复发、提高疗效。尤其是外治法，药物可直达病所，起效快且方便。中医外治法以其安全、有效、便捷、可操作性和可重复性强的治疗优势广泛应用于临床。林老根据乳腺增生病之标本虚实，认为患者局部肿块之形成多责之痰凝血瘀，因此根据多年的临床经验，拟定了以穿破石等药为主的药物"消癖酊"，其功效重在活血化痰散结。本着"温经活血、理气止痛、散结消肿"的治疗原则，将中药与现代科学技术相结合，将消癖酊液浸湿的纱布放在电极与皮肤之间，通以直流电，利用同性电极的排斥，使中药离子经皮肤汗腺导管的开口进入机体，在局部达到治疗作用；同时利用脉冲电流刺激，产生电力按摩，促进血液循环，恢复机体生理平衡。与内服药物结合起到标本兼治之功，在乳腺增生病的治疗中获得了明显疗效。"消癖酊"喷雾酊剂组成：穿破石、五灵脂、三棱、莪术、透骨消、三七等。用法：将"消癖酊"浸湿棉垫敷于乳房，用微波照射，每日 1 次，每次 15 分钟，10 次为 1 个疗程。临床上与内治法同用，可提高疗效，缩短疗程。但皮肤敏感、对药物过敏者慎用。

（四）重视细节，上病下治

林老临证还特别重视临床细节。乳腺增生病患者很多伴有长期便秘史。由于粪便在肠道存留时间长可产生一种叫 SP–G3 的化合物，使下丘脑－垂体－卵巢轴的调节功能发生障碍，雌孕激素比例失调，刺激乳腺加重病情。因此林老认为临证时重视对便秘的治疗常可明显提高疗效，即采用上病下治之法。肠胃积热、气机郁滞、阴寒内凝、阳气虚衰、阴血亏少均可导致便秘，便秘之病位在大肠，与肝、肾、肺关系密切。因此，在辨证的基础上实证便秘多用"通"法、虚证便难多用"补"法、郁证便结多用"和"法。

此外，林老临床还强调对基础体温的监测，基础体温提示黄体功能不全者临床上常见肾气不足的表现，此时用温肾助阳的药物常可取得理想的效果。尤其是对全宫切除、月经明显失调的患者，重视对基础体温的监测，指导用药，判断疗效，有更现实的临床意义。

（五）周期疗法

基于中西医对本病的认识，林老在不断挖掘中医学理论和方法的基础上，注意吸收和引进现代医学研究成果，提出了系统的"乳腺增生病中医药周期疗法"的理论并将其应用于临床，制定了疏肝活血、消滞散结以治标，温肾助阳、调摄冲任以治本，经前治标、经后治本的治疗大法。

1. 周期疗法治疗乳腺增生病的理论依据 中医学认为，冲任为气血之海，上荣为乳，下行为经，冲任血海在肾的主导与天癸的作用下由盛而满、由满而溢、由溢而渐虚、由虚而渐复盛，具有先充盈后疏泄的特点，冲任的生理变化直接影响乳房与子宫的变化。乳房在月经周期中的生理变化表现为经前充盈和经后疏泄。经前之阴血充足，肝气旺盛，冲任之气血充盈，使乳腺小叶发生生理性增生；经后随着经血外泄，肝气得舒，冲任处于静止状态，使乳腺小叶由增殖转为复旧。现代医学研究亦认为，在月经周期的不同阶段存在下丘脑－垂体－卵巢促性腺激素水平的周期节律的变化，乳腺组织是多种激素作用的靶器官，因此也随之出现相应的增殖和复旧的周期性变化。由此可见，中医学的肾－天癸－冲任－胞宫轴与西医学的下丘脑－垂体－卵巢－子宫的环路有相似之处，而中药周期疗法正是吸取了传统中医整体观念和辨证论治的特点及方药的优点，又结合现代医学对月经周期的认识和诊断，顺应乳腺的生理、病理变化，根据月经前后乳腺组织生理病理的不同变化和临床表现，分别遣方用药，调整乳腺增殖复旧规律。

2. 周期疗法治疗乳腺增生病的临床应用 林老强调，乳腺增生病病机复杂，症状轻重不一，虚实互见，临床证型表现出多型性，并非单一治法所能独任，更不能一药一方统治疗全过程，单纯辨病更难奏效。临床上结合女性生理病理特点，在辨证论治同时结合中医药周期疗法，经前以治标为主，经后以治本为主。采用疏肝活血、消滞散结以治标，温肾助阳、调摄冲任以治本，经前治标、经后治本的治疗大法。在辨证、辨周期的基础上，以法定方，随症加减。

（1）月经前期（黄体期）

治法：疏肝活血，消滞散结。

方药：柴胡 10g，郁金 15g，青皮 15g，延胡索 15g，香附 15g，莪术 15g，益母草 15g，丹参 15g，夏枯草 15g，麦芽 30g，山楂 15g。黄体期服用，直至月经来潮。

（2）月经后期（卵泡期、排卵期）

治法：温肾助阳，调摄冲任。

方药：山茱萸 15g，怀山药 15g，熟地黄 25g，益母草 15g，天冬 30g，牡丹皮 10g，云茯苓 10g，泽泻 10g，仙茅 10g，仙灵脾 15g，肉苁蓉 15g，制首乌 15g。月经第 5 天起开始服药，服至排卵期。

（3）月经期：月经期停服药物。

此外，林老通过长期临床实践总结，设计研制出了消癖口服液 1 ~ 6 号系列纯中药制剂，可以满足不同病人的辨证论治，对不同年龄组和不同增生类型，采用不同的治疗方案，取得较好疗效。其中以 1 ~ 2 号为主，3 ~ 6 号为辅，辨证施治。黄体期、月经前期服用 1 号以治标；卵泡期、排卵期服用 2 号以治本，经期停服。若痰湿偏重者加服 3 号；血瘀偏重者加服 4 号；乳癖日久，阴虚伴乳头溢液或溢血者加服 5 号；肝经湿热，大便秘结者加服 6 号。

消癖 1 号（由柴胡、郁金、青皮、夏枯草、莪术、延胡索、香附、麦芽、山楂等组成）为"消"实治标主要制剂，是在疏肝活血、消滞散结、调摄冲任的基础上，重用消滞回乳药，如麦芽、山楂等，可降低血中雌激素绝对值，抑制催乳素分泌，调整黄体生成素与孕酮的不足，制约或避免雌激素对乳腺组织的不良刺激。疏肝理气药如柴胡、郁金、青皮等可促进雌激素在肝脏的代谢，有效消除或缓解主症。本方体现一个"消"字。

消癖 2 号（由仙茅、仙灵脾、肉苁蓉、菟丝子、制首乌、熟地黄、枸杞子、补骨脂等组成）为"补"虚治本主要制剂，有温肾助阳、调摄冲任、消癖散结之功效。现代药理研究表明，其中的温肾助阳药如仙茅、仙灵脾、肉苁蓉、菟丝子、鹿角等能增强下丘脑–垂体–肾上腺皮质功能，具有多水平、多靶器官的调节作用，有性激素样作用，促进性腺、性器官发育，调整激素平衡，提高机体免疫功能，并有直接抗癌及抗突变作用，可阻断乳腺增生病癌变倾向。本方体现一个"补"字。

消癖 3 号（由山慈菇、昆布、海藻、法半夏、云茯苓等组成）有化痰软坚、消癖散结之功效。本方重用化痰散结药如山慈菇、昆布、海藻、法半夏、云茯苓等对肿块有较强的消散作用。其中的含碘成分可调节机体内分泌功能，有助于刺激促黄体生成素的分泌，改善黄体功能，促使病变组织崩溃溶解。本方体现一个"散"字。

消癖 4 号（由莪术、三棱、益母草、丹参、赤芍、桃仁、王不留行等组成）有活血化瘀、通络止痛之功效。本方重用活血化瘀药如莪术、三棱、益母草、丹参、赤芍、桃仁等可改善机体血液循环，降低血液黏稠度，抑制组织内单胺氧化酶活力，抑制胶原纤维合成，从而促使增生之肿块及纤维吸收，阻断或逆转本病的病理变化，调摄不规则的月经。本方体现一个"活"字。

消癖 5 号（由全蝎、僵蚕、牡蛎、山慈菇、鳖甲、天花粉、旱莲草、虎杖、蛇舌草等组成）有养阴清热、软坚散结之功效。方中的全蝎、僵蚕、牡蛎、山慈菇软坚散结；鳖甲、天花粉、旱莲草、虎杖、蛇舌草养阴清热，以治阴虚内热、乳头溢液溢血。本方运用养阴清热法增加体内阴津，使阴阳平衡，脏腑功能恢复，病理状态向生理状态转化。

消癖 6 号（由龙胆草、山栀子、柴胡、夏枯草、泽泻、忍冬藤、枳实等组成）有泄热利湿、通腑解毒、通络止痛之功效。本方以清利肝经热毒通便为主，达到泄热解毒之目的。本方体现一个"泻"字。

本系列制剂复方虽多，但切中肯綮。既顾及中医的理法方药，又兼收现代医学成果，辨证与辨病相结合，讲究用药时机，顺冲任应充盈时益之，沿月经应疏泄时导之，此乃顺其自然之治，符合经脉血海有满有泄的规律。故能调整脏腑功能，使气血调和，癖消痛除。对于月经失调或全宫切除的患者，建议运用基础体温监测，指导临床周期用药治疗、判断疗效，有更现实的临床意义。

二、诊疗思路与临证备要

1. 明确诊断特别是与恶性肿瘤的鉴别诊断是治疗本病的关键 林老认为目前临床触诊以及现有的 X 线、B 超等辅助检查均不具对乳腺病做出特异性诊断的作用，因此建议根据临床实际情况选用有针对性的检查措施，对一些疑难病例主张多种检查手段联合检查。

2. 拓展中医药治疗乳腺增生病的目的，不能仅停留在缓解乳房疼痛、缩小肿块等较低层次上 重视乳腺增生病高危因素的评估，对乳腺癌高危人群进行筛选、监测，预防或延缓乳腺癌的发生至关重要。林老在国内率先以高频钼靶 X 线摄片作为技术平台，开展中医药干预治疗乳腺良性病变不典型增生（乳腺癌癌前病变）的研究，进一步论证了中医药延缓、阻断及逆转乳腺增生病向乳腺癌发展的可行性和有效性。

3. 林老认为中医药治疗为本病的一线治疗方法，治疗上首先考虑中医药疗法 对年龄大（50岁以上）且经中医药治疗效果不明显者再考虑西药激素治疗。手术在本病诊疗中的主要目的很大程度上是协助诊断，而不是治疗，因为术后引起的反应性增生有时会加重病情，手术更易误导患者而忽视全身治疗的重要性以致延误病情，因此在经过口服药物治疗无效或不能排除恶性病变时，再结合患者本人意愿考虑手术治疗。术后仍需全身治疗以防复发。

4. 在中医药治疗中，应以中医辨证治疗为主，时时注意辨证与辨病相结合 强调"识病为本、辨证为用、病证结合、标本兼治"的治疗原则。本病以肾虚、冲任失调为本，气滞痰凝血瘀为标，月经前多为标实，月经后多为本虚。因此，平衡内分泌激素水平是治疗的关键，经前治标经后治本贯穿始终。不认同用一法一方一药治疗疾病全过程。

5. 重视长期治疗与短期治疗相结合、整体治疗与局部治疗相结合的原则 具备多项乳腺癌发病高危因素的乳腺纤维囊性增生病患者，必须长期追踪治疗3~6个月；因疼痛影响生活质量的乳腺单纯增生，可针对标证治疗1~2个月。局部肿块硬韧难消者，可在整体治疗基础上辅以局部中药离子导入法，可明显改善乳房血运，消肿散结，提高疗效，缩短疗程。

6. 重视整体调节、综合治疗的原则 坚持中医治疗的整体观，不仅治病，尚需治"人"。重视调护，医患配合。主张心药并举，针对情志致病因素，指导患者保持乐观的心态，排除不良的刺激与干扰；主张药食同源，根据个人体质及病情指导患者选择合理的饮食。提倡积极的运动锻炼，指导患者进行适当的运动，如林老编创的女性养生导引功。

三、难点与对策

大量研究资料表明，中医药在本病的治疗中处于主导地位，显示中医中药治疗乳腺增生病的优势和广阔的应用前景。但目前乳腺增生病的中医药诊疗过程中仍存在一些难点和问题，林老在这些方面也进行了有益的探索并为我们指出了努力的方向：

1. 诊疗标准的规范化问题 乳腺增生病诊断、辨证及疗效评价标准在临床运用中存在主观性、经验性、临床可操作性及可重复性差的弱点，影响了该病诊疗过程中的客观化、标准化。因此，林老强调，应积极利用现代科学技术，进行协作攻关。即利用现代医学的一些设备如B超、钼靶、性激素测定等手段，探索建立新的能够反映中医药治疗乳腺增生病临床诊疗特点的实验室指标或功能性指标，对2002年中华中医外科学会乳腺病专业委员会通过的《乳腺增生病证候诊断标准及疗效判定标准》进行完善、修订，以进一步推动临床及科研工作，提高研究水平。

2. 中医药治疗方案的优化问题 由于缺乏具有循证医学证据的中医药治疗乳腺增生病的研究成果，目前乳腺增生病的治疗中尚存在治法各异、疗程较长、患者用药较多、治愈后易复发、疗效评价缺乏科学依据等不足，尤其对乳腺腺病性增生、纤维囊性增生病的治疗效果欠满意。因此，林老认为进一步规范、优化乳腺增生病的中医药治疗方案是目前亟须研究的课题。基于目前中西医诊治本病所取得的最新进展和已有条件，对多年来在乳腺增生病的临床诊疗实践中所取得的经验和研究成果进行深入观察和总结，并在全国中医乳腺病学术网络主要成员单位内进行临床观察。从而优化乳腺增生病辨证论治方案，构建体现中医药学术特色的乳腺增生病综合治疗规范。

3. 乳腺增生病的防治重点 乳腺增生病的治疗目标除减轻患者症状、改善生活质量外，重要的目的是为了降低乳腺癌的发病率。因此如何筛选乳腺癌高危人群，降低癌变危险性是目前治疗乳腺增生病需要积极面对的严峻课题。因此，临床上应重视乳腺癌高危因素的评估，对乳腺癌高危人群进行筛选、监测，积极采取防治对策，开展乳腺非典型增生病等癌前病变干预治疗的研究，运用中医药阻断和（或）逆转乳腺癌癌前病变，加强中医药在乳腺癌预防作用方面的研究。

4. 乳腺增生病中药剂型改革问题 本病病程长，易反复，长期服用汤剂比较困难，不易坚持。中药外治方法也存在工艺陈旧、技术落后、不美观等缺点，因此，积极吸收现代科学技术成果，寻求使用方便、治愈率高、疗程短、无毒副作用的中药制剂或简便易行的外治法，亦是今后努力的重要方面。

（刘晓雁 司徒红林 整理）

第三节 急性乳腺炎

急性乳腺炎，中医称为"乳痈"，是在乳汁淤积的基础上，细菌通过乳头进入乳房引起的急性化脓性感染，占乳腺感染性疾病的75%。常发生于产后未满月的哺乳期妇女，尤以初产妇为多见，也可见于产后2~4个月，甚至1年以上。此外，妊娠期、非妊娠期和非哺乳期亦可发生本病。乳汁淤积，排乳不畅是发病的主要原因。临床上以乳房结块、红、肿、热、痛伴有发热等全身症状并容易发生传囊为特征。根据炎症发展的不同阶段，分为郁滞期、成脓期和溃后期3个阶段。本病郁滞期如能得到及时合理的治疗，完全可以消散，否则便易化脓。成脓期如能彻底排脓，即可腐祛肌生，其愈不难。若治疗不当或不充分并发传囊乳痈及乳漏者，则病程延长。若急性乳腺炎成脓期失于治疗，未能及时控制毒势，致毒邪扩散，严重时可导致脓毒败血症。西医治疗急性乳腺炎主要针对细菌感染应用抗生素，有选择性地使用可以取得一定疗效，特别是并发脓毒败血症者。但在郁滞期、成脓期使用则易导致炎症组织机化，欲消不消，欲脓不脓，形成"僵块"。成脓期穿刺排脓对浅表单房脓肿有效，但对深部及多房脓肿则排脓不彻底、易致袋脓，或发生传囊乳痈；手术切开排脓存在切口长、组织损伤大、痛苦多、愈合时间长、影响哺乳、愈后瘢痕明显等不足。林老根据数十年的临床经验，认为该病是中医优势病种，坚持全程采用中医治疗，在临床具体运用时因病期不同而施以相应的治疗法则：郁滞期治疗关键以"通"为主；成脓期关键是彻底排脓，"引""托"并用，以达腐祛肌生之目的；溃后期关键以"补"为主，益气健脾，生肌收口，促进愈合。采用揉抓排乳、火针洞式烙口引流术为主，同时辅以通乳散结、清热解毒、托里排脓中药治疗本病，具有烙口小、损伤小、痛苦小、引流通畅、排脓彻底、疗程短（平均治愈时间为12.8±2.3天）、复发率低、乳房变形小且可避免形成乳漏、不影响治愈后哺乳等优点，优于刀切排脓，临床疗效显著。

一、郁滞期

（一）内治经验

1. 郁滞早期　指急性乳腺炎的早期阶段。病变范围较局限，以乳汁分泌不畅、乳房肿大胀痛为特征。乳腺及导管内有乳汁淤积，可伴乳头皲裂，乳头刺痛，输乳管阻塞不通。

症状：乳汁分泌不畅，乳房肿胀疼痛，结块或有或无，皮色不红或微红，皮温不高或微高，或有形寒身热，舌质淡红或红，苔薄白或薄黄，脉弦，全身症状不明显或伴有发热、头痛胸闷等症状。此期辨证属肝郁气滞。

治法：疏肝解郁，通乳消肿。

方药：瓜蒌牛蒡汤加减。

全瓜蒌15g，柴胡10g，牛蒡子15g，蒲公英15g，桔梗10g，青皮15g，鹿角霜10g，赤芍15g，丝瓜络15g。每日1剂，水煎服，日服2次。

方解：方中柴胡、青皮疏肝理气、消肿散结；牛蒡子、蒲公英、丝瓜络清热通络，全瓜蒌与鹿角霜利气散结、温经通乳；赤芍和营消肿；桔梗引药上行。

加减：乳汁壅滞明显者，加漏芦30g、王不留行15g、路路通15g以通乳络散积乳；伴乳房结块韧硬者，加炮山甲10g（先煎）、皂角刺30g以溃坚破结；气郁甚者，加川楝子 15g、枳壳 15g 以理气解郁；便秘者，加白术 30g、枳实 15g、莱菔子 15g 以运脾行气通便；产后不哺乳或断乳后乳汁壅滞者，加山楂 30~60g、麦芽 120g、五味子 15g 以消滞回乳；产后恶露未尽者，加川芎 10g、益母草 15g 以活血祛瘀。

2. 郁滞化热期（酿脓期） 因失治误治，郁滞早期乳汁未能得到充分疏通，致郁滞化热。一般乳汁郁滞不通伴发热 2~3 天即导致郁久化热，热盛肉腐，肉腐成脓。

症状：乳房结块红肿热痛，乳汁分泌不畅，发热或伴有恶寒，头身疼痛，口干，便秘，舌质红，苔黄，脉数。此期辨证属肝郁化热。

治法：疏肝清热，回乳消肿。

方药：瓜蒌牛蒡汤加减。

全瓜蒌 15g，柴胡 10g，牛蒡子 15g，蒲公英 15g，桔梗 10g，青皮 15g，赤芍 15g，丝瓜络 15g，金银花 15g，白术 30~60g，枳实 15g，莱菔子 15g。

方解：方中柴胡、青皮疏肝理气、消肿散结；牛蒡子、蒲公英、丝瓜络、金银花清热通络；全瓜蒌利气散结；赤芍和营消肿；白术、枳实、莱菔子运脾行气，润肠通便；桔梗排脓且引药上行。

加减：大便燥结者，加大黄 6~10g（后下）、玄明粉 10g（冲服）以通腑泄热；热甚者，加黄芩 10g、生石膏 30g（先煎）以清肝胃蕴热；口渴者，加天冬 30g、天花粉 15g 以养阴生津止渴。

同时以麦芽 120g、山楂 60g、五味子 15g 浓煎频服以消滞回乳，通乳与回乳相结合。可暂时减少乳汁分泌，减轻瘀乳对乳房的压力。

（二）外治经验

1. 郁滞早期

（1）局部热敷：温经通络。

（2）揉抓排乳：除宿乳，消壅滞。

操作方法：患者取坐位，先在患乳部搽以少量润滑剂，以免揉抓时擦伤皮肤。术者立于患者身后，左手托起乳房，右手五指顺着乳络方向，首先轻拿提拉乳头及乳晕部，以扩张输乳管，疏通该部淤乳，继而采用五指指腹揉、推、挤、抓的手法，按摩患乳部硬结肿块，沿放射状从乳房基底部向乳晕方向揉抓。随后，右手拇指与食指夹持患侧乳晕及乳头部，不断轻拉揪提，淤乳即呈喷射状排出，直至结块消失、乳房松软、淤乳排尽、疼痛明显减轻为度。每日多次重复治疗，并嘱患者继续充分哺乳，及时排空乳汁，可获显著疗效。

特点：郁滞期采用揉抓排乳手法治疗，直接作用于患处，可通郁闭之气，消瘀结之肿，达到理气散结、宣通乳络、调和气血、泄热消炎的目的。

乳汁排出通畅是治疗成功的关键，既减轻了乳腺管的压力，又缓解了周围血管和淋巴管的压力，对乳房肿块的消散起到了良好的促进作用。本法从根本上消除了病因，临床疗效显著，90%以上的患者可获一次性治愈，是确切有效的中医特色疗法。

注意点：治疗前先行热敷，擦少量润滑剂效果更佳；手法轻柔，力度均匀，尽量减轻患者疼痛；术者施术前修剪指甲，揉抓排乳时必须顺乳络方向，指腹均匀用力，避免指尖抠抓伤及皮肤和乳头。

2. 郁滞化热期

（1）外敷疗法：首选加味金黄散水蜜外敷红肿处，其次可选四黄水蜜外敷，每日1换。有清热消肿、散结止痛之效。

（2）穴位按压：乳汁点滴难排者，指按压头临泣、足临泣穴位，可减少乳汁分泌。

（3）粗针穿刺抽液：稠厚积乳囊肿者行B超定位下粗针穿刺抽液，减少积乳，避免成脓。

（4）揉抓排乳：待乳腺红肿热痛减轻，再排宿乳。

此郁滞化热（酿脓）期，热毒壅聚，乳络阻塞，热敷无效，强行排乳可致热毒旁窜，治应先抑其邪事，箍托内脓，再排宿乳，多见如丝状黄黏乳或灰黄乳排出。

乳腺以通为用，以堵为逆，以塞为因，治疗首当以消为贵。郁滞期治疗内服药以"通"为主，"通"能荡涤淤乳，疏表邪以通卫气，通乳络以去积乳，和营血以散瘀滞，行气滞以消气结，通腑实以泄胃热，均属于"通"的具体运用。同时配合外治揉抓排乳手法彻底疏通乳络，达气血调和、祛瘀散结，急性乳腺炎郁滞期90%以上均可消散而愈。

（三）临床中应注意的问题

急性乳腺炎究其病因多为肝郁胃热、乳汁淤积，其发病急、传变快，损伤乳络，影响泌乳及哺乳。治疗得法可消而散之，若处理不当或延误时机，极易形成脓肿，徒增刺烙、切开引流之苦。郁滞期治疗必须坚持以消为贵，消法能使结聚之毒邪消散于无形，即使不散，亦能使毒邪移深居浅，转重为轻。同时采用内治与外治相结合，辅以揉抓排乳手法，争取时间有效及时治疗，可避免成脓之苦。

二、成脓期

指急性乳腺炎早期未能及时治疗或失治误治，病情进一步发展，引起局部组织破坏、坏死、液化，"热盛肉腐、肉腐成脓"，大小不一的感染灶相互融合形成脓肿，脓肿可为单房或多房。

（一）内治经验

症状：乳房肿块增大按之应指，皮肤灼热，疼痛剧烈，壮热身痛骨楚，溲赤便秘，舌质红或红绛，苔黄腻或黄糙，脉滑数或洪大。此期辨证属胃热壅盛。

治法：清热解毒，托里排脓。

方药：透脓散加减。

炮山甲10g（先煎），皂角刺30g，王不留行15g，蒲公英15g，桔梗10g，丝瓜络15g，漏芦30g，郁金10g，青皮15g，白术30g，枳实15g，莱菔子15g。

方解：炮山甲、皂角刺直达病所，溃坚破结，通经透脓；郁金、青皮、漏芦、王不留行、丝瓜络行气散结；蒲公英清热解毒，对金黄色葡萄球菌导致的脓肿效佳；白术、枳实、莱菔子运脾行气，润肠通便；桔梗排脓并引药上行。

加减：气虚者，加黄芪30g、党参15g补中益气，托毒排脓；肿块较坚硬者，加浙贝母15g、莪术15g以化痰祛瘀、软坚散结；口渴者，加芦根30g、天花粉15g以养阴生津；大便燥结者加大黄6~10g（后下）、玄明粉10g（冲服）以通腑泄热；疼痛剧烈，加乳香6g、没药6g以行气活血，通经止痛；乳汁壅滞者，同时以麦芽120g、山楂60g、五味子15g浓煎频服以消滞回乳，减少乳汁对乳腺的压力。

临证用药注意不可妄投寒凉之品。宜在清热之中，配合通乳、疏滞、散结、祛瘀、活血之品。此期透托为要，兼以清热解毒，慎用寒凉，尤其产后妇女气血两虚，难以托毒外出者。如临床出现头晕、乏力、纳呆等正气亏虚之象，证属正虚毒盛，治疗当以补托为主，方用托里消毒散，以防毒邪旁窜、脓毒内陷，导致危候。

（二）外治经验

1. 火针洞式烙口术 对于乳腺深部或多房脓肿，采用火针洞式烙口术排脓。林老强调"有脓即当针，宜熟不宜生，脓口宜顺下，排脓见血停"。明代汪机《外科理例·乳痈》云："夫乳者，有囊蠹，有脓不针，则患遍诸囊矣。"火针排脓后毒随脓解，脓尽肌生。采用火针洞式烙口引流法，烙口虽小（直径约0.3~0.5cm），但烙口内壁产生焦痂附着，形成一个内壁光滑的管状通道，不留死腔，引流通畅，排脓效果好。出血少，痛苦小，瘢痕小，疗程短，不影响日后哺乳，患者易于接受，优于刀切排脓。

（1）火针的机制及作用：火针疗法具有针和灸的双重作用，既有针的刺激又有温热刺激。近年有研究证明，火针治疗对甲皱微循环有一定的影响，它可使血色变红，血流速度加快，血流态势好转。另外，通过对针刺局部红

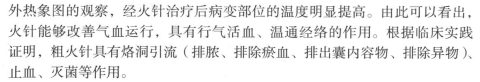

外热象图的观察，经火针治疗后病变部位的温度明显提高。由此可以看出，火针能够改善气血运行，具有行气活血、温通经络的作用。根据临床实践证明，粗火针具有烙洞引流（排脓、排除瘀血、排出囊内容物、排除异物）、止血、灭菌等作用。

（2）操作方法

1）主要器械药品准备：电火针治疗仪；银质球头探针；提脓药捻（广东省中医院制剂）；2%利多卡因注射液；一次性注射器；土黄连液；加味金黄散水蜜；不锈钢硬刮匙；小、中、大号棉捻。

2）选择体位：常用体位有侧卧位、平卧位和半卧位3种。体位的选择主要以脓肿的部位、方便术者操作及有利于脓液排出而选择。于脓肿下方放置一弯盘（以备盛脓用）。

3）消毒麻醉：在脓肿局部用碘酊和75%乙醇溶液常规消毒，铺巾，用2%利多卡因注射液做进针点及针道局部麻醉，以注射器回抽见脓液为度。

4）探测脓腔深度：用空注射器于拟穿刺处进行穿刺抽脓，边进针边回抽，当抽到脓液时，即停止进针，并固定针体，测量皮下至进入组织内针体的长度即为脓腔的深度，以此作为火针烙口深度的参考依据。

5）选择针具：要求针尖锋利，针体均匀圆滑，粗细适宜。针体的长短粗细，视脓腔大小深浅而定。脓腔小而表浅者，宜用短针细针，可选用1.5mm×40mm的细针；脓腔大而深者，宜用长针粗针，可选用3.0mm×85mm的粗针。

6）正确进针：选好进针点，定好进针方向和深度，这是确保火针刺烙引流效果的重要因素，也是火针技术操作的关键。

进针点的选择：进针点应选在脓肿明显波动的低垂部位以利引流，并尽量避开乳晕，以防伤及乳腺主导管而导致漏奶。

进针方向：左手顺脓肿高位端提固定乳房与胸部呈90°，右手持针具。要直刺脓肿中部。若进针偏斜，由于组织牵引和压力的作用，刺烙通道内口可能受压，会使引流不畅影响引流效果，尤其对部分坏死组织尚未液化的脓腔。

进针深度：参考前述所测的脓腔深度，针尖应进入脓腔0.5～1cm。若进针深度不够，针尖刚进入脓腔，则内烙口太小，易被稠脓坏死组织堵塞，造成引流不畅或阻碍。但也要避免进针过深，以免损伤正常组织，尤其是血管和神经。

7）掌握针温和针速：这是火针刺烙操作技术的另一关键。

针温：火针的适当温度，是使烙口组织产生焦痂，形成一坚实而光滑的引流通道并能止血的重要条件。因此针体需加热至红透发亮才可进针。

针速：决定于脓腔的大小和深浅。脓腔小而浅者，脓液少，易排出，针速易快，速进疾出，不转针，不停留。对大而深的脓肿，因排脓通道长，脓液多，往往还有块状坏死组织，排脓时间长，为使引流通畅彻底，要有略宽的排脓通道，故快速进针后将针体迅速旋转180°后即刻退针。这样才可形成一个良好的引流通道。

8）引流排脓：乳房脓肿经火针刺烙形成了光滑坚实的通道，拔出火针，脓液即可自行排出。为促使排脓，术者可用手轻轻揉抓脓腔壁，或轻轻加压，使脓液尽量排出。如坏死组织阻塞烙口，可用蚊式钳将其夹出。术后用刮匙搔刮排出脓腔内的水肿肉芽、坏死乳络和瘀血等脓腐，然后再用棉捻捻净，放置提脓药捻至脓腔基底部以提脓拔毒引流。土黄连液纱块隔开皮肤与提脓药捻外露部分，以避免腐蚀皮肤。加味金黄散水蜜（加味金黄散用适量水和蜂蜜调配成膏状）外敷红肿处。弹力绷带"8字"包扎固定，以舒适为度。

（3）火针洞式烙口术中应注意的问题

1）火针穿刺点的选择：以B超图像为参考标准，在脓肿波动明显、选择避开乳晕的脓肿低垂位进针，以免导致袋脓或烙口不愈合。若为多发性脓肿，烙口应选取容易兼顾到各个脓腔引流的低垂位，尽可能使各个脓肿得到充分引流，刺烙当天探针导引放置提脓药捻于主要的脓腔引流，一般一个火针烙口处插入提脓药捻后1~2日即可分别打开其余脓腔的引流通道，可达到一个低垂位烙口多个脓腔引流通畅的效果。

2）避免乳漏发生：乳漏影响疮口的愈合，且乳漏导致产妇内衣黏湿，易感风寒，疮口大量溢乳，乳汁减少影响喂哺婴儿。因此在治疗急性乳腺炎时如何预防乳漏的发生至关重要。乳漏多因乳腺脓肿未成熟时切开或刺烙，乳腺正常组织受损所致，故乳腺脓肿的切开、刺烙时机应在穿刺抽得脓液之后，这是预防乳漏的重要环节。此外，正确掌握乳腺脓肿切开的部位和深度、刺络的方向，切忌过多损伤正常组织，是避免乳漏发生的关键。

（4）火针洞式烙口术禁忌证

1）乳痈初起未成脓者。

2）慢性炎性僵块。

3）有凝血功能障碍者。

4）精神障碍者。

5）精神过于紧张、饥饿、劳累的患者，以及大醉之人都应暂禁用火针洞式烙口引流，以防止出现晕针等不适症状，须待情志疏导、不适症状缓解后再行治疗。

6）糖尿病患者在血糖控制平稳时方可施术（空腹血糖不超7.1mmol/L，

餐后 2 小时血糖不超 11.1mmol/L），后续换药期间仍需注意将血糖控制在稳定状态及无菌操作，以避免术口感染不利于愈合。

2. 粗针抽脓 对于乳腺浅表的单房小脓肿，可采用粗针穿刺抽脓，红肿组织予加味金黄散水蜜外敷。

3. 粗针抽脓加刀切排脓 对于乳腺浅表的单房较大脓肿，可采用粗针穿刺抽脓后，用手术尖刀垂直向下切入脓腔，切开皮肤 3mm 为引流口，放置提脓药捻引流。土黄连液纱布湿敷引流口。红肿组织予加味金黄散水蜜外敷。

（三）临床中应注意的问题

必须探清乳腺脓肿的位置、数目，避免传囊之变。一般皮下脓肿，易溃易消无传囊之虞。深部脓肿如乳腺内脓肿及乳腺后脓肿，因位置较深，局部表现不明显，容易忽略，脓肿易穿破叶间纤维隔而累及其邻接的腺叶，形成传囊。故应警惕位置较深的脓肿，特别是乳腺后脓肿。切勿在火针时仅刺烙浅在的或较大的脓肿，而忽视深部的或较小的脓肿。

三、溃后期

指成脓期脓肿溃破，或手术切开，或刺烙排脓后至愈合的一段时期。

（一）内治经验

1. 脓肿溃后初期 参照脓肿期辨治。

2. 脓肿溃后末期

症状：疮口愈合缓慢，溃后脓水不断或脓汁清稀，乳汁从疮口溢出形成乳漏，神疲乏力，面色萎黄少华，纳差。舌质淡，苔白，脉细缓。此期辨证多属气血两虚，余毒未清。

治法：健脾益气，扶正托毒。

方药：参苓白术散合托里消毒散加减。

黄芪 30g，党参 15g，白术 15g，云茯苓 15g，怀山药 15g，皂角刺 30g，蒲公英 15g，炒白扁豆 20g，砂仁 10（后下），陈皮 10g，麦稻芽各 15g，桔梗 10g。每日 1 剂，水煎 2 次，日服 2 次。

方解：黄芪、党参、怀山药、白术、云茯苓健脾益气，托里透脓；炒白扁豆健脾渗湿；蒲公英、皂角刺清热解毒，透脓消痈；砂仁、陈皮醒脾行气；麦稻芽升清降浊；桔梗排脓，并引药上行。

加减：溃后结块热痛者，加炮山甲 10g、金银花 15g 以溃坚通络清余热；头晕乏力者，加红枣 5 枚、鸡血藤 30g 以健脾益气养血；不思饮食者，加神曲 15g、山楂 15g、鸡内金 15g 以消滞开胃；便溏者，加薏苡仁 30g、芡实 15g 健脾祛湿；乳汁从疮口溢出形成乳漏者，同时以麦芽 120g、山楂 60g、五味子 15g 浓煎频服以回乳。

急性乳腺炎溃后末期，余毒未清，正气亏耗，寒凉之品损伤脾胃，此时应慎用寒凉攻伐之品，过用则反伤中阳，气血更虚，导致疮口不敛。故后期余毒渐清，无发热身痛时，法当健脾益气、生肌收口。脾胃虚弱者，予参苓白术散加减治疗；脾虚湿困者，予参苓白术散合平胃散加减治疗；脾虚湿浊中阻者，予参苓白术散合三仁汤加减；脾虚湿热内蕴者，予四君子汤合茵陈蒿汤加减。

（二）外治经验

1. 引流术后换药 脓肿切开或刺烙排脓后，每天换药 1 次。左手小鱼际掌侧紧压患乳基底，五指端提乳房，以减轻换药时疼痛。排脓后用刮匙搔刮腔内脓腐，然后再用棉捻捻净，彻底清除脓腐后放置提脓药捻至脓腔基底部引流。若为多发脓肿，在探针引导下尽可能向不同方向打开的脓腔分别置入提脓药捻，尽量使各个脓腔达到同时引流直至脓尽为度。土黄连液纱块隔开皮肤与提脓药捻外露部分，以避免腐蚀皮肤。加味金黄散水蜜外敷红肿处。

2. 脓腔收口 一般换药 3~5 天即可彻底排除脓腐。见好就收，不舍近求远。对于多发脓腔或窦道者，脓尽者先收口，不需等到所有脓腔均脓尽才收口，以缩短疗程，减少患者痛苦。收口的时机为：脓腔内无脓腐，且为血色鲜红，皮瓣红活的阳性疮面，B 超探查无残留脓腔，血常规正常时，即予收口。收口时，对内腔较小（长径小于 5cm）者，用棉垫或叠瓦式纱块直接加压绷缚，蝶形胶布牵拉引流口；对内腔较大（长径大于 5cm）者，用棉垫或叠瓦式纱块从四周向中心逐步加压绷缚，使新生肉芽组织从基底部生长，引流口暂保持开放，防止引流口浅表部组织过早粘连而致假性愈合。待脓腔明显缩小后，方予蝶形胶布牵拉引流口收口。换药时间为每 3 天 1 次。

3. 四子散药包热敷 脓腔及引流口愈合后，伴有慢性炎性僵块者，用四子散药包（白芥子、莱菔子、苏子、吴茱萸各 120g）布包热敷乳房僵块处，可达理气化痰、软坚散结之功，避免复发。四子散药包热敷每日 2~3 次，每次 30 分钟，温度掌握在 38~41℃。

若发生袋脓或传囊之变，可作辅助烙口引流；若疮口溢乳不止形成乳漏，可在疮口一侧用垫棉法加压，促使收口。若形成乳房部窦道，可用提脓药捻插入窦道以提脓祛腐，至脓尽再用棉垫或叠瓦式纱块加压绷缚收口。最终达到彻底治愈的目的。

4. 治疗时间 单一、较浅脓腔术后腐去肌生时间约 2~3 天，多个、较深者约 3~5 天。棉垫加压绷缚时间约 3~5 天，四子散药包热敷乳房僵块处约 5~7 天。

（三）临床中应注意的问题

1. 慎防传囊之变 急性乳腺炎若溃后脓出不畅，或有多个脓腔，肿势不消，疼痛不减，身热不退，则变生袋脓或传囊乳痈。现代医学对此治疗多采用再次手术引流，强调切口要够大，并需分离与沟通所有脓腔，放置引流物，彻底引流，但此法对乳腺组织损伤大，增加患者痛苦，影响继续授乳，且易致日后瘢痕组织形成。林老对传囊乳痈的治疗经验丰富。以外治为主，可在疮口一侧用垫棉加压，弹力绷带绑缚固定，托脓外出及防脓下注，往往可避免再次手术。若脓毒排泄不通畅，可用提脓药捻插入脓腔基底部，促使坏死组织液化排出，直至腐尽肌生。必要时亦可在传囊乳痈部位按之应指处，另做一火针洞式烙口，同时插入提脓药捻继续引流。内治方面，可选用益气健脾养血、和营托毒排脓之中药，如黄芪、党参、白术、炮山甲、皂角刺、桔梗、蒲公英、当归、丝瓜络、赤芍等。

2. 慎防袋脓之变 急性乳腺炎脓腔内脓腐未尽时，切忌欲求速愈而急于封口以致袋脓，必须待脓腐排尽后，B超检查无残留脓腔，血常规正常时收口，加压包扎，以达疮口一期愈合。避免脓腐残留，疮口难愈或假性愈合，导致慢性迁延性乳腺炎，徒增患者长期痛苦。

四、并发脓毒血症

指致病菌侵入血循环而发生的全身性感染。其来势急，病情严重，发展迅速，可出现循环、呼吸等严重危候。表现为患乳皮色黯红，肿胀迅速向周围蔓延，边界不清，全身寒战高热，头痛胸闷，烦躁，四肢无力，甚则见神昏谵语，痉厥，咳喘，胁痛。有此合并症者，需西医抗菌及对症支持治疗为主，中医治疗为辅。随着人们对急性乳腺炎认识的普及，以及对急性乳腺炎及时正确的治疗，现在临床中已很少出现并发脓毒血症患者。

五、预防与调摄

（一）积极排空乳汁，预防急性乳腺炎

林老认为哺乳期积极排空乳汁是预防急性乳腺炎的关键。对于合并乳头内陷者，应在怀孕前积极矫正，有利于日后哺乳通畅。对于重度乳头内陷者，乳汁不能排出者，建议分娩后即回乳以防急性乳腺炎发生。

（二）生活调摄

1. 在郁滞期或脓成未熟时，均宜揉抓排乳充分排出乳汁，或火罐拔去淤乳，或吸奶器吮吸排乳。

2. 应坐位哺乳，不应躺着哺乳，更不要让婴儿吃饱后含乳而睡，同时避免侧卧，忌压迫乳腺导致乳汁不畅，影响母婴健康。

3. 以三角巾或胸罩托起患乳，脓未成可减少行动所致牵痛，破溃后可托起脓腔，防止袋脓，又有助疮口愈合。

4. 若在急性乳腺炎感染严重或脓肿切开引流后形成乳漏，乳汁色黄已变性，乳汁中可能含有细菌或脓液，须暂停哺乳。但乳汁必须按上法揉抓排乳。至炎症消退，血常规正常，乳汁色白无腥臭味时，方可哺乳，这样可防止乳汁滞留，有助乳管通畅，减轻对局部组织的压迫，预防再次郁乳，有利母婴健康。

（三）情志调摄

因不良精神刺激致肝脾失和，或过度疲劳均可诱发或加重本病，故患者应保持情志舒畅，忌恼怒忧郁，注意休息，加强锻炼。

（四）饮食调摄

减少肥甘厚腻摄入，宜食清淡而富于营养之品，如西红柿、鲜藕、丝瓜、牛奶、瘦肉汤等；忌辛辣、刺激、荤腥油腻之品。可作为饮食治疗的药材与食物有橘子、橘核、橙子、金橘、黄瓜、菊花、荸荠、芹菜、茼蒿、赤小豆、绿豆、慈菇、豆腐、蛋、陈皮、鹿角片、露蜂房、鲜马齿苋、黄芪、党参、白通草、炮山甲、鲜虾、花生、竹丝鸡等。

六、临证备要

（一）贵在早治，注重通法

急性乳腺炎是中医治疗独具优势的病种之一，关键在于早治，早期治疗以通为用，具体用药时应选择理气、通乳、活血、化痰、散结、泄热、通便之品，切不可滥投苦寒之品，否则会形成"欲消不消、欲脓不脓"之僵块。临证时应按急性乳腺炎分期的不同特点辨证施治。

（二）防治并重，以防为主

郁滞期以乳汁分泌不畅、乳房肿大胀痛为主症，处理不当或延误时机极易形成脓肿。及时配合采用揉抓排乳手法治疗，能通郁结之气，排淤滞之乳，消淤结之肿，达到理气散结，宣通乳络，即可避免成脓之苦。

（三）注重辨脓

林老提出，乳痈之辨脓重在 3 个方面：即辨脓之有无、脓之部位范围、脓之引流是否通畅。辨脓之有无，可根据临床表现如患者乳房"跳痛"、按之"应指"（波动感），必要时运用 B 超与穿刺的方法，掌握脓成刺络或切开引流时机，切忌脓未熟时"生切"，而一旦脓熟，及时刺络或切开引流，有利于脓毒之邪及时排出。其次是辨脓之部位范围，充分运用 B 超定位，包括脓之深浅、脓肿部位之多少，确保深部与多房脓肿都得以引流通畅，不留死腔，以防脓毒内陷、并发脓毒血症。第三辨脓之引流是否通畅。林老创新电火针仪，于脓腔低垂位且能兼顾多个脓腔引流的最佳位置，行洞式刺烙引流，利用火针形成的"焦痂"保持引流通畅；术后去腐换药，充分运用刮匙及棉捻搜刮、捻除排尽脓腐，避免形成"袋脓"。

（四）是否回乳应谨慎决策

哺乳有利于母婴健康，只要及时揉抓疏通乳络，确保排乳通畅，即可继续哺乳。若患者乳头凹陷畸形，或乳房多房脓肿，继续哺乳确有困难，权衡利弊，可考虑回乳。

急性乳腺炎初起郁滞期，乳汁郁积，以消为贵，以通为用，治以"通乳消肿"为原则。手法揉抓或同时用吸奶器排出淤乳，疏通乳管，可坚持哺乳。在郁滞期至化热期间，无发热恶寒，头痛等全身症状，血常规正常，脓肿尚未形成时，应让婴儿多吸吮患侧乳房，并尽量吸空后，再换哺对侧。急性乳腺炎成脓期，治疗宜通乳与回乳相结合。乳汁是细菌良好的培养基，暂时回乳一方面有助于缓解病情，减轻乳汁分泌对乳腺的压力，另一方面也有助于火针刺烙或切开排脓后降低乳漏发生的风险。

（朱华宇　司徒红林　整理）

第四节　浆细胞性乳腺炎

浆细胞性乳腺炎又称乳腺导管扩张症，是一种以乳晕处集合管明显扩张，管周纤维化和多量炎性细胞，特别是浆细胞浸润为病变基础的慢性乳腺疾病。发病率约占乳房良性疾病的 4%~5%。有的病人表现为长期乳头溢液，或局部肿块持续不消或瘘管、窦道长达数年。乳房肿块多位于乳晕后方或向某一象限伸展。肿块质地韧硬，边界不清，表面欠光滑，表面呈结节样，与胸壁无粘连，活动度较小，常伴轻压痛。乳房疼痛不明显，或与肿块同时出现，疼痛为轻、中度，间断或持续性。肿块或伴有潮红。乳头常有粉渣样物泌出，并有臭味，少数病人伴乳头溢液，为血性或水样，可伴有乳晕及乳晕后方导管聚集性增粗；患侧腋下淋巴结不同程度肿大。后期肿块发生软化，形成脓肿。脓肿破溃后流出混有粉渣样脓液，并造成乳晕部瘘管，以致疮口反复发作、渐成瘢痕。临床中常见乳头溢液、多发脓肿、多条窦道或瘘管、急慢性炎性肿块即溢液期、肿块期、脓肿期、瘘管期四期并存的复杂难治性浆细胞性乳腺炎，病情缠绵反复，被喻为"烂苹果"、"地道战"，"乳房顽疾"，治疗颇为棘手，长期迁延不愈者有可能增加诱发乳腺癌的风险。

现代医学目前对浆细胞性乳腺炎主要行手术治疗。手术时机的选择在炎症控制局限后。术前、术后配合使用抗生素预防感染。但是，由于病灶边界不清，手术治疗强调尽量彻底切除病变组织，包括炎性肿块、病变皮肤和病变导管系统，连带部分周围正常乳腺组织一并切除，以免切除不彻底导致病灶残留而留下局部复发的隐患，因此导致乳腺切除范围较大，乳腺外形相对改变较大。临床常见即使手术治疗，也可能会遗漏术前及术中检查均无法发现的微小病灶，存在复发隐患，而导致伤口迁延不愈合。手术切除为主的治疗方法给患者造成较大的生理和心理负担，病人不易接受。

长期以来，中医药治疗本病积累了丰富的经验，中药外敷肿块期红肿热痛者、脓成已熟切开排脓、瘘管期采用切开法或挂线法等已使用广泛。林老在临床实践中本着"祛邪不伤正，祛腐可生新"的治疗原则，在长期临床实践中总结出火针洞式烙口术、提脓药捻引流术、搔刮、捻腐、拖线疗法、垫棉绷缚、中药敷贴等多种外治法同时并行的外科综合治疗方法，同时辅以内服软坚散结、托毒消痈、益气和营之中药，全程中医药治疗该病，创伤小，瘢痕小，术后乳房变形小，复发率低，疗效显著。

一、溢液期

是浆细胞性乳腺炎的一种早期表现，也可能是少数病人的唯一表现。

（一）内治经验

症状：临床表现以乳头溢液为主，多为自发性或被动性、间歇性乳头溢液，多有乳白色脂质样物质，并带有臭味，也可呈水样、浆液性、脓血性或血性，乳腺皮色不变，或伴胸胁、乳房胀痛，舌淡红，苔薄白，脉弦。此期辨证为肝郁脾虚证。

治法：疏肝理气，健脾利湿。

方药：柴胡疏肝散加减。

柴胡 10g，郁金 15g，青皮 15g，陈皮 10g，当归 10g，川芎 10g，延胡索 15g，香附 15g，夏枯草 15g，白芍 l5g，白术 15g，薏苡仁 30g，云茯苓 15g。日 1 剂，水煎 2 次，日服 2 次。

方解：柴胡、郁金、青皮、陈皮、香附、延胡索疏肝理气止痛；当归、川芎养血活血；夏枯草清泄肝火；白芍柔肝缓急；云茯苓、薏苡仁、白术健脾利湿。

加减：若溢液呈黄色浆液性、黄稠性，伴口苦口干、失眠多梦者，加牡丹皮 15g、栀子 15g、黄芩 10g 清肝泻火；若溢液呈脓血性或血性，加侧柏叶 15g、茜草 15g 凉血止血；伴面色苍白、肢冷畏寒者，加仙灵脾 15g、仙茅 10g 温肾助阳。

（二）外治经验

拔罐疗法：先天性乳头畸形与内陷，分泌物排出不畅是本病发生和反复发作的原因之一，用火罐拔吸出乳头分泌物，并对凹陷的乳头有一定程度的"拔伸"作用。此法治疗浆细胞性乳腺炎，特别是由于先天性乳头凹陷引起的浆细胞性乳腺炎，可以阻遏其进展。对于先天性轻、中度及重度乳头内陷患者，在青春发育期经常行拔罐疗法可纠正乳头内陷，促进少女期乳管发育，有助防治乳腺炎，以达未病先防之功。

操作：用止血钳夹住酒精棉球，点燃后在罐内中段速绕 1 圈后，迅速退出，立即将罐扣在乳晕周边，留罐 10～15 分钟，直至乳晕周边皮肤呈潮红。起罐时一手扶住罐体，另一手以拇指或食指下压罐口一侧皮肤而拔罐。拔罐后用土黄连液清洗乳头，保持乳头清洁。每日 1 次，10 日为 1 个疗程。休息 3 日后，可继续下一疗程。

本阶段中医药内外合治，外用火罐拔吸出乳头分泌物，配合内服中药疏肝健脾，可预防溢液期向肿块期发展。

二、肿块期

（一）肝经郁热型（急性期）

1. 内治经验

症状：乳房局部疼痛不适，并发现肿块，肿块多位于乳晕部，或向某一象限伸展，红肿疼痛，按之灼热，或脓成未熟，或乳房皮肤水肿，有的可呈橘皮样变，同侧淋巴结肿大、压痛。全身症状不明显或伴有轻度发热症状，舌质红，苔薄黄或黄腻，脉弦或数。此期辨证为肝经郁热。

治法：疏肝清热，和营消肿。

方药：柴胡清肝汤加减。

柴胡 10g，生地黄 15g，赤芍 15g，黄芩 10g，山栀子 15g，天花粉 15g，牛蒡子 15g，蒲公英 15g，夏枯草 15g，虎杖 15g，生山楂 15g，桔梗 10g。日 1 剂，水煎 2 次，日服 2 次。

方解：柴胡、赤芍疏肝理气，凉血活血；黄芩、虎杖、蒲公英、牛蒡子清热解毒；夏枯草、山栀子疏肝清热；生山楂化瘀又能除脂；天花粉、生地黄养阴生津；桔梗引药直达病所。

加减：便秘者，加白术 30～60g、枳实 15g、莱菔子 15g 以运脾行气，润肠通便；乳房结块韧硬者或脓成未熟者，加炮山甲 10g（先煎）、皂角刺 30g 溃坚破结，消痈透脓；乳头溢液呈血性者，加仙鹤草 15g、茜草 15g、牡丹皮 15g 凉血止血。

2. 外治经验

中药外敷：首选加味金黄散水蜜外敷，其次可选四黄水蜜外敷，每日 1 换。有清热消肿止痛之效。

（二）痰瘀互结型（亚急性期）

急性发作后红肿消退，仅遗留一硬块与皮肤粘连，表现为局部肿块或硬结。临床上将浆细胞性乳腺炎以无痛性肿块为主要表现的发展过程称为亚急性期。该期得不到有效治疗，可直接导致炎症复发。

1. 内治经验

症状：乳房结块，无红肿热痛或有压痛，舌质淡，苔薄白或腻，脉滑或涩。此期辨证为痰瘀互结。

治法：活血化瘀，化痰散结。

方药：血府逐瘀汤合逍遥蒌贝散加减。

柴胡 10g，郁金 15g，丹参 15g，莪术 15g，益母草 15g，当归 10g，云茯苓 15g，浙贝母 15g，瓜蒌皮 15g，山慈菇 15g，生牡蛎 30g（先煎）。日 1 剂，水煎 2 次，日服 2 次。

方解：柴胡、郁金、丹参、莪术、益母草、当归行气活血化瘀；浙贝母、瓜蒌皮、山慈菇、生牡蛎化痰软坚散结；云茯苓健脾渗湿。

加减：胸闷、咯痰者，加薤白 15g、陈皮 15g、法半夏 15g 宽胸行气化痰；食少纳呆者，加山楂 15g、神曲 15g、鸡内金 15g 消滞开胃；肿块硬韧难消者，加炮山甲 10g（先煎）、皂角刺 30g 溃坚散结，亦可选加全蝎 5g、昆布 15g、海藻 15g、白芥子 10g 以加强软坚散结之力。

2. 外治 四子散药包热敷：理气化痰、软坚散结，可使"未成（脓）者速散，已成（脓）者速溃"。

本阶段中医药内外合治，可使肿块消散而愈。

三、脓肿期

（一）内治经验

症状：乳房肿块软化，形成脓肿，按之应指，皮肤红肿灼热，疼痛剧烈，破溃后流出的脓液中常夹杂粉刺样或脂质样物质，或伴发热，溲赤便秘，口干口苦，胁痛，舌质红或红绛，苔黄腻，脉弦数有力。此期辨证为肝经湿热。

治法：清肝透脓，利湿散结。

方药：透脓散合龙胆泻肝汤加减。

炮山甲 10g（先煎），皂角刺 30g，漏芦 30g，蒲公英 15g，王不留行 15g，丝瓜络 15g，柴胡 10g，郁金 10g，青皮 15g，龙胆草 10g，车前草 15g，桔梗 10g。日 1 剂，水煎 2 次，日服 2 次。

方解：炮山甲、皂角刺溃坚散结、消痈透脓；柴胡、郁金、青皮、王不留行、丝瓜络疏肝理气，行气散结；蒲公英、漏芦清热解毒消痈；龙胆草泻肝胆实火，并清利湿热，车前草清热利湿，使湿热从水道排除。桔梗引药上行。

加减：口渴明显者，加芦根 30g、天花粉 15g 养阴生津；大便燥结者，加大黄 10g（后下）以泄热通便；皮肤、小便发黄者，加绵茵陈 15g、山栀子 15g 以清热利湿退黄。

（二）外治经验

1. 火针洞式烙口术　同急性乳腺炎成脓期治疗。
2. 粗针抽脓　同急性乳腺炎成脓期治疗。
3. 粗针抽脓加刀切排脓　同急性乳腺炎成脓期治疗。
4. 引流术后换药　同急性乳腺炎溃后期治疗。
5. 收口　同急性乳腺炎溃后期治疗。

本阶段中医外治为主，内治为辅，以达脓腐排出。

四、瘘管期

发生于乳房部或乳晕部的脓肿自溃或刺络或切开后久不收口，脓水淋漓，形成瘘管或窦道。

（一）内治经验

症状：溃后久不收口，脓水淋漓，时发时敛，或反复红肿溃破，或反复溃破后形成瘢痕，局部结块僵硬。溃口周围皮肤颜色黯红，或呈湿疹样改变。全身症状不明显或伴有低热。此期辨证为气血两虚、余毒未清。

治法：扶正托毒，益气和营。

方药：

（1）局部反复红肿热痛，舌质淡红，苔薄黄，脉细或滑数者，选用金银花甘草汤加减。

金银花 15g，甘草 10g，蒲公英 15g，生黄芪 30g，当归 10g，白芍 15g，白术 15g，云茯苓 15g，生地黄 15g，炮山甲 10g（先煎），皂角刺 30g，桔梗 10g。每日 1 剂，水煎 2 次，日服 2 次。

方解：黄芪补中益气，托毒排脓；当归、白术、云茯苓健脾益气养血，使气血充足，司鼓营卫外发，透脓外泄，生肌长肉；金银花、蒲公英清热解毒；炮山甲、皂角刺可以直达病所，溃坚破结，消痈透脓；白芍柔肝止痛；生地黄养阴清热；桔梗引药直达病所；甘草调和诸药。

（2）局部疮面肉色不鲜，伴面色无华，神疲乏力，食欲不振，舌质淡红，苔白，脉细缓者，选用托里消毒散合参苓白术散加减。

黄芪 30g，党参 15g，白术 15g，云茯苓 15g，怀山药 15g，皂角刺 30g，蒲公英 15g，炒白扁豆 20g，砂仁 10（后下），陈皮 10g，麦稻芽各 15g，桔梗 10g。每日 1 剂，水煎 2 次，日服 2 次。

方解：黄芪、党参、山药、白术、云茯苓健脾益气，托里透脓；炒白扁豆健脾渗湿；蒲公英、皂角刺清热解毒，透脓消痈；砂仁、陈皮醒脾行气；麦稻芽升清降浊；桔梗引药上行。

加减：溃后结块热痛者，加炮山甲 10g（先煎）、金银花 15g 以溃坚通络清余热；头晕乏力者，加红枣 5 枚、鸡血藤 30g 以健脾益气养血；不思饮食者，加神曲 15g、山楂 15g、鸡内金 15g 以消滞开胃；便溏者，加薏苡仁 30g、芡实 15g 健脾祛湿。

若后期余毒已清，无发热身痛，生肌收口时，法当健脾和胃、益气养血。脾胃虚弱者，予参苓白术散加减治疗；脾虚湿困者，予参苓白术散合平胃散加减治疗；脾虚湿浊中阻者，予参苓白术散合三仁汤加减；脾虚湿热内蕴者，予四君子汤合茵陈蒿汤加减。

（二）外治经验

1. 拖线疗法　适用于与乳头相通的瘘管。

瘘管期常形成通向输乳孔的瘘管，溃口久不收敛，溃口数目 1 个或数个不等，位于乳晕旁或乳房部。溃口周围皮肤颜色黯红，或呈湿疹样改变。如反复溃破后逐渐形成瘢痕，局部组织坚硬不平，则乳头更显凹陷。反复红肿溃破，常形成复杂性瘘管。溃口久不收敛，或反复红肿破溃，给病人带来长期的痛苦。

目前，西医治疗浆细胞性乳腺炎瘘管期主要有乳腺瘘管切除术、乳腺区段切除术，但乳房外形改变较大，且恐有复发之虑，若予单纯乳房切除术，则创伤大。而林老采用中医中药拖线疗法，具有创伤小、乳房外形无明显变化的优点。且操作简便，疗效确实，术后疮口愈合快，不影响其生理功能，在临床中取得了显著疗效。

（1）理论依据：拖线疗法在古代中医文献中未有明确记载，其化裁于古法挂线术与药线脱管法。挂线术是应用药制丝线、纸裹药线、医用丝线、橡皮筋线等材料，采取挂线方法以剖开瘘管的一种治疗方法。首载于明代徐春甫的《古今医统》。原以芫根煮线挂破肛瘘，其方法为："用草探一孔，引线系肠外，钻锤悬取速效，药线日下，肠肌随长，辟处即补，水逐线流，末穿疮孔，鹅管内消。"在长期的临床实践中，挂线疗法一直被广泛应用，包括用于乳房部瘘管的治疗。药线脱管术是用药线上黏附去腐生肌的丹药，插入瘘管内，拔毒蚀管、提脓祛腐，以达到腐脱新生、管壁闭合的目的。拖线疗法集二者的优势，以药线上黏附丹药祛腐蚀管，更便于换药，引流通畅。此法最初运用于复杂性肛瘘的治疗上，林老将其运用扩展到乳房部瘘管的治疗中，以最大限度保留基本正常的乳腺组织和皮肤。术后配合垫棉压迫法，使管道在健康肉芽状态基础上自行黏合，以利于管腔愈合。相对于传统的手术切开疗法，具有治愈率高，复发率低，瘢痕小，能保持乳房外形的优点。临床中取得显著疗效，是一项值得推广的中医特色疗法。

（2）操作方法

1）主要器械药品包括：带孔探针；黏附提脓药捻药粉的 4 号医用丝线 2～3 股；不锈钢硬刮匙；土黄连液；2%利多卡因注射液；一次性注射器。

2）操作步骤

A. 常用体位有平卧位、侧卧位和半卧位 3 种。

B. 常规消毒铺巾，局部麻醉。

C. 在乳晕旁用带孔探针探查瘘管，将探针一端从乳晕溃口轻轻向乳头探入，使带孔探针从乳头顶出。

D. 以刮匙刮除管道内的脓腐。如管壁顽腐较厚，可予部分剪除。

E. 在带孔探针带孔端穿过黏附提脓药捻药粉的 4 号医用丝线 2～3 股，将丝线从乳晕溃口引入管腔，从乳头引出，贯穿瘘管。

F. 拉紧丝线两端来回牵拉数次，使提脓药捻药粉拖入管道内。将丝线两端打结，使之呈圆环状。放置在瘘管内的整条丝线，应保持松弛状态。

G. 土黄连液纱布湿敷，常规包扎固定。

（3）术后创面处理：换药时以刮匙刮除瘘管内的脓腐，棉捻捻净，将黏附提脓药捻药粉的 4 号医用丝线缓慢拖入瘘管内蚀管，拉紧丝线两端来回牵拉数次，外以土黄连液纱布湿敷，每天换药 1～2 次。待瘘管及丝线上无明显脓腐后，可徐徐退出丝线，疮面周围配合蝶形纱块和垫棉压迫空腔处，再予加压绑缚，使乳房患处空腔前后壁贴紧至瘘管愈合，每 3 天换药 1 次。

（4）治疗时间：拖线疗法的手术时间一般在 5～10 分钟。术后蚀管时间约 2～5 天，待脓腐脱去，拆线。脓尽垫棉压迫绑缚时间约 3～5 天。瘘管收口后，继续垫棉加压绑缚 2～3 天，以巩固疗效，避免复发。

（5）关键技术环节

1）手术时银质球头探针探查瘘管，以刮匙刮除管内脓腐，引出黏附提脓药捻药粉的 4 号医用丝线，来回牵拉数次。

2）待瘘管及丝线上无明显脓腐后，可拆线，徐徐退出丝线。疮面周围配合蝶形纱块和垫棉压迫，借用压垫持久力，使空腔前后壁贴合，促进管壁粘连闭合。

（6）注意事项

1）探查瘘管时必须细致、耐心、轻巧，动作忌暴力、粗糙，防止形成假道。

2）拖线术后，蚀管时间多在 2～5 天。若挂线时间过短，则坏死组织和异物会残留于管腔，影响正常肉芽组织生长，使管腔难以愈合或愈合后易复发。而若拖线时间过长，则异物刺激管壁，引起管壁纤维化，影响管腔愈合。

（7）禁忌证

1）有凝血功能障碍者。

2）精神障碍者。

3）过敏体质者。

2. 提脓药捻引流

（1）适用于窦道形成者。探针探查窦道的深度和方向，刮匙及棉捻清除管道内的脓腐，如管壁较厚，可予部分剪除。探针引导下插入提脓药捻蚀管引流。外以土黄连液纱布湿敷溃口。每天换药1～2次。待顽腐尽去后，配合垫棉压迫和绑缚法，促使疮面愈合。

（2）适用于溃口与乳孔相通形成管壁较厚的瘘管者。探针引导下，提脓药捻贯穿溃口和乳管。但须注意，在插入提脓药捻时，无药粉一端留置在乳头管口处，有药粉一端置于溃口处，避免提脓药粉撒落导致乳头皮肤受到损伤。

3. 中药外敷

（1）合并局部红肿热痛者，加味金黄散水蜜外敷，每日1换，清热消肿止痛。

（2）管腔收口后，以四子散药包热敷乳腺僵块处以理气化痰、软坚散结，巩固疗效，避免复发。

本阶段中医外治为主，内治为辅，具有疗程短、创伤小、不易复发等优点，临床疗效好。

五、复杂难治性浆细胞性乳腺炎诊治经验

浆细胞性乳腺炎若因失治误治，炎性灶沿乳络扩散、蔓延，以致形成多发脓肿、多条窦道或瘘管及急、慢性炎性肿块即溢液期、肿块期、成脓期、瘘管期多期并存的情况，称为复杂难治性浆细胞性乳腺炎。其病情复杂，余毒难清，缠绵不愈或反复发作，被喻为"烂苹果"、"地道战"，"乳房顽疾"，治疗颇为棘手，长期迁延不愈者可能增加诱发乳腺癌的风险。目前，西医治疗复杂难治性浆细胞性乳腺炎主要以手术治疗为主，但乳腺外形改变较大，且容易复发，病人多难以接受。长期以来，中医药治疗浆细胞性乳腺炎积累了丰富的经验，但综观文献，对复杂难治性浆细胞性乳腺炎的治疗鲜有论及，缺乏较系统的认识和治疗方法。林老在临床实践中本着"祛邪不伤正，祛腐可生新"的治疗原则，采用火针洞式烙口术、提脓药捻引流、搔刮、捻

腐、拖线疗法、垫棉绷缚、中药敷贴等多种中医外治法，同时辅以内服托毒消痈、健脾益气之中药治疗该病，具有疗程短（平均疗程 18.2±5.1 天）、瘢痕小、术后乳房变形小、不易复发的优点，取得了较好的疗效。

（一）内治经验

1. 祛腐引流期间，参照脓肿期或瘘管期辨治。

2. 收口期间，因患者久病正气不足，多表现出疲倦乏力，口淡，不思饮食，辨证以脾胃失和、气血两虚为主，治总以"健脾和胃，益气养血"为法。

（1）脾胃虚弱

症状：神疲乏力，面色萎黄无华，胸脘胀闷，食少便溏，形体消瘦，舌质淡，苔白，脉细缓。

治法：健脾益气。

方药：参苓白术散。

党参 15g，白术 15g，云茯苓 15g，怀山药 15g，炒白扁豆 20g，薏苡仁 30g，桔梗 10g，陈皮 10g，砂仁 10g（后下），生姜 5 片，红枣 5 个。

（2）脾虚湿困

症状：神疲乏力，面色萎黄无华，胸脘胀闷，食少便溏，气虚肿满，嗳气吞酸，肢体沉重。舌质淡，苔白腻，脉细缓。

治法：健脾益气，燥湿和胃。

方药：参苓白术散合平胃散加减。

党参 15g，白术 15g，云茯苓 15g，怀山药 15g，炒白扁豆 20g，砂仁 10g（后下），薏苡仁 30g，桔梗 10g，厚朴 15g，苍术 15g，陈皮 10g，麦稻芽各 30g。

（3）脾虚湿浊中阻

症状：神疲乏力，面色萎黄无华，食少便溏，胸闷不饥，身重疼痛。舌质淡，舌苔白腻而厚，脉细而濡者。

治法：健脾益气，清利湿浊。

方药：参苓白术散合三仁汤加减。

党参 15g，白术 15g，云茯苓 15g，怀山药 15g，炒白扁豆 20g，砂仁 10g（后下），生薏苡仁 30g，白蔻仁 15g，北杏仁 15g，神曲 15g，鸡内金 15g，焦山楂 15g，槟榔 15g。

（4）脾虚湿热内蕴

症状：神疲乏力，面色萎黄无华，胸脘胀闷，食少便溏，或伴有身热不扬，口中渴。舌质红，舌苔黄腻，脉滑。

治法：健脾益气，清热利湿。

方药：四君子汤合茵陈蒿汤加减。

党参 15g，白术 15g，云茯苓 15g，怀山药 15g，绵茵陈 15g，灯心草 5 扎，瓜蒌皮 15g，薤白 15g，神曲 15g，鸡内金 15g，山楂 15g，槟榔 15g。

（二）外治经验

采用火针洞式烙口术、搔刮、捻腐、提脓药捻引流、拖线疗法、垫棉绷缚、中药敷贴等多种外治法。

1. 操作方法　参照脓肿期和瘘管期外治。

2. 治疗时间　单一、较浅脓腔及较短管道术后腐去肌生时间约 3 ~ 5 天，多个、较深较长者约 7 ~ 10 天。棉垫加压绷缚时间约 3 ~ 5 天，四子散药包热敷乳房僵块处约 7 ~ 10 天。

六、预防复发

浆细胞性乳腺炎（尤其是复杂难治性浆细胞性乳腺炎）患者病情往往缠绵反复，疮口收口后，注意预防复发。

1. 注意定期复查　收口后 2 周、1 个月、3 个月后各复诊 1 次，收口后 3 个月不复发方为痊愈。以后每半年复诊 1 次。

2. 必须继续消散炎性僵块　若僵块无红热，用四子散药包热敷化痰散结；僵块如出现红热，外敷加味金黄散水蜜清热解毒。明辨阴阳，四子散药包与加味金黄散水蜜交替使用，以达僵块消散，消除隐患之功。

3. 提高人体正气　"正气存内，邪不可干。"林老认为，人体正气指人体抗病能力和组织康复能力，包括脾胃运化水谷精微滋养全身之气、肾藏精纳气、调节阴阳之气，人体抵御外邪之气，及经络疏通之气。四者中林老尤其重视脾肾之气，认为脾肾是人体正气的根本，而两者中尤以后天养先天为要，因此林老非常重视调理患者的脾胃运化功能。同时保持心情舒畅，劳逸结合，常做逍遥健乳功，以达脏腑平衡，气血调顺，经络疏通，则可防治痰瘀阻络或余邪留滞而导致复发。

4. 乳头内陷者，治愈后予火罐拔吸出乳头分泌物，并用土黄连液清洗。经常保持乳头清洁，以防复发。

5. 平时患者须忌食烟酒、辛辣、炙煿、鱼腥等发物。

6. 先天性乳头内陷是该病发生的主要原因之一，部分患者在肿块消除后内陷的乳头可自行纠正，重度乳头内陷的患者可考虑行乳头畸形矫正术。

七、预防与调摄

（一）积极预防和矫正先天性乳头内陷

林老认为积极预防和矫正乳头内陷可有效预防浆细胞性乳腺炎。需注意以下几点：

1. 少女要根据乳房的大小佩戴尺寸合适的乳罩，保证乳头能够良好发育。对于乳房较大的少女，更应注意内衣的宽松。

2. 避免乳房和乳头的长期挤压。对于有俯卧习惯的少女，则要及时纠正，防止乳头遭受挤压，以免加重乳头凹陷的程度。

3. 乳头凹陷矫正的最好时期是青春发育期。10～14岁月经来潮后，少女乳腺发育时应观察乳头是否同期发育，如遇乳头发育滞后、乳头扁平，应及时提拉矫正。每天轻轻地往外牵拉内陷的乳头，每日3～5次。经常牵拉乳头，可以使双乳突出、周围皮肤支撑力增大，起到"定型"作用。亦可行拔火罐疗法，每日治疗1次，每次5分钟，20日为1个疗程，休息10日可继续下一疗程，直至乳头挺出。提拉矫正和拔火罐疗法可纠正乳头内陷，促进青春期乳管发育，达到未病先防之功。

4. 重度乳头内陷的患者可考虑行乳头矫形术。

5. 如乳头有分泌物，应清除分泌物，经常保持乳头清洁。

（二）情志调摄

林老指出因不良精神刺激，过度疲劳均可诱发或加重本病，故患者应保持心情舒畅，忌恼怒忧郁，注意休息，劳逸结合，加强锻炼，可行逍遥健乳功。

（三）饮食调摄

宜食清淡而富于营养之品，如西红柿、鲜藕、丝瓜、牛奶、瘦肉汤等；忌辛辣、刺激、炙煿食品及香辣鱼腥等发物。

八、临证备要

（一）与乳腺癌鉴别

浆细胞性乳腺炎是一种非感染性炎症、也非肿瘤的乳腺良性疾患，极易被误诊误治。急性期的红肿热痛，易误诊为细菌性乳腺炎；慢性期的乳头内陷畸形、乳房肿块，易误诊为乳腺癌。林老指出以下几点有助于本病与乳腺癌相鉴别。

1. 浆细胞性乳腺炎有急性或亚急性炎症病史，发病早期可出现局部红、肿、热、痛等，而乳腺癌常在无意中发现，且最初一般无不适表现。

2. 浆细胞性乳腺炎乳头溢液多为粉渣样、浆液性或脓性，涂片见大量浆细胞及淋巴细胞。而乳腺癌多为血性溢液，连续涂片检查可查到癌细胞。

3. 浆细胞性乳腺炎乳腺肿块多位于乳晕后方，常伴有触痛。肿块发展速度缓慢。而乳腺癌肿块位置不定，一旦出现不会缩小，且进展较快。

4. 浆细胞性乳腺炎急性或亚急性期出现腋淋巴结肿大，其质地也不硬，

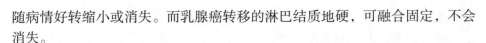

随病情好转缩小或消失。而乳腺癌转移的淋巴结质地硬，可融合固定，不会消失。

5. 浆细胞性乳腺炎 X 线钼靶片及 B 超的征象无特异性。而乳腺癌的肿块 B 超及钼靶片有特殊的征象。遇到难以鉴别时应及时行粗针穿刺活检以明确诊断。

（二）多期并存，治宜多法并举

浆细胞性乳腺炎病机复杂，患者多为先天性乳头内陷，平素情志不舒，肝郁气滞，营血不从，导致气血瘀滞，凝聚成块，而发病初期患乳呈肿块型，因治疗不当，郁久化热，致乳房肿块红肿疼痛，蒸酿肉腐而成脓肿。急性期具有发病急，传变快，极易成脓破溃的特点，肿块已成脓，仅凭消退无望，必待刀针决脓；《千金方》有"……亦当头以火针入四分即瘥"之说。《外科医镜》在流注治验篇中记有："以火针当头刺破，升丹纸捻引流，十数日收功。"林老认为溢液期、肿块期、脓肿期、瘘管期多期并存的复杂难治患者，需要多种外治方法综合治疗，总以外治为主，内治为辅，她在多年的临床实践中探索总结出火针洞式烙口术、提脓药捻引流术、搔刮、捻腐、拖线疗法、垫棉绷缚、中药敷贴等多种外治法同时并行的外科综合治疗方法，同时辅以内服托毒消痈、益气合营之中药。其中火针洞式烙口引流，以针代刀，具有鲜明的中医特色和优势，疗效好，疗程短，创伤小，术后乳房变形小、瘢痕小、对乳房外形及正常功能影响小。

（三）明辨阴阳，收口重在腐去肌生

浆细胞性乳腺炎溃脓后顽腐要尽去、瘀血不能遗留，换药时应彻底清除脓腔、火针烙口管道内、窦道或瘘管内的脓腐，"长肉不留邪，祛邪不伤正"。若窦道或瘘管内有顽腐，如水肿肉芽、坏死组织、瘀血，管道硬而无痛，血色瘀黑，可谓之"阴性管道"，不可收口，应继续用刮匙和棉捻清除坏死组织，使之成为肉芽红活，触之则痛，血色鲜红的"阳性管道"时，方可收口。临床中常见部分呈阳性、部分呈阴性的"半阴半阳性管道"，亦不可收口，祛腐换药至全部成"阳性管道"后方可收口。若见皮肤瘀黑、皮瓣内卷、皮缘苍白水肿、无疼痛者为"阴性皮瓣"，不可收口，应用蚊式钳夹除苍白水肿的"阴性"皮缘，使之成为薄而红润，血色鲜红，触之疼痛的"阳性皮瓣"，使上皮细胞自健康组织基底部爬行生长以收口。

（四）虚邪并存，养正积自消

浆细胞性乳腺炎祛腐引流期间内治应以"托毒消痈"为主。林老习用炮山甲、皂角刺、蒲公英、桔梗、丝瓜络、郁金、青皮、王不留行、全瓜蒌、漏芦等。而患者至脓肿溃后末期多见纳差，舌淡胖，苔白等脾虚症状，"养正积自消"，此时应注意健运脾胃、通便醒脾，补宜正气以达祛邪助毒排出

的目的。故收口期间内治总以"健脾和胃，益气养血"为法。复杂难治性浆细胞性乳腺炎患者病情往往缠绵反复，疮口收口后愈后调护非常重要。须嘱患者注意定期复查，平时予健脾益气促进脾胃运化功能之中药调理，注意饮食及生活起居调摄，并常做逍遥健乳功，疏通经络，运行气血，平衡脏腑，燮理阴阳，预防复发。

（朱华宇　整理）

第五节　肉芽肿性乳腺炎

肉芽肿性乳腺炎，是一类以肉芽肿为主要病理特征的乳腺慢性炎症，包括多个临床病种，其中一种较为多见：病因不明，肉芽肿性炎症以乳腺小叶为中心，故叫肉芽肿性小叶性乳腺炎，既往亦有称特发性肉芽肿性乳腺炎、乳腺肉芽肿、肉芽肿性小叶炎、乳腺瘤样肉芽肿等，是一种非干酪样坏死、局限于乳腺小叶、以肉芽肿为主要病理特征的慢性炎症性疾病，部分患者可伴有皮肤红斑，以下肢多见。本病发病率低，临床较少见，所以临床和病理医生都对其观察研究不多，易误诊。现代医学对肉芽肿性乳腺炎的病因不十分清楚，部分研究者推测系为服用雌激素、高泌乳素血症、感染、创伤、化学刺激后引起的慢性肉芽肿反应。查不到病原体，可能是自身免疫性疾病。中医学对本病尚未有明确记载，明代周文采《外科集验方·乳痈论》："夫乳痛者，内攻毒气，外感风邪，灌于血脉之间，发在乳房之内，渐成肿硬，血凝气滞或乳汁宿留，久而不散结成痈疽。"根据其发病初期以结节或肿块为主，中期肉腐成脓，后期破溃流脓渐成瘘管或窦道，呈地道式蔓延的临床特点，可将其归属于乳痈、乳漏的范畴。

因肉芽肿性乳腺炎病因目前尚无统一认识，故无有效的公认治疗手段。目前治疗方法主要有手术治疗和保守治疗两种。单纯肉芽肿性乳腺炎抗生素治疗无效。保守治疗主要是使用肾上腺糖皮质激素（泼尼松）和（或）甲氨蝶呤等。虽然肾上腺糖皮质激素（泼尼松）和（或）甲氨蝶呤治疗能使部分患者肿块缩小，但因肾上腺糖皮质激素和（或）甲氨蝶呤较长的治疗时间（至少 2 个月，部分患者甚至服药 4~10 个月）及其明显的毒副作用，而且停药后肿块易复发，伤口易迁延不愈等，患者多不易接受。

肉芽肿性乳腺炎以手术治疗为主，根据肿块大小可行单纯肿块切除术、乳腺区段切除术、单纯乳房切除术。手术治疗应尽量彻底切除病变组织，包括慢性炎性肿块、病变皮肤和病变导管系统，并要连带部分正常乳腺组织一并切除，否则极易出现复发和迁延不愈。手术时机的选择应在炎症控制局限后。由于乳腺肿块切除术或乳腺区段切除术致乳房外形改变较大，且容易复发，而单纯乳房切除术则创伤过大，手术切除为主的治疗方法给患者造成较大的生理和心理负担，患者多不易接受。

林老在多年的临床实践中，按照肉芽肿性乳腺炎的发展过程进行分期论治。临床中多见结节、肿块、脓肿、窦道多期并存者，其病情复杂，余毒难清，缠绵不愈或反复发作，被喻为"烂苹果"、"地道战"，"乳房顽疾"，治疗颇为棘手，长期迁延不愈者可能增加诱发乳腺癌的风险。林老运用火针洞式烙口术、提脓药捻引流术、搔刮、捻腐、垫棉绷缚、中药敷贴等多种外治法同时并行的综合治疗方法，同时辅以内服软坚散结、托毒消痈、健脾益气之中药，全程中医药治疗该病，疗程短，创伤小，瘢痕小、术后乳房变形小，且不易复发，患者易于接受。

一、结节期

指肉芽肿性乳腺炎较早期阶段。

症状：患者多无自觉症状，临床往往触不到肿块，仅体检时双乳彩超发现边界模糊、不规则形态及不均匀的低回声或低无回声区，结节内呈中等血流信号，部分病变区内及病变边缘部常可见较丰富的血流信号，血管走行不规则。或伴胸胁、乳房胀痛。舌质淡，苔薄白，脉弦。此期辨证属肝郁气滞。

治法：疏肝理气，散结止痛。

方药：柴胡疏肝散加减。

柴胡 10g，郁金 15g，青皮 10g，陈皮 10g，香附 10g，延胡索 15g，川楝子 15g，白芍 15g，云茯苓 15g，厚朴 15g，枳壳 15g，桔梗 10g。日 1 剂，水煎 2 次，日服 2 次。

方解：方中柴胡为主药，宣透疏达，与青皮、陈皮、川楝子、延胡索、香附相伍，有疏肝理气止痛，调畅气血之功；郁金疏肝理气、活血祛瘀；云茯苓健脾祛湿，绝痰之源；白芍柔肝止痛；厚朴、枳壳行气散痞；桔梗引药上行。

加减：便秘者加白术 30g、枳实 15g 以运脾行气，润肠通便；口苦咽干、舌苔黄者加夏枯草 15g、玄参 15g 清肝利咽。

二、肿块期

指肉芽肿性乳腺炎早期阶段，以肿块为主。

（一）内治经验

症状：肿块质硬无痛，皮色不红，或伴胸胁、乳房胀痛，无发热，舌淡，苔薄白或白腻，脉弦。此期辨证属肝郁痰凝。

治法：疏肝解郁，化痰散结。

方药：逍遥蒌贝散加减。

柴胡 10g，郁金 15g，青皮 10g，香附 10g，白芍 15g，云茯苓 15g，浙贝母 15g，山慈菇 15g，瓜蒌皮 15g，生牡蛎 30g（先煎），延胡索 15g，桔梗 10g。日 1 剂，水煎 2 次，日服 2 次。

方解：方中柴胡为主药，宣透疏达，与青皮、延胡索、香附相伍，有疏肝理气止痛，调畅气血之功；郁金疏肝理气、活血祛瘀；云茯苓健脾祛湿，绝痰之源；浙贝母、山慈菇清热化痰，开郁散结；生牡蛎化痰软坚散结；瓜蒌皮利气宽胸，化痰散结；白芍柔肝止痛；桔梗引药上行。全方合用，共收疏肝理气、化痰散结之功。

加减：便秘者加白术 30g、枳实 15g、莱菔子 15g 以运脾行气，润肠通便；乳房结块韧硬者，加炮山甲 10g（先煎）、皂角刺 30g 以溃坚散结。

（二）外治经验

四子散药包热敷，每日 2~3 次，每次 30 分钟。有理气化痰、软坚散结之效。

三、成脓期

肉芽肿性乳腺炎中期肉腐成脓。

（一）内治经验

参照浆细胞性乳腺炎脓肿期辨治。

（二）外治经验

采用火针洞式烙口术、搔刮捻腐、提脓药捻引流、垫棉绷缚、中药敷贴等多种外治法。

1. 火针洞式烙口术　同急性乳腺炎成脓期治疗。

2. 粗针抽脓　同急性乳腺炎成脓期治疗。

3. 粗针抽脓加刀切排脓　同急性乳腺炎成脓期治疗。

4. 引流术后换药　同急性乳腺炎溃后期治疗。

5. 收口　同急性乳腺炎溃后期治疗。

四、窦道期

发生于乳房部的脓肿自溃或刺络或切开后久不收口，脓水淋漓，形成乳漏。

（一）内治经验

参照浆细胞性乳腺炎瘘管期。

（二）外治经验

1. 提脓药捻引流 适合窦道形成者。参照浆细胞性乳腺炎瘘管期。
2. 中药外敷 参照浆细胞性乳腺炎瘘管期。

五、结节、肿块、脓肿、窦道四期并存

临床中多见本型，其病情复杂，余毒难清，缠绵不愈或反复发作。

1. 内治经验 参照复杂难治性浆细胞性乳腺炎。
2. 外治经验 参照复杂难治性浆细胞性乳腺炎。

六、临证备要

（一）诊断与鉴别诊断

肉芽肿性乳腺炎发病率低，临床较少见，所以临床和病理医生都对其观察研究不多，易误诊。林老指出，诊断本病必须结合临床症状、彩色 B 超和病理。病理诊断是金指标，但对于因各种原因病理诊断困难者，需充分结合患者临床症状和彩色 B 超进行诊断。彩色 B 超在肉芽肿性乳腺炎的诊断与鉴别诊断中具有重要的临床价值，同时也是评估疾病进展与转归的重要指标。林老强调，肉芽肿性乳腺炎须与以下疾病相鉴别：

1. 乳腺癌 肉芽肿性乳腺炎乳腺结节或肿块多位于乳腺周边，常伴有触痛。而乳腺癌肿块位置不定，一旦出现不会缩小，且进展较快。肉芽肿性乳腺炎彩色 B 超可见炎症组织内血管走行自然，乳腺癌肿块内血管排列不规则、迂曲且粗细不一，肉芽肿性乳腺炎结节或肿块内动脉 RI 常小于 0.70，而乳腺癌肿块内动脉 RI 常大于 0.70。肉芽肿性乳腺炎结节或肿块 X 线钼靶片无特异性，乳腺癌钼靶片有特殊的征象。遇到难以鉴别时应及时行粗针穿刺活检以明确诊断。

2. 乳腺结核 乳腺结核常继发于其他部位的结核，病程缓慢，初期无触痛；而肉芽肿性乳腺炎伴疼痛，且发病突然，抗感染及抗结核治疗无效。

3. 浆细胞性乳腺炎 浆细胞性乳腺炎肿块多位于乳晕后方，彩超可见扩张导管，肿块血流相对较少。肉芽肿性乳腺炎结节或肿块多位于乳腺周边，且彩超常见较丰富的血流。

4. 乳腺局限性脂肪坏死 肉芽肿性乳腺炎结节或肿块需与乳腺局限性脂肪坏死鉴别。后者多见于 40 岁以上女性，特别是体型肥胖者，且为外伤引起的无菌性炎症。

5. 急性化脓性乳腺炎 肉芽肿性乳腺炎发生于非哺乳期，多发生于停止哺乳后 2～3 年，其临床症状较急性化脓性乳腺炎轻。而急性化脓性乳腺炎 90% 发生于哺乳期妇女，发热、恶寒等全身症状较明显，血白细胞总数

显著增高。

（二）异物郁积是其病因，与浆细胞性乳腺炎病机相似

肉芽肿性乳腺炎具体发病机制虽无统一的共识，不过综合各种学说可以发现，异常激素如避孕药含有的雌激素可刺激乳腺导管的发育，孕激素可刺激乳腺小叶腺泡的发育，泌乳素能促进乳汁的分泌，高水平的泌乳素引起乳汁分泌至腺泡，但因缺乏后叶催产素，不能使乳汁从乳腺小叶排入输乳管，从而引起乳汁在小叶内的淤积，使脂质类物质分解的产物在小叶局部发生超敏反应和免疫反应，形成小叶肉芽肿炎症。浆细胞性乳腺炎主要因乳腺导管排泄障碍，异常激素刺激导管分泌，管腔内淤积的脂质类物质分解后产物由管内渗出，刺激周围组织引起的免疫反应和浆细胞、淋巴细胞浸润为主的局部反应性变。虽然两者的病因不同，但发病机制却有相似之处：均是由于各种原因所致的乳腺导管或小叶内分泌物淤积、分解，刺激局部组织发生免疫反应所致。这为临床的治疗提供了很好的理论基础。

乳腺内异物郁积，是两者共同的病因，故林老认为，异物郁积，阻滞乳络，气血通行不畅，痰瘀交阻，凝聚成乳房肿块；郁久化热，热盛肉腐而发为乳房脓肿是两者的共同病机。临床上，两者均常见因失治误治，炎性病灶得不到有效控制，沿乳络扩散、蔓延，形成多发脓肿、多条窦道或瘘管，急、慢性炎性肿块并存的情况，可形象的喻之为"烂苹果"、"地道战"。反复出现的乳房脓肿和炎性肿块是肉芽肿性乳腺炎和浆细胞性乳腺炎的共同见证。病虽不同，证却同一，根据中医学"异病同治"的治疗原则，肉芽肿性乳腺炎与浆细胞性乳腺炎病机相似，治法可参。

（三）采用"提脓祛腐"综合疗法，与复杂难治性浆细胞性乳腺炎异病同治

肉芽肿性乳腺炎病机复杂，发病初期患乳呈结节或肿块型，急性期具有发病急，传变快，极易成脓破溃的特点，至我院的患者来诊时多经过外院手术治疗，切口反复不愈，脓肿反复发作，往往多发脓肿、多条窦道、急慢性炎性肿块多期并存。本着"祛腐生肌"原则，林老采用"提脓祛腐"综合疗法治疗本病，总以外治为主，内治为辅。"提脓祛腐"综合疗法包括火针洞式烙口术、提脓药捻引流、刮匙棉捻搔刮捻腐术、加味金黄散水蜜外敷、土黄连液外敷、垫棉绷缚、四子散药包热敷等外治疗法。内治之法，脓成未溃或溃而不畅，以"清肝透脓，利湿散结"为法；溃后脓尽，则以"健脾和胃，益气养血"为法。其治则与治法与浆细胞性乳腺炎相似，"异病同治"。

（四）彻底祛腐排脓是治疗的关键

林老强调，与急性乳腺炎不一样的是，肉芽肿性乳腺炎是以局限于乳腺小叶内的多发微小脓肿为主要病变，在乳房内没有形成一个大脓肿，而是一个包含有多个微小脓腔的炎性肿块,所以易引流不畅,导致病情反复。而且所形成的"小叶炎栓",沿乳络散布,病变广泛,往往累及整个乳房,急慢性炎性僵块常此起彼伏相继成脓破溃,迁延难愈。因此,林老强调,彻底祛腐排脓是治愈本病的关键。

林老认为顽腐要尽去、瘀血不能遗留,"长肉不留邪,祛邪不伤正。"祛腐引流时应用银质球头探针仔细探查脓腔的数目、深度和范围,勿遗漏深部较小的脓肿,避免发生传囊;除用刮匙刮除各腔道内顽腐组织外,需再以与脓腔或窦道大小适中的棉捻仔细捻除残余脓腐,以达彻底祛腐排脓;腐去肌生方可收口。在此,提脓药捻的运用以及运用时机是治疗中的重点。林老指出,在有脓腐的环境中,提脓药捻是安全无毒的,其能迅速有效地使脓腐液化排出,故提脓药捻在乳腺炎的治疗中十分重要,是提脓祛腐的圣药;一旦脓腐明显减少,可改用土黄连液纱条引流。但也不宜长期引流,"见好就收,不舍近求远"。对于多发脓腔或窦道者,不需等到所有脓腔均脓尽才收口,先脓尽者先收口,以缩短疗程,减少患者痛苦。

七、预防复发

林老不主张使用激素预防复发,而是强调以下几方面:

1. 注意定期复查 收口后 2 周、1 个月、3 个月后各复诊 1 次,收口后 3 个月不复发为痊愈。以后每半年复诊 1 次。

2. 必须继续消散炎性僵块 若僵块无红热,用四子散药包热敷化痰散结;僵块如出现红热,外敷加味金黄散水蜜清热解毒。明辨阴阳,四子散药包与加味金黄散水蜜交替使用,以达僵块消散,消除隐患之功。

3. 提高人体正气为重中之重 "正气存内,邪不可干。"林老强调时时呵护调理脾胃,促进脾胃运化功能,保持心情舒畅,劳逸结合,常做逍遥健乳功,以改变机体超敏状态,达脏腑平衡,气血调顺,经络疏通,则可防治痰湿瘀阻乳络或余邪留滞而导致复发。

4. 平时须忌食烟酒、辛辣、炙煿、鱼腥等发物,避免撞击乳房。

(朱华宇 整理)

第六节 产后缺乳

产后缺乳的病因及发病机制较为复杂。总的来说,其主要原因是乳汁化源不足和乳汁运行不畅两方面。林老认为,产后失血,或素体脾虚,脾失健运,或先天禀赋不足等,均可致乳汁生化乏源,则无乳可下;或产后忧思过度，肝失条达，或产后恣食膏粱厚味、辛辣刺激，损伤脾胃，痰湿内阻，或产后瘀血阻滞，或产后外邪侵袭留滞等，均可致乳络壅滞不通，则乳不得下。以上原因均可导致产后缺乳。

中医治疗产后缺乳有着悠久的历史，积累了丰富的治疗经验，有明显优势。

林老认为，产后缺乳不外乎虚实两端。虚者，多为气血虚弱，而致乳汁化源不足；实者，则因肝郁气滞，或瘀血阻滞，或痰浊壅阻而致乳汁不行。临床治疗以"虚者补而行之，实者疏而通之"为总的治疗原则。但是，由于缺乳的病因复杂，涉及面广，因此临床上不能拘泥于一方一法，必须细加分析，灵活辨证。除中药治疗外，还应配合饮食疗法、针灸疗法、推拿按摩及心理疗法等，综合多种方法治疗以提高疗效。

一、重在预防，贵在早治

产后缺乳除极少数因先天性乳腺乳头发育不良外，只要及早治疗，注意调理，大多可取得良效。但是，由于导致缺乳的病因比较复杂，或治疗不及时，或哺乳方法不正确，或调理不当，影响了其治疗效果，甚至酿生乳痈的发生。

导致产后缺乳的因素较多而且较复杂，有些因素是无法避免而难以预防的，如先天性乳腺发育不良、乳头凹陷，缺乳家族史等"本身无乳者"。而大多是可以通过产前的母乳喂养好处宣传以及产后的生活、饮食和精神等方面的调理加以预防。林老指出，尽管目前生活水平及医疗条件已有了大幅度改善和提高，临床上也加强了产前的哺乳宣教工作和产后的预防工作，但产妇缺乳现象仍较为普遍，且城市较农村严重，缺乳率反而有上升的趋势，母乳喂养率大幅度下降，影响了婴儿的生长发育和身心健康。

林老针对胞宫瘀损，恶露异常是引起产后缺乳的重要原因之一，采取促进剖宫产后胞宫复旧以防缺乳的预防性治疗，取得了很好的预防产后缺乳的效果。主张临床上可于产后第一天给产妇常规服用生化汤1剂，若24小时仍未见初乳，则立即平脉辨证，连续服用相应的催乳制剂7~10天，同时注意产妇的调理，往往可收到良好的预防效果。

二、辨证以虚实为纲，变通寓常法之中

对于产后缺乳的治疗，古今学者大多推崇《三因极一病证方论》中"产妇有二种乳脉不行，有气血盛而壅闭不行者；有血少气弱涩而不行者。虚当补之，盛当疏之"的论治观点。虽然其为产后缺乳病因病机的高度概括和临床治疗之大法，对指导临床治疗可起到提纲挈领的作用。林老认为，导致产

后缺乳的原因较多，其发病机制复杂，仅以虚实二端论治未免失之过简，不利于提高临床疗效。鉴于产妇具有"多虚多瘀"、"易虚易瘀"的病理特点，以及产后缺乳病因病机的复杂性，其辨证论治也应该是灵活多样的，决不可拘泥一方一法，我们在临床治疗中必须细加分辨，审症求因，灵活掌握，在常法之中注意变通。

林老认为，产后"多虚"乃产妇的重要病理特点之一，故扶正补虚乃产后的重要治则。而虚有气、血、阴、阳及五脏偏虚之别，治疗亦应区别对待。对于虚证缺乳，除常见的气血两虚者外，肾虚不足亦不可忽视。肾主藏精为先天之本，是人体生殖发育之源，而妇人之乳乃精血所化，因精血同源互生，故泌乳功能亦时刻离不开肾的主导作用。对一些久治不效的虚证缺乳患者，若见乳房平塌，腰膝酸软，头晕目眩以及平素身体虚弱，此时若选用熟地黄、枸杞子、桑椹、鹿角胶、巴戟天、肉苁蓉等益肾补精之品，常可获得比较满意的疗效。补肾法在通乳治法中占有举足轻重的位置。

另外，妇人产后百节空虚，尤易招致外邪的侵袭。外邪束表，肺气不宣，乳络不通，则乳汁之分泌障碍。此时若治以宣肺通乳，常效若桴鼓。

林老强调，妇人泌乳需要一个寒热适中的内环境，偏寒偏热对泌乳都可产生不良影响。寒盛则气血凝滞而乳络不通，寒伤阳气则升发不及而气血运行无力，乳汁源泉匮乏而造成缺乳。当此之时，针对病情采取散寒或温阳之法，对通乳有良好的效果。

林老指出，热盛可燔灼气血，煎熬津液，影响乳房之泌乳功能，轻则乳汁黄稠量少，重则郁腐化脓而乳汁全无。此时若及早运用清热通乳之法，可使源洁流清而乳汁充沛。此时在方中加用具有"补脾和胃，泻火，通乳汁"作用的蒲公英，并重用至60g，既可使产妇增进食欲，通经下乳，又可清散体内伏热而解毒，预防哺乳期乳腺炎的发生，实为一举多得的佳药。而且对于缺乳服用常规方药疗效欠佳的患者，于原方加用蒲公英则可起到画龙点睛之效。

林老指出，情志与妇人泌乳的密切关系众所周知，但临床往往只强调疏肝理气法，却忽视了调心安神法。心主神明，肝主疏泄，二者对情志因素之缺乳都有重要影响。对于一些因情志所伤而致缺乳的病例，用疏肝理气通乳法效果不佳时，结合辨证用调心安神法常可收到较好的治疗效果。

三焦为"决渎之官"而通行水道，主持全身的气化。而乳汁的分泌和排泄亦为三焦上述功能的具体表现。淡渗利水药历来被视为利小便的"专利品"，但以此类药物用于通乳则有很好的效果。林老在其催乳方中常常都有一组增液生津（如麦门冬、天花粉等）与利水通乳（如木通、通草、漏芦等）既对立而又统一的药相配伍。因淡渗利水药可通利三焦水道，增强气化功能，对全身各处之分泌功能具有普遍意义，故临床上利尿药恰恰又是通乳药，这正是利水通乳的作用机制所在。

有相当一部分产妇，体质肥胖，营养充裕，心情亦舒畅愉快，可就是无点滴之乳。林老认为这里面有很大程度是"痰"在作怪。当今产妇，随着生活水平的提高，片面追求饮食的高营养，过分进补和肆食膏粱厚味，致使脾胃运化不及，则聚湿生痰，痰浊阻滞，乳络不通而缺乳者尤为常见。化痰通乳法乃是目前常用的一种治法。

胃主受纳，脾主运化，二者同属中焦而为"后天之本"，乃生成乳汁的源泉，但"饮食自倍，肠胃乃伤"，若饮食不节，则损伤脾胃功能。乳汁之化源受损，则泌乳必见减少。是以调理脾胃通乳法亦为临床常用之法。

林老指出，乳汁虽由气血所化生，但津液是组成血液的成分之一，故亦为乳汁的重要组成部分。在治疗虚证缺乳时，除常用补气血通乳法外，亦切莫忘记生津通乳之法。如临床上无论虚证和实证的催乳方中适当加入生地黄、麦门冬、天花粉等养液生津之品，往往可增强生乳的效果。

三、循因利导，以促药效

林老认为，导致产后缺乳的因素较多，而这些因素往往会影响治疗的效果，故临证不能不明。

（一）全身因素

整体观是中医的核心理论之一。中医认为人体是一个整体，缺乳与全身状况密切相关。患者身体健壮，精神状态良好，食欲正常，排便正常则效果较好；反之，体弱者可出现失眠或产后感染，这些也可影响治疗的效果。通常产后会出现睡眠差、疲倦、情绪不稳定等反应，治疗中这些症状的改善也可促进乳汁的增加。治疗期间，应鼓励患者及家属确保乳母的睡眠，保存体力，保持心情愉快，这些因素可直接影响气血运行，从而影响乳汁的生成和排出。

（二）乳腺因素

除全身因素外，健康正常的乳房是保证乳汁生成、分泌和排出的前提。先天性乳房发育不良会影响乳汁的正常生成功能；乳头过小、过大、扁平或内陷等均会影响新生儿正常吸吮；或因乳头皲裂，乳母惧痛而停止或减少哺乳，从而不能维持足够的泌乳反射刺激使母体正常泌乳。

（三）情绪因素

七情太过，气机不畅，不但会影响乳汁的正常畅通。同时也会影响治疗效果。

（四）饮食因素

摄入液体量不足，不能保证乳汁化生之所需；不忌寒凉或辛热刺激性食物及肥甘厚腻之品。

127

（五）哺乳因素

未养成良好的哺乳习惯，不注意勤吸乳和按需哺乳；尤其在产后初期，乳儿食量较小往往不能吸空，残乳较多时未能及时挤出或用吸奶器吸出。如此不能维持足够的泌乳反射刺激，反而会导致回乳，从而影响疗效。

（六）对治疗的反应性

治疗出现效果越快则疗效越好，否则疗效不理想。

（七）治疗因素

包括治疗时机和诊疗技术水平。

1. 治疗时机　开始治疗的时间越早则疗效越好，一般在产后半个月内治疗效果较好。时间过长，乳腺腺上皮细胞萎缩，此时治疗往往疗效不佳。

2. 诊疗技术水平　辨证施治是中医治疗的精髓。只有在审症求因及结合患者的个体情况的基础上进行组方用药或选穴，因人施治，方可取得较好的治疗效果。

四、心药并举，养护并重

林老认为，就目前的情况来看，一方面，医疗条件和水平已有了大幅度改善和提高，产后缺乳大都能得到及时地治疗；另一方面，人们的生活水平和卫生保健意识也有了不同程度的增强，都比较重视产妇的产前、产后调理。但是为什么产后缺乳现象仍较为普遍，且城市较农村严重，缺乳率反而有上升的趋势？有一些产后缺乳患者的治疗效果并不像预期的理想？其中未能正确、合理地进行生活、饮食及精神调理是其主要原因。最为突出的表现是，取得温饱或小康的人们对讲求"营养"存在着严重的误区，片面强调产妇饮食的高营养，平素膏粱厚味，孕期及产后又过分进补，加之不注意运动，水谷精微不能化为气血，反变湿浊成痰，痰浊壅阻乳络而致乳汁不行；或食积热郁，耗气伤津，不利于乳汁分泌。可以说，产后缺乳的防治是"三分治疗，七分调理"，可见正确、合理的生活、饮食及精神调理在防治产后缺乳中的重要作用。

（一）生活调理

1. 母婴同室，及早开乳。林老认为，早期母乳之有无及泌乳量之多少，在很大程度上与哺乳开始的时间及泌乳反射建立的迟早有关。有人通过比较，发现1小时内即予哺乳，产妇的泌乳量较多，哺乳期也较长。

2. 养成良好的哺乳习惯，勤吸乳，按需哺乳，一侧乳房吸空后再改为另侧。若乳儿未吸空，或哺乳后仍感乳胀者，应将多余的乳汁挤出或用吸奶器吸出。

3. 乳头皲裂者，要用清水擦洗乳房，避免用肥皂或酒精等刺激物清洗。

鼓励产妇克服怕疼心理，指导正确喂哺方法。乳头皲裂较重者，暂停哺乳24小时，挤出乳汁喂养婴儿。

4. 扁平乳头及凹陷乳头，做伸展及牵拉练习，用注射器抽吸乳头效果更佳。

5. 乳头过大，应做牵拉练习。

6. 母婴患病，不能哺乳，应先将乳汁挤出，每天挤奶至少 6～8 次，以保持泌乳。待去除疾病后，继续母乳哺养。

7. 保证睡眠充足。

（二）饮食调理

气血的化生源于水谷精微，水谷来源于饮食。饮食对乳汁的质与量以及母婴健康均有直接影响。饮食不当或营养不足是导致缺乳的原因之一，治疗从调养饮食着手，既能补养气血以充乳源，又能温通经络以促乳行，以获通乳催乳之良效。我国向来有重视产后饮食调理的传统，积累了丰富的经验。

1. 摄入充足的热能和各种营养、水分，以满足乳母自身和哺乳的需要。尤其要保证产后第一二日有足够的液体摄入量，以保持小便通利，1～2 小时排小便 1 次，以及饮用热汤后即微微汗出为标准，说明气血津液通畅，营卫调和。

2. 饮食宜清淡而富有营养且容易消化之品，不宜服寒凉或辛热刺激性食物及坚硬、煎炸、肥甘厚腻之品。

3. 哺乳期间加强营养，少食多餐，多食新鲜蔬菜、水果，多饮汤水（如骨头汤、鱼汤、鸡汤等），多食催乳食品，如猪蹄、鲫鱼、鲤鱼、墨鱼、鲢鱼、鲶鱼、河虾、淡菜、紫河车、赤小豆、花生、黄花菜、莴苣、莴苣子、无花果、芝麻、葱白、豆腐、甜米酒等，以促进乳汁的分泌。但要注意合理调配，避免过分油腻碍胃。

4. 改变不良的饮食习惯，整个哺乳期乳母的膳食都要保持充足的营养。"坐月子"期间，大量进肥甘之品，加之卧床休息活动少，脾胃虚弱，易影响食欲，不利于消化，坐完"月子"，不能突然将饮食降低到平时水平，以免影响"坐月子"后乳汁分泌的数量和质量。

5. 乳汁不畅引起乳房肿胀而致乳汁不足者，宜先通乳，后予以催乳。

（三）精神调理

1. 产妇宜保持乐观、舒畅的心情，减少不良因素刺激。

2. 对于哺乳信心不足的产妇，应多予以心理辅导，使之相信自己的奶量是充足的，帮助产妇树立哺乳信心。

（周劬志 整理）

第七节 泌乳－闭经综合征

泌乳－闭经综合征系非产褥期妇女或产妇在停止哺乳 1 年后，出现持续性泌乳，且伴有闭经。大多数患者合并高催乳素血症，是一种常见下丘脑－垂体－性腺轴疾患，是由于多种因素引起垂体前叶嗜酸性细胞分泌过多的泌乳素所致，泌乳素升高可使下丘脑－垂体－性腺轴功能紊乱，临床表现为闭经、泌乳、不排卵、月经稀发等。目前，国内外西医治疗此病的主要药物为麦角胺类的衍生物，首推溴隐停，它可减少泌乳细胞肿瘤生长，抑制催乳素分泌，但其对中枢神经系统，心血管系统均有不良影响，且胃肠道反应较明显。其次是采用手术、放射等疗法，对机体损伤较大，故运用中药治疗，彰显优势。林老通过多年在临床中的治疗和观察，不仅在该病的诊断、病因病机认识形成了独到的认识，在运用中药治疗该病收到很满意的临床疗效。

一、识病为本

林老认为，该病进行临床诊断一般并不难，主要根据溢乳与闭经的临床症状一般就可以做出初步诊断，溢乳与闭经可同时发生或两者先后发生，间隔数月或数年之久。溢乳量多少不一，大多为两侧性，乳汁多为白色黏稠，常伴随有性欲减退、不孕等病史。但还是需要与临床其他常见病如乳腺导管扩张症相鉴别，后者多见于 40 岁以上的非哺乳期或绝经期妇女，常为多个乳管溢液，多为清水样或棕黄色或为灰色的稠厚物，不伴有月经量减少甚或停经。同时林老还指出，认识该疾病的本质原因却并非易事，而认识该病的本质原因对治疗原则、治疗方法却起着决定性作用。

二、审因论治

林老指出，该病病因临床大致可分为 3 类：①功能性：包括产后及特发性；②垂体 PRL 分泌瘤；③药物性，如服用多巴胺拮抗剂及口服避孕药。在该病的治疗方面，林老强调中西医结合，不同病因治疗原则不同，功能性所致中医治疗为主，药物性所致停用诱因药物后以中医调治即可，而器质性病变所致则需要中西结合，借助现代医学的手段如手术等，解除诱因后予以中医药调理康复。因此，认识该疾病的致病原因尤其重要，单靠中医的"望、闻、问、切"不能彻底了解其致病原因，要借助现代医学的检查来延伸中医四诊的局限性。推荐辅助检查方案首先检测 PRL 值，若血催乳素（PRL）＞60ng/ml 则应做蝶鞍及垂体 CT 或 MRI，排除垂体微腺瘤的可能，如果药物治疗无效或效果欠佳者或出现明显肿瘤压迫症状者建议手术治疗或放射治疗，治疗后予以中医药辨证论治进行巩固手术或放射治疗疗效，以防复发。

中医病因，林老认为该病主要源于或禀赋不足，抑或房劳多产，劳倦内伤致肾精亏损；或七情内伤，素性抑郁致肝气郁结；或饮食或服药不节，损伤脾运。因此在中医治疗上主张治肝宜疏，治肾则补，治脾重运。

三、辨证为用

本病病位在冲任二脉，病性属本虚标实，以肝、脾、肾虚为本，气滞、痰湿、血瘀为标，冲任失调，气血逆乱为发病之根本。情志所伤，肝气郁结，疏泄失常，郁久化热，肝火亢盛，疏泄太过，迫液外溢，故乳汁溢出。如《胎产心法》云："肝经郁火上冲，乳胀而溢。"肝气郁结，气机不畅，血为气滞，故月经量少，瘀久冲任不通，故可发展成闭经。脾运失健，则气血生化发源致气血亏虚，或致痰湿内生。明代医家薛立斋曰："血者，水谷之精气也，和调于五脏，洒陈于六腑，在男子则化为精，在妇人则上为乳汁下为月水。"气血亏虚，则冲任血海空虚，而成闭经。而痰湿、脂膜壅塞冲任，气血运行受阻，气血紊乱，胞脉不利亦可致闭经，气血逆入乳房化为乳汁则为溢乳。肾藏精，精血同源，均为月经之物质基础，精亏血少，冲任血虚，故闭经，如《医学正传》云："月水全借肾水施化，肾水既乏，则经水日以干涸"；肾精亏损则肝木失养，肝经疏泄太过，气血逆乱，上行乃致溢乳。根据上述病机变化，林老主张该病辨证论治宜脏腑辨证，辅以八纲辨证，其常辨证候如下。

1. 肝气郁滞证　常见证候有经少或闭，乳头溢液，抑郁嗳气，胸闷胁胀，乳房及少腹胀痛，闭经前常见经行延期、量少及经前乳胀胁痛等症，渐致闭经溢乳，舌淡，苔薄白，脉弦。治法采用疏肝解郁，活血调经，常用方药为柴胡疏肝散加减：柴胡 10g，陈皮 10g，川芎 10g，香附 10g，枳壳 15g，芍药 15g，甘草 5g，生麦芽 30g，当归 10g。方中用柴胡疏肝解郁为君药。香附理气疏肝，助柴胡以解肝郁；川芎行气活血而止痛，助柴胡以解肝经之郁滞，二药相合，增其行气止痛之功，为臣药。陈皮、枳壳理气行滞；芍药、甘草养血柔肝，为佐药。生麦芽既可疏肝，又可回乳。当归活血调经。甘草兼调诸药，亦为使药之用。诸药相合，共奏疏肝行气，活血调经之功。

加减：乳房胀痛明显者，加炙乳香、炙没药各 4.5g，炙乳香善透窍以理气，炙没药善化瘀以理血，二药合用以加强宣通脏腑、通经止痛之效；若伴痛经者，加五灵脂 15g、蒲黄 10g 以祛瘀通经止痛；少寐眠差者，加夜交藤 30g、合欢皮 15g 以镇静安神。如伴有溢乳色黄而稠，或乳头疼痛，面红唇赤，心烦易怒，胸胁胀痛，口苦咽干，视物昏花，便燥溲赤，舌红，苔黄，脉弦数等肝经郁热之象，常取丹栀逍遥丸之意，加用牡丹皮 15g、山栀子 10g、薄荷 10g。

2. **肾精亏虚证**　常见证候有月经延期量少，渐致闭止不行，溢乳量少，质清稀，或乳房胀痛，精神委靡，头晕耳鸣，性欲淡漠，腰膝酸软，尿频或尿后余沥。偏阳虚者可伴有畏寒怕冷、四肢发凉、夜间尿多，大便溏薄，宫冷不孕、白带清稀，舌质淡、苔薄白，脉沉细无力，或沉弦细等症；偏阳虚可伴有形体消瘦，潮热盗汗，五心烦热，咽干颧红，溲黄便干，舌红少津，脉细数等症。偏阳虚者，治以温补肝肾为主，方以二仙汤加减：仙茅 10g，仙灵脾 15g，肉苁蓉 15g，女贞子 15g，首乌 15g，菟丝子 15g，莪术 15g，王不留行 15g，郁金 15g。方中仙茅、仙灵脾、肉苁蓉温阳补肾，调摄冲任；菟丝子既补肾阳又补肾阴；女贞子、首乌滋阴补血益肝肾，取阴药的滋润以制阳药的温燥，正所谓"善补阳者，必阴中求阳，阳得阴助必生化无穷"；郁金、莪术疏肝活血祛瘀；王不留行专走血分，性善通利，取其行而不留，走而不守之特性，以达通血脉、消瘀阻、散结肿之效。共奏调摄冲任散结之功。偏阴虚者，治以滋肾柔肝为主，方以二至丸合六味地黄丸加减：女贞子 15g，旱莲草 15g，生熟地黄各 15g，怀山药 15g，山萸肉 15g，云茯苓 15g，泽泻 10g，牡丹皮 10g，珍珠母 30g（先煎），石决明 30g（先煎），代赭石 15g（先煎），牛膝 15g，生麦芽 60g。方中用女贞子、旱莲草、生熟地黄补肝肾之阴，填精益髓，为君药；山萸肉补养肝肾，并能涩精；怀山药补益脾阴，亦能固精，共为臣药。牡丹皮清泄相火，并制山萸肉之温涩；云茯苓淡渗脾湿，并助怀山药之健运。珍珠母、石决明平肝潜阳；代赭石平肝降气，牛膝引血下行；生麦芽回乳。诸药合用，共奏滋补肝肾，平肝降逆之功。精血充足，冲任血旺则经通而乳停。

加减：腰膝酸软者，加杜仲 15g、桑寄生 15g 以补肾壮腰；小腹冷痛，夜尿频多者加益智仁 15g，补骨脂 15g 益肾固精；手足心热，咽干口燥者加麦冬 15g、玄参 15g 顾护肾阴。

3. **脾虚痰阻证**　常见证候有形体肥胖，月经延期，量少，或夹黏液，渐致经闭，乳汁自溢，或多或少，面色浮白，下肢浮肿，口中淡腻，脘闷腹胀，纳呆便溏，舌质淡胖、边有齿印，苔白薄或白腻，脉象弦滑或缓滑。治以健脾燥湿，豁痰通经，方以苍附导痰丸加减：苍术 10g，香附 10g，半夏 10g，陈皮 10g，云茯苓 15g，甘草 5g，南星 6g，枳壳 10g，神曲 30g，石菖蒲 15g。方中以运脾经方"二陈汤"为基础，脾运健则痰无以生，且气血生化有源，解气血亏虚致闭经之困。苍术辛温性燥，善能燥湿化痰；香附、枳壳理气可使气顺则痰消。南星伍半夏燥湿化痰之力强，加菖蒲又多开窍扶正之功。煎加生姜者，以其降逆化饮，既能制半夏之毒，又能助半夏、陈皮行气消痰。痰湿既去，冲任调畅，胞脉通利则月事以时下，亦不致气血逆入乳房化为乳汁，减溢乳之苦。

加减：面色萎黄，头晕目眩者，加熟地黄 15g、当归 10g、川芎 10g 养血活血；脘闷腹胀，纳呆便溏者，加白术 15g、怀山药 15g 健脾渗湿。

四、心药并举

该病患者通常精神压力很大，特别是未生育、形体日见肥胖者，周围环境及家庭的压力，加之不能短期见效，使她们在心理上忧思、焦虑、消极，甚至对自己的病失去治疗信心。而这些精神因素会使患者内分泌进一步失调，使病情加重，影响治疗效果。所以，林老在实际临床中，在用药同时常配合心理疏导。她强调医生以准确生动适当的语言分析本病的原因和形成过程，说明其本质和特点，帮助患者提高对本病特点、治疗方法以及康复过程的认知。她还指出，在这过程中医生要充分评估患者文化程度、认知能力以及接受能力。

由于该病患者的一部分精神压力来自丈夫或其他家庭成员，因此林老还指出，医护人员也要对患者的家人进行相应的医学知识宣教，使他们知道疾病的特点以及患者精神因素对疾病转归的影响，让他们在治疗过程中关怀、体贴、鼓励、爱护患者，让其消除各种顾虑，达到平衡的心理状态，增强其战胜疾病的信心。

（陈前军　吴加花　整理）

第八节　其他乳房疾病

男性乳房发育症

男性乳房发育症是指男性乳腺组织异常发育肿大，亦称男性乳房肥大症，多与性激素紊乱有关。本病可见于任何年龄的男性，尤以青春期（13～17 岁）和老年期（50～70 岁）为多见。需注意与男性乳腺癌、假性男性乳房肥大相鉴别。

1. 男子乳病，首责肝肾　林老认为本病以肝肾损伤为本，气滞痰凝血瘀为标，病位在肝脾肾。若情志不调，肝失柔养疏泄，横逆克脾，脾失运化，气滞痰结于乳络；或先天禀赋不足、年老体虚，或久病及肾，以致肝失涵养，冲任不充，经络失养，气血不畅，阻滞乳房脉络而成本病。部分患者具有一定的自愈性，大多数仍需治疗以消肿止痛。

2. 治肝当疏，治肾宜补　林老强调心理疏导是重要的举措，辨证治疗则按肝郁痰凝、肝肾亏虚、痰瘀互结三型论治。

（1）肝郁痰凝证：治以疏肝理气、化痰散结为法，方用逍遥散合蒌贝二陈汤（常用药：柴胡、橘核、青皮、陈皮、云茯苓、法半夏、荔枝核、夏枯草、当归、赤芍、浙贝母等）。

（2）肝肾亏虚证：先辨阴阳，治以温肾助阳、化痰活血，或滋阴补肾、活血化瘀。偏阳虚者，方用二仙汤加味（常用药仙茅、仙灵脾、肉苁蓉、枸杞子、熟地黄、当归头、丹参、郁金、知母、海藻等）；偏阴虚者，方用六味地黄汤合二至丸加味（常用药熟地黄、山萸肉、怀山药、牡丹皮、泽泻、云茯苓、女贞子、莪术、赤芍等）。

（3）痰瘀互结证：治以活血祛瘀、化痰散结为法，方用桃红四物汤合逍遥蒌贝散加减（桃仁、红花、当归、山慈菇、赤芍、青皮、陈皮、云茯苓、浙贝母、生牡蛎、海藻等）。若胁痛甚，加郁金、延胡索、川楝子以疏肝理气止痛；心烦不安、夜寐不眠者，加合欢花、夜交藤、酸枣仁以宁心安神；夜尿频数者，加金樱子、台乌药、益智仁以益肾固摄。外治方面，林老常用四子散（白芥子、苏子、莱菔子、吴茱萸各120g）热敷患处，以消肿止痛通络。

3. 急则止痛，缓则散结，心药并举　林老认为男性乳房异常发育症病因复杂，病程较长，中医治疗对其止痛疗效肯定，但散结之功欠佳。因此在辨证论治中要注意分清标本缓急，如果患者疼痛较剧，应先以疏肝理气，缓急止痛为主，化痰软坚散结为辅。对于乳房结节或女性化乳房，长期中医药治疗效果不佳者，如果患者心理负担较重，可以考虑手术治疗，切除皮下腺体。由于乳房增大影响外观，也给患者心理上造成负担，因此帮助患者调畅情绪、保持良好心态和饮食习惯不容忽视。

（任黎萍　整理）

乳头皲裂

乳头皲裂是指发生于乳头乳晕部的皮肤破裂，哺乳时痛如刀割，糜烂时伴有瘙痒等不适。多发生于哺乳期的初产妇，约有11%～96%哺乳期妇女可出现不同程度的乳房疼痛，其中26%发生乳头皲裂，是导致哺乳期乳腺炎的主要原因。

1. "乳头属肝"，病由肝起　林老认为其发病原因主要与情志、饮食及乳头损伤等有关。情志内伤,肝郁化火,搏结乳头;或饮食不节,湿热内蕴,与乳汁相搏化热聚于乳头;或产妇乳头娇嫩,不耐小儿强力吮吸而致乳头损伤。本病病性属实,肝郁化火、湿浊为实,病位在肝。

2. 外治为主,内治为辅　林老认为,本病应遵循"局部治疗为主,全身治疗为辅"的原则,认为早期轻度的乳头皲裂仅需外治法即可愈合,但久病及较重者常需内外合治方可取效。外治用鸡蛋黄油涂抹患处,有清热解毒、生肌止痛之功,本法有安全、方便、价廉、对母婴无害的优点,临床疗效良好。蛋黄油的制法:将土鸡蛋煮熟,去壳和蛋清,将蛋黄压碎放入盛有少量麻油的小锅内,小火持续翻炒,待蛋黄炭化变黑后继续煎炒数分钟,即可出现黑褐色浓稠蛋黄油,去渣,将蛋黄油装入清洁瓶内备用。用法:先以温开水将乳头清洗干净,再用无菌棉签蘸蛋黄油涂于患部,保持清洁,每天涂抹 3~4 次。如双侧同时皲裂者可交替涂用,治疗期间无需断奶,注意正确的哺乳方法,哺乳后同法再次涂上蛋黄油。乳头皲裂伴红肿热象明显的患者可交替用青黛膏或土黄连液外涂患处。

3. 辅以内治,重在治肝　如病情迁延日久,乳头裂口较深,揩之出血或乳头乳晕糜烂时,林老强调需配合内治法,将本病分为肝经火旺、肝脾湿热两型。①肝经火旺证:临床多表现为乳头皲裂多且深,乳头乳晕部皮肤红肿,燥裂性疼痛,揩之出血,可伴烦躁易怒、口苦咽干、舌红苔黄、脉弦数等全身症状。治以清肝泻火为法,方用龙胆泻肝汤加减(龙胆草 10g,黄芩 10g,山栀子 10g,车前草 15g,泽泻 10g,柴胡 10g,生地黄 15g,木通 5g,生甘草 5g)。口苦咽干者,加玄参 15g、知母 15g;胸闷不舒者,加郁金 15g、八月札 15g。②肝脾湿热证:临床多表现为乳头乳晕皲裂,糜烂,渗出液较多,痛痒并作,可伴胸闷、倦怠、身热不扬、渴不多饮等,舌质红,苔黄腻,脉滑数。治以清利湿热为法,方用萆薢渗湿汤加减(萆薢 15g,薏苡仁 30g,黄柏 10g,云茯苓 15g,牡丹皮 10g,泽泻 10g,滑石 20g,通草 15g)。乳头糜烂瘙痒者,加苦参 10g、白鲜皮 15g;胸闷倦怠者,加八月札 15g、佛手 15g、云茯苓 15g。

4. 因因施护,对症施护　林老认为本病重在预防,强调孕期和哺乳期乳房的正确护理,掌握正确的哺乳方法。孕期上衣不可过紧,妊娠后期每天用清水清洗乳头,并用干毛巾轻轻擦拭乳头,注意勿造成乳头刺激不适或酸痛;或顺乳络方向柔和按摩、提拉乳头,使局部皮肤角质层增厚,增加乳头的韧性,可有效减少哺乳期乳头皲裂的发生。清洗时尽量避免使用肥皂、酒精,因为肥皂和酒精可除去乳头周围皮脂腺所分泌的保护性油脂,使乳头过于干燥,亦诱发或加重乳头皲裂。

每次喂奶时先将乳头触及婴儿上唇,引起觅食反射,当婴儿的口张大的一瞬间，让婴儿靠近自己，使其可以将乳头及大部分乳晕含入口中。若婴儿仅含住乳头，大部分乳晕露在口外，或母亲感到乳头疼痛，说明婴儿的含接姿势不正确，应及时予以纠正，否则易出现乳头皲裂。哺乳结束或需要中断哺乳时不能强行将乳头从婴儿口中拉出，应用食指轻压婴儿下颏，轻柔地将乳头从婴儿口中退出。婴儿吸吮时间长，吸吮次数多，是造成乳头皲裂高发的原因之一，因此每次喂奶时间以不超过 20 分钟为宜，避免婴儿含乳头入眠。同时注意乳头的清洁卫生，勤换内衣，每次哺乳前用温开水擦洗乳头乳晕。此外，哺乳后挤出少量乳汁涂在乳头及乳晕上，可以有效地预防乳头皲裂的发生，因为乳汁含有抗感染物质、脂肪、蛋白质，具有抑菌、滋润、促进表皮修复的功能。

一旦发生乳头皲裂，林老常告诫患者哺乳时则应先用疼痛较轻的一侧乳房哺乳，以减轻对另一侧乳房的吸吮力，以防乳头皮肤皲裂加剧。同时需注意及时排空淤乳，避免宿积。疼痛剧烈无法哺乳时，可将乳汁挤出后喂养婴儿，局部用药后，可用护罩或消毒纱布覆盖乳头，保持清洁并避免内衣擦伤。

（任黎萍 整理）

乳房湿疹

乳房湿疹是湿疹的一种类型，系由迟发性变态反应导致的急性、亚急性或慢性炎症性皮肤病，多见于哺乳期妇女，非哺乳期亦可罹患。皮损发于乳头、乳晕及其周围，表现为丘疹、丘疱疹、红斑、渗出、糜烂、结痂、脱屑、苔藓样变、皲裂等，自觉瘙痒或疼痛，停止哺乳后多易治愈或自愈。本病发病率较低，双侧乳头、乳晕多同时受累。林老认为本病诊断不难，关键在于与 Paget 病（湿疹样癌）相鉴别，后者也可有湿疹样表现，但多为单侧乳房发病，发病年龄常为 40～60 岁，钼靶检查可能见到乳管的钙化影，有助于乳腺癌的诊断。若乳房湿疹样皮损久治不愈，不能满足于此诊断，需行多次印片细胞学或组织病理检查以明确诊断，以免误诊。

林老认为，本病病因包括情志因素、饮食因素和毒热外侵三方面。情志不畅，肝郁化火，与湿相合，蕴阻于乳房肝胃之络；或素体脾虚，嗜食辛辣肥甘，损伤脾胃，湿热内蕴；或感受热毒，外发于乳房，而致本病。治疗方面，林老强调辨证为主，内外合治，尤重外治。中医辨证可分为肝经湿热、脾虚蕴湿、血虚风燥 3 型，分别以龙胆泻肝汤、参苓白术散、四物汤加减治之。外治方面，急性乳房湿疹渗出较多、瘙痒明显者，林老以自拟外洗方（藿香 15g，玉竹 15g，百部 30g，蛇床子 15g，苦参 30g，黄柏 15g，徐长卿

15g，地肤子 15g，十大功劳叶 15g）煎汤外洗，每获良效。亚急性和慢性乳房湿疹，可先用土黄连液擦洗以清热解毒、去腐生肌，继用青黛散（青黛、黄柏各 60g，煅石膏、滑石各 120g 研细混匀）麻油调成糊状敷于患处，以达抗菌消肿、镇痛止痒之效。

（任黎萍　整理）

第二部分　医案拾萃与查房实录

第一节　乳腺癌医案

一、围手术期

病案 1　脾胃不和案

李某，女，48 岁。

初诊日期：2010 年 4 月 20 日。

主诉：左乳癌术后恶心呕吐 1 天。

病史：因"左乳肿物 5 个月余"入院，左乳癌保乳术后第 1 天。

症见：患者神疲乏力，头晕头痛，恶心呕吐，食欲不振，大便未解，无腹胀，有排气。舌淡，苔白，脉细弱。

西医诊断：乳癌术后呕吐。

中医诊断：呕吐。

证型：脾胃虚弱。

治法：健脾和胃。

方药：

（1）香砂六君子汤加减。

党参 20g	白术 10g	云茯苓 15g	甘草 5g
法半夏 10g	陈皮 10g	怀山药 15g	广木香 5g（后下）
厚朴 10g	姜竹茹 15g	神曲 10g	砂仁 10g（后下）

2 剂，日 1 剂，水煎 2 次，日服 2 次。

嘱适量进食小米粥等半流质饮食，适当下床活动。

（2）配合吴茱萸姜汁贴敷双内关、神阙、双足三里穴位。

二诊：2010 年 4 月 22 日。

症见：患者精神佳，胃纳好转，少许腹胀，大便较硬，无头晕头痛，无恶心呕吐。舌淡，苔白腻，脉细。

方药：上方去姜竹茹、神曲，加大腹皮 15g、枳实 10g，2 剂，日 1 剂，水煎服；嘱其多食润肠通便之品，如粗纤维食物、香蕉等。

三诊：2010 年 4 月 24 日。

症见：患者腹胀缓解，大便通调，质地变软成形。舌淡，苔白，脉细。

方药：上方去大腹皮、枳实，加用炒山楂 15g、麦稻芽各 20g，3 剂，日 1 剂，水煎 2 次，日服 2 次。

按语： 胃肠道功能障碍是全麻术后的常见并发症。林老认为，麻醉药物属寒凉有毒之品，手术应激及麻醉药物易损伤脾胃，脾胃虚弱，气机不畅，脾失升清，胃失降浊，传化失司，致水湿食停滞，聚而为痰为积；湿痰食积为患，阻遏清阳，清气不升，脑为清窍无以养，故见头晕头痛；湿痰食积停于中焦，而"六腑以通为用"，不通则胃失和降，则恶心呕吐。《注解伤寒论》曰："脾，坤土也。脾助胃气消磨水谷，脾气不转，则胃中水谷不得消磨。"治疗当健脾和胃、燥湿化痰、理气和中。施予香砂六君子汤加减，方中党参、白术、山药、甘草健脾益气；法半夏、陈皮、云茯苓取"二陈汤"之意，燥湿化痰、理气和中，合姜竹茹降逆，广木香、砂仁行气和胃，使之升降调和；厚朴又可行气消积、燥湿除满，神曲健脾消食、理气化湿，全方通中有补，通补结合。配合姜汁调吴茱萸粉贴敷双内关、神阙、双足三里，健脾和胃、降逆止呕。调护上进食米粥易消化之品，"脾主四肢肌肉"，适当运动亦可健脾，促进术后康复。

二诊时患者已无头晕头痛、恶心呕吐，但大便干硬，上方去姜竹茹、神曲，加用大腹皮、枳实等行气导滞之品，旨在疏通气机以通便。三诊时患者症状已基本缓解，予以山楂、麦稻芽等开胃消食之品，以助脾胃运化。

（徐　飚　朱华宇　宋　雪　整理）

病案 2　气血两虚案

赵某，女，37 岁。

初诊日期：2010 年 5 月 16 日。

主诉：右乳癌术后伤口出血，疲倦心悸 2 天。

病史：患者于 2010 年 5 月 14 日在我科行右乳癌改良根治术，术后伤口出血，量约 480ml，经清除血肿、药物止血、加压包扎等处理后现未见活动性出血，引流液颜色变淡。

症见：神疲乏力，少气懒言，面白无华，唇色淡白，自汗，心悸气短，头晕失眠，纳差口干。舌淡，苔薄白，脉细弱无力。

辅助检查：血常规：WBC 6.9×10^9/L，NE 3.5×10^9/L，RBC 2.97×10^{12}/L，HGB 78g/L。

西医诊断：乳癌术后出血。

中医诊断：血虚。

证型：气血两虚。

治法：益气养血。

方药：归脾汤合当归补血汤加减。

黄芪 50g	党参 20g	白术 15g	当归头 10g
茯神 15g	炙远志 15g	黄精 30g	龙眼肉 15g
鸡血藤 60g	炒酸枣仁 30g	麦芽 30g	广木香 10g（后下）

5 剂，日 1 剂，水煎 2 次，上午 8—9 时、下午 2 时各服 1 次。

二诊：2010 年 5 月 21 日。

症见：精神好转，面色较前红润，无发热，心悸，动辄汗出，眠欠佳，纳可，无口干。舌淡，苔薄白，脉细。

辅助检查：血常规：WBC 5.3×10^9/L，NE 3.2×10^9/L，RBC 3.26×10^{12}/L，HGB 89g/L。

方药：在上方基础上去麦芽，加用阿胶 10g、熟地黄 15g 加强补血之力。5 剂，日 1 剂，水煎 2 次，上午 8—9 时、下午 2 时各服 1 次。

三诊：2010 年 5 月 27 日。

症见：精神佳，面色红润，无发热，无心悸，汗出减少，纳眠可。舌淡红，苔薄白，脉细。

辅助检查：血常规：WBC 6.1×10^9/L，NE 3.8×10^9/L，RBC 3.28×10^{12}/L，HGB 93g/L。

方药：守上方，日 1 剂，水煎 2 次，上午 8—9 时、下午 2 时各服 1 次。

按语：此案患者乳癌术后出血，手术本已耗伤气血，加之术后失血过多，"血为气之母，气为血之帅"，气随血脱，严重者可致休克等急危重症，故当及时止血处理。该患者止血处理后呈现一派气血两虚之证，故予归脾汤合当归补血汤加减以健脾养心、益气养血。方中以参、芪、术补气健脾；当归、龙眼肉补血养心；酸枣仁、茯神、远志宁心安神；鸡血藤、黄精填精益髓；更以广木香理气醒脾、炒麦芽开胃消食，以防补益气血药物腻滞碍胃。组合成方，心脾兼顾，气血双补，补血统血。二诊时诸证明显改善，脾胃功能恢复正常，但仍有心悸汗出、失眠症状，此乃气虚无以固表、心血不足无以濡养心神，遂继续重用黄芪，并加用阿胶、熟地黄加强补血，以达养心安神之功。三诊时患者症状基本痊愈。

（徐 飚 朱华宇 宋 雪 整理）

病案 3 气阴两虚案

王某，女，55 岁。

初诊日期：2010 年 5 月 23 日。

主诉：右乳癌术后便秘 3 天。

病史：患者右乳腺癌改良根治术后第 3 天，神疲懒言，气短乏力，口干欲饮，潮热自汗，纳眠不佳，大便干，小便黄。舌尖红，舌苔少，脉细数。

西医诊断：乳癌术后便秘。

中医诊断：便秘。

证型：气阴两虚。

治法：益气养阴，润肠通便。

处方：生脉散合增液汤加减。

太子参 15g	玄参 15g	麦冬 20g	生地黄 15g
厚朴 15g	枳壳 15g	莱菔子 15g	黄芪 30g
白术 15g	云茯苓 15g	五味子 10g	甘草 5g

3 剂，日 1 剂，水煎 2 次，日服 2 次。

二诊：2010 年 5 月 26 日。

症见：患者精神好转，但仍口干，潮热，胃纳好转，心烦夜不能寐，头晕耳鸣，腰酸背痛，小便黄，大便质软可解。舌尖红，舌苔少，脉细数。

证型：阴虚失眠。

治法：滋阴清火，养心安神。

方药：黄连阿胶汤加减。

黄连 10g	黄芩 10g	白芍 15g	阿胶 15g（烊化）
酸枣仁 30g	茯神 15g	白术 15g	太子参 20g
五味子 15g	柏子仁 15g	知母 15g	肉桂末 3g（冲服）

3 剂，日 1 剂，水煎 2 次，日服 2 次。

三诊：2010 年 5 月 29 日。

症见：患者精神可，无潮热，纳可，无口干，夜可入眠，耳鸣，无腰痛，二便正常。舌红，苔薄白，脉细。

按语：本案患者因手术耗气伤阴，津液亏耗，加之术后饮食不调，脾胃虚损，气血生化乏源，无以化生津液，故见气阴两虚之证。首诊见神疲懒言、气短乏力、口干、潮热自汗、夜寐差、大便干硬、舌尖红、苔少、脉细等均为气阴两虚之象，故治以益气养阴，兼之大便干硬，予润肠通便，方选生脉散合增液汤加减。方中取太子参益气养阴，麦门冬甘寒养阴清热、润肺生津，参、麦合用，则益气养阴之功益彰；五味子酸温，敛肺止汗、生津止渴，三药合用，一补一润一敛，益气养阴，生津止渴，敛阴止汗，使气复津生，汗止阴存；术后神疲、气短、自汗，气虚之象明显，故加用黄芪、白术、云茯苓健脾益气，固表止汗；阴津亏虚，肠枯津燥，"水不足以行舟，而结粪不下者"，加用增液汤润肠通便，旨在增水行舟，非属攻下，而厚朴、枳壳、莱菔子则起到行气通腑、顺水推舟的作用。服药 3 剂之后元气复、阴津生，而腑气通。二诊时患者心烦失眠，潮热，口干，耳鸣，腰酸，舌尖红，苔少，脉细数，为阴虚火旺、内扰心神之证，治以黄连阿胶汤加减，方中黄连、黄芩清热除烦，白芍、五味子养阴收敛神明，阿胶补血养心，加柏子仁、酸枣仁养心安神，少佐肉桂引火归原，诸药合用共奏滋阴清火、养心安神之功，服药3剂之后患者虚烦自除，心神安宁而可入眠。

（徐　飚　朱华宇　整理）

二、围化疗期

病案1　骨髓抑制症脾肾两虚案（1）

谭某，女，55岁。

初诊日期：2005年12月18日。

主诉：左乳癌化疗后第10天，疲倦纳差3天。

病史：患者于2005年12月1日在外院行左乳腺癌改良根治术，术后病理示：左乳浸润性导管癌，ER（−），PR（＋），HER−2（＋），p53（＋），腋淋巴结见癌转移（2/11），pT2N1M0（Ⅱb期）。并于2005年12月8日在该院行第1周期TAC方案化疗。化疗后第3日，查血常规提示Ⅱ度骨髓抑制，予G−CSF300ug皮下注射，3日后复查血常规提示Ⅲ度骨髓抑制，继续予G−CSF连续2天皮下注射，2005年12月16日复查血常规：WBC 3.5×10^9/L，NE 1.5×10^9/L，HGB 98g/L。为求中医药治疗转至我科就诊。

症见：神疲乏力，面色㿠白，气短懒言，口干，畏寒肢冷，腰膝酸软，纳差，眠差，大便欠通畅，质烂，夜尿频多。舌淡胖，边齿痕，苔白，脉沉细无力。

辅助检查：血常规：WBC 3.32×10^9/L，NE 1.25×10^9/L，HGB 99g/L。

西医诊断：化疗后骨髓抑制症。

中医诊断：虚劳。

证型：气血亏虚，脾肾不足。

治法：益气养血，健脾补肾。

方药：

（1）自拟健脾补肾方。

北芪50g	党参20g	鸡血藤60g	黄精30g
怀山药15g	云茯苓15g	仙茅10g	山萸肉15g
仙灵脾15g	肉苁蓉15g	当归头10g	麦稻芽各20g

5剂，日1剂，水煎2次，上午8—9时、下午2时各服1次。

（2）龟鹿二仙汤加味。

生龟板 50g（先煎）　　　鹿角胶 15g（烊化）　　　阿胶 15g（烊化）

枸杞子 15g　　　　　　　西洋参 15g　　　　　　　沙参 30g

5 剂，日 1 剂，文火慢炖，冬令于晚 7—7 时半服。

（3）每晚 9 时中药沐足 40 分钟（林老沐足方：艾叶 30g、干姜 30g、当归 30g 煲水，以下同），温度 38 ~ 41℃，沐足时按压太溪、照海、涌泉、三阴交穴位。每个穴位按压 3 ~ 5 分钟。沐足后配合劳宫穴拍打涌泉穴 10 分钟。

二诊：2005 年 12 月 23 日。

症见：精神较前好转，面色仍㿠白，畏寒，腰膝酸软，纳可，眠好转，大便成形，夜尿频。舌淡边齿痕，苔白，脉沉细。

辅助检查：血常规：WBC 5.02×10^9/L，NE 1.8×10^9/L，HGB 102g/L。

方药：效不更方，继续服药至下一周期化疗前复查血常规提示未见骨髓抑制。后患者在我院继续行 5 个周期原方案化疗。整个化疗疗程期间，均按上述方法，于上午 8—9 时、下午 2 时服益气养血、健脾补肾之方药；于每晚 7—7 时半服用龟鹿二仙丹加味方，并沐足和穴位按压，根据病情变化适当辨证加减。密切监测血常规，仅出现 I 度骨髓抑制，且无需 G-CSF 或 GM-CSF 治疗，按时按量完成各周期化疗，生活质量良好。

按语："治病求本，早治防变"是林老治疗骨髓抑制症的基本法则。本案患者因化疗毒药损伤脾胃，脾失健运，生化乏源，且患者年过七七之年，肾精匮乏，加之后天病及先天，髓失所养，而发为骨髓抑制症，故脾肾两虚为发病之本。首诊见患者神疲乏力，面色㿠白，气短懒言，腰膝酸软，纳差，夜寐欠佳，大便欠通畅，质烂，舌淡胖，边齿痕，苔白，脉沉细无力，均为气血不足、脾肾亏虚之症，故治以益气养血、健脾补肾。自拟健脾补肾方，方中怀山药、云茯苓、党参健脾益气，仙茅、仙灵脾、山萸肉、肉苁蓉补肾壮阳，重用鸡血藤、黄精填精益髓，北芪、当归头益气生血，全方共达益气养血、健脾补肾之功。

肾为先天之本，寓元阴元阳，因此林老常加用阴阳并补之名方龟鹿二仙丹加味，加强补肾生髓之功。龟鹿二仙丹出自《证治准绳》，是经典的阴阳双补的名方。"二物气血之属，又得造化之玄微，异类有情，与人则同气相求，非他草木可比。"西洋参、沙参大补气血生津以滋养胃阴，枸杞子归肝、肾经益精生血，阿胶滋阴补血，全方共奏补肾生髓之功。林老十分重视运用时间医学理论指导服药，按"足阳明胃经旺时补脾为主，足少阴肾经旺时补肾为主"之理论，选择最佳给药时间，更好地发挥药效。酉时（即 5—7 时）为肾经最旺，机体此时阴阳交会，阳气内藏，阴气隆盛，气血趋向于里，输布于内脏组织。此时加服气血阴阳并补的龟鹿二仙汤，药物借营卫之气由阳入阴之际而乘势入里，阴阳双补，入阴入血，能有效提高骨髓的造血功能；

基于广东地区晚食晚睡之习,龟鹿二仙汤服药时间相应推后:冬令日短夜长,选择晚7—7时半服药;夏令日长夜短,选择夜间7时半—8时服药。

外治方面,配合穴位按压治疗,遵循健脾补肾的辨证原则,取三阴交、照海、涌泉、太溪。三阴交是足太阴脾经穴,足三阴经交会处,脾主统血,肝主藏血,肾主藏精,精血同源,该穴统治脾肝肾三经所主疾病,而足三阴经与冲任二脉交会与小腹,冲任与肝脾肾三经关系密切,因此三阴交为精血之穴,有调补冲任、补肾填精之效。太溪、涌泉是足太阴肾经的俞穴,太溪为肾经原穴,涌泉为肾经井穴,照海为足少阴肾经穴,为足少阴、阴跷脉交会穴。"肾主骨生髓",故按压上述四穴可补肾填精。劳宫穴为心包经之"荥穴",涌泉穴属肾经俞穴,中药沐足配合劳宫拍涌泉,可温通经络,使肾水上承,心肾相交,达到宁心安神,改善睡眠的作用。在此林老强调,中药沐足温度应掌握在38~41℃,避开餐前与餐后,并且糖尿病患者忌用,以免因其合并末梢感觉神经障碍而导致不慎烫伤皮肤。

(徐 飚 朱华宇 整理)

病案2 骨髓抑制症脾肾两虚案(2)

王某,女,53岁。

初诊日期:2008年12月6日。

主诉:右乳癌化疗后第12天,疲倦伴形寒肢冷6天。

病史:患者于20天前在我院行右乳癌改良根治术,现第1周期FEC方案化疗后第12天。

症见:神疲,面色㿠白,四肢倦怠乏力,畏寒肢冷,腰膝酸软,纳少,眠差,大便溏,夜尿4次。舌淡胖,边有齿痕,苔薄白,脉沉细。

辅助检查:血常规:WBC 1.8×10^9/L,NE 0.74×10^9/L,HGB 103g/L。

西医诊断:化疗后Ⅲ度骨髓抑制。

中医诊断:虚劳。

证型:脾肾两虚。

治法:健脾益气,温补肾阳。

方药:

(1)自拟健脾补肾方。

党参20g	白术15g	云茯苓15g	北芪50g
当归头10g	怀山药15g	仙灵脾15g	女贞子15g
肉苁蓉15g	山萸肉15g	仙茅10g	麦稻芽各30g

3剂,日1剂,水煎2次,上午8—9时、下午2时各服1次。

(2)龟鹿二仙汤加味。

生龟板 50g（先煎） 　　　鹿角胶 15g（烊化） 　　　阿胶 15g（烊化）

枸杞子 15g 　　　　　　　西洋参 15g 　　　　　　　沙参 30g

3 剂，日 1 剂，文火慢炖，冬季于晚 7—7 时半服。

（3）每晚 9 时中药沐足，沐足时按压太溪、照海、涌泉、三阴交穴位。每个穴位按压 3～5 分钟。沐足后配合劳宫穴拍打涌泉穴 10 分钟。

二诊：2008 年 12 月 9 日。

症见：精神好转，面色㿠白，手足渐温，腰膝酸软，耳鸣，纳可，眠好转，大便成形，夜尿仍频。舌淡红，边有齿痕，苔薄白，脉沉细。

辅助检查：血常规：WBC 2.8×10^9/L，NE 1.3×10^9/L，HGB 105g/L。

方药：在原方基础上去麦稻芽，加用熟地黄 15g、枸杞子 15g，以加强补肾生髓之力，继续服药 5 剂、中药沐足及穴位按压、拍打至下次化疗前。

三诊：2008 年 12 月 14 日。

症见：精神可，手足温，无恶寒，纳眠可，腰膝酸软减轻，大便成形，夜尿 1～2 次。舌淡红，边有齿痕，苔薄白，脉沉细。

辅助检查：血常规：WBC 4.1×10^9/L，NE 1.92×10^9/L，HGB 105g/L。

患者不适症状消失，骨髓抑制纠正，顺利进行下一周期化疗。

按语：素体肾虚患者，或者脾胃生化乏源，病及先天之肾，肾精受损者，均可导致髓失所养而发生骨髓抑制症。林老强调中医药治疗骨髓抑制必须辨病与辨证相结合，从整体出发，调动机体全身的功能，调整机体阴阳、气血、脏腑功能的平衡，通过个体化辨证论治，起到治病求"本"的作用。对于脾肾两虚证的患者，应以健脾补肾为基本治法，自拟健脾补肾方。该方在四君子汤基础上加黄芪、怀山药健脾益气，仙灵脾、仙茅、肉苁蓉温肾阳、补肾精，当归头补血养血，再加女贞子、山萸肉补益肝肾，麦稻芽以健脾开胃、升清降浊，以防诸药补腻之虞。诸药合用，共奏健脾益气补肾之功。二诊时手足渐温，胃纳好转，便溏改善，脾胃功能好转，但仍有腰酸、耳鸣、夜尿频等肾虚之象，肾为先天之本，寓元阴元阳，治疗上遵"阴中求阳"之旨，加用熟地黄、枸杞子以滋补肾阴，达阴中求阳之意。

（徐　飚　朱华宇　丘　嫦　整理）

病案 3　骨髓抑制症气血两虚案

黄某，女，42 岁。

初诊日期：2009 年 11 月 6 日。

主诉：左乳癌辅助化疗后倦怠失眠心悸 5 天。

病史：患者于 2009 年 8 月在外院行左乳癌改良根治术，术后病理：左乳浸润性导管癌，LN（0/25），ER（++），PR（+），HER-2（+），淋巴结未见转移（0/25），pT2N0M0（Ⅱa期）。术后在该院完成4周期FEC方案化疗，诉每次化疗后均出现重度骨髓抑制，需多次注射G-CSF支持治疗，现为第4周期化疗后第5日，为求中医诊治来我院就诊。

症见：神疲乏力，面色萎黄，少气懒言，无发热，畏寒，失眠健忘，心悸，动则汗出，爪甲无荣，无呕吐，纳一般，二便可。舌淡，苔白，脉细。

辅助检查：血常规：WBC 2.4×10^9/L，NE 1.1×10^9/L，HGB 78g/L。

西医诊断：化疗后Ⅱ度骨髓抑制症。

中医诊断：虚劳。

证型：气血两虚。

治法：益气养血。

方药：

（1）归脾汤合当归补血汤加减。

北芪50g　　　当归头10g　　　党参20g　　　白术15g
茯神15g　　　龙眼肉15g　　　炙远志15g　　　广木香10g（后下）
黄精30g　　　鸡血藤60g　　　炒酸枣仁30g　　　炙甘草5g
麦稻芽各15g

7剂，日1剂，水煎2次，于早上8—9时、下午2时各服1次。

（2）龟鹿二仙汤加味。

生龟板50g（先煎）　　　鹿角胶15g（烊化）　　　阿胶15g（烊化）
枸杞子15g　　　西洋参15g　　　沙参30g

7剂，日1剂，文火慢炖，冬季于晚7—7时半服。

（3）每晚9时中药沐足，沐足时按压太溪、照海、涌泉、三阴交穴位。每个穴位按压3~5分钟。沐足后配合劳宫穴拍打涌泉穴10分钟。

二诊：2009年11月14日。

症见：精神好转，面色萎黄，胃纳改善，心悸，失眠，易汗出，口干。舌淡红，苔薄白，脉细。

辅助检查：血常规：WBC 3.8×10^9/L，NE 1.72×10^9/L，HGB 85g/L。

处方：上方去广木香、黄精、鸡血藤，加用五味子15g酸收敛汗，加夜交藤30g、合欢花15g宁心安神以助睡眠。晚继续服用龟鹿二仙汤加味。

外治法：继续中药沐足及穴位按压、拍打。

三诊：2009年11月21日。

症见：精神可，面色红润有光泽，夜眠改善，心悸、口干减轻，纳可，二便调。舌淡红，苔薄白，脉细。

辅助检查：血常规：WBC 4.5×10^9/L，NE 2.02×10^9/L，HGB 87g/L。

患者骨髓抑制纠正，精神状态明显改善，按期继续行下次化疗。

按语： 本案患者化疗后反复出现重度骨髓抑制，现第 4 周期化疗后 Ⅱ 度骨髓抑制，症见神疲畏寒，面色萎黄，少气懒言，动则汗出，失眠健忘，心悸，爪甲无荣，舌淡，苔白，脉细数，为气血亏虚之证，当属中医"虚劳"范畴。林老认为，化疗药物为"寒凉"之品，易耗气伤血，损及脾胃，脾胃为后天之本，为气血化生之源，《灵枢·决气》曰："中焦受气取汁，变化而赤是谓血。"脾胃虚损，则气血生化乏源，病及先天之肾，导致肾精受损，髓失所养是骨髓抑制发生的重要病机，因此气血亏虚为其主要病机，而脾虚则是其核心病机所在。故治疗以虚则补之、损者益之为则，以填精补髓、益气养血为法，方选归脾汤合当归补血汤和龟鹿二仙汤加味。方中以参、芪、术、草甘温之品补脾益气以生血，使气旺而血生；当归、龙眼肉甘温补血养心；茯神、酸枣仁、炙远志宁心安神；广木香辛香而散，理气醒脾，与益气健脾药配伍，复中焦运化之功，又能防益气补血药滋腻碍胃，使补而不滞，滋而不腻；重用鸡血藤、黄精填精益髓。肾精受损，髓失所养，故于夜间酉时加服龟鹿二仙汤加味以补肾填精充髓。全方"鹿得天地之阳气最全，善通督脉"，其角为胶，能补肾阳、生精血；"龟得天地之阴气最厚，善通任脉"，其腹甲为胶，能滋阴潜阳、补血；西洋参益气而生津，"善于固气"；枸杞子益精生血，"善于滋阴"。四药合用，生精、益气、养血，阴阳并补，且补阴而无凝滞之弊，补阳而无燥热之害。外治予沐足同时按压太溪、照海、涌泉、三阴交补肾填精，沐足后配合劳宫穴拍打涌泉穴改善睡眠。

（徐 飚 朱华宇 丘 嫦 整理）

病案 4　骨髓抑制症气虚发热案

曾某，女性，55 岁。

初诊日期：2006 年 2 月 24 日。

主诉：左乳癌辅助化疗后第 8 天，发热 1 天。

病史：患者于 2005 年 12 月 1 日在当地医院行左乳腺癌改良根治术，术后病理：左乳浸润性导管癌。术后于当地医院行 2 周期 CTF 方案化疗（CTX 0.9g，THP 80mg，5-Fu0.75g，每 3 周 1 次），2 次化疗后均出现严重骨髓抑制症，伴有发热、腹泻等症状，每次化疗后均注射 G-CSF 药物治疗。2006 年 2 月 16 日行第 3 周期化疗，出现发热 1 天，为求中医治疗转诊至我院。

症见：发热无恶寒，神疲乏力，面色无华，气短懒言，腰膝酸软，无咳嗽咽痛，无鼻塞流涕，食少便溏，夜不得寐，无腹痛腹泻，小便清长。舌淡，边有齿痕，苔白，脉沉细无力。

辅助检查：体温 38.0 ℃。血常规：WBC 0.8×10^9/L，NE 0.2×10^9/L，HGB 83g/L。

西医诊断：化疗后Ⅳ度骨髓抑制症。

中医诊断：虚劳。

证型：气血两虚。

治法：益气养血，补肾生髓。

方药：

（1）补中益气汤合当归补血汤加减。

黄芪 50g	炒白术 15g	陈皮 10g	升麻 10g
柴胡 10g	党参 20g	当归头 10g	茯神 15g
黄精 30g	鸡血藤 60g	炙远志 15g	炒酸枣仁 30g

3剂，日1剂，水煎2次，上午8—9时、下午2时各服1次。

（2）龟鹿二仙汤加味

| 生龟板 50g（先煎） | 鹿角胶 15g（烊化） | 阿胶 15g（烊化） |
| 枸杞子 15g | 西洋参 15g | 沙参 30g |

3剂，日1剂，文火慢炖，春令于晚7时半—8时服用。

（3）每晚9时中药沐足，沐足时按压太溪、照海、涌泉、三阴交穴位。每个穴位按压3~5分钟。沐足后配合劳宫穴拍打涌泉穴10分钟。

（4）调护：嘱静养休息，避风寒，适当进食小米粥。

二诊：2006年2月26日。

症见：仍倦怠乏力，低热，夜眠较前稍改善，胃纳一般，无口干。舌脉同前。

辅助检查：体温37.6℃。血常规：WBC 1.09×10^9/L，NE 0.3×10^9/L，HGB 83g/L。

诊断同前。

方药：继续原方服药治疗3天，继续中药沐足、穴位按压、拍打改善睡眠。

三诊：2006年3月1日。

症见：精神好转，无发热，纳好转，夜眠改善，腰膝酸软，耳鸣，便溏。舌淡红，苔白，脉沉细。

辅助检查：血常规：WBC 1.81×10^9/L，NE 1.2×10^9/L，HGB 87g/L。

证型：气血两虚。

治法：益气养血，补肾生髓。

方药：

（1）归脾汤合当归补血汤加减。

| 黄芪 50g | 白术 15g | 茯神 15g | 党参 20g |
| 当归头 10g | 陈皮 10g | 菟丝子 15g | 女贞子 15g |

黄精 30g　　　　鸡血藤 60g　　　炙远志 15g　　　炒酸枣仁 30g

3 剂，服用方法同前。

（2）龟鹿二仙汤加味，处方、服用方法均同前。

（3）继续每晚 9 时中药沐足，穴位按压、拍打。

四诊：2006 年 3 月 4 日。

症见：精神可，无发热，纳可，夜眠明显好转，腰膝酸软，二便调。舌淡红，苔薄白，脉细。

辅助检查：血常规：WBC 2.78×10^9/L，NE 1.6×10^9/L，HGB 88g/L。

处理：患者主要症状改善，骨髓抑制明显好转，继续原方调服，巩固治疗。3 月 7 日复查血常规提示：WBC 4.05×10^9/L，NE 2.97×10^9/L，HGB 103g/L。骨髓抑制基本纠正，按期行下一周期化疗。

按语： 化疗后重度骨髓抑制可伴有发热症状，这些发热可以分为感染性发热，如呼吸道感染、伤口感染、肠道感染等，但亦有无感染病灶而出现的发热，后者无明显外感症状，但伴有明显的气血两虚证，可将其归为"气虚发热"。气虚发热多由脾胃气虚所引起。李杲《脾胃论》中指出：它是由于"脾胃气虚，则下流于肾，阴火得以乘其土位"（阴火：离位的相火）而发热。结合本案，化疗药物易损脾胃，脾胃为气血生化之源，中焦虚弱，生化不及，不仅气虚，亦血虚于内。脾胃虚弱，运化失职，则气短懒言、食少便溏；脾主四肢，气虚则神疲乏力；脾胃气虚"阴火得以乘其土位"故见发热，而无表证；"心藏神"，血虚心失所养，故夜不得寐；心主血，其华在面，血虚故见面色无华；腰膝酸软，小便清长，则为肾气虚之证，后天乏养损及先天之本。林老治疗骨髓抑制症，重视辨证施治，治病求本，虚则补之，采用甘温除热之补中益气汤治疗，加强调摄预防，气虚发热者得此甘温益气而除之，元气内充，则诸症自愈。因气血同源，脾胃虚弱生化乏源，气虚兼见血虚之证，故合用当归补血汤以补气生血。《医方考》曰："当归味厚，为阴中之阴，故能养血；而黄芪则味甘补气者也，今黄芪多于当归数倍，而曰补血汤者，有形之血不能自生，生于无形之气故也。"《黄帝内经》曰："阳生阴长，是之谓尔！"当然应注意，发热首先应辨别外感、内伤，内伤发热者再辨证候之虚实，病情之轻重，如阴虚发热、内热炽盛者忌用甘温除热法，故当审证求因，辨证施治。

（徐 飚　朱华宇　整理）

病案 5　气血两虚，肠燥津枯案

罗某，女性，52 岁。

初诊日期：2007 年 11 月 20 日。

主诉：右乳癌辅助化疗后第 7 天，排便乏力难解 4 天。

病史：患者右乳癌术后 2 个月余，于 2007 年 11 月 13 日在我科行第 3 周期 FEC 方案辅助化疗。

症见：疲倦乏力，面色萎黄，脱发，眩晕心悸，无呕吐，纳眠欠佳，口干，大便难解，虽有便意，但如厕努挣乏力，挣则气短汗出，小便可。舌淡少津，苔薄白，脉细数。

西医诊断：化疗后便秘。

中医诊断：便秘。

证型：气血两虚，肠燥津枯。

治法：补益气血，润肠通便。

方药：补中益气汤合润肠丸加减。

北芪 50g	白术 30g	陈皮 10g	升麻 10g
党参 15g	当归 10g	云茯苓 15g	怀山药 15g
枳实 15g	北杏仁 10g	桃仁 15g	火麻仁 15g

5 剂，日 1 剂，水煎 2 次，配以蜜糖温水调，日服 2 次。嘱患者合理饮食，加强营养，适当运动，按时如厕。

二诊：2007 年 11 月 25 日。

症见：精神好转，仍有眩晕、心悸，口干，眠仍差，纳好转，大便 1～2 日 1 次，质软。舌红，苔薄白，脉细数。

辅助检查：血常规：WBC 2.7×10^9/L，NE 1.52×10^9/L，余未见异常。

方药：

（1）原方去桃仁，白术改 15g，加熟地黄 10g，继服 5 剂。

（2）龟鹿二仙汤加味。

生龟板 50g（先煎）	鹿角胶 15g（烊化）	阿胶 15g（烊化）
枸杞子 15g	西洋参 15g	沙参 30g

5 剂，日 1 剂，文火慢炖，冬令于每晚 7—7 时半服用。

（3）每晚 9 时中药沐足，同时按压太冲、行间、神门穴位，每个穴位 3～5 分钟。沐足后配合劳宫穴拍打涌泉穴 10 分钟。

三诊：2007 年 11 月 28 日。

症见：精神好转，面色改善，眩晕、心悸好转，纳眠可，口干减轻，大便正常，小便可。舌红，苔薄白，脉细。

辅助检查：复查血常规：WBC 4.7×10^9/L，NE 2.62×10^9/L，余未见异常。

继续服用上诊治疗至下次化疗。

按语：该患者乳腺癌术后、化疗后，耗伤气血，气血亏虚，气虚则大肠传导无力，血虚津少不能下润大肠，虽有便意，且大便并无干硬，但大便难解；气虚卫表不固，腠理疏松，故动辄汗出、气短；脾胃虚弱、胃纳差，生化乏源，气血不足，心神失养，故见心悸失眠；心血不能上荣，故见脱发、眩晕；血亏津枯，脾失健运，水湿津液未能输布上承，故见口干，不能下输大肠，亦可导致肠燥，加重便秘。综合辨证，当追其气血两虚之本，肠燥津枯为标。治疗上当以重在治本，标本兼治为则，方选补中益气汤合润肠丸加减。方中北芪、党参、怀山药、茯苓均为补益脾肺之要药；同时大剂量的生白术 30g 可运脾润肠，通便而不伤阴，配合火麻仁、杏仁、桃仁共达润肠通便之功；陈皮枳实行气导滞；升麻升举中气，与杏仁合用有提壶揭盖之意；当归补血滋阴润燥，与北芪合用达到气血双补之用。诸药合用，气血得补，肠腑得润，大便自调，体现了治病当求之以本的治则。二诊时患者精神明显好转，排便症状改善，但口干、心悸、失眠等症状仍明显，提示阴血不足，遂白术减少 15g，加用熟地黄加强滋阴补血之效。患者出现骨髓抑制，予晚7—7 时半炖服龟鹿二仙汤加味以养血益肾生髓，纠正骨髓抑制。患者眠差，乃因阴血不足，肝郁化火，内扰心神所致，予中药沐足配合太冲穴、行间穴、神门穴的按压可以平肝泻火，宁心安神。

（徐　飚　朱华宇　郭倩倩　整理）

病案 6　脾胃不和案

林某，女，49 岁。

初诊日期：2009 年 11 月 28 日。

主诉：左乳癌第 2 周期化疗后呕吐 2 天。

病史：患者平素体虚，消瘦纳差，1 个多月前在我院行左乳癌改良根治术，于 11 月 26 日完成第 2 周期 FEC 方案化疗，昨日出现恶心、呕吐、纳差等不适。

症见：患者倦怠乏力，无发热恶寒，恶心呕吐涎水，胃脘满闷不适，纳眠差，口干不欲饮，二便可。舌淡，苔白，脉细。

西医诊断：乳癌化疗后消化道反应。

中医诊断：呕吐。

证型：脾胃不和。

治法：健脾和胃，降逆止呕。

方药：

（1）香砂六君子汤加减。

党参 15g	云茯苓 15g	白术 15g	法半夏 15g
陈皮 15g	怀山药 15g	砂仁 10g（后下）	广木香 10g（后下）
苏梗 15g	姜竹茹 15g	薏苡仁 30g	炒山楂 15g

生姜 3 片

3 剂，日 1 剂，水煎 2 次，日服 2 次。

（2）外治法：隔姜灸双内关、神阙、双足三里穴。每日上午 8—9 时、下午 2—3 时各灸 1 次，每次约 30 分钟。

二诊：2009 年 12 月 1 日。

症见：化疗后第 5 天，患者精神好转，面色萎黄，胃纳改善，无恶心呕吐，口干不欲饮，眠尚可，大便质烂，小便可。舌淡，苔白腻，脉细。

辅助检查：血常规：WBC 3.6×10^9/L，NE 1.6×10^9/L。

证型：脾虚湿困。

治法：健脾益气，渗湿和胃。

方药：

（1）参苓白术散加减。

党参 15g	云茯苓 15g	白术 15g	陈皮 15g
怀山药 15g	炒白扁豆 20g	桔梗 10g	砂仁 10g（后下）
薏苡仁 30g	莲子 15g	炒山楂 15g	生姜 5 片

3 剂，日 1 剂，水煎 2 次，日服 2 次。

（2）龟鹿二仙汤加味。

生龟板 50g（先煎）	阿胶 15g（烊化）	鹿角胶 15g（烊化）
西洋参 15g	枸杞子 15g	沙参 30g

3 剂，日 1 剂，文火慢炖，冬令于晚 7—7 时半服用。

三诊：2009 年 12 月 4 日。

症见：化疗后第 8 天，精神疲倦，面色萎黄，无发热，胃纳可，眠欠佳，多梦，无口干口苦，二便可。舌淡，苔薄白，脉细。

辅助检查：血常规：WBC 1.6×10^9/L，NE 0.6×10^9/L。

西医诊断：化疗后Ⅲ度骨髓抑制。

证型：气血两虚。

治法：益气养血。

方药：

（1）归脾汤合当归补血汤加减。

党参 20g	茯神 15g	白术 15g	黄精 30g
炙远志 15g	当归头 10g	北芪 50g	龙眼肉 15g
鸡血藤 60g	女贞子 15g	广木香 10g（后下）	炒酸枣仁 30g
夜交藤 30g	红枣 5 个	生姜 5 片	

7 剂，日 1 剂，水煎 2 次，上午 8—9 时、下午 2 时各服 1 次。

（2）龟鹿二仙汤加味。

生龟板 50g（先煎）　　　阿胶 15g（烊化）　　　鹿角胶 15g（烊化）

西洋参 15g　　　　　　　枸杞子 15g　　　　　　沙参 30g

7 剂，日 1 剂，文火慢炖，晚 7—7 时半服用。

（3）每晚 9 时中药沐足，沐足时按压太溪、照海、涌泉、三阴交穴位。每个穴位按压 3 ~ 5 分钟。沐足后配合劳宫穴拍打涌泉穴 10 分钟。

密切跟踪血常规变化，白细胞及中性粒细胞逐渐回升至正常，顺利进行下一周期化疗，期间未使用止呕药物及 G-CSF 等。

按语： 呕吐症状是化疗后最常见的副反应之一，林老认为化疗药物多为峻猛的苦寒之品，可耗气伤阳，损伤脏腑功能，尤其是脾、肝、肾等脏腑。该患者素体体虚，脾胃不足，故消瘦纳差，现乳腺癌手术后大实虽去，但脾胃虚弱，加之化疗苦寒之品耗气伤阳，损伤脾胃，脾失健运，气血生化乏源。《注解伤寒论》曰："脾，坤土也。脾助胃气消磨水谷，脾气不转，则胃中水谷不得消磨。"脾胃为气机枢纽，一升一降谓之和，脾虚水湿内停，困阻气机，气机升降失调，浊阴不降，上泛故见恶心呕吐；湿困脾胃，故见满闷、纳差、疲倦。"脾为后天之本"，治疗上当以健脾和胃为先，脾胃健运，水谷精微得以吸收运化，才能化生气血，故化疗后早期以健脾和胃为主法，以香砂六君子汤加减。方中党参、白术、怀山药、薏苡仁、云茯苓健脾益气和中；半夏、苏梗、姜竹茹和胃降逆，达到脾之运化，胃之和降；陈皮、炒山楂醒脾开胃、芳香化浊；广木香、砂仁行气和胃，使之升降调和。全方共奏健脾和胃之功。二诊脾胃气机调和，但见面色萎黄，大便质烂，舌苔白腻，为脾虚湿困之象，故予参苓白术散加减健脾益气、渗湿和胃。

在外治方面，林老运用隔姜灸法配合中药内服来提高疗效。将生姜之温性、灸火之热感相结合，利用艾条燃烧的热力，将药物通过皮肤渗透入穴位并沿经络到达病所。林老选穴神阙、内关、足三里，可以调理胃肠、升清降浊、行气通腑，合姜艾之温性，共同起到温经通络、降逆止呕、调补气血的作用。同时结合中医子午流注纳支法理论择时治疗。林老根据《黄帝内经》"天人相应"理论，认为某经脉处于功能活动旺时是其驱除本脏腑外邪最有利及最有效之时，上午 8 时胃经旺时、下午 2 时小肠经旺时进行隔姜灸足三里、内关、神阙穴，得其药，应其时，事半而功倍也。

（徐　飚　朱华宇　整理）

病案 7　湿热内蕴案

何某，女性，53 岁。

初诊日期：2009 年 10 月 24 日。

主诉：右乳癌化疗后胃脘满闷、呕吐 3 天。

病史：患者于 2009 年 8 月 12 日在我院行右乳癌改良根治术，术后病理右乳浸润性导管癌，ER（−），PR（−），HER-2（+++），腋淋巴结未见转移（0/22），pT2N0M0（Ⅱa 期）。10 月 21 日行第 3 周期 TAC 方案化疗，诉化疗前几天曾进食肥腻之品，化疗后出现严重的呕吐、纳差等消化道反应。

症见：精神疲倦，身体困重，身热不扬，胃脘满闷不欲饮食，呕吐馊秽，心烦失眠，口干口苦，小便短赤，大便干结。舌淡红，苔黄腻，脉弦滑。

西医诊断：乳癌化疗后消化道反应。

中医诊断：呕吐。

证型：脾虚湿热内蕴。

治法：清热化湿，理气和中。

处方：连朴饮合茵陈蒿汤加减。

姜制黄连 10g	厚朴 10g	法半夏 15g	绵茵陈 15g
山栀子 15g	白术 30g	石菖蒲 15g	薏苡仁 30g
云茯苓 15g	神曲 15g	鸡内金 15g	枳实 15g
麦稻芽各 30g			

3 剂，日 1 剂，水煎 2 次，日服 2 次。同时嘱其以小米、怀山药煮粥，可加少许山楂肉以健脾养胃、消食导滞。

二诊：2009 年 10 月 27 日。

诉服药后第 2 天解臭秽稀烂便 3 次，胃脘满闷得以舒缓，继续服药，次日呕吐减轻，大便质烂却已不再臭秽难闻，来诊。

症见：精神好转，无恶心呕吐，纳欠佳，口干，眠好转，大便质烂，小便可。舌淡，苔白腻，脉虚缓。

辅助检查：血常规：WBC 2.98×10^9/L，NE 1.49×10^9/L，余未见异常。

证型：脾虚湿困。

治法：健脾益气，渗湿和胃。

方药：参苓白术散加减。

党参 15g	炒白术 15g	云茯苓 15g	怀山药 15g
莲子肉 15g	薏苡仁 30g	桔梗 10g	炒白扁豆 20g
陈皮 15g	苏梗 15g	甘草 5g	砂仁 10g（后下）
生姜 5 片			

5 剂，日 1 剂，水煎 2 次，日服 2 次。

三诊：2009 年 10 月 31 日。

症见：精神逐渐好转，胃纳改善，无恶心呕吐，夜可安寐，二便调。舌淡红，苔白，脉细。

复查血常规：WBC 3.15×10^9/L，NE 1.52×10^9/L，余未见异常。

处方：拟方归脾汤以健脾益气养血，并根据子午流注时间医学，冬令于晚7—7时半加服龟鹿二仙汤加味补肾生髓，配合每晚9时中药沐足，沐足时按压太溪、照海、涌泉、三阴交穴位。每个穴位按压3~5分钟。沐足后配合劳宫穴拍打涌泉穴10分钟。

随访患者，未再发生中或重度骨髓抑制，顺利完成化疗。

按语： 化疗后呕吐病因病机总与脾胃不和、气机升降失司有关，但由于个人体质、化疗药物、干预措施等因素差异，临床表现不尽相同，也会夹杂兼证。林老在乳腺癌各期治疗中重视"辨病为主，辨证为用"。该患者除了恶心、呕吐之外，兼见身体困重、身热不扬、心烦失眠、口干口苦、小便短赤、大便干结等湿热内蕴之象。缘于患者本有脾虚之体，运化不力，化疗前因饮食不节，进食肥甘厚腻，湿滞脾胃，蕴久化热，而致脾胃不和，气机升降失调，从而引起胃满、纳差、呕吐馊秽等症状；湿热内蕴，气机不畅，水湿失于运布，故见困重、身热不扬、口干口苦；胃不和则卧不安，故见心烦失眠；舌苔黄腻，脉弦滑为湿热内蕴之征，因此当以标本兼治为则，予连朴饮合茵陈蒿汤清热化湿、理气和中。方中姜制黄连清热燥湿、厚肠止泻；厚朴行气化湿、消痞除闷，连、朴相配，苦降辛开，使气行湿化，湿去热清，升降复常；菖蒲芳香化浊；薏苡仁、半夏渗湿和胃降逆；薏、夏、蒲相配，化湿和中、降逆止呕；佐以绵茵陈以助清热利湿；栀子清宣胸脘郁热以除烦闷；神曲、鸡内金、麦稻芽消食导滞，升清降浊。同时饮食方面应以米粥等养护胃气，胃不和则卧不安，湿热之邪得祛，则心烦失眠自然好转。该证因湿热之邪为急，故急则治标，当湿热之邪消除后，则当重视固本扶正，予参苓白术散以健脾渗湿，后天之本得以固护，则生化有源，气血充盈。

（徐　飚　朱华宇　整理）

病案8　肝肾不足案

郑某，女性，65岁。

初诊日期：2010年3月12日。

主诉：右乳癌化疗后潮热口干，便秘5天。

病史：患者于2009年12月10日在我院行右乳癌改良根治术，病理结果：右乳浸润性导管癌，pT2N1M0（Ⅱb期），于2010年3月7日行第4周期TC方案化疗。既往有高血压病史多年，平素常有头晕、耳鸣、便秘等不适。

症见：神清疲倦，颧红如妆，潮热，口干咽燥，时有头晕耳鸣，纳少，失眠，腰酸乏力，大便干硬，夜尿3次。舌红，苔少，中有裂纹，脉弦细。

辅助检查：血常规：WBC 3.8×10^9/L，NE 2.25×10^9/L，HGB 112g/L。

西医诊断：右乳癌术后。

中医诊断：乳岩。

证型：肝肾亏虚，津枯肠燥。

治法：滋补肝肾，润肠通便。

方药：

（1）六味地黄汤合增液汤加味。

熟地黄 15g	怀山药 15g	牡丹皮 10g	山萸肉 15g
泽泻 10g	云茯苓 15g	玄参 15g	生地黄 15g
麦冬 20g	太子参 30g	白术 30g	枳实 15g

5 剂，日 1 剂，水煎 2 次，上午 8—9 时、下午 2 时各服 1 次。

（2）龟鹿二仙汤加味。

| 生龟板（先煎）50g | 鹿角胶 15g（烊化） | 阿胶 15g（烊化） |
| 枸杞子 15g | 西洋参 15g | 沙参 30g |

5 剂，日 1 剂，文火慢炖，晚 7 时半—8 时服。

（3）每晚 9 时中药沐足，同时按压太冲、行间、神门穴，沐足后配合劳宫穴拍打涌泉穴。

二诊：2010 年 3 月 17 日。

症状：精神好转，潮热、纳眠改善，口干减轻，时有头晕耳鸣，腰背酸痛，大便质软成形，夜尿 2～3 次。舌红，苔薄白，中有裂纹，脉细。

辅助检查：血常规：WBC 3.2×10^9/L，NE 1.76×10^9/L，HGB 110g/L。

证型：肝肾亏虚。

治法：滋补肝肾，填精益髓。

方药：

（1）左归丸加减。

熟地黄 15g	怀山药 15g	山萸肉 15g	龟板胶 15g（烊化）
泽泻 10g	云茯苓 15g	女贞子 15g	太子参 20g
枸杞子 15g	知母 15g	牛膝 15g	菟丝子 15g

7 剂，日 1 剂，水煎 2 次，上午 8—9 时、下午 2 时各服 1 次。

（2）龟鹿二仙汤加味。

| 生龟板（先煎）50g | 鹿角胶 15g（烊化） | 阿胶 15g（烊化） |
| 枸杞子 15g | 西洋参 15g | 沙参 30g |

7 剂，日 1 剂，文火慢炖，春令于晚 7 时半—8 时服。

（3）继续每晚 9 时中药沐足，同时按压太溪、照海、涌泉、三阴交，沐足后配合劳宫穴拍打涌泉穴。

三诊：2010 年 3 月 23 日。

症见：精神可，纳眠可，少许口干，腰背酸痛，潮热等症减轻，大便通畅，夜尿 1～2 次。舌红，苔薄白，中有裂纹，脉细。

辅助检查：血常规：WBC 4.34×10^9/L，NE 1.92×10^9/L，HGB 110g/L。

方药：继续原方治疗，经调理后患者腰酸、潮热等症逐渐缓解，大便顺畅，生活质量明显改善。

按语： 因个人体质、化疗药物、干预措施等因素差异，化疗后可出现不同的副反应，便秘便是其中之一。《诸病源候论》说："大便难者，由于五脏不调，阴阳偏胜，三焦不和，则冷热壅滞，肠胃结聚所致。"该患者平素常有耳鸣、口干、便秘等证，为肝肾阴虚之体，化疗后气阴耗伤，肝肾阴血不足，无以濡润全身，故见口干、纳少、便秘、舌红、苔少；肝阴不足，肝阳上亢，故见颧红、头晕；腰为肾之府，肝肾亏虚，则腰酸乏力。此为肝肾亏虚、津枯肠燥之证，治当以滋补肝肾、养阴生津，使津生肠润，腑气自通，故而选用六味地黄汤合增液汤。便秘症状改善后则以左归丸加减以滋补肝肾、填精益髓，配合晚间炖服龟鹿二仙汤加味，加强补肾生髓之功；配合沐足、穴位按压、拍打改善睡眠，纠正骨髓抑制。

（徐　飚　朱华宇　整理）

三、围放疗期

病案 1　放射性皮炎阴虚火毒案

黄某，女性，55 岁。

初诊日期：2009 年 5 月 5 日。

主诉：左乳癌辅助放疗后皮肤红热疼痛伴溃疡 2 周。

病史：2008 年 12 月 31 日患者于外院行左乳腺癌改良根治术，术后病理示：左乳浸润性导管癌，ER（－），PR（－），HER-2（＋），腋淋巴结见癌转移（4/22），pT3N2M0（Ⅲb 期）。术后完成 6 周期 TAC 方案化疗，于 2009 年 4 月 1 日开始行放疗，2 周前左胸壁皮肤出现潮红，疼痛，7 天前左胸壁近腋前出现皮肤溃破渗液，无水疱，予重组人表皮生长因子外用后，自诉效果不佳，皮肤溃疡范围增大。遂于 2009 年 5 月 5 日于我院林老求治。

症见：精神疲倦，稍烦躁，无发热，左胸壁皮肤红热、疼痛，左胸壁近腋窝处皮肤溃疡渗液，干咳无痰，口干咽燥，喜冷饮，口腔溃疡，纳欠佳，心烦失眠，小便短赤，大便秘结，无腹胀痛。舌红，苔少，脉细。

查体：左乳阙如，左胸壁放射灶皮肤潮红，肤温高，胸壁外侧近腋窝处皮肤溃疡，范围约 5.0cm × 6.0cm，组织中度水肿，可见渗液，无水疱，无脓性分泌物。

西医诊断：①放射性皮炎（急性）；②左乳癌术后。

中医诊断：①疮疡；②乳岩。

证型：阴虚火毒。

治法：清热解毒，养阴生津。

方药：

（1）金银花甘草汤合犀角地黄汤加减。

金银花 15g	生甘草 10g	生地黄 15g	水牛角 30g（先煎）
黄芩 15g	牡丹皮 15g	赤芍 15g	玄参 20g
麦冬 15g	太子参 30g	鱼腥草 30g	沙参 30g

7 剂，日 1 剂，水煎 2 次，日服 2 次。

（2）外治：每日以无菌生理盐水清洁创面，局部高流量喷氧，予土黄连液湿敷左侧胸壁皮肤潮红、溃疡处，如此氧疗 + 湿敷每日交替进行 2～3 次。

每晚 9 时中药沐足，同时按压太冲、行间、神门穴，沐足后配合劳宫穴拍打涌泉穴，改善睡眠。

二诊：2009 年 5 月 12 日。

症见：精神较前好转，无发热，左胸壁皮肤热痛明显缓解，干咳无痰，口干喜饮，纳眠好转，大便质硬欠通畅，小便赤。舌红，苔薄黄，脉细。

查体：左胸壁皮肤肤色变淡，肤温不高，皮肤创面干爽无渗液，范围约 4.0cm×3.5cm，局部组织水肿减轻，无水疱。

证型：阴津亏虚，余毒未清。

治法：养阴生津，清热通腑。

方药：

（1）清燥救肺汤合增液承气汤加减。

桑叶 15g	石膏 20g（包煎）	甘草 5g	太子参 20g
桑白皮 15g	地骨皮 15g	北杏仁 10g	麦冬 15g
枳实 15g	厚朴 15g	玄参 15g	生地黄 15g

7 剂，日 1 剂，水煎 2 次，日服 2 次。

（2）外治：继续土黄连液纱布湿敷及氧疗交替进行。

三诊：2009 年 5 月 19 日。

症见：患者精神可，无发热，左胸壁皮肤红肿热痛缓解，咳嗽明显好转，口干减轻，纳眠可，大便通畅，质软，小便可。舌红，苔薄白，脉细。

查体：左胸壁皮肤肤色变淡，肤温不高，皮肤溃疡愈合，无水肿。

按语： 林老认为，放射线是"火热毒邪"，由于放射线直接作用于肌肤，热毒过盛，耗伤阴津，引起热蕴肌腠，故见局部红热疼痛，甚则皮损肉腐。肺外合皮毛，且肺为娇脏，主一身之气，行治节，助脾胃，布精微，喜润恶燥，以降为顺，热邪内传伤肺，肺阴亏损，虚热内盛，与体内瘀毒互结，灼耗津液，以致津灼肺焦，肺气不宣，清气不升，浊气不降，故见咳嗽。故放射性皮炎属中医学"疮疡"和"火斑疮"、"丹毒"、"紫癜风"范畴。《医宗金鉴》言："痈疽原是火毒生，经络阻隔气血凝。"可见"热邪致疮疡"是放射性皮炎的基本病因，"阴虚为本，燥热为标"是基本病机，而本虚标实则贯穿整个疾病始终。因此"急则治其标，缓则治其本"，火毒炽盛当急于清热解毒为主法，方中生甘草清热解毒，为解诸毒之要药；金银花甘寒，功能清热解毒，为温热病及痈肿疮疡之要药；犀角（水牛角代）凉血清心而解热毒，使火平热降，毒解血宁；生地黄凉血滋阴生津，即可助犀角清热凉血，亦可复已失之阴血；佐以赤芍与牡丹皮以达清热凉血、活血散瘀之功；加之热毒传里伤肺，加用黄芩、鱼腥草清上焦肺热；辅以太子参、沙参、麦冬、玄参以益气养阴。全方共奏清热解毒、养阴生津之功。当火毒已去，燥邪余毒未清，阴津未复，予清燥救肺汤以养阴生津，肺与大肠相表里，津生肠润，腑气通泻，邪有出路，有利于阴津的涵养。

对于放射性皮炎皮肤溃疡，局部外治可促进创面愈合，具有明显的优势。土黄连液具有清热解毒、消炎抗菌的作用，研究表明：土黄连液不仅具有消炎抗菌的作用，还能改善局部微循环，提高组织修复能力以及增强免疫功能等作用。局部氧疗可增加创面局部氧浓度，增加创面组织供氧，改善创面组织缺氧状况，使坏死组织氧化分解，促进正常组织细胞氧合，从而达到加快伤口愈合的目的。

（徐　飚　朱华宇　整理）

病案 2　放射性肺炎肺燥津亏案

钱某，女性，45 岁。

初诊日期：2010 年 11 月 15 日。

主诉：右乳癌辅助放疗后咳嗽、胸痛 3 天。

病史：患者于 2010 年 5 月行右乳癌改良根治术，分期 pT2N2M0，10 月 23 日起行区域放疗，近 3 天开始出现干咳、胸痛而就诊。

症见：疲倦，低热，干咳少痰，伴气急，胸痛，纳一般，心烦失眠，口干咽燥，大便秘结，小便黄。舌红，苔薄黄，脉弦数。

查体：右胸壁皮肤红热疼痛，听诊双肺呼吸音清，右上肺可闻及少量湿性啰音。

辅助检查：胸片：右上肺野可见弥漫性片状模糊阴影，其间隐约可见网状影，考虑放射性肺炎。血常规未见异常。

西医诊断：①放射性肺炎；②右乳癌术后。

中医诊断：①肺燥；②乳岩。

证型：肺燥津亏。

治法：清燥润肺，养阴生津。

方药：清燥救肺汤合沙参麦冬汤加减。

百合 30g	太子参 15g	麦冬 15g	石膏 20g（包煎）
桑白皮 15g	北杏仁 10g	沙参 30g	玉竹 10g
天花粉 15g	桔梗 10g	鱼腥草 30g	甘草 5g

7 剂，日 1 剂，水煎 2 次，日服 2 次。

外治：土黄连液湿敷放疗处皮肤，鱼腥草注射液 10ml 雾化吸入。

二诊：2010 年 11 月 23 日。

症见：精神好转，无发热，干咳减少，偶有胸痛，纳眠好转，口干咽燥，大便干硬，小便黄。舌红，苔少，脉弦细。

证型：阴津亏虚。

治法：养阴生津，润肺止咳，润肠通便。

方药：百合固金汤合增液承气汤加减。

太子参 30g	麦冬 15g	玄参 15g	百合 30g
熟地黄 15g	沙参 30g	玉竹 10g	瓜蒌仁 15g
桔梗 10g	火麻仁 30g	白术 30g	枳实 15g

7 剂，日 1 剂，水煎 2 次，日服 2 次。

三诊：2010 年 12 月 1 日。

症见：精神可，无发热，少许干咳无痰，无气促，无胸痛心悸，纳眠可，口干减轻，大便日 1 次，成形质软，小便正常。舌红，苔薄白，脉弦细。

方药：患者病情改善，大便已通，上方去枳实、火麻仁，白术改 15g，加用四君子汤以益气健脾，培土生金，继续服药调理。

按语：放射性肺炎为放疗肺损伤的急性期表现。林老认为，放射线为火热毒邪，最易耗伤人体正气和阴血。肺与皮毛相表里，火毒燥邪侵袭皮毛，传热入里，易灼伤阴津，肺为娇脏，喜润恶燥，阴亏则脉络失濡，而致肺热叶焦，失于清肃，气逆于上，故见干咳少痰等阴虚燥咳之象；热毒炽盛，壅滞于内，则见发热、胸痛气急；阴津不足，心神失于濡养不得安宁，则见心烦失眠；肠燥津枯则见便秘。故治疗当实则泻之、虚则补之，方选清燥救肺汤合沙参麦冬汤，方中百合清火润肺，兼具清心安神之效；石膏辛甘而寒，清泄肺热；麦冬甘寒，养阴润肺；鱼腥草、桑白皮清泻肺热，沙参、玉竹、天花粉养阴润燥，苦杏仁润肺降气；《难经·第十四难》说："损其肺者益其气"，而胃土又为肺金之母，故加用太子参、甘草益气生津以奏培土生金之效；桔梗利咽并引药上行。诸药合用，可达清泻燥热邪毒、养阴生津之效。

二诊时患者燥热邪毒已去，但津损未复，故以百合固金汤以养阴生津、润肺止咳，合用增液承气汤润肠通便，疏通表里，重用白术取其通便之效。火毒耗气伤阴，后期当以顾护肺气，加用四君子汤以益气健脾，培土生金；若兼有痰、瘀内停之证，则当酌情加用活血化瘀、祛痰之品，可预防肺纤维化。

（徐 飚 朱华宇 整理）

四、巩固期

病案1 脾肾两虚案

黄某，女，47岁。

初诊日期：1998年10月8日。

主诉：右乳癌术后半年，潮热盗汗失眠1个月余。

病史：患者于1998年3月28日在我院行右乳癌标准根治术，术后病理：右乳浸润性导管癌，ER（＋），PR（±），腋淋巴结见癌转移（17/18），pT2N3M0（Ⅲc期），术后半年内，完成了9周期CMF方案化疗，25次放疗。后口服他莫昔芬（10mg，每日2次）内分泌治疗。末次月经1998年3月15日，至今未潮。近1个月反复潮热盗汗，心烦失眠，不堪其扰，来诊。

症见：疲倦乏力，腰膝酸软，五心烦热，潮热盗汗，失眠多梦，脱发，纳呆，大便烂，通畅。舌红，苔少，脉细而数。

西医诊断：右乳癌术后。

中医诊断：乳岩。

证型：脾肾两虚。

治法：健脾补肾。

方药：

（1）自拟健脾补肾方。

太子参30g	怀山药15g	云茯苓15g	白术15g
女贞子15g	菟丝子15g	枸杞子15g	北芪30g
山萸肉15g	蛇舌草30g	薏苡仁30g	莪术15g

8剂，日1剂，水煎2次，日服2次，上午8—9时、下午2时各服1次。

（2）知柏地黄丸，8粒/次，1日3次，口服（空腹盐水送服）。

（3）复康灵胶囊，4粒/次，1日3次，口服（餐后温水送服）。

二诊：1998年10月16日。

症见：精神尚可，腰膝酸软，五心烦热，多汗，潮热较前好转，脱发，纳好转，眠一般，二便调。舌红，苔薄，脉细。

方药：中药守前方，8剂；知柏地黄丸改为六味地黄丸，服用方法同前；复康灵胶囊继服。

三诊：1998 年 10 月 24 日。

症见：精神可，汗出减少，口干，纳眠可，二便调。舌淡红，苔薄白，脉细。月经仍至今未潮。

此后，患者定期复诊，酌情辨证加减，坚持服用健脾补肾方、六味地黄丸（或知柏地黄丸）、复康灵胶囊。于 2001 年监测性激素达到绝经水平，遂换用芳香化酶抑制剂行内分泌治疗。随访至今，患者每半年进行一次全身检查，均未提示复发转移，健康状况良好。

按语： 对乳腺癌复发转移的病因病机，林老形象地总结为"种子－土壤"学说，认为没有正气亏虚这一"土壤"条件，"肿瘤种子"就不会生根发芽，因此林老认为防治乳腺癌复发转移应重视扶正，正所谓"养正积自除"，"正气存内，邪不可干"。正气亏虚，首当责之脾肾，脾为后天之本，气血生化之源，肾为先天之本，真阴真阳所藏之处，故扶正尤当重脾肾，健脾补肾为林老防治乳腺癌复发转移的基本治疗法则，同时亦要标本兼治，扶正为主，祛邪为辅。其自拟健脾补肾方充分体现了其这一学术思想。方中太子参（若无内热者用党参）、怀山药、云茯苓、白术、北芪益气健脾，扶助气血，顾护后天，使气血生化有源，灌溉五脏六腑；女贞子、枸杞子以滋补肾之阴精；山萸肉、菟丝子温煦肾阳，而达阴阳并补，调摄冲任，固摄先天之效。"无故自复者，以伏邪未尽。"林老在治疗中还兼顾祛除余毒，结合现代医学研究成果，重用具有抗癌作用的蛇舌草、薏苡仁、莪术。诸药合用，使得正气得固，驱邪外出，预防与延缓癌肿复发转移。

林老强调在临床实践中应辨病与辨证相结合。本案患者术后病理提示淋巴结 17 枚转移，分期为 pT2N3M0（Ⅲc 期），辨病为乳腺癌高危复发人群，辨证为脾肾两虚，初诊时偏肾阴虚，治疗应脾肾双补，予自拟健脾补肾方，又因患者阴虚有内热，故再加服知柏地黄丸，以滋阴降火，补肾填精。二诊时，内热症状减轻，故改为六味地黄丸以滋阴补肾。三诊时，患者肾阴虚内热症状明显缓解，仍有口干，继续予上法调理。患者坚持治疗与复查，未见复发转移，生活质量明显提高。

（徐 飚 朱华宇 整理）

病案 2 内分泌治疗并骨质疏松肝肾阴虚案

钱某，女性，58 岁。

初诊日期：2010 年 11 月 10 日。

主诉：左乳癌术后 9 个月，腰膝关节酸痛 2 个月。

病史：2010 年 2 月患者于我院行左乳癌改良根治术，术后病理：左乳

浸润性导管癌，ER（+++），PR（+++），HER-2（-），腋淋巴结见癌转移
（2/18），pT2N1M0（Ⅱb期），术后半年内完成化疗、放疗。现口服来曲唑行
内分泌治疗，同时补充钙剂、阿法迪三。

症见：精神可，全身骨关节酸痛，腰膝酸软，纳可，心烦难眠，时有头
痛，口干，耳鸣，五心烦热，二便调。舌红，苔少，脉细。

西医诊断：①左乳癌；②骨质疏松症。

中医诊断：①乳岩；②骨痿。

证型：肝肾阴虚。

治法：补益肝肾，滋阴清热。

方药：

（1）左归丸加减。

熟地黄 20g	怀山药 15g	山萸肉 15g	枸杞子 15g
菟丝子 15g	杜仲 15g	龟板胶 15g（烊化）	鹿角胶 15g（烊化）
黄柏 5g	知母 15g	补骨脂 15g	骨碎补 15g
白术 15g	云茯苓 15g	牛膝 10g	川断 15g

14剂，日1剂，水煎2次，上午8—9时、下午2时各服1次。

（2）每晚9时中药沐足，同时按压太冲、行间、神门穴，沐足后配合劳
宫穴拍打涌泉穴。

二诊：2010年11月24日。

症见：精神可，潮热，骨痛减轻，腰膝酸软，纳可，夜眠改善，口干，
耳鸣。舌红，苔薄白，脉细。

方药：患者症状改善，效不更方。继续治疗2周后，骨痛明显好转，仍
有腰酸膝软、耳鸣、潮热等肝肾阴虚症状，继续予知柏地黄丸口服滋阴清
热，1个月后潮热症状较前减轻，腰酸改善。

按语：骨质疏松症为绝经后女性内分泌治疗的常见副作用之一，常表现
为骨关节痛，腰膝酸软无力，运动弛缓，属于中医学"骨痿"范畴。林老认
为骨的生长健壮与骨髓的充养有着密切关系。"肾之合，骨也"，"肾藏骨髓
之气也"，"肾主骨，生髓"；《丹溪心法》曰："肾虚受之，腿膝枯细，骨节
酸疼，精走髓空。"总之，骨质疏松的中医病机以肾虚为本，兼有脾虚、血
瘀等。治疗上，林老提出"补肾壮骨、健脾益气、活血通络"为原发性骨
质疏松症的治疗原则。该患者年近花甲，心烦难眠，口干，耳鸣，五心烦
热，舌红，苔少为肝肾阴虚之像。乙癸同源，肾精不足，一则无以濡养肝
肾，二则致骨髓不充，筋骨失养，则骨痿不用，故见骨痛、腰膝酸软。治疗
上宜采用"泻南补北"之法，朱丹溪提出"泻南方则肺金清而东方不实……
补北方则心火降而西方不虚……"是以清内热、滋肾阴，达到金水相生，滋

润五脏。故予左归丸加减。方中重用熟地黄滋肾填精，大补真阴；山茱萸养肝滋肾，涩精敛汗；山药、云茯苓、白术补脾益阴，滋肾固精；枸杞子补肾益精，养肝明目；龟、鹿二胶，为血肉有情之品，峻补精髓，龟板胶偏于补阴，鹿角胶偏于补阳，在补阴之中配伍补阳药，取"阳中求阴"之义；菟丝子、杜仲、补骨脂、骨碎补益肾壮阳、强筋健骨；川断、牛膝活血通络，牛膝兼有引药下行之效；黄柏、知母清泻相火；诸药合用共奏补益肝肾、滋阴清热、强筋健骨之效。二诊时患者骨痛减轻，夜眠改善，但仍有潮热、腰酸膝软、耳鸣等阴虚之证，故予知柏地黄丸滋阴清热。

（徐　飚　朱华宇　整理）

病案 3　内分泌治疗并围绝经期综合征阴虚火旺案

梁某，女，50 岁。

初诊日期：2009 年 3 月 10 日。

主诉：左乳癌术后 1 年，心烦失眠、潮热盗汗半年。

病史：患者于 2008 年 4 月 22 日在我院行左乳癌改良根治术，术后病理：左乳浸润性导管癌，ER（＋），PR（＋），HER-2（－），腋淋巴结见癌转移（1/21），pT1N1M0（Ⅱb 期）。末次月经为 2005 年 8 月，性激素检查提示达到绝经状态。术后行 6 周期 TAC 方案化疗，自 2008 年 9 月起服用来曲唑（弗隆）治疗，服药后出现情绪易激动、潮热盗汗、心烦失眠等症状而就诊。

症见：神疲乏力，时觉潮热盗汗，骨关节疼痛，头痛，心悸，口干不苦，纳可，心烦难入眠，二便调。舌红，苔少，脉细。

西医诊断：①左乳癌；②围绝经期综合征。

中医诊断：①乳岩；②脏躁。

证型：阴虚火旺。

治法：疏肝清热，滋阴敛汗。

方药：

（1）丹栀逍遥散合二至丸加减。

牡丹皮 10g	山栀子 10g	柴胡 10g	白芍 15g
女贞子 15g	旱莲草 15g	郁金 15g	合欢花 10g
夜交藤 30g	五味子 15g	糯稻根 15g	浮小麦 15g

14 剂，日 1 剂，水煎 2 次，日服 2 次。

（2）每晚 9 时中药沐足，同时按压太冲、行间、神门穴，沐足后配合劳宫穴拍打涌泉穴。

二诊：2009 年 3 月 24 日。

症见：患者潮热盗汗减轻，夜眠稍安，关节疼痛减轻，但仍觉头晕头痛不适，口干，纳可。舌红，苔少，脉细。

证型：阴虚内热，肝阳上扰。

治法：滋阴敛汗，平肝息风。

方药：六味地黄丸合二至丸加减。

熟地黄 15g	泽泻 10g	山萸肉 15g	怀山药 15g
白芍 15g	牡丹皮 10g	女贞子 15g	墨旱莲 15g
天麻 15g	菊花 10g	糯稻根 15g	浮小麦 15g

14 剂，日 1 剂，水煎 2 次，日服 2 次。

三诊：2009 年 4 月 7 日。

症见：患者潮热、盗汗减少，头晕头痛缓解，纳眠可，二便调。舌红，苔薄白，脉细。

治疗：症状明显改善，予知柏地黄丸口服调理。

按语：围绝经期综合征是困扰围绝经期女性生活的常见问题，内分泌治疗特别是芳香化酶抑制剂的应用往往会加重这些症状，可影响患者的情绪，甚则影响患者生活质量。林老认为根据其临床症状可参照中医"不寐"、"郁证"、"心悸"、"脏躁"等病进行辨证论治，提出"一体两翼"的辨证思路，即该症的病机核心是肾虚，此即所谓"一体"。但又需辨清阴虚、阳虚之别，此为"两翼"。《素问》云："七七任脉虚，太冲脉衰少，天癸竭……"女性绝经期前后肾气渐衰，冲任虚损，天癸渐竭，肾阴不足，水不涵木至肝郁气滞，久而肝郁化火而出现潮热、汗出、烦躁易怒、失眠多梦、月经不调等阴虚内热、肝郁化火之症状，故治以疏肝清热，滋阴敛汗，予丹栀逍遥散合二至丸加减治疗。方中柴胡、郁金疏理肝气；白芍柔肝养阴，以安肝体；山栀子、牡丹皮清肝泻火；女贞子、旱莲草滋阴补肾，合欢花、夜交藤养心安神；五味子酸收敛汗；糯稻根、浮小麦清虚热、止汗。诸药并用，使肾阴充养，肝气畅达，郁火得降，诸症悉平。二诊时肝火已清，仍有潮热盗汗、口干等阴虚之症，伴有头痛，故去丹栀逍遥散，以六味地黄汤合二至丸滋补肝肾，加天麻、菊花以平肝息风。三诊时诸症缓解，予知柏地黄丸调理，滋阴降火。

（徐 飚 朱华宇 李 倩 整理）

病案 4 三阴性乳腺癌脾虚湿困案

叶某，女性，47 岁。

初诊日期：2002 年 1 月 17 日。

主诉：左乳癌术后 8 个月余，纳差便溏 1 周。

病史：患者于 2001 年 5 月 16 日在我院行左乳癌改良根治术，术后病理示：左乳腺浸润性癌，ER（－），PR（－），HER–2（－），Ki–67（30%+），腋淋巴结见癌转移（2/19），pT3N1M0（Ⅲa期），术后完成化疗及放疗。

症见：精神疲倦，面色萎黄，少气懒言，无发热，纳眠差，口干，腰酸膝软，大便溏，夜尿 2 次。舌淡黯，苔白腻，脉细。

西医诊断：左乳癌术后。

中医诊断：乳岩。

证型：脾虚湿困。

治法：健脾渗湿。

方药：

（1）参苓白术散加减。

党参 15g	怀山药 15g	云茯苓 15g	白术 15g
炒白扁豆 15g	陈皮 10g	法半夏 15g	砂仁 10（后下）
薏苡仁 30g	莲子 15g	桔梗 15g	麦稻芽各 15g
生姜 5 片	大枣 5 个		

14 剂，日 1 剂，水煎 2 次，日服 2 次。

（2）复康灵胶囊，每次 4 粒，每日 3 次，餐后温水送服。

（3）槐耳颗粒，每次 1 包，每日 3 次，温水冲服。

二诊：2002 年 2 月 4 日。

症见：精神好转，面色萎黄，纳可，眠仍差，夜梦多，无口干，大便成形质软，小便可。舌淡黯，苔薄白，脉细。

证型：心脾两虚。

治法：健脾益气，养心安神。

方药：

（1）归脾汤加减。

党参 15g	怀山药 15g	茯神 15g	白术 15g
北芪 50g	当归头 10g	龙眼肉 15g	广木香 10g（后下）
炙远志 15g	炒酸枣仁 30g	首乌藤 30g	合欢花 15g
麦稻芽各 15g			

14 剂，日 1 剂，水煎 2 次，上午 8—9 时、下午 2 时各服 1 次。

（2）复康灵胶囊（院内制剂），每次 4 粒，每日 3 次，餐后温水送服。

（3）槐耳颗粒，每次 1 包，每日 3 次，温水冲服。

三诊：2002 年 2 月 20 日。

患者因过年停服中药，又因饮食肥腻，近日出现泄泻，返院复诊。

症见：疲倦，满闷不欲饮食，口干，眠一般，腰酸，大便烂，日 2 次，夜尿 2 次，舌淡黯，苔白腻，脉细缓。

证型：脾虚湿困。

治法：健脾渗湿。

方药：

（1）参苓白术散加减。

党参 20g　　　　云茯苓 15g　　　炒白术 30g　　　炒白扁豆 20g

怀山药 15g　　　陈皮 15g　　　　莲子 15g　　　　砂仁 10g（后下）

炒薏苡仁 30g　　厚朴 10g　　　　鸡内金 15g　　　炒麦稻芽各 15g

5 剂，日 1 剂，水煎 2 次，日服 2 次。

（2）余同前。

四诊：2002 年 2 月 26 日。

患者胃纳好转，大便成形，精神好转，夜眠改善，其后定期在林老门诊就诊，坚持以健脾益气基础上辨证加减，并予复康灵胶囊、槐耳颗粒口服治疗。随访至今 10 年余，患者精神状态及生活质量良好，定期进行全身复查，未见复发转移。

按语： 乳腺癌是雌激素依赖性肿瘤，对于雌孕激素受体阳性患者，内分泌治疗是巩固期重要治法。而雌孕激素受体阴性患者对内分泌治疗不敏感，其预后较激素受体阳性者差。林老认为，提高机体免疫力抗肿瘤是该类患者在巩固期治疗的重要基础。林老根据多年的临床实践观察，发现受体阴性乳腺癌患者多以脾胃虚弱为主，因此乳腺癌受体阴性的患者巩固期治疗多以健脾益气为法，以补后天养先天为要。

该患者初诊时表现为疲倦、懒言、纳眠差、便溏、舌淡、苔白腻、脉细等，均为脾虚湿困之证，治以经方参苓白术散加减。方中以党参、怀山药、云茯苓、白术、北芪为主药，益气健脾，扶助气血，顾护后天，使气血生化有源，灌溉五脏六腑；配伍莲子肉助君药以健脾益气，兼能止泻；并用白扁豆、薏苡仁助白术、云茯苓以健脾渗湿，均为臣药；陈皮、法夏化痰燥湿；砂仁醒脾和胃，行气化滞；桔梗宣肺利气，载药上行。全方补中气，渗湿浊，行气滞，使脾气健运，湿邪得去。配合复康灵胶囊健脾补肾、扶正抗癌，使正气得固，驱邪外出，预防癌肿复发转移。同时加用抗肿瘤的国家一类新药槐耳颗粒，该药物为槐耳菌质的提取物，目前的基础临床研究表明槐耳颗粒有扶正活血的功效，具有独特的直接抗癌活性和显著的免疫增强调节作用，不仅能明显改善患者的生存质量，还可延长部分患者的生存时间。

二诊时，患者精神好转，胃纳改善，大便成形，提示中焦湿邪得以运化，但仍疲倦、眠欠佳，乃因脾虚气血运化乏源，气血不足无以濡养心神，心神失养，故见夜眠不佳，予归脾汤加减健脾益气、养心安神，经治疗后症状改善。后又因饮食不节，伤及脾胃，湿困中焦，气机不畅，胃失和降，故见胃脘部满闷不适；湿浊中阻，湿性重着，故见腰酸、大便烂。可见素有脾虚之体，易受寒湿、饮食所伤，继续予参苓白术散加减，配以鸡内金健脾消食以助运化水谷，麦稻芽升清降浊。整个巩固期林老注重调理患者脾胃功能，扶助患者正气，使"肿瘤种子"无正气亏虚这一"土壤"条件，则十年余患者无复发转移。

（徐 飚 朱华宇 整理）

五、乳腺癌术后并发症

病案 1 乳腺癌术后上肢水肿气虚湿瘀互结案

李某，女，45 岁。

初诊日期：2008 年 4 月 15 日。

主诉：右乳癌术后 1 个月，右上肢肿胀 2 周。

病史：患者 1 个月前行右乳腺癌改良根治术，术后 10 余天开始出现患侧上肢肿胀疼痛，肿胀范围由上臂逐渐向远端发展累及前臂，故来诊。

症见：面色苍白，疲倦乏力，口唇色淡红，右上肢肿胀，隐痛不适，纳差，眠尚可，二便调。舌质淡黯，舌底脉络青紫粗张，苔白腻，脉弦细。

查体：右侧上臂至肘关节下方约 4cm 处肿胀，患侧上臂周径比健侧粗 3cm，皮肤稍黯，肤温不高，无压痛，右侧桡动脉搏动正常，右侧胸壁伤口愈合良好，无皮下血肿积液。

辅助检查：血管彩超：右上肢深浅动静脉无血栓形成。血常规未见异常。

西医诊断：①右上肢淋巴水肿；②右乳癌术后。

中医诊断：①水肿；②乳岩。

证型：气虚湿瘀互结。

治法：补气活血，除湿消肿。

方药：

（1）补阳还五汤加味。

生黄芪 60g	当归尾 10g	赤芍 15g	地龙 10g
川芎 10g	红花 10g	桃仁 15g	党参 15g
云茯苓 15g	薏苡仁 30g	白术 15g	桂枝 10g

14 剂，日 1 剂，水煎 2 次，日服 2 次。

（2）外治：四子散药包热敷，每次 30 分钟，每天 2 次。同时予林老术后上肢水肿经验方（川木瓜 15g，艾叶 30g，干姜 30g，威灵仙 15g，桂枝 15g，姜黄 15g，伸筋草 30g，苏木 15g，当归 15g）水煎，药液蒸汽熏蒸并温热外洗，每次 30 分钟，每天 2 次。

配合功能锻炼：练习握拳屈肘向上伸展，循序渐进地进行爬墙、梳头等肩关节动作，每次 15 分钟，每天 4～5 次。保持屈肘 30°悬吊，并进行患肢由远及近手法按摩。

二诊：2008 年 4 月 28 日。

病史：4 月 25 日行第 2 周期化疗。

症见：精神尚可，无发热，右上肢肿胀减轻，无疼痛，恶心无呕吐，纳欠佳，眠尚可，二便调。舌质淡，舌底脉络增粗，苔白，脉弦细。

查体：右侧上肢肿胀减轻，患侧上臂周径比健侧粗 1cm，肤色肤温正常。右肩关节外展及上举功能可。

证型：脾虚湿困。

治法：健脾祛湿，通络消肿。

方药：

（1）参苓白术散加减。

党参 15g	云茯苓 15g	白术 15g	炒白扁豆 20g
陈皮 10g	怀山药 15g	砂仁 10g（后下）	薏苡仁 30g
北芪 30g	桂枝 10g	广木香 10g（后下）	当归尾 10g

14 剂，日 1 剂，水煎 2 次，日服 2 次。

（2）外治：继续四子散药包热敷和水肿方熏洗，并逐步进行上述功能锻炼及手法按摩。

2 周后右上肢肿胀基本消除，肩关节活动良好。

按语：乳腺癌术后上肢淋巴水肿往往是术后困扰患者的并发症之一，多数患者淋巴水肿发生在术后第 1 年内，手术及放疗是上肢淋巴水肿的主要原因，另外肿瘤癌栓也会引起上肢淋巴水肿；据统计，乳癌术后 30% 的患者可出现上肢淋巴水肿，如接受放疗则将提高至 45%。

该患者便是手术创伤后导致的上肢淋巴水肿，术后早期出现上肢肿胀伴有疼痛等，首先当明确诊断及鉴别诊断：行血管彩超检查排除上肢动静脉栓塞。林老对乳腺癌术后上肢淋巴水肿重视辨证论治，识病为本，辨证为用，整体辨证与局部辨证相结合，内治与外治相结合。该患者为乳癌术后围化疗期，面色苍白，疲倦乏力，口唇色淡红，纳差，舌质淡黯，苔白腻，脉弦细，为一派脾虚湿困之象；局部表现为右上肢肿胀，肤色稍黯，疼痛，舌质淡黯，舌底脉络青紫粗张，提示为瘀血阻络，乃因患者乳癌化疗后脾胃虚弱，运化失常，水湿内停，气血生化不足，气虚血行不畅，加之乳癌手术损伤脉络，水湿瘀血阻滞脉络而成肿胀。故予补气活血、除湿消肿之法，方选补阳还五汤加减。方中重用生黄芪大补脾胃之气，使气旺促血行，祛瘀而不伤正，是为君药；配以当归尾、赤芍、川芎、桃仁、红花、地龙能活血祛瘀通络，加用桂枝温阳利水；党参、白术、云茯苓、薏苡仁健脾渗湿。全方共奏补气活血、除湿消肿之功。外用四子散药包热敷和林老水肿经验方熏洗以温经通络、活血消肿，并逐步进行肩关节功能锻炼及手法按摩。二诊时为化疗后第3天，肿胀减轻，疼痛消除，肤色恢复正常，提示瘀血得化，但仍见恶心纳差、舌淡、苔白等症，为化疗期常见的脾虚湿困之证，予参苓白术散佐以桂枝、当归尾以温阳活血通络，使气旺、血行、湿化，肿胀自消。

（徐　飚　朱华宇　整理）

病案2　乳腺癌术后上肢水肿脾虚湿热阻络案（急性炎症期）

陈某，女，59岁。

初诊日期：2008年8月16日。

主诉：左乳癌术后23年，左上肢红肿疼痛伴发热9天。

病史：患者于1985年在外院行左乳腺癌手术治疗（具体术式及术后病理报告不详），术后未行化疗，共行25次放疗，当时无左上肢淋巴水肿。1994年患者在无明显诱因下始出现左上肢肿胀（具体臂围不详），曾在中山医科大学第一附属医院行物理治疗，疗效欠佳，后未予进一步系统治疗。2008年8月7日患者不慎扎破患肢手指，2天后出现左上肢肿胀加重，红热疼痛，伴恶寒发热，遂至我科就诊。

症见：发热，左上肢红肿热痛，纳眠一般，大便稍干，小便黄，口干口苦。舌红，苔黄微腻，边齿印，脉滑数。

查体：体温39℃，左乳阙如，左上肢Ⅳ度凹陷性水肿，左上臂较右上臂粗15cm，左前臂较右前臂粗12cm，皮肤发红光亮，扪之肤温升高。

辅助检查：血常规：WBC 15.9×10^9/L，NE 10.6×10^9/L，CEA、TPA、CA153、CA125均正常。患肢深静脉彩超未见异常。

西医诊断：①左上肢淋巴水肿；②左乳癌术后。

中医诊断：①水肿；②左乳癌。

证型：脾虚湿热阻络。

内治：利湿消肿，清热解毒。

方药：

（1）自拟乳癌消肿汤加减。

忍冬藤30g	败酱草15g	桑枝15g	木瓜15g
威灵仙15g	伸筋草15g	黄柏10g	厚朴15g
枳实15g	莱菔子15g	薏苡仁30g	蛇舌草30g

7剂，日1剂，水煎2次，日服2次。

（2）外治：予加味金黄散水蜜外敷左上肢红肿处，嘱患者避免用左手提重物，左上肢做向上举重状的伸举运动。

二诊：2008 年 8 月 23 日。

症见：治疗 3 天后体温逐渐恢复正常，左上肢红肿热痛明显减轻，现无发热，纳眠可，大便稍干结，小便调，无口干口苦。舌红，苔白，脉弦。

检查：体温 36.8℃，左上肢Ⅲ度凹陷性水肿，左上臂较右臂粗 10cm，左前臂较右前臂粗 7cm，皮肤稍红，扪之肤温较对侧稍升高。

辅助检查：血常规正常。

治法：利湿消肿，清热解毒。

方药：

（1）乳癌消肿汤合当归芍药散加减。

忍冬藤 30g	败酱草 15g	桑枝 15g	木瓜 15g
威灵仙 15g	姜黄 15g	海桐皮 15g	赤芍 15g
当归 10g	川芎 15g	薏苡仁 30g	蛇舌草 30g

7 剂，日 1 剂，水煎 2 次，日服 2 次。

（2）外治同前。

三诊：2008 年 8 月 30 日。

症见：患者左上肢红肿较前进一步减轻，热痛消退，无恶寒发热，纳眠可，二便调，无口干口苦。舌淡黯，苔白，边齿印，舌下络脉青紫，脉弦。

检查：左上肢Ⅱ度凹陷性水肿，左上臂较右臂粗 6cm，左前臂较右前臂粗 4cm，皮肤不红，肤温正常。

证型：脾虚水泛。

治法：益气健脾，利湿消肿。

方药：热象不显，在上方基础上去蛇舌草，加用党参 20g，白术 15g。14 剂，日 1 剂，水煎 2 次，日服 2 次。

外治予四子散药包热敷左上肢，同时予林老水肿经验方煲水熏洗。

经过治疗 2 周，患者左上肢红肿明显消退，左上肢Ⅰ度水肿，左上臂较右上臂粗 3cm，左前臂较右前臂粗 2cm，肤色、肤温正常。自觉左上肢较前明显轻便灵活，活动可。

按语： 乳腺癌术后上肢淋巴水肿为乳腺癌术后常见并发症之一，75% 发生在术后第 1 年内。患者左乳腺癌术后共行 25 次放疗，左上肢淋巴水肿于乳腺癌术后第 9 年（1994 年）首次出现，行物理治疗效果欠佳。2008 年（乳腺癌术后 23 年）患者左上肢水肿加重，须考虑乳腺癌复发癌栓堵塞淋巴管这一原因，故予排查各项肿瘤标志物及深静脉彩超；但患者有患肢手指外伤史，局部红肿热痛且伴有发热，各肿瘤标志物正常，白细胞计数升高，深静脉彩超排除血栓，故考虑患者左上肢淋巴肿痛乃由细菌感染所致。

乳腺癌上肢淋巴水肿西医治疗效果欠佳，中医治疗有其独到之处。林老提倡辨肿先当辨清阴阳，认为若无红肿则为"阴肿"，主张内治用益气活血、祛湿利水消肿；若伴有红肿，林老认为此为"阳肿"，主张内用清热解毒、凉血活血为法。在治疗方面尤其重视外治法的运用，对于"阴肿"常外用四子散药包热敷和水肿方熏洗温经通络、散寒消肿，对于"阳肿"则外用加味金黄散水蜜外敷以清热解毒消肿止痛。该患者初诊时左上肢红肿热痛，局部热象明显，中医辨证为脾虚湿热阻络，予乳癌消肿汤加减；局部外治予加味金黄散水蜜外敷以消肿止痛。现代药理研究显示，加味金黄散可抑菌、抗炎、镇痛、解痉，有减轻局部疼痛、水肿、渗出物过多和继发性感染等作用。二诊患者热象消退，故合用当归芍药汤加强健脾益气活血之力；三诊患者左上肢热象基本消退，由阳证转为阴证，故外治改为四子散药包热敷和林老水肿经验方熏洗温经通络消肿。此时辨证为脾虚水泛，故在上诊方药基础上减蛇舌草，加用党参、白术以加强健脾渗湿之力。患者至我科就诊治疗3周后左上肢红热痛消退、肿胀明显减轻，1个多月后左上肢水肿减轻至Ⅰ度，自觉患肢较前轻便灵活，活动可，效果满意。

（徐　飚　朱华宇　整理）

六、复发转移

病案1　乳腺癌局部复发正虚毒炽案

患者，李某，37岁。

初诊时间：2010年8月16日。

主诉：左乳癌术后2年，发现左胸壁肿物10天。

病史：患者于2008年7月因左乳癌在我院行左乳癌改良根治术，术后病理示：左乳浸润性导管癌，肿瘤大小3.5cm×2.5cm，ER、PR均阴性，HER-2（＋），腋淋巴结有癌转移（3/17），术后完成放化疗（6周期TAC方案化疗、30次局部放疗），无内分泌治疗。10天前发现左胸壁肿物，行手术切检，病理提示：浸润性癌。在外院行NP方案化疗，左胸壁肿物无缩小。遂至我科门诊。

症见：患者自觉结节周围皮肤灼热感。舌苔黄腻，脉弦数。

查体：左胸壁可见数枚直径约1cm的结节，触之质硬，局部皮肤泛红，无渗血渗液。

西医诊断：左乳癌术后局部复发。

中医诊断：乳岩。

证型：正虚毒炽。

内治：健脾益气，补肾生髓，抗癌解毒。

方药：

（1）自拟健脾补肾方。

北芪 30g	太子参 30g	白术 15g	女贞子 15g
菟丝子 15g	枸杞子 15g	肉苁蓉 15g	云茯苓 15g
薏苡仁 30g	沙参 15g	莪术 30g	半枝莲 30g

14 剂，日 1 剂，水煎 2 次，日服 2 次。

（2）复康灵胶囊，每次 4 粒，每日 3 次，餐后温水送服。

（3）槐耳颗粒，每次 1 包，每日 3 次，温水冲服。

外治：加味金黄散水蜜外敷左胸壁，每日 1 次。

二诊：2010 年 8 月 30 日。

症见：皮肤灼热感明显好转。舌苔黄腻，脉弦数。

查体：左胸壁结节局部皮肤泛红明显好转，接近正常肤色，无渗血渗液。

内治：上方中药继服 14 剂，继续口服槐耳颗粒、复康灵胶囊。

外治：继续外敷加味金黄散水蜜。

随访 6 个月，局部恢复较好，左胸壁数个肿物明显缩小，直径约 0.5cm，余部位未见复发转移。

按语： 乳腺癌术后局部复发是指乳腺癌术后再次发生于同侧乳腺、胸壁、腋窝以及锁骨上、下窝等处相同性质的肿瘤，一般多发生在原发灶邻近区域，以胸壁复发最多，其次为锁骨上窝和腋窝。局部复发的早期表现为皮肤片状发红、增厚，无疼痛，但其发展较快，可迅速肿大破溃。局部复发大多数发生在术后 2～3 年之内，预后不良。局部复发后 5 年生存率仅为42%～49%。目前认为乳腺癌术后局部复发的原因多为：①原发灶向周围浸润，手术切除不彻底；②术中肿瘤破溃或淋巴管被切断而致切口种植；③术中挤压致肿瘤细胞向周围播散而残留；④术后未行系统的放、化疗。林老认为，防治乳腺癌复发转移应强调扶正，正所谓"养正积自除"。结合乳腺癌复发转移的病因病机，亦要标本兼治，"扶正为主，祛邪为辅"。正气亏虚，首当责之脾肾，脾为后天之本，气血生化之源，肾为先天之本，真阴真阳所藏之处，故扶正尤当重脾肾，健脾补肾为林老防治乳腺癌复发转移的基本治疗法则，治疗目标为人瘤共存。故方中太子参（或党参）、云茯苓、白术、北芪益气健脾，扶助气血，顾护后天，使气血生化有源，灌溉五脏六腑。清代王德森《市隐庐医学杂著》曰："乳岩、流注、贴骨、鹤膝、横痃、骨槽、恶核、失荣、马刀、石疽之属，皆属阴虚，尽在阴疽之类。其要在三五日内，察其皮色之变与不变，热与不热，以分其阴阳。不可因其三五日后之发阳，遂误为阳证，而以寒凉之药，逼邪内陷。"故采用菟丝子、肉苁蓉温补肾阳，女贞子、枸杞子、沙参以补肾养阴，而达阴阳并补，调摄冲任，补而不滞，固摄先天之效。"无故自复者，以伏邪未尽。"林老在治疗中还兼顾余毒的祛除，结合现代医学研究成果，用半枝莲、薏苡仁、莪术以抗癌解毒。上药合用，使得正气得固，驱邪外出，防止或延缓癌肿复发转移，达到人瘤共存的目的。

（郭　莉　孙俊超　整理）

病案 2　乳腺癌骨转移肾虚痰凝案

刘某，女，50 岁。

初诊时间：2009 年 10 月 16 日。

主诉：右乳癌术后 2 年，发现髋骨转移 1 周。

病史：患者于 2007 年 9 月因右乳癌在我院行右乳癌改良根治术，术后病理示：右乳浸润性导管癌（T2N1M0），ER、PR 均双阳，HER-2（3+），腋淋巴结见癌转移（2/16），术后完成放化疗（6 周期 CEF 方案化疗、30 次局部放疗）及近 2 年他莫昔芬内分泌治疗（10mg，每日 2 次）。2009 年 10 月初复查骨 ECT：左侧髋骨局部异常浓聚，考虑乳腺癌髋骨转移。行髋部 CT 提示：左侧髋骨处骨质破坏。并给予择泰治疗（每 28 天注射 1 次），已行 1 个周期。患者仍有月经来潮，外院建议患者改用手术去势 + 芳香化酶抑制剂治疗，患者拒绝。遂至我科就诊。

症见：精神疲倦，左侧髋骨处疼痛，行走时加重，四肢不温，纳眠欠佳，夜尿多，大便调。舌淡，苔白腻，脉沉细。

西医诊断：右乳癌术后骨转移。

中医诊断：①乳癌；②骨瘤。

证型：肾虚痰凝。

治法：补益肝肾，益气助阳。

方药：

（1）自拟三骨汤合六味地黄汤加减。

透骨草 15g	骨碎补 15g	补骨脂 15g	怀山药 15g
云茯苓 15g	牡丹皮 15g	泽泻 10g	山萸肉 15g
熟地黄 15g	女贞子 15g	黄芪 30g	蛇舌草 20g
枸杞子 15g			

7 剂，日 1 剂，水煎 2 次，日服 2 次。

（2）复康灵胶囊，每次 4 粒，每日 3 次，餐后温水送服。

（3）槐耳颗粒，每次 1 包，每日 3 次，温水冲服。

二诊：2009 年 10 月 23 日。

症见：病情稳定，左侧髋骨处疼痛稍有好转，四肢不温，纳眠欠佳，夜尿多，大便调。舌淡，苔白腻，脉沉细。

方药：继服上方 14 剂；继续口服槐耳颗粒、复康灵胶囊。

服药 6 个月，第 3 个月随访，患者左髋骨无疼痛，纳眠可，二便调。第 6 个月复查骨 ECT：病灶稳定与前片对比未见进展。髋部 CT：左侧髋部骨质破坏有所好转。

按语： 乳腺癌骨转移按其临床表现可归属于中医学"骨瘤"、"骨蚀"、"骨疽"、"骨痹"、"顽痹"等范畴。《灵枢·刺节真邪》指出："虚邪之人于身也深，寒与热相搏，久留而内著，寒胜其热，则骨疼肉枯，热胜其寒．则烂肉腐肌为脓，内伤骨，内伤骨为骨蚀。"《外科枢要》曰："若劳伤肾水，不能荣骨而为肿瘤……名为骨瘤，随气凝滞，皆因脏腑受伤，气血和违。"指出骨瘤是久病气虚、邪气内结于骨而形成，其病机不外"不荣则痛"、"不通则痛"两方面。《素问·六节藏象论》云："肾者，主蛰，封藏之本，精之处也，其华在发，其充在骨。"表明肾与骨关系密切；肝主筋藏血，肝血充盈，筋得其所养，则运动有力而灵活。故林老认为，根据中医理论，骨转移癌的发病多为肾气衰微、肝血不足、生髓乏源、不能养髓生骨所致，乳腺癌骨转移属疾病晚期，肾气衰微，久病气虚，"病久入络"，六淫或邪毒内侵或余毒流窜结于骨而致病；又"气为血帅"，气虚则推动无力，血运不畅而致瘀，脉络瘀阻，气机不利，致痰气凝结。肾虚则不能濡养筋骨，痰、瘀乘虚侵袭并深着筋骨，胶着不去，痰浊蕴阻骨骼，积聚日久，以致瘀血凝滞，络道阻塞，聚而成形，发为骨瘤，不通则痛。治疗应以补益肝肾、益气养血为大法。发现骨转移，西医一般同时配合双磷酸盐类药物及化疗或内分泌治疗，林老则不主张使用全蝎、地龙、南星等虫类或毒性药物，但扶其正。故选用自拟三骨汤（透骨草、骨碎补、补骨脂）补肾壮阳、益精生髓、强筋壮骨；善补阳者必阴中求阳，合用六味地黄汤（山药、云茯苓、牡丹皮、泽泻、山萸肉、熟地黄）加女贞子、枸杞子滋补肾阴。黄芪扶正祛邪，蛇舌草清热解毒抗癌。全方共奏补益肝肾、益气助阳之功。另外，选方用药应当因地制宜。广州为南方湿热之地，多见舌红、苔黄腻，脉弦滑者，需先清湿热，可选方药：炒麦稻芽各 15g，神曲 15g，鸡内金 15g，怀山药 15g，云茯苓 15g，白术 15g，绵茵陈 15g，藿香 15g，佩兰 15g，厚朴 15g，枳实 15g，莱菔子 15g，砂仁 10g（后下），薏苡仁 30g，车前草 15g。如四肢厥冷者，加仙茅 10g、仙灵脾 15g、肉苁蓉 15g、制首乌 15g 以补肾阳。

（郭　莉　整理）

病案 3 乳腺癌肝转移湿热内蕴案

患者，张某，47 岁。

初诊时间：2009 年 11 月 25 日。

主诉：右乳癌术后 3 年，发现肝内占位 1 个月。

病史：患者于 2006 年 9 月因右乳癌在我院行右乳癌改良根治术，术后病理示：右乳浸润性导管癌（T3N1M0），ER、PR 均阴性，HER-2（+++），腋淋巴结见癌转移（5/16），术后完成放化疗（6 周期 TAC 方案化疗、30 次局部放疗），无内分泌治疗，2009 年 10 月初复查，肝脏 B 超及上腹部 CT：肝脏多发转移灶。以后病情迅速恶化，全身情况差，故来诊。

症见：面目发黄，胁痛腹胀，纳少呕吐，大便秘结，小便黄。舌黯红，苔黄腻，脉弦细。

查体：恶病质，面目发黄，腹水征（ + ）。

西医诊断：右乳癌术后肝转移。

中医诊断：乳岩。

证型：湿热内蕴。

治法：清热利湿，养肝健脾，抗癌解毒。

方药：茵陈蒿汤合六君子汤加减。

绵茵陈 30g	山栀子 15g	大黄（后下）10g	党参 15g
云茯苓 15g	白术 15g	怀山药 15g	延胡索 15g
蛇舌草 30g	徐长卿 30g	莪术 15g	鸡血藤 30g

7 剂，日 1 剂，水煎 2 次，日服 2 次。

二诊：2009 年 12 月 2 日。

症见：无呕吐，胃纳、腹胀好转，大便调，仍有面目发黄，胁痛，小便黄。舌黯红，苔薄黄略腻，脉弦细。

查体同前。

方药：效不更方，上方继服 14 剂。

2 周后电话随访，诉诸症减轻。

按语： 肝脏为乳腺癌的常见转移器官，病人首期治疗时大多采用了放、化疗，这使病人各脏器、骨髓功能不同程度损伤。中医学认为，肝转移癌的病因病机为正气虚弱，肝气郁结，气滞血瘀，水湿痰凝而致，属正虚邪实。《灵枢》曰："积之所生，得寒乃生"，"卒然外中于寒，若内伤于忧怒，则气上逆，气上逆则六输不通，湿气不行，凝血蕴裹而不散。津液涩渗，著而不去，而积皆成矣"。临床常表现腹胀、腹水、食少纳呆、恶心，甚则出现恶病质状态，一般中位生存期只有 6 个月。目前治疗肝转移癌的方法有介入治疗、口服中药、化疗等，疗效不一。

《灵枢·百病始生》云："是故虚邪之中人也……留之不去，传舍于胃肠之外，募原之间，留著于脉，稽留而不去，息而成积。或著孙脉，或著输脉，或著于伏冲之脉，或著于膂筋，或著于胃肠之募原，上连于缓筋，邪气淫佚，不可胜论。"这段论述，较全面地阐述了肿瘤由局部向远处转移的过程。转移主要有先天不足、起居不节、饮食因素、感受外邪及情志因素等几个方面，在对上述因素分别论述的同时，多数医家也认识到本病是多种因素共同作用的结果。机体阴阳失调。正气虚弱。湿热、火毒、瘀滞属病之标，脾虚、肾亏、正气不足乃病之本，两者互为因果，因虚而致积，因积而益虚，久则积渐大而体更虚。在人体五脏六腑之中，发生转移性癌灶的几率并不均等，有的易于成为转移癌的受累器官，如肝、肺，有的却罕有发生转移癌者，如心、脾。究其原因，应从脏腑的不同生理特性来进行分析。肝脏"体阴而用阳"，肝为"血之府库"，具有"藏血"的功能，《素问·五脏生成》中云："故人卧血归于肝。"王冰注释曰："肝藏血，心行之，人动则血运于诸经，人静则血归于肝脏。何者？肝主血海故也。"血藏于肝，肝内血行必缓，血行缓则有利于癌毒"留著于脉，稽留而不去，息而成积"，这是转移癌灶易发生于肝的重要原因。

中医学认为，急则治其标，缓则治其本。茵陈蒿汤方中绵茵陈、山栀子、大黄清热利湿，以减轻其面黄、胁痛等。林老认为正气不足为发病之本，湿热火毒、痰毒瘀血为病之标，两者互为因果，主要采取的方法是扶正祛邪。正气亏虚，首当责之脾肾，脾为后天之本，气血生化之源，肾为先天之本，真阴真阳所藏之处，故扶正尤当重脾肾。方中党参、云茯苓、白术、怀山药健脾补肾。结合现代医学研究成果，重用蛇舌草、徐长卿、莪术、鸡血藤以抗癌解毒。上药合用，使得正气得固，驱邪外出，可明显减轻患者症状，改善生活质量，提高机体的免疫功能及远期生存率。同时我们要积极发挥中医学在治疗肿瘤方面的特点，利用中药优势防治乳腺癌的转移。加强多学科在这一方面的合作，争取制定较完善的治疗方案，防治乳腺癌的肝转移，加大研究样本在扩大样本的基础上证实中医药在"人瘤共存"方面的独特疗效。

（郭　莉　整理）

病案 4　乳腺癌肺转移脾肺气虚，余毒未清案

蔡某，女，46 岁。

初诊时间：2007 年 8 月 22 日。

主诉：左乳癌术后 10 年。

病史：患者于 1997 年因左乳癌在我院行左乳癌标准根治术，术后病理示：左乳浸润性导管癌（T2N2M0），ER、PR 均阳性，（当时未行 HER-2 检

测），术后完成放化疗（6 期 CMF 方案化疗、30 次局部放疗）及 5 年他莫昔芬内分泌治疗（10mg，每日 2 次）。2007 年 8 月初复查胸片可见双肺结节，后进一步行胸部 CT 提示：双肺散在多发小结节，结合病史，考虑双肺转移癌。

症见：精神稍疲倦，诉平素易乏力，无咳嗽咯痰，无胸闷胸痛，无发热及潮热出汗等不适，纳稍差，眠一般，二便调。舌淡红，苔白，脉细。

查体：左乳阙如，左胸壁见一长约 17cm 陈旧性手术瘢痕，愈合良好，无皮下积液。右乳、右腋下及双侧锁骨上窝均未及肿大淋巴结。双肺呼吸音清，未及明显干湿性啰音及痰鸣音。

西医诊断：左乳癌术后双肺转移。

中医诊断：乳岩。

证型：脾肺气虚，余毒未清。

治法：健脾补肺，扶正祛邪。

方药：

（1）自拟补肺健脾方。

金荞麦 30g	百合 30g	蛇舌草 30g	鱼腥草 30g
黄芪 20g	怀山药 15g	云茯苓 15g	白术 15g
桑白皮 15g	桔梗 10g	女贞子 15g	炒麦芽 15g
炒稻芽 15g	党参 15g	莪术 15g	

14 剂，日 1 剂，水煎 2 次，日服 2 次。

（2）复康灵胶囊，每次 4 粒，每日 3 次，餐后温水送服。

（3）槐耳颗粒，每次 1 包，每日 3 次，温水冲服。

二诊：2007 年 9 月 6 日。

症见：疲倦较前好转，仍乏力不适，纳眠可，小便调，大便偏烂，日 1~2 次。舌淡，边齿痕，苔薄白，脉细。

方药：①大便偏烂，舌边有齿痕，上方去桑白皮，白术易炒白术 15g，加砂仁 10g（后下），以健脾和中，自备生姜 3 片、大枣 3 枚顾护脾胃。14 剂，日 1 剂，水煎 2 次，日服 2 次。②余同前。

患者服用完后，自行按上方在当地医院取中药数剂，煎煮服用至 10 月行双卵巢切除术前。

三诊：2008 年 4 月 6 日。

病史：患者于 2007 年 10 月在我院行双卵巢切除手术去势，后内分泌治疗改为来曲唑片（芙瑞）。

症见：精神可，眠欠佳，无咳嗽咯痰、胸痛等不适，小便调，大便偶烂。舌淡红，苔薄，脉细。

方药：

（1）自拟补肺健脾方加减。

金荞麦 30g	百合 30g	蛇舌草 30g	鱼腥草 30g
黄芪 30g	怀山药 15g	云茯苓 15g	党参 15g
白术 15g	桑白皮 15g	桔梗 10g	女贞子 15g
炒麦芽 15g	炒稻芽 15g	合欢花 15g	夜交藤 30g。

14 剂，日 1 剂，水煎 2 次，日服 2 次。

（2）来曲唑片（芙瑞），每次 2.5mg，每日 1 次，口服。

（3）复康灵胶囊，每次 4 粒，每日 3 次，餐后温水送服。

（4）槐耳颗粒，每次 1 包，每日 3 次，温水冲服。

患者一直在我院门诊随诊，并定期全身复查，至今随访 5 年余，双肺病灶稳定，无明显变化，余部位未见复发转移。

按语： 林老认为乳腺癌复发转移的病机乃正气亏虚、余毒未清，正气亏虚是乳腺癌复发转移的先决条件，而癌毒蛰伏是复发转移的关键因素，血瘀内阻为复发转移的重要条件，治疗中首重治本，扶正固本，扶正可祛邪、抑邪、防邪，扶正时尤重脾肾，正如《景岳全书》云："脾肾不足，及虚弱失调之人，多有积聚之病。"本例健脾补肺。金荞麦、百合、鱼腥草、桑白皮、女贞子补肺养阴，加以桔梗作为引经药；"气虚之处便是癌瘤之所"，脾肺又为母子之脏，重用培土生金之药，健脾益气可达补益肺气之功，故云茯苓、白术、党参四君子汤基础上加怀山药、北芪；佐炒麦稻芽以升清降浊，补而不滞；另辅以蛇舌草、莪术清解余毒，活血化瘀，不仅可增强体质，提高免疫力，现代医学研究表明有抗肿瘤的作用。林老强调平衡调治为宗旨，注重调整患者整体功能状态，使其逐步恢复协调平衡，以达到改善症状，提高患者生活质量，带瘤生存的目的。

（郭　莉　整理）

病案 5　乳腺癌脑转移痰热阻窍案

钟某，女，55 岁。

初诊时间：2010 年 10 月 16 日。

主诉：左乳癌术后 5 年余，发现脑转移 2 天。

病史：患者于 2005 年 5 月因左乳癌在我院行左乳癌改良根治术，术后病理示：左乳浸润性导管癌（T2N1M0），ER、PR 均阴性，HER-2（+++），腋淋巴结见癌转移（3/16），术后完成放化疗（6 周期 TAC 方案化疗、30 次局部放疗）。外院给予甘露醇、醒脑静等静脉滴注。

症见：精神疲倦，头痛，神昏，视物模糊，呕吐，抽搐，二便调。舌红，苔黄，脉弦数。

西医诊断：左乳癌术后脑转移。

中医诊断：乳岩。

证型：痰热阻窍。

治法：息风化痰降浊，清热解毒散结。

方药：羚角钩藤汤加减。

羚羊角粉 6g（冲服）	钩藤 15g	生地黄 30g	姜竹茹 10g
桑叶 15g	菊花 15g	僵蚕 10g	天麻 10g
珍珠母 30g（先煎）	川芎 10g	蛇舌草 30g	龙齿 30g
茯神 15g	石决明 30g	蚤休 30g	蜀羊泉 15g

7剂，日1剂，水煎2次，日服2次。

二诊：2010年10月23日。

症见：头痛，神昏，视物模糊均好转，呕吐症状明显减轻，未见抽搐，仍见精神疲倦，二便调。舌红，苔黄，脉弦数。

方药：效不更方，继服上方14剂。

随访1个月，诸症减轻。

按语：该乳腺癌患者病程较长，久病及肾，影响肾生精功能，而脑是由先天之精所化生，乃髓汇集之处，且脑与人的生命活动休戚相关，如《素问·脉要精微论》云："头者，精明之府。"《黄帝内经》还指出了脑与耳、目等官窍的联系，如《灵枢·大惑论》曰："五脏六腑之精气，皆上注于目而为之精……裹撷筋骨血气之精而与脉并为系，上属于脑，后出项中。故邪中于项……则随眼系以入于脑，入于脑则脑转，脑转则目系急，目系急则目眩以转矣。"《灵枢·海论》指出："髓海不足，则脑转耳鸣。"则从临床角度肯定了脑为生命之要害。中医学认为脑转移瘤的发生与风、痰、瘀、毒有很大关系。风性善于走窜，而发为脑瘤者，临床常有头晕头痛、抽搐、偏瘫、呕吐等症状，故中医治疗以清热化痰息风、化瘀解毒散结为法。

林老认为乳腺癌患者内伤积损日久气血运行失调，骤起邪毒入脑瘀毒胶结为患，脑转移发病急骤，病位在脑窍。但从整体观念辨证分析，涉及肺、心、肝、肾、脾等多个脏腑功能的失调，见证多端，而其病机重点在于气血失调，瘤毒乘虚入窍。病机的中心环节则在瘤毒循经入脑之后，瘀热阻窍为患，此亦本病主要证型。若毒邪尚不甚著，正气稍强，则瘀热阻窍的病理较轻，临床上仅见面色轻度潮红，肢体麻木无力，舌质偏红，脉来弦劲。而正气虚弱、毒邪势强的患者临床则可出现较为典型的痰热阻窍的证候，如神昏、躁扰不宁，舌强语謇，腹胀硬满，大便闭结，或见身热，面色红赤甚至黯红，舌质红绛，舌苔黄，脉弦滑或洪大等。若毒邪极盛，气血瘀结，则上症更烈，可出现一系列变症，甚或导致死亡。素体之痰与邪毒胶结，搏结不解，则热更灼，痰更盛。气机壅塞，进而成痰、化火、生风，三者互为因果，临床表现为痰郁化火、风动痰升、风助火势、火助风生、痰火相煎等病理演变，最终导致痰瘀阻窍。毒瘀胶结于阳明，轻则积滞内停，大便秘结，重则神识不清；胶结于肝肾，必耗伤阴津，进一步损及五脏。肝肾亏竭，则头晕目眩，甚至昏迷。若脑络破损，常可见阴阳迅速离决，危及生命，是乳腺癌远处转移最凶险的证候。

羚角钩藤汤证治为热邪传入厥阴，肝经热盛，热极动风。邪热炽盛，热扰心神，则烦闷躁扰，甚则神昏。由于热灼阴伤，热极动风、风火相扇，以致手足抽搐，发为痉厥。治宜清热凉肝息风为主，辅以增液舒筋，化痰宁心之法。方中羚羊角，清泄肝热，息风止痉之效颇佳；钩藤清热平肝息风止痉。两药相合，凉肝息风，共为君药。桑叶、菊花辛凉疏泄，清热平肝息风，以加强凉肝息风之效，用为臣药。《本草经疏》说："菊花专制肝木，故为祛风之要药。"热极动风，风火相扇，最易耗阴劫液，故用鲜生地黄、白芍药、生甘草三味相配，酸甘化阴，滋阴增液，柔肝舒筋，上述药物与羚羊角、钩藤等清热凉肝息风药并用，标本兼顾，可以加强息风解痉之功。邪热亢盛，每易灼津成痰，故用姜竹茹以清热化痰。热扰心神，又以茯神、珍珠母平肝、宁心安神，以上俱为佐药。生甘草调和诸药，又为使药。本方的配伍特点是以凉肝息风药为主，配伍滋阴化痰、安神之品，故为凉肝息风的代表方剂。加用蜀羊泉、蚤休、蛇舌草清热，利湿，祛风，解毒；天麻、僵蚕息风止痉，平肝潜阳，祛风通络；川芎上行脑窍活血行气化瘀。若肝肾阴亏者，可加山萸肉 10g、熟地黄 10g 以滋阴补肾；抽搐甚者，加全蝎 5g、蜈蚣 5g、地龙 10g，研细末分 6 包，每次 1 包，每日 3 次，以疏风通络止痉；热毒蕴盛者，加水牛角 15g、葛根 15g、黄芩 10g 以清热解毒；气虚痰蕴者，加西洋参 15g、石菖蒲 15g、郁金 10g、莱菔子 30g 以益气解郁化痰。

（郭　莉　整理）

第二节　乳腺增生病医案

病案 1　肝郁气滞案

刘某，女，21 岁，学生。

初诊时间：2009 年 5 月 20 日。

主诉：双乳胀痛 3 个月。

病史：患者因临近大学毕业，东奔西跑忙找工作，多处应聘未成，心烦意乱，3月前渐感双乳胀痛，经前或情绪不佳时尤甚，且逐渐加重，明显影响生活质量，遂来我院就诊。末次月经2009年4月30日，平素月经规律。

症见：双乳胀痛，偶有刺痛，经前或情绪不佳时尤甚，经后痛减，伴胸胁胀痛，易怒，失眠，胃纳欠佳，二便调。舌质淡红，苔薄白，脉弦。

查体：双乳充盈，未及明显肿块，双乳头未见溢液。

辅助检查：乳腺彩超：符合乳腺增生声像。

西医诊断：乳腺增生病。

中医诊断：乳癖。

证型：肝郁气滞。

治法：疏肝解郁，理气止痛。

方药：

（1）柴胡疏肝散加减。

柴胡 10g	青皮 15g	川楝子 15g	香附 15g
延胡索 15g	郁金 15g	云茯苓 15g	白芍 15g
莪术 15g	益母草 15g	夜交藤 30g	合欢花 15g

7剂，日1剂，水煎2次，日服2次。

（2）消癖口服液1号和4号，每天3次，每次各1支，共7天。

二诊：2009年5月27日。

症见：双乳胀痛明显减轻，无胸胁胀痛，纳眠可，二便调。舌质淡红，苔薄白，脉弦。

治疗：守前方继续3天，至月经来潮停药。

三诊：2009年6月3日。

症见：5月30日月经来潮，双乳无胀痛，无胸胁胀痛，纳眠可，二便调。舌质淡红，苔薄白，脉弦。

治疗：按中医周期疗法：消癖口服液2号和5号，每天3次，每次各1支，于月经第5天开始服至排卵期，共服12天；再服消癖口服液1号和4号，每天3次，每次各1支，共服14天，服至月经来潮停药。

2009年7月4日复诊，月经前后双乳均无疼痛，无不适。2009年10月22日电话随访，其工作单位已落实，心情舒畅，乳腺疼痛及伴随症状无反复。

按语：患者缘于找工作应聘未成，情绪不佳，肝郁不舒，气滞血瘀，故出现乳房、胸胁胀痛，易怒，失眠，肝木克脾土，出现胃纳欠佳。经前治标，治以疏肝解郁，理气止痛。方用柴胡、青皮、香附、川楝子、郁金疏肝理气，调畅气血；白芍、延胡索柔肝止痛；云茯苓健运脾胃；莪术、益母草活血调经；夜交藤、合欢花安神助眠。同时根据月经前后乳腺组织生理的不同变化，经前顺肝经需疏泄时导之，配以消癖口服液1号和4号疏肝理气活血。7天后患者不适诸症均明显减轻。经后顺冲任需充盈时益之，予口服消癖口服液2号和5号补肾调冲任治其本。按中医周期疗法巩固1个月，乳房胀痛及伴随症状告愈。患者年龄轻，病程短，疗效快，为单纯的乳痛症。此型临床多见于单纯性乳腺上皮增生症。

（朱华宇　赵　虹　整理）

病案2　痰瘀互结案

王某，女，41岁，教师。

初诊时间：2009年7月15日。

主诉：双乳疼痛并结块2年余。

病史：因近3年连续担任高三毕业班班主任以来，升学压力很大，常感精神紧张，2年前出现周期性乳腺胀痛，经前1周加重，经后痛减，间断服药未见好转，并渐渐出现双乳刺痛，双乳结块，逐步增大，月经前尤为明显，且随喜怒而消长。因恐恶变，曾外院行局部穿刺活检示乳腺囊性增生。要求服用中药治疗，遂至我院门诊。末次月经2009年6月22日。

症见：双乳胀痛，时伴刺痛感，面色晦暗见黄褐斑，头晕胸闷，心烦易怒，夜寐多梦，耳鸣腰酸，月经紊乱，经色黯红夹血块。舌质黯红，舌边见瘀斑，舌下脉络青紫，苔薄白，脉弦。

查体：双乳外上、内上象限触及多个团块状增厚腺体，质韧，边界欠清，压痛。

辅助检查：乳腺彩超：双乳囊性增生并多发囊肿形成（0.6~1.0cm）。乳腺钼靶：双乳呈混合型Ⅳb（纤维囊性增生），双乳BI-RADS Ⅱ。

西医诊断：乳腺增生病。

中医诊断：乳癖。

证型：痰瘀互结。

治法：活血祛瘀，化痰散结。

方药：

（1）血府逐瘀汤合逍遥蒌贝散加减。

醋鳖甲10g（先煎）　　生牡蛎30g（包，先煎）　　白芍15g
郁金15g　　　　浙贝母15g　　　丹参15　　　延胡索15g
香附15g　　　　瓜蒌皮15g　　　莪术15g　　　益母草15g
王不留行15g

4剂，日1剂，水煎2次，日服2次。

（2）消癖口服液1号和4号，每天3次，每次各1支，共4天。

（3）嘱监测基础体温。

二诊：2009 年 7 月 20 日。

症见：双乳刺痛减轻，仍有胀痛，心烦易怒、胸闷减轻，仍伴面色晦暗，头晕，夜寐多梦，耳鸣腰酸。舌脉同前。

查体：双乳外上、内上象限多个团块状增厚腺体较前柔软，且范围缩小。

基础体温为高温相。

治疗：效不更方，继续上方治疗。7 剂，日 1 剂，水煎 2 次，日服 2 次。

三诊：2009 年 7 月 30 日。

症见：于 2009 年 7 月 26 日月经来潮，色红无血块，仅感轻微乳痛，耳鸣腰酸，头晕，口干，无心烦易怒，无胸闷，纳可，夜寐多梦。舌质黯红，舌边见瘀斑，舌下脉络青紫，苔薄白，脉弦细。

查体：双乳外上、内上象限多个团块状增厚腺体明显变软，且范围明显缩小。

基础体温为低温相。

证型：冲任失调。

治法：滋补肾阴，调摄冲任。

方药：

（1）六味地黄汤加味。

怀山药 15g	云茯苓 15g	牡丹皮 10g	泽泻 10g
山萸肉 15g	熟地黄 15g	枸杞子 15g	女贞子 15g
丹参 15g	菟丝子 15g	合欢花 15g	夜交藤 30g

12 剂，日 1 剂，水煎 2 次，日服 2 次。

（2）消癖口服液 2 号和 5 号，每天 3 次，每次各 1 支，于月经第 5 天开始服至排卵后（基础体温从最低值上升 0.3℃以上并持平 3 天）停药。

四诊：2009 年 8 月 11 日。

症见：双乳无疼痛，无耳鸣腰酸，无头晕，无心烦易怒，无胸闷，纳眠可。舌质淡红，苔薄白，脉弦。

查体：双乳松软，未及明显增厚腺体。

基础体温为高温相。

治疗：按中医周期疗法：消癖口服液 1 号和 4 号，每天 3 次，每次各 1 支，共 14 天，服至月经来潮停药。

五诊：2009 年 8 月 28 日。

于 2009 年 8 月 24 日月经来潮，双乳无经前胀痛，诸症均消失，嘱月经后继按中医周期疗法服用消癖系列口服液 1 个月经周期以巩固疗效后停药。

嘱患者每日做逍遥健乳功。

每半年行一次双乳彩超，每年行一次双乳钼靶检查，至今4年余未见症状反复，双乳腺增生未见进展。

按语：本案为中年女性乳腺增生病，病程长，病情较为复杂，虚实互见，主要由于长期的工作压力，致肝气郁结，加之人到中年，相对肾气不足，冲任失调，气滞血瘀，结聚乳中而成乳癖，此型临床多见于囊肿型乳腺增生症，治以活血祛瘀，化痰散结，调理冲任。首诊方用醋鳖甲、生牡蛎软坚散结；香附、郁金、白芍、王不留行疏肝理气；瓜蒌皮、浙贝母化痰散结；益母草、莪术、丹参、延胡索活血祛瘀止痛。同时配以消癖口服液1号和4号疏肝理气活血。此为治标之法。二诊乳腺刺痛减轻，增厚腺体变软，基础体温为高温相，经前治其标，原方继续。三诊患者月经来潮后，双乳疼痛明显减轻，但耳鸣腰酸，头晕，口干，夜寐多梦，经后治其本，治以滋补肾阴，调摄冲任，予六味地黄汤加味。六味地黄汤"三补三泻"滋补肾阴，枸杞子、女贞子、菟丝子平补肾之阴阳，丹参活血调冲任，合欢花、夜交藤宁心安神。配以消癖口服液2号和5号补肾调冲任治其本。四诊患者不适诸症均消失，根据月经前后乳腺组织生理的不同变化，经前顺肝经需疏泄时导之，口服消癖口服液1号和4号疏肝理气活血治其标；经后顺冲任需充盈时益之，予口服消癖口服液2号和5号补肾调冲任治其本。中医周期疗法巩固1月停药。嘱患者每日做逍遥健乳功，疏通经络，运行气血，平衡脏腑，燮理阴阳。随访2年余，症状无反复，双乳腺增生无进展，收效满意。

林老认为，乳腺增生病临床表现可多样性，此非单一治法所能独任，更不能一药一方统治全过程，单纯辨病更难奏效。根据发病年龄、病程长短、病情轻重及临床表现，辨病为本，辨证为用，病证结合，标本兼治，分别遣方用药，才能更大地发挥中医药治疗乳腺增生病优势。

（朱华宇　赵　虹　整理）

病案3　痰瘀互结（内外合治）案

李某，42岁，干部，已婚。

初诊时间：2008年11月11日。

主诉：双乳肿块伴反复刺痛3年。

病史：患者忧思多虑，3年前出现双乳刺痛，时重时轻，反复发作，每于经前疼痛加重，经后稍缓。在当地妇幼保健院就诊发现有双乳肿块，考虑"乳腺增生"，经治疗症状未减轻。此后又先后赴广东佛山、南宁等地治疗，均无明显疗效。辗转至我科门诊就诊。末次月经2008年10月26日。

症见：双乳刺痛，经前刺痛加重，经后稍缓解，伴腰酸耳鸣，畏寒肢冷，纳欠佳，眠可，咯痰，大便干结。舌黯红，舌边有瘀斑，舌下脉络青紫，苔白，脉弦。

查体：左乳外上，右乳内上、内下象限触及多个肿块，呈团块状，质韧硬，边界欠清，压痛明显。

辅助检查：乳腺彩超：双乳囊性增生声像并多发囊肿形成（0.8～2.3cm）。乳腺钼靶片：双乳呈混合型Ⅳc（弥漫性纤维囊性增生），右乳散在针尖样钙化，双乳 BI-RADS Ⅲ。

西医诊断：乳腺增生病。

中医诊断：乳癖。

证型：痰瘀互结。

内治：活血祛瘀，化痰散结。

方药：

（1）自拟化痰散瘀方。

炮山甲 10g（先煎）　　生牡蛎 30g（另包，先煎）　　浙贝母 15g

丹参 15g　　　莪术 15g　　　　益母草 15g　　　郁金 15g

青皮 15g　　　延胡索 15g　　　香附 15g　　　　白术 30g

枳实 15g

10 剂，日 1 剂，水煎 2 次，日服 2 次。

（2）消癖口服液 1 号和 4 号，每天 3 次，每次各 1 支，共 10 天。

外治：

（1）双乳较大囊肿（大于 1.0cm 者）细针穿刺抽液，抽出淡黄色液体共 6ml，其中大于 2cm 的囊肿穿刺抽液后行乳腺钼靶空气造影提示：囊壁光滑，未见占位。穿刺液送细胞学检查。

（2）消癖酊湿敷 + 微波理疗，每侧各 30 分钟，每日 1～2 次。

（3）嘱患者做逍遥健乳功，每日 1～2 次。

二诊：2008 年 11 月 21 日。

症见：双乳胀痛较前缓解，心情开朗，大便已畅，每日一解，舌脉同前。

查体：双乳多个团块状肿块缩小，无压痛。

辅助检查：细胞学检查报告：未见癌细胞。

治疗：效不更方，继续上法治疗 4 天。

三诊：2008 年 11 月 28 日。

症见：于 2008 年 11 月 24 日月经来潮，经色淡红，量少。双乳胀痛缓解，腰酸耳鸣，畏寒肢冷，纳眠可，二便调。舌黯红，舌边有瘀斑，舌下脉络青紫，苔薄白，脉弦细。

查体：双乳多个团块状肿块不明显，无压痛。

内治：补肾助阳，调摄冲任。

方药：

（1）二仙汤加减。

仙茅 10g	仙灵脾 15g	肉苁蓉 15g	丹参 15g
当归头 10g	制首乌 15g	女贞子 15g	枸杞子 15g
熟地黄 15g	麦稻芽各 15g	关黄柏 5g	知母 15g

12 剂，日 1 剂，水煎 2 次，日服 2 次。

（2）消癖口服液 2 号和 5 号，每天 3 次，每次各 1 支，共 12 天。

外治：继续消癖酊湿敷 + 微波理疗。每日做逍遥健乳功。

四诊：2008 年 12 月 10 日。

症见：双乳无胀痛，纳可眠安，无腰酸耳鸣，畏寒肢冷明显减轻，二便调。舌质淡红，舌边瘀斑及舌下脉络青紫减轻，苔薄白，脉弦。

查体：双乳未及肿块，无压痛。

内治：消癖口服液 1 号和 4 号，每天 3 次，每次各 1 支，共 14 天服至月经期停药；月经后按中医周期疗法：消癖口服液 2 号和 5 号，每天 3 次，每次各 1 支，于月经第 5 天开始服至排卵后（基础体温从最低值上升 0.3℃以上并持平 3 天）停药，共服 12 天；再服消癖口服液 1 号和 4 号，每天 3 次，每次各 1 支，共 14 天（黄体期，基础体温呈高温相），服至月经来潮停药。连续服药 2 个月经周期以巩固疗效后停药。

外治：全程继续消癖酊湿敷 + 微波理疗。每日做逍遥健乳功。

3 月后复诊，患者双乳无不适，未触及肿块。嘱患者继续每日做逍遥健乳功。2009 年 11 月复查双乳钼靶：双乳呈混合型Ⅳ b（纤维囊性增生），右乳散在针尖样钙化较 2008 年减少，增生较前明显好转。双乳 BI-RADS Ⅱ。复查双乳彩超：双乳囊性增生声像并多发小囊肿形成（0.2 ~ 0.5cm）。以后每半年复查 1 次双乳彩超，每年复查 1 次双乳钼靶检查，至今 4 年余双乳腺增生未见进展。

按语：本例患者性忧思多虑，情志内伤，肝脾气逆，肝郁则气血凝滞，脾伤则痰浊内生，加之人到中年，相对肾气不足，冲任失调，痰瘀互结，阻塞经络，结滞乳中而成肿块。本病辨证为痰瘀互结。林老根据经前治标、经后治本的理论。月经前以活血祛瘀、化痰散结之法治其标。因患者乳腺结块较明显，质韧硬，故予炮山甲、生牡蛎、浙贝母软坚散结；郁金、青皮、香附、延胡索疏肝理气止痛；丹参、莪术、益母草活血祛瘀；枳实行气消滞，伍用白术 30g 运脾润肠通便。同时配以消癖口服液 1 号和 4 号疏肝理气活血。月经后以补肾助阳、调摄冲任之法治其本。予二仙汤加减，配合消癖口服液 2 号和 5 号补肾调冲任。因患者双乳肿块较明显，囊肿较大，对此，林老不主张手术治疗，而是予细针穿刺抽液细胞学检查排除恶性病变，和大囊肿穿刺抽液乳腺钼靶空气造影排除囊壁占位后，予消癖酊结合微波理疗以温经通络、消肿散结，同时配合每日做逍遥健乳功以疏通经络，运行气血，平衡脏腑，预防囊肿复发。如此内外标本兼治而奏效。

（朱华宇 赵 虹 整理）

病案 4 冲任失调案

黄某，39 岁，工人。

初诊时间：2010 年 5 月 24 日。

主诉：双乳肿块 4 年，胀痛 1 年半。

病史：患者平素性情急躁易怒且喜食辛辣之品。于 4 年前行乳腺普查时发现双乳肿块，但无明显胀痛，未作治疗。1 年半前渐出现双乳胀痛，反复发作，每遇经前或情绪不佳时疼痛加重。至当地医院就诊，考虑为"乳腺增生"，予口服他莫昔芬（tamoxifen）治疗，肿块及胀痛症状好转，但停药后双乳胀痛更甚，故转我科门诊就治。末次月经 2010 年 5 月 9 日，平素月经不规律。

症见：双乳肿块伴胀痛，经前或情志不佳时胀痛加重，经后稍缓解，伴神疲耳鸣，夜寐多梦，心烦易怒，纳眠欠佳，二便尚调。舌质淡红，苔白，脉弦滑。

查体：双乳外上象限可触及局限性增厚腺体，范围约 4cm×4cm，呈片状，质韧，边界欠清，压痛。

辅助检查：双乳彩超：双乳囊性增生声像并多发囊肿形成（0.3～0.5cm）。双乳钼靶：双乳呈混合型Ⅳb（纤维囊性增生），双乳 BI-RADS Ⅱ。

西医诊断：乳腺增生病。

中医诊断：乳癖。

证型：肝郁痰凝。

治法：疏肝理气，化痰散结。

方药：

（1）逍遥蒌贝散加减。

瓜蒌皮 15g	浙贝母 15g	柴胡 10g	郁金 15g
延胡索 15g	青皮 15g	香附 15g	陈皮 10g
云茯苓 15g	白芍 15g	山慈菇 15g	生牡蛎 30g（另包，先煎）

7 剂，日 1 剂，水煎 2 次，日服 2 次。

（2）消癖口服液 1 号和 4 号，每天 3 次，每次各 1 支，共 7 天。

（3）监测基础体温。

二诊：2010 年 6 月 1 日。

症见：服药 3 天后双乳胀痛减轻，今日月经来潮，量中，无血块，色鲜红。纳眠可，二便调，舌脉同前。

查体同前。

治疗：嘱经期停药，月经来潮 5 天后复诊。

三诊：2010 年 6 月 5 日。

症见：月经已尽，双乳无疼痛，耳鸣腰酸，神疲，夜寐多梦，口干，纳可，二便尚调。舌质红，少苔，脉细。

查体：双乳外上象限仍触及局限性增厚腺体，范围约 4cm×4cm，呈片状，质较前变软，边界欠清，无压痛。

证型：冲任失调。

治法：滋补肾阴，调摄冲任。

方药：

（1）六味地黄汤加味。

怀山药 15g	云茯苓 15g	牡丹皮 10g	泽泻 10g
山萸肉 15g	熟地黄 15g	枸杞子 15g	女贞子 15g
丹参 15g	菟丝子 15g	合欢花 15g	夜交藤 30g

12 剂，日 1 剂，水煎 2 次，日服 2 次。

（2）消癖口服液 2 号和 5 号，每天 3 次，每次各 1 支，于月经第 5 天开始服至排卵后（基础体温从最低值上升 0.3℃以上并持平 3 天）停药。

四诊：2010 年 6 月 16 日。

症状：月经第 16 天，双乳复轻度胀痛，间断性刺痛，心烦易怒，夜寐好转，口干，纳可，大便偏硬。舌质红，苔薄黄，脉弦。

查体：双乳外上象限局限性增厚腺体范围缩小，约 3cm×3cm，呈片状，质软，边界欠清，轻压痛。基础体温为高温相。

证型：肝郁化热，气滞痰凝。

治法：疏肝清热，化痰散结。

方药：逍遥蒌贝散加减。

夏枯草 15g	川楝子 15g	延胡索 15g	香附 15g
郁金 15g	青皮 15g	丹参 15g	瓜蒌皮 15g
浙贝母 15g	白术 30g	枳实 15g	醋鳖甲 15g（先煎）

12 剂，日 1 剂，水煎 2 次，日服 2 次。

五诊：2010 年 7 月 2 日。

症见：2010 年 6 月 28 日月经来潮，月经第 5 天，双乳无胀痛，耳鸣腰酸和神疲均较前次经后减轻，纳眠可，二便调。舌淡红，苔薄白，脉细。

查体：双乳外上象限局限性增厚腺体范围明显缩小，约1cm×1cm，质地明显变软。

治疗：按中医周期疗法治疗。消癖口服液2号和5号，口服，每天3次，每次各1支，共服12天，服至排卵后（基础体温从最低值上升0.3℃以上并持平3天）停药；再服消癖口服液1号和4号，每天3次，每次各1支，共14天（黄体期，基础体温呈高温相），服至月经来潮停药。

六诊：2010年8月2日。

症见：2010年7月29日月经来潮。月经第5天，双乳月经前后均无疼痛，无耳鸣腰酸和神疲，纳眠可，二便调。舌淡红，苔薄白，脉弦。

查体：双乳松软，未及肿块。

治疗：继续按中医周期疗法服用消癖系列口服液1个月经周期以巩固疗效后停药。嘱做逍遥健乳功，每日1~2次。

每半年复查1次双乳彩超，每年复查1次双乳钼靶检查，至今3年余未见症状反复，双乳腺增生未见进展。

按语： 该患者性急躁易怒，情志不畅，郁久伤肝，肝郁气滞，气滞痰凝，故乳房月经前胀痛及肿块明显，月经前以标实为主，经前侧重治标，初诊时值月经前，以疏肝理气，化痰散结为主，予逍遥蒌贝散加减治疗。四诊时月经前肝郁气滞伴有化热，出现烦躁不寐，口干便硬，故于逍遥蒌贝散加减方基础上加夏枯草疏肝清热，川楝子行气止痛、疏泄肝热，醋鳖甲滋阴并软坚散结，白术、枳实运脾行气、润肠通便。因长期肝气郁结，肝失疏泄，致冲任失调，因实而虚，虚实夹杂。二诊时月经后治其本，针对患者耳鸣腰酸、神疲、夜寐多梦、口干、舌质红，少苔，脉细的肾阴不足之证，治当滋补肾阴、调摄冲任，故予六味地黄汤加味治疗。六味地黄汤"三补三泻"滋补肾阴，枸杞子、女贞子、菟丝子平补肾之阴阳，丹参活血调冲任，合欢花、夜交藤宁心安神。配以消癖口服液2号和5号补肾调冲任治其本。

经治疗1个月经周期，患者乳腺胀痛明显减轻，耳鸣腰酸和神疲均减轻，双乳增厚腺体范围明显缩小，质地明显变软。后2个月坚持中医周期疗法，采用消癖系列口服液治疗后患者双乳不适完全缓解，肿块消失，且月经规律。林老指出，乳腺增生病冲任失调治法有二：疏肝活血调冲任和补肾活血调冲任。中医药周期疗法治疗乳腺增生病即充分运用了这两种治法。中医认为，在月经周期的变化中，乳腺经历着由盛而满、由满而溢、由溢渐虚、由虚而渐复的过程，具有经前充盈和经后疏泄的特点，其中冲任为气血之海，肝、肾、天癸的综合作用直接影响乳房与子宫的生理变化。一旦其生理过程发生异常变化，乳腺一直处于"满而不能虚"或"虚而不能满"的状态中，久而久之，即引起乳腺增生。而平衡内分泌性激素水平是治疗的关键，有赖于肾之阴阳平和、冲任之气血充盛及肝之疏泄调畅。故经后顺冲任需充盈时益之，补肾活血；经前顺肝经需疏泄时导之，疏肝活血。以此为治，收效显著。

（朱华宇　赵　虹　整理）

病案 5　脾虚湿困案

王某，女，45 岁，已婚。

初诊时间：2012 年 4 月 8 日。

主诉：双乳疼痛 4 年。

病史：4 年来双乳常疼痛，每当月经将潮时双乳明显胀痛，且经前 10 天乳腺触及肿块，月经后乳腺隐痛。经常脘腹胀满，嗳气，尤以月经前和发怒时为甚。为行系统治疗，遂至我院门诊。末次月经 2012 年 4 月 3 日。

症见：双乳隐痛，肢体沉重，脘腹胀满，嗳气，纳差，眠尚可。舌质淡胖，边见齿痕，舌苔白腻，脉细缓。

查体：双乳外上、左乳内下象限触及局限性腺体增厚，质韧，压痛。

辅助检查：乳腺彩超：①符合双乳囊性增生改变；②双乳多发增生结节（大小约 1.5～2.3cm）。乳腺钼靶：双乳呈混合型 Ⅳ c（弥漫性纤维囊性增生）。双乳 BI-RADS Ⅲ。黄体期性激素检测：E_2/PRG 升高。

西医诊断：乳腺增生病。

中医诊断：乳癖。

证型：脾虚湿困。

治法：健脾益气，燥湿和胃。

方药：参苓白术散合平胃散加减。

党参 15g	白术 15g	云茯苓 15g	怀山药 15g
炒白扁豆 20g	砂仁 10g（后下）	薏苡仁 30g	桔梗 10g
厚朴 15g	法半夏 15g	陈皮 10g	苍术 10g
生姜 5 片	红枣 5 个		

11 剂，日 1 剂，水煎 2 次，日服 2 次。监测基础体温。

二诊：2012 年 4 月 19 日。

症见：双乳渐胀痛，发怒后疼痛加重，肢体沉重和脘腹胀满减轻，无嗳气，胃纳较前好转，眠可，二便尚调。舌质淡胖，边见齿痕，舌苔白腻较前减轻，脉细缓。

查体同前。基础体温呈高温相。

治疗：

（1）效不更方，患者白腻舌苔渐退，上方去苍术、法半夏、生姜、红枣，加柴胡 10g、郁金 15g、青皮 15g。日 1 剂，水煎 2 次，日服 2 次，继服14 天，服至月经来停药。

（2）消癖口服液 1 号和 4 号服 14 天，每天 3 次，每次各 1 支，服至月经来潮停药。

三诊：2012 年 5 月 6 日。

症见：2012 年 5 月 2 日月经来潮，双乳月经前后均无疼痛，无肢体沉重和脘腹胀满，纳眠可，二便调。舌质淡胖，边见齿痕，舌苔薄白，脉细。

查体：双乳外上、左乳内下象限增厚腺体明显变软，无压痛。

基础体温呈低温相。

治疗：

（1）患者诸症消失，白苔已褪，予参苓白术散继服 12 天。

（2）监测基础体温，按中医周期疗法，消癖口服液 2 号和 5 号，每天3 次，每次各 1 支，月经第 5 日开始服至排卵后（基础体温从最低值上升0.3℃以上并持平 3 天）停药，共 12 天；再服消癖口服液 1 号和 4 号，每天3 次，每次各 1 支，即黄体期服用（基础体温呈高温相），共 14 天，服至月经来潮停药。

四诊：2012 年 6 月 5 日。

症见：2012 年 6 月 1 日月经来潮，双乳经前后均无疼痛，无肢体沉重和脘腹胀满，纳眠可，二便调。舌淡红，苔薄白，脉平。

查体：双乳未及明显增厚腺体，未及肿物，无压痛。

治疗：继续中医周期疗法，同上服消癖系列口服液 1 个月经周期以巩固疗效后停药。嘱做逍遥健乳功，每日 1～2 次。

2012 年 6 月 29 日月经来潮，7 月 5 日复诊患者双乳月经前后均无疼痛，无不适。复查双乳彩超提示原双乳增生结节消失。黄体期性激素检测：E_2/PRG 正常。半年后双乳彩超未见双乳结节，诸症无反复。

按语：本案以经前乳房胀痛伴肿块，合并肢体沉重、脘腹胀满、嗳气、纳差为主要症状。在其发病机制中，肝郁气滞属实为标，木克脾土，致脾虚湿困属虚为本，虚实夹杂。一诊时患者一派脾虚湿困之象，虽值月经后，林老指出不宜予消癖口服液 2 号和 5 号，以免滋腻碍胃，"关门捉贼"，而是以辨证为用，治以健脾益气，燥湿和胃。予参苓白术散合平胃散加减。方中党参、白术、云茯苓、怀山药健脾益气；炒白扁豆、薏苡仁健脾渗湿；陈皮、法半夏、苍术化痰燥湿，醒脾和胃；厚朴、砂仁行气宽中；桔梗引药上行；佐以生姜、红枣健脾和胃。二诊患者脾虚湿困症状减轻，舌苔白腻渐褪，故原方去苍术、法半夏、红枣、生姜，因值黄体期，双乳胀痛，加柴胡、郁金、青皮疏肝理气，并配以消癖口服液 1 号和 4 号疏肝理气活血治其标。三诊患者诸症消失，舌苔白腻已褪，但仍舌质淡胖，边见齿痕，继续予参苓白术散健脾益气治疗而收效。同时配合消癖系列口服液中医周期疗法调整 2 个月则乳癖得愈。在此，林老强调，补益有三忌：一忌外感；二忌湿浊中阻；三忌湿热内蕴。但凡合并有三种证之一者，均慎用补益药，以免"闭门留寇"，须待邪去后方可施补。

（朱华宇　赵　虹　整理）

病案 6　合并多囊卵巢综合征案

阳某，女，26 岁，未婚。

初诊时间：2006 年 8 月 27 日。

主诉：双乳"肿块"并疼痛 2 年，加重伴月经紊乱半年。

病史：患者 2 年前无意中发现双乳肿块，伴疼痛，经前痛甚，经后稍缓。曾外院门诊治疗，诊断"乳癖"，间断治疗后疼痛缓解。停药半年后双乳复痛并加重，伴腰酸乏力，月经先后不定期，经色淡红，量较少。为求系统治疗，至我院门诊。

症见：双乳肿块，伴疼痛，与月经周期和情志变化无明显关系，伴头晕耳鸣，腰酸乏力，畏寒，四肢厥冷，面色少华，纳眠可，二便调。舌淡胖，苔薄白，脉细。末次月经 2006 年 6 月 22 日，月经先后不定期，经色黯红，量少。

查体：双乳外上、右乳内上象限触及多个结节，呈砂粒状，质韧，边界欠清，压痛。

辅助检查：双乳彩超：①符合双乳囊性增生改变；②双乳多发增生结节（大小约 0.8 ~ 1.6cm）。妇科 B 超：符合多囊卵巢改变（每侧卵巢均可见 8 个以上的卵泡）。性激素 6 项：LH/FSH 大于 3。基础体温呈单相。

西医诊断：①乳腺增生病；②多囊卵巢综合征。

中医诊断：①乳癖；②月经病。

证型：肾阳不足，冲任失调。

治法：温肾助阳，调摄冲任。

方药：

（1）二仙汤加减。

仙茅 10g	仙灵脾 15g	肉苁蓉 15g	当归头 10g
制首乌 15g	女贞子 15g	枸杞子 15g	熟地黄 15g
麦稻芽各 15g	关黄柏 5g	知母 15g	丹参 15g

14 剂，日 1 剂，水煎 2 次，日服 2 次。

（2）消癖口服液 2 号和 5 号，每天 3 次，每次各 1 支，共 14 天，服至排卵后（基础体温从最低值上升 0.3℃以上并持平 3 天）停药。

二诊：2006 年 9 月 9 日。

症见：月经仍未来潮。双乳疼痛略减，耳鸣腰酸、畏寒、四肢厥冷减轻。舌淡红，苔薄白，脉弦细。

查体同前。基础体温呈高温相并持平 3 天。

治疗：

（1）继守上法，前方去熟地黄、枸杞子，加莪术 15g、益母草 15g 活血调经。14 剂，日 1 剂，水煎 2 次，日服 2 次。

（2）消癖口服液 1 号和 4 号，每天 3 次，每次各 1 支，共 14 天，服至月经来潮停药。

三诊：2006 年 9 月 26 日。

症见：于 2006 年 9 月 22 日月经来潮，量少，经色黯红，双乳疼痛明显减轻，少许腰酸乏力，畏寒肢冷明显减轻，纳较差。舌淡红，苔薄白，脉细。

查体：双乳多发结节变软，无压痛。基础体温呈低温相。

治疗：温肾助阳，调摄冲任。

方药：

（1）上方二仙汤加减。

仙茅 10g	仙灵脾 15g	川断 15g	桑寄生 15g
熟地黄 15g	菟丝子 15g	山萸肉 15g	当归头 10g
丹参 15g	怀山药 15g	云茯苓 15g	麦稻芽各 15g

12 剂，日 1 剂，水煎 2 次，日服 2 次。

（2）按中医周期疗法：消癖口服液 2 号和 5 号，每天 3 次，每次各 1 支，月经第 5 日开始服至排卵后（基础体温从最低值上升 0.3℃以上并持平 3 天）止，共 12 天；再服消癖口服液 1 号和 4 号，每天 3 次，每次各 1 支，即黄体期服用（基础体温呈高温相），共 14 天，服至月经来潮停药。

四诊：2006 年 10 月 24 日。

症状：于 2006 年 10 月 20 日月经来潮，量较前增多，色黯红，无血块，患者经前双乳无胀痛，无腰酸乏力，无畏寒肢冷。舌淡红，苔薄白，脉弦。

查体：双乳多发结节消失，未及明显肿物。基础体温呈双相曲线。

治疗：继续中医周期疗法，同上服用消癖系列口服液连续 1 个月经周期以巩固疗效后停药。嘱做逍遥健乳功，每日 1～2 次。

2006 年 11 月 19 日月经来潮，23 日复诊患者月经前后均无不适。复查双乳彩超提示原双乳增生结节消失。

半年后复查双乳彩超未见双乳结节，患者双乳无不适，月经规律，每月基础体温均呈正常双相曲线。以后每半年复查1次双乳彩超，至今6年余，已生育1子，双乳腺增生无进展。

按语：本例为乳腺增生病合并多囊卵巢综合征，属冲任失调、肾阳亏虚者，以温肾助阳为法，方以二仙汤加味治疗收效。方用仙茅、仙灵脾、肉苁蓉温补肾阳，"益火之源，以消阴翳"；肾为水火之脏，内寓元阴元阳，阴阳一方的偏衰必将导致阴损及阳或阳损及阴，若单补阳而不顾阴，则阳无以附，无从发挥温升之能，正如张介宾"善补阳者，必阴中求阳，阳得阴助必生化无穷"。方中女贞子、枸杞子、制首乌滋阴补血养肝肾，熟地黄滋阴补肾，填精益髓，取阴药的滋润以制阳药的温燥；当归头、丹参养血活血；黄柏、知母泻相火、滋肾阴；麦稻芽升清降浊，以防诸药滋腻碍胃。全方补肾助阳中配伍滋阴养血之品，阴中求阳，阳有所化，调摄冲任。并配合消癖口服液2号和5号补肾调冲任治本。二诊患者耳鸣腰酸、畏寒肢冷减轻，虽月经仍未来潮，但基础体温呈高温相并持平3天，提示已排卵，故去熟地黄、枸杞子，加莪术、益母草活血调经，同时配以消癖口服液1号和4号疏肝理气活血以治标。月经至后，继续二仙汤加减治疗，并继续运用中医周期疗法，经后顺冲任需充盈时益之，补肾调冲任；经前顺肝经需疏泄时导之，疏肝活血。以此调理3个月，双乳胀痛、结节消失，而且月经恢复规律，诸症告愈。

（朱华宇　赵　虹　整理）

病案7　合并泌乳－闭经综合征案

李某，女，38岁。

初诊时间：2008年3月8日。

主诉：双乳肿块并疼痛1年余，加重1个月。

病史：患者1年前出现双乳肿块并疼痛，与情志变化关系不大。1年前出现月经周期紊乱，头半年月经量少色淡，推后10~20天来潮，行经淋漓难尽，后半年一直闭经，伴腰膝酸软，未行治疗，近1个月因双乳疼痛加重。为行系统诊治，至我院门诊。

症见：双乳疼痛，闭经，腰膝酸软，五心烦热，潮热盗汗，夜寐多梦，面部黄褐斑。纳眠可，二便调。舌红苔少，脉细。

查体：双乳触及多个结块，呈片块状，质韧，边界欠清，压痛，双乳头多孔被动溢乳，量中。

辅助检查：双乳彩超：①双乳囊性增生改变并多发囊肿形成（0.3~0.6cm）；②双乳多发增生结节（大小约0.5~1.2cm）。双乳钼靶：双乳呈混合型Ⅳb（纤维囊性增生），右乳散在针尖样钙化，双乳 BI-RADS Ⅲ。性激素 6 项检查：PRL 1169 mIU/L。垂体 MRI：未见异常。

西医诊断：①乳腺增生病；②泌乳－闭经综合征。

中医诊断：①乳癖；②闭经。

证型：肝肾阴虚，冲任失调。

治法：滋补肝肾，调摄冲任。

方药：

（1）六味地黄汤合二至丸加味。

怀山药 15g	云茯苓 15g	牡丹皮 15g	泽泻 10g
山萸肉 15g	生熟地黄各 15g	女贞子 15g	旱莲草 15g
枸杞子 15g	菟丝子 15g	肉苁蓉 15g	麦稻芽各 30g

14 剂，日 1 剂，水煎 2 次，日服 2 次。

（2）麦芽 120g、山楂 60g、五味子 15g，14 剂，日 1 剂，水煎 2 次，频服当茶饮。

（3）消癖口服液 2 号和 5 号，每天 3 次，每次各 1 支，共 14 天，服至排卵后（基础体温从最低值上升 0.3℃以上并持平 3 天）停药。

二诊：2008 年 3 月 22 日。

症见：双乳疼痛减轻，稍胀痛，腰膝酸软、多梦、五心烦热、潮热盗汗减轻。舌淡红，苔薄白，脉弦。

查体同前。基础体温呈高温相。

治法：疏肝理气，活血止痛。

方药：

（1）柴胡疏肝散加减。

柴胡 10g	青皮 15g	郁金 15g	王不留行 15g
莪术 15g	益母草 30g	丹参 15g	延胡索 15g
香附 15g	白芍 15g	枳壳 15g	麦稻芽各 30g

14 剂，日 1 剂，水煎 2 次，日服 2 次。

（2）麦芽 120g、山楂 60g、五味子 15g，14 剂，日 1 剂，水煎 2 次，频服当茶饮。

（3）消癖口服液 1 号和 4 号，每天 3 次，每次各 1 支，共 14 天，服至月经来潮停药。

三诊：2008 年 4 月 8 日。

症见：2008 年 4 月 4 日月经来潮，双乳无疼痛，偶感腰膝酸软，无五心烦热和潮热盗汗。舌淡红，苔薄白，脉弦。

查体：双乳多个结块变软，无压痛，双乳头多孔被动溢乳，量明显减少。

基础体温呈低温相。

治疗：按中医周期疗法：消癖口服液 2 号和 5 号，每天 3 次，每次各 1 支，于月经第 5 天开始服至排卵后（基础体温从最低值上升 0.3℃以上并持平 3 天）停药，共服 12 天；再服消癖口服液 1 号和 4 号，每天 3 次，每次各 1 支，即黄体期服用（基础体温呈高温相），共 14 天，服至月经来潮停药。

四诊：2008 年 5 月 7 日。

症见：2008 年 5 月 3 日月经来潮，月经前后双乳均无疼痛，无腰膝酸软，无五心烦热和潮热盗汗。舌淡红，苔薄白，脉弦。

查体：双乳未及明显结块，无压痛，双乳头无溢液。

治疗：继续按中医周期疗法，同上服消癖系列口服液 1 个月经周期以巩固疗效后停药。嘱做逍遥健乳功，每日 1～2 次。

2008 年 6 月 5 日月经来潮，9 日复诊患者月经前后均无不适。复查双乳彩超提示原双乳增生结节消失。复查 PRL 恢复正常。2009 年 4 月复查双乳钼靶：双乳呈混合型Ⅳ b（纤维囊性增生），右乳散在针尖样钙化较 2008 年减少，增生较前减轻。双乳 BI-RADS Ⅱ。

每半年复查 1 次双乳彩超，每年复查 1 次双乳钼靶，至今 5 年余月经规律，双乳腺增生未见进展。

按语： 上两例同为冲任失调型乳腺增生病，例 6 合并多囊卵巢综合征，例 7 合并泌乳 - 闭经综合征。林老指出，乳腺增生病合并泌乳 - 闭经综合征、多囊卵巢综合征，同属冲任失调者，又有肾阳不足与肾阴不足之分。例 6 属冲任失调、肾阳亏虚者，以温肾助阳为法，方以二仙汤加减治疗收效。而例 7 则属冲任失调、肝肾阴虚者，林老以滋补肝肾、调摄冲任为法，六味地黄汤合二至丸加味治疗。方中用生熟地黄及枸杞子滋阴补肾，填精益髓，泽泻利湿泄浊，并防地黄之滋腻恋邪；女贞子、旱莲草补肝肾之阴，山萸肉补养肝肾，并能涩精；怀山药补益脾阴，亦能固精；牡丹皮清泄相火，以制山萸肉之温涩；云茯苓健脾渗湿，并助怀山药之健运。此方在滋阴药中加入肉苁蓉之温煦，防阴凝不化，则其生化之力蓬勃；麦稻芽升清降浊，以防诸药滋腻碍胃。可见林老立方之旨，是补阴配阳、补阳顾阴、重视命门水火真阴真阳，以达到从阴引阳，从阳引阴，阴阳协调的目的。同时配以消癖口服液 2 号和 5 号补肾调冲任；麦芽、山楂、五味子以减少泌乳素。此乃辨病用药。二诊患者双乳疼痛、肝肾阴虚症状减轻，基础体温呈高温相，遂予柴胡疏肝散加减、消癖口服液 1 号和 4 号疏肝理气活血，顺肝经需疏泄时导之。两例月经来潮后均按中医周期疗法巩固治疗，症状无反复，双乳结节消失，1 年后复查双乳钼靶右乳钙化灶减少，疗效显著。

（朱华宇　赵　虹　整理）

病案 8 心脾两虚案

周某，女，38 岁，已婚。

初诊时间：2009 年 8 月 24 日。

主诉：双乳疼痛并右乳结块 4 年。

病史：患者结婚 10 年未育，曾于婚后第 2 年自然流产大出血一次，其后一直不孕。近几年来长期治疗不孕症，西药促排卵及辅助生殖技术均未效，心情不畅，抑郁寡欢。近 4 年出现经前双乳疼痛和右乳结块，且渐渐加重，经后不缓解，曾在外院外敷、内治数年不效。遂至我院门诊。末次月经 2009 年 8 月 20 日。

症见：双乳隐隐疼痛，神疲乏力，面唇苍白，头昏耳鸣，心悸失眠，食欲不振，二便尚调，月经尚规律，月经 28～30 天一行，但月经量少，经色淡。舌淡胖，边见齿痕，苔薄白，脉细无力。

查体：右乳内上、外上象限触及片状局限性增厚腺体，质软，轻度压痛。

辅助检查：双乳彩超：①符合双乳囊性增生改变；②右乳多发增生结节（大小约 1.2～1.8cm）。乳腺钼靶：双乳呈混合型Ⅳb（纤维囊性增生）。双乳 BI-RADS Ⅲ。血常规：HGB 98g/L。

西医诊断：乳腺增生病。

中医诊断：乳癖。

证型：心脾两虚，气血不足。

治法：益气养血，养心安神。

方药：

（1）四物汤合归脾汤。

北芪 50g	当归头 10g	川芎 15g	熟地黄 20g
白芍 15g	党参 15g	白术 15g	茯神 15g
龙眼肉 15g	炒酸枣仁 30g	炙远志 15g	炙甘草 10g
广木香（后下）10g			

12 剂，日 1 剂，水煎 2 次，日服 2 次。

（2）消癖口服液 2 号和 5 号，每天 3 次，每次各 1 支，共 12 天。

二诊：2009 年 9 月 5 日。

症见：双乳隐隐疼痛，精神较前好转，面唇较前红润，饮食亦增，头昏耳鸣和心悸失眠减轻，二便调。舌淡胖，边见齿痕，苔薄白，脉细。

查体：右乳内上、外上象限片状局限性增厚腺体稍变软，无压痛。

治疗：

（1）效不更方，上方继服 14 天。至月经来潮停药。

（2）消癖口服液1号和4号，每天3次，每次各1支，共14天，至月经来潮停药。

三诊：2009年9月23日。

症见：2009年9月19日月经来潮，经量较前增多，双乳无疼痛，面唇稍红润，无头昏耳鸣和心悸失眠，纳可，二便调。舌淡红，苔薄白，脉细。

查体：双乳未及明显增厚腺体，无压痛。

治疗：

（1）上方继服12天。为巩固疗效，以黄芪、党参各30g，红枣、龙眼肉各15g，早晚水煎服用2个月，益气生血以善后。

（2）监测基础体温，按中医周期疗法，消癖口服液2号和5号，每天3次，每次各1支，月经第5日开始服至排卵后（基础体温从最低值上升0.3℃以上并持平3天）止，共12天；再服消癖口服液1号和4号，每天3次，每次各1支，即黄体期服用（基础体温呈高温相），共14天，服至月经来潮停药。连续服药2个月经周期以巩固疗效后停药。嘱做逍遥健乳功，每日1～2次。

2009年11月21日，患者2个月经周期后复诊，月经前后双乳均无不适，面唇红润，诸症无反复。月经量正常，色鲜红，无血块。复查双乳彩超提示右乳增生结节消失。复查HGB 125g/L。2010年10月复查乳腺钼靶：双乳呈混合型Ⅳb（纤维囊性增生）。双乳BI-RADS Ⅱ。

每半年复查1次双乳彩超，每年复查1次双乳钼靶，至今3年余已生育1女，双乳腺增生未见进展。

按语：患者婚后久未育，思虑伤脾，又曾流产大出血，气血受损，加之久治不效，抑郁寡欢，肝郁气滞日久，心脾两虚，气血不足。林老指出，本例患者虽然以乳房疼痛伴肿块为主诉，但其根本在于"虚"，证属本虚标实，治疗重点在于补虚，治以健脾益气养血为主，补虚之法贯穿整个疗程中。故用四物汤合归脾汤益气养血，养心安神。同时配合消癖口服液2号和5号经后补肾调冲任治本，消癖口服液1号和4号经前疏肝理气活血治标。三诊时患者已无不适，双乳癖块消失。为巩固疗效，又以黄芪、党参、红枣、龙眼肉早晚水煎服益气生血；继续消癖系列口服液周期疗法2个月经周期。治疗前后始终不忘顾护正气，充分体现了林老重在扶正的思想，值得临床效法。

（朱华宇　赵　虹　整理）

病案9　合并阳虚便秘案

余某，女，45岁，干部。

初诊时间：2007年12月6日。

主诉：双乳疼痛、便秘反复发作 3 年。

病史：3 年前出现双乳疼痛、便秘，每于月经前乳房胀痛加重，经后消失，开始时经前自服逍遥丸乳痛可减轻，后渐无效。近几次月经后双乳疼痛未减，且自觉最痛苦处为便秘。为系统诊治，遂至我院门诊。末次月经 2007 年 12 月 2 日。

症见：双乳隐痛，伴腰酸耳鸣，面色㿠白，四肢厥冷，便秘，大便数日一行，排便无力感，每次大便时全身出汗，便稀不成形，夜尿 2～3 次，纳眠欠佳。舌质淡胖，边有齿痕，苔薄白，脉细无力。

查体：双乳外上象限可触及索状及颗粒状结节，质中，轻压痛。

辅助检查：双乳彩超：双乳囊性增生改变并多发囊肿形成（0.4～0.9cm）。双乳钼靶：双乳呈混合型 Ⅳ b（纤维囊性增生），双乳 BI-RADS Ⅱ。

西医诊断：乳腺增生病。

中医诊断：乳癖。

证型：肾阳亏虚。

治法：温肾助阳。

方药：

（1）二仙汤加味。

仙茅 10g	仙灵脾 15g	肉苁蓉 30g	制首乌 15g
巴戟天 15g	菟丝子 15g	熟地黄 15g	桑椹 15g
云茯苓 15g	炒白术 15g	丹参 15g	关黄柏 5g
知母 15g	炒麦稻芽各 15g		

12 剂，日 1 剂，水煎 2 次，日服 2 次。

（2）消癖口服液 2 号和 5 号，每天 3 次，每次各 1 支，共 12 天。

（3）配合每晚睡前指压天枢穴 50 次。

二诊：2007 年 12 月 19 日。

症见：双乳疼痛减轻，大便每日一行，稍烂，排便无力感明显缓解，四肢厥冷减轻，无腰酸耳鸣，夜尿 1 次，纳眠可。舌脉同前。

查体：双乳外上索状及颗粒状结节变软，无压痛。

治疗：

（1）效不更方，上方继服 14 天，至月经来潮停药。

（2）消癖口服液 1 号和 4 号，每天 3 次，每次各 1 支，共 14 天，至月经来潮停药。

（3）继续每晚睡前指压天枢穴 50 次。

二诊：2008 年 1 月 4 日。

症见：2007 年 12 月 31 日月经来潮。双乳经前后均无疼痛，无四肢厥冷，无腰酸耳鸣，面色转红润，无夜尿，大便通畅，每日一行，纳眠可。舌质淡红，苔薄白，脉细，较前有力。

查体：双乳未及明显结节，无压痛。

治疗：按中医周期疗法，测基础体温，卵泡期、排卵期服用消癖口服液2号和5号，每天3次，每次各1支，共12天；黄体期服用消癖口服液1号和4号，每天3次，每次各1支，共14天，至月经来潮停药。连续服药2个月经周期以巩固疗效后停药。嘱做逍遥健乳功，每日1~2次。

3个月后复诊，患者双乳无疼痛及肿块，二便正常。以后每半年复查1次双乳彩超，每年复查1次双乳钼靶，至今5年余双乳腺增生未见进展。

按语：我们在临床中发现，在乳腺增生病患者中，相当部分患者伴有长期便秘史。据有关资料统计，乳腺增生患者中30%~40%伴有便秘。可以认为，女性的长期便秘与乳腺增生病存在一定的联系。经常便秘的妇女由于粪便在肠道中存留时间较长，粪便的某些物质在大肠微生物的作用下可分解出一种叫SP-G3化合物，这种物质经吸收后，随血流进入下丘脑，使下丘脑-垂体-卵巢轴的调节功能障碍，卵巢雌激素和孕激素的分泌失调，不能维持其动态平衡，血中雌激素含量增高，刺激乳腺组织，导致乳腺增生。林老非常重视便秘对乳腺增生病的不良影响。对便秘的治疗有着丰富的经验。林老指出，乳腺增生病伴明显便秘者，非单一治法能独任，单纯辨病难以奏效。临证应从肝、肺、肾论治。实证便秘多用"通"法，虚证便难多用"补"法，郁证便结多用"和"法，并有独到的用药特点。

本例患者便秘为典型虚证便秘，肾阳亏虚，大肠不荣，故见便秘，排便无力感，便时全身出汗，面色㿠白，四肢厥冷，便稀溏，为一派肾阳虚之证，病程较长，年龄偏大，重点在"肾"，治以温肾助阳。肉苁蓉、仙灵脾、巴戟天、菟丝子补肾之阳；制首乌、熟地黄、桑椹补肾之阴，取"阴中取阳"之意；黄柏、知母泻相火、滋肾阴；辅以云茯苓、炒白术健脾益气；丹参行气活血；配炒麦稻芽升清降浊，防诸药滋腻碍胃。林老强调，方中重用肉苁蓉为关键，补肾阳益精血，润肠通便。全方使天癸得充，冲任得调，肝气得疏，盈泄有常。配合天枢穴按摩助大便得通，乳癖自解。

（朱华宇 赵 虹 整理）

病案10 合并肝郁便秘案

罗某，女，28岁。

初诊时间：2007年9月2日。

主诉：双乳胀痛、便秘3个月。

病史：3个月前出现双乳胀痛，伴便秘，经前乳腺疼痛明显加剧，双乳胀满体积变大，经净则痛消乳软变小。近 1 个月乳腺经前疼痛明显加重，为系统诊治，遂至我科门诊。末次月经 2007 年 8 月 10 日。

症见：双乳胀痛，伴胸闷胁痛，心烦急躁，口干，失眠，大便秘结如羊屎状，3~4 天一解，干硬难出，肛门灼痛，纳尚可。舌红，舌下脉络青紫粗张，苔薄黄，脉弦。

查体：适逢月经前期，双乳房充盈，青筋浮露，双乳外上触及片块状增厚腺体，质韧，触痛明显，拒按。

辅助检查：双乳彩超：符合双乳腺囊性增生声像。

西医诊断：乳腺增生病。

中医诊断：乳癖。

证型：肝郁化热，气滞血瘀。

治法：疏肝清热，活血散结止痛。

方药：

（1）丹栀逍遥散加减。

牡丹皮 15g	山栀子 15g	柴胡 10g	白芍 15g
香附 15g	延胡索 15g	川楝子 15g	青皮 15g
郁金 15g	丹参 15g	枳实 15g	白术 60g

7 剂，日 1 剂，水煎 2 次，日服 2 次。

（2）消癖口服液 1 号和 6 号，每天 3 次，每次各 1 支，共 7 天。

（3）配合每晚睡前指压天枢穴 50 次。

二诊：2007 年 9 月 12 日。

症见：诉服药 3 天后，双乳胀痛明显减轻，胸闷胁痛减轻，大便每日一解，量多味臭，情绪稳定，睡眠改善。现双乳无疼痛，无胸闷胁痛，二便调，纳眠可。舌淡红，苔薄白，脉弦。2007 年 9 月 8 日月经来潮。

查体：双乳松软，未及肿块，无压痛。

治疗：按中医周期疗法，测基础体温，卵泡期、排卵期服用消癖口服液 2 号和 5 号，每天 3 次，每次各 1 支，共 12 天；黄体期服用消癖口服液 1 号和 4 号，每天 3 次，每次各 1 支，共 14 天，至月经来潮停药。连续服药 1 个月经周期以巩固疗效。嘱做逍遥健乳功，每日 1~2 次。

3 个月后复诊，患者双乳无疼痛及肿块，二便正常。以后每半年复查 1 次双乳彩超，至今 6 年余双乳腺增生未见进展。

按语： 上两例乳腺增生病均伴有明显便秘症状，病虽相似，然证型迥异，治法有别，却疗效相同。本例属肝郁便秘，因于肝失疏泄，大肠传导失职，糟粕内停，阻而不通，郁而化热，故大便秘结如羊屎状，3~4 天一解，干硬难出，并伴一派肝郁化热之相，病程较短，年轻多见，重点在"肝"，郁证便结用"和"法。肝郁气滞，气滞血瘀，郁而化热。治以疏肝清热，活血散结止痛。方用丹栀逍遥散加减。加用枳实行气消积，重用白术运脾润肠通便。同时配以消癖口服液1号和6号疏肝理气，通腑泄热。全方使肝气得疏，气机条达，大便得通，浊气随糟粕而下，则乳痛自解。对于大便失调，林老善用白术，提出白术妙用有三：①生白术30~60g可运脾润肠通便，治疗气郁和气虚便秘。《本经逢原》认为："白术甘温味厚，阳中之阴，可升可降，入脾、胃二经……补脾胃药以之为君，脾土旺则清气升而精微上，浊气降而糟粕输。"由此不难看出，生白术既健脾益气、升清降浊、滋生津液、不通便而便自通，又质润多脂，无伤阴之弊，故为通便之良药。②炒白术可健脾渗湿，治疗诸虚便溏。③焦白术可收涩，治疗诸虚腹泻。故案例9中患者虽便秘，但因肾阳虚所致，表现为便溏，因此加用炒白术健脾渗湿以实大便。而案例10中患者为气郁便秘，因此加用生白术60g运脾润肠通便。如此上病下治，同病异治，临证运用每获良效。

（朱华宇　赵　虹　整理）

第三节　急性乳腺炎医案

病案1　郁滞化热案

贾某，女，34岁。

初诊时间：2008年6月3日。

主诉：左乳内上红肿热痛伴发热2天。

病史：患者产后50余天，母乳喂养，诉双乳哺乳欠通畅，自觉双乳结节，自行按摩后缓解，反复发作。2天前左乳内上方出现红肿热痛，渐加重，伴发热，体温高达38.8℃。遂来我院门诊就诊。

症见：左乳疼痛，发热，口干，小便黄，大便干结。舌质红，苔薄黄，脉弦。

查体：体温37.8℃，双乳外形对称，左乳内上象限皮肤发红，范围约8cm×8cm，肤温较高，触痛明显，未及波动感，双乳晕后乳汁量多，左乳晕周围导管乳汁欠通畅。

辅助检查：血常规：WBC 11.23×10^9/L，NE 9.16×10^9/L。乳腺彩超：哺乳期乳腺声像，左乳头内上稍高回声团块（大小约21mm×12mm，边界欠清，内回声欠均匀，未见明显血流信号），考虑乳汁淤积可能；双侧腋窝淋巴结显示（边界清，皮髓质结构均可辨）。

西医诊断：左乳急性乳腺炎。

中医诊断：乳痈（郁滞化热期）。

证型：肝郁化热。

治疗：内外合治。

外治：①揉抓排乳：重点疏通左乳内上方的乳络；②加味金黄散水蜜外敷左乳红肿处，每日1次。

内治：疏肝清热，通乳消肿。

方药：瓜蒌牛蒡汤加减。

全瓜蒌15g	牛蒡子15g	王不留行15g	蒲公英15g
桔梗10g	青皮15g	赤芍15g	丝瓜络15g
白术30g	枳实15g	莱菔子15g	皂角刺30g

炮山甲10g（先煎）

3剂，日1剂，水煎2次，日服2次。

同时以麦芽120g、山楂60g、五味子15g浓煎频服以消滞回乳，通乳与回乳相结合。

当天行揉抓排乳后，患者左乳内上方皮肤潮红减退，触痛减轻。嘱每日每2~3小时揉抓排乳1次，每次排乳前先行热敷。同时嘱患者继续哺乳，每次哺乳后都应用手法将乳汁排尽。并每日外敷加味金黄散水蜜6~8小时，直至皮肤潮红完全消退。

二诊：2008年6月6日。

症见：双乳无疼痛，无发热，纳眠可，二便调。舌质淡红，苔薄白，脉弦。

查体：体温36.7℃，左乳内上红肿消退，局部肤温不高，无疼痛，双乳晕后乳汁通畅，量多。

辅助检查：血常规正常。乳腺彩超：哺乳期乳腺声像，双腋下未见肿大淋巴结。

治疗：停内服中药。继续每日揉抓排乳。

1个月后电话随访，患者述哺乳通畅，未再出现发热及乳房结块。

按语：本例患者因产后气机不畅，乳络阻塞，乳汁淤积，郁久化热，致乳房红肿热痛。《丹溪心法》中记载："乳房，阳明所经；乳头，厥阴所属。乳子之母，不知调养，怒忿所逆，郁闷所遏，厚味所酿，以致厥阴之气不行，故窍不得通，而汁不得出，阳明之血沸腾，故热盛而化脓。"林老强调乳腺以通为用，以堵为逆，以塞为因，治疗以消为贵。郁滞期治疗内服药以"通"为主，"通"能荡涤淤乳，疏表邪以通卫气，通乳络以去积乳，和营血以散瘀滞，行气滞以消气结，通腑实以泄胃热，均属于"通"的具体运用。方中全瓜蒌利气散结；牛蒡子、蒲公英、丝瓜络清热通络；青皮、王不留行疏肝理气、行气散结；赤芍和营消肿；炮山甲、皂角刺溃坚破结；白术、枳实、莱菔子行气润肠通便；桔梗引药上行。同时配合外治揉抓排乳手法彻底疏通乳络，加味金黄散水蜜外敷清热消肿、散结止痛，急性乳腺炎郁滞期多可消散而愈，避免成脓之苦。内外合治，疗效显著。

（朱华宇　仇　玮　吴彦岚　整理）

病案2　急性乳腺炎郁滞期延治致成脓案

何某，女，34岁。

初诊时间：2011年3月30日。

主诉：发现右乳肿块1周。

病史：患者产后4月，母乳喂养，1周前发现右乳外上象限肿物，伴发热，自行口服抗生素，热渐退，热敷、按摩后肿块可减小，但不能消散。遂来我科就诊。

症见：右乳肿块，隐痛，无发热恶寒，纳眠可，二便调。舌红，苔薄黄，脉弦。

查体：右乳外上肿块，大小约5.0cm×4.5cm，质韧，皮肤无明显红热，轻触痛，双乳晕后乳汁量多，右乳晕周围导管乳汁欠通畅。

辅助检查：乳腺彩超：哺乳期早期乳腺炎声像（乳汁淤积），右乳外上炎性病灶，双腋下淋巴结反应性增大。血常规正常。

西医诊断：右乳急性乳腺炎。

中医诊断：乳痈（郁滞早期）。

证型：肝郁气滞。

治疗：内外合治。

外治：①揉抓排乳，并嘱患者回家后每2~3小时排乳1次，且排乳要充分；②加味金黄散水蜜外敷，每日1换。嘱其停服抗生素。

内治：疏肝解郁，通乳消肿。

方药：瓜蒌牛蒡汤加减。

炮山甲10g（先煎）	生牡蛎30g（包，先煎）	皂角刺30g
蒲公英15g	漏芦30g	王不留行15g	郁金15g
桔梗10g	丝瓜络15g	青皮15g	全瓜蒌15g
牛蒡子15g			

2剂，日1剂，水煎2次，日服2次

二诊：2011年4月1日。

症见：患者因惧怕揉抓排乳时的疼痛，未能排空乳汁，加之焦虑急躁，致右乳肿块不消，且疼痛较前加重，无发热恶寒，纳较差，眠可，大便2日未解，小便黄。舌红，苔薄黄，脉弦。

查体：右乳外上肿块大小如前，质硬韧，皮肤略红，肤温稍高，触痛，未及波动感，无应指，双乳晕后乳汁量多，右乳晕周围导管乳汁欠通畅。

辅助检查：双乳彩超：哺乳期乳腺声像，右乳外上象限混合回声区（3.4cm×2.1cm×3.8cm），提示乳腺炎并部分脓肿形成；左乳头内上方混合回声区考虑积乳囊肿可能；右腋下淋巴结反应性增大。血常规：WBC $9.0×10^9$/L，NE $7.2×10^9$/L。

中医诊断：乳痈（郁滞化热期）。

证型：肝郁化热。

治疗：内外合治。

外治：①右乳肿块质硬韧，未及波动感，无应指，考虑脓成未熟。继续揉抓排乳，每2~3小时排乳1次，且排乳要充分；②加味金黄散水蜜外敷，每日1换。

内治：疏肝清热，回乳消肿。

方药：上方加金银花15g清热解毒；患者便秘，加白术30g、枳实15g运脾行气，润肠通便。5剂，日1剂，水煎2次，日服2次。

另煎生麦芽120g、生山楂60g、五味子15g代茶饮，配合按压头临泣、足临泣穴位，每次10分钟，每天3~4次，以减少乳汁分泌，减轻乳腺疼痛。

三诊：2011年4月6日。

症见：右乳肿块疼痛，焦虑急躁，无发热，纳眠可，二便尚调。舌红，苔黄腻，脉弦滑。

查体：右乳外上肿块，大小约5.0cm×4.5cm，红肿热痛，波动感，局部按之应指。双乳乳汁量稍减少，右乳晕周围导管乳汁欠通畅。

中医诊断：乳痈（成脓期）。

证型：胃热壅盛。

治疗：内外合治，外治为主，内治为辅。

外治：①建议患者行火针洞式烙口术，但患者及家属不同意；②继续揉抓排乳同上；③加味金黄散水蜜外敷，每日1换；④按压头临泣、足临泣穴位同上。

内治：大便已通，上方去枳实、白术。2剂，日1剂，水煎2次，日服2次。继续另煎生麦芽120g、生山楂60g、五味子15g频服代茶饮。

四诊：2011年4月8日。

症见：右乳肿块红肿热痛明显，发热，纳眠可，二便调。舌红，苔黄腻，脉弦滑。

查体：体温38.6℃，右乳外上肿块，大小如前，红肿热痛明显，局部软而应指，皮薄光亮，有波动感。血常规：WBC 11.3×10^9/L，NE 9.6×10^9/L。

诊断、证型同上诊。

治疗：内外合治，外治为主，内治为辅。

外治：①揉抓排乳排空乳汁；②患者及家属经考虑后，消除恐惧心理，同意行火针洞式烙口术，知情告知并签字同意后行火针洞式烙口术。选右乳外上方脓肿低垂位、避开乳晕部位为进针点，于进针皮肤及沿针道局部麻醉，以注射器回抽见脓液为度。手持火针针柄，待火针针头部发热发红后，左手顺脓肿高位端提固定乳房与胸部呈90℃，右手持针具直刺脓肿中部，针头进入脓腔 1cm 180℃旋转后，迅速出针，引出黄色脓液约20ml，送细胞学检查和细菌培养。银质球头探针探及脓腔深达乳腺后方，最深约4cm，插入提脓药捻，土黄连液纱布隔开皮肤与提脓药捻外露部分，加味金黄散水蜜外敷红肿处，弹力绷带"8"字包扎固定。每日换药1次。

内治：清热解毒，托里排脓。

方药：透脓散加减。

炮山甲 10g（先煎）	生牡蛎 30g（包，先煎）	皂角刺 30g
蒲公英 15g	王不留行 15g	桔梗 10g	青皮 15g
郁金 15g	漏芦 30g	丝瓜络 15g	麦稻芽各 30g

5剂，日1剂，水煎2次，日服2次。

五诊：2011年4月13日。

症见：右乳疼痛缓解，无发热，神疲乏力，纳较差，眠可，大便干。舌淡红，苔白，脉细缓。

查体：右乳无明显红肿热痛，未及肿块。双乳头乳汁通畅，量较多。

辅助检查：患者火针术后第3天血常规已恢复正常。今日血常规正常。

中医诊断：乳痈（溃后期）。

证型：气血两虚，余毒未清。

内治：健脾益气，扶正托毒。

方药：托里消毒散合参苓白术散加减。

黄芪 30g	党参 15g	云茯苓 15g	怀山药 15g
白术 30g	枳实 15g	蒲公英 15g	薏苡仁 30g
桔梗 10g	皂角刺 30g	麦稻芽各 15g	生姜 3 片
红枣 3 枚			

3剂，日1剂，水煎2次，日服2次。

外治：揉抓排乳后清创。以刮匙、棉捻彻底清创，排除少量稀薄脓液、坏死组织、瘀血共5ml，予土黄连液纱条引流，土黄连液纱布湿敷，包扎。每日换药1次。

六诊：2011 年 4 月 16 日。

症见：右乳无不适，神疲乏力，纳差，胸脘胀闷，眠可，二便调。舌淡红，苔白，脉细缓。

查体：右乳无红肿热痛，右乳外上腺体稍增厚，双乳头乳汁量较多，通畅。

辅助检查：双乳彩超：右乳未见残留脓腔。细胞学检查报告：可见大量中性粒细胞，未见肿瘤细胞。细菌培养报告：未见细菌生长。

证型：脾胃虚弱。

外治：清创未见明显脓腐，疮面肉芽红活，以蝶形胶布牵拉收口，叠瓦式纱块、棉垫加压绑缚包扎。每 3 日换药 1 次。

内治：健脾益气，生肌长肉。

方药：参苓白术散加减。

党参 15g	云茯苓 15g	白术 15g	炒白扁豆 20g
陈皮 10g	怀山药 15g	莲子 15g	薏苡仁 30g
桔梗 10g	黄芪 30g	砂仁 10g（后下）	麦稻芽各 30g
生姜 3 片	红枣 3 枚		

6 剂，日 1 剂，水煎 2 次，日服 2 次。

6 天后复诊，脓腔、疮口愈合。乳房未见变形、无明显瘢痕，可继续哺乳。予四子散药包热敷右乳外上腺体增厚处，每次 30 分钟，每日 2 ~ 3 次，温度掌握在 38 ~ 41℃，连续 1 周。

1 个月后复诊，右乳无不适，双乳未及肿物，正常哺乳。半年后复诊已自然断乳，未见复发。

按语： 患者初诊时为乳痈郁滞期，自行服用抗生素，因抗生素为苦寒之品，致右乳肿块已有"欲消不消，欲脓不脓"之弊，但若能及时排空乳汁，再配合疏肝解郁理气、通乳消肿散结之品，可避免成脓之苦。但因患者惧怕疼痛，拒绝揉抓排乳，不能及时有效的排除宿乳，致使乳络阻塞，加之性情焦躁，肝郁气滞，使病情加重、病程延长。郁滞早期乳汁未能得到充分疏通，致郁滞化热，2 天后化热成脓。然二诊时虽脓已成，但未熟透，此时尚未达到火针或切开排脓之最佳时机，故内服瓜蒌牛蒡汤加减配以金银花清热解毒，外治继续揉抓排乳和加味金黄散水蜜外敷，并佐以麦芽、山楂、五味子煎服代茶饮和配合穴位按压以减少乳汁分泌。三诊时脓已成熟，是行火针洞式烙口排脓最佳时机，但患者和家人不同意，对其告知病情，但反复劝说无效，暂以原方案治疗。四诊时，脓熟未溃，患者和家人已同意行火针排脓，在知情同意并签字后行火针排脓。探查时，发现脓腔深达乳腺后方，最深达 4cm，此类脓腔较难引流，故每次换药时务必彻底祛腐，8 天后（六诊），顽腐尽除，为阳性疮面，予以收口。患者乳腺炎火针术后14天而愈，乳房未见变形、无明显瘢痕，并可继续哺乳。

乳痈是中医治疗独具优势的病种之一，林老强调优势病种能中不西，宜全程中医药治疗。乳痈贵在早治，早期治疗以通为用；乳汁淤积是病变基础，郁滞早期乳汁若未能得到充分疏通，致郁滞化热，一般发热郁滞2~3天即化热成脓。故揉抓排乳在乳痈的治疗中十分重要，也是预防乳痈之重要手法，林老非常重视排乳是否通畅，并多次强调此点。已成脓者，必须掌握成脓穿刺时机，及时火针穿刺引流，但不可过早切开，引流亦必须通畅，避免"养痈遗患"。火针洞式烙口术是林老对中医外科传统治疗的继承与创新，在此案中，我们看到了火针的确切疗效，但需重视术前与患者充分沟通，消除对火针的恐惧，及时治疗，避免延误病情。

（朱华宇 仇 玮 整理）

病案3 急性乳腺炎成脓期案（1）

田某，女，27岁。

初诊日期：2007年3月3日。

主诉：左乳中央区红肿热痛伴发热1天。

病史：患者产后36天，母乳喂养，3月3日出现左乳中央区红肿热痛，渐加重，伴发热，体温38.8℃，大便干结，无恶寒、恶心、呕吐等不适，遂来我院急诊科就诊，予以青霉素抗感染治疗及四黄水蜜外敷，症状未见明显好转，故来我科门诊续诊。

症见：左乳肿痛，高热，恶寒，疲倦，纳眠差，小便可，大便干结。舌红绛，苔黄，脉弦滑数。

查体：体温39.5℃，左乳中央区皮肤红肿焮热，范围约5.0cm×4.0cm，触痛明显，拒按，左乳外上象限可触及一结块，约2.0cm×2.0cm，质硬，压痛，无红肿，局部肤温不高。左乳晕周围导管乳汁欠通畅。右乳乳汁通畅，量多。

辅助检查：血常规：WBC 31.8×10^9/L，NE 10.5×10^9/L。乳腺彩超：左乳外上象限稍高回声区，提示乳汁淤积性团块；左乳头上方囊性包块提示脓肿形成，已定位。

西医诊断：左乳急性乳腺炎。

中医诊断：乳痈（成脓期）。

证型：胃热壅盛。

治疗：内外合治，外治为主，内治为辅。

外治：①先予左乳揉抓排乳，重点疏通左乳外上乳络；②再予火针洞式烙口引流术：患者平卧位。常规消毒铺巾，选左乳头上方脓肿明显波动的低垂部偏外侧，避开乳晕部位为穿刺点，引出黄色脓液约150ml，刮匙排除脓腐约50ml，送病理检查和细菌培养，棉捻反复捻净，银质球头探针探查脓腔深度和范围，插入提脓药捻，土黄连液纱布隔开皮肤与提脓药捻外露部分，土黄连液纱布湿敷，包扎固定。每日换药1次。嘱其每3~4小时排乳1次。

内治：清热解毒，托里排脓。

方药：

（1）透脓散加减。

炮山甲10g（先煎）	皂角刺30g	蒲公英15g	桔梗10g
丝瓜络15g	漏芦30g	厚朴15g	枳实15g
白术30g	金银花15g	王不留行15g	牛蒡子15g

4剂，日1剂，水煎2次，日服2次。

（2）另煎生麦芽120g、生山楂60g、五味子15g，频服代茶饮以减少乳汁分泌。

二诊：2007年3月7日。

症见：左乳肿消痛减，无发热恶寒，纳眠可，大便稍干。舌红，苔薄黄，脉弦。

查体：体温36.9℃，左乳红肿热痛较前明显减轻，外上结块松软，左乳头乳汁较前通畅。

辅助检查：患者火针术后连续4日监测血常规，逐日下降，至今日血常规正常。病理报告：急性化脓性炎症改变。细菌培养报告：未见细菌生长。

外治：左乳脓腔刮匙排除脓腐约30ml，棉捻捻净，继续提脓药捻引流，土黄连液纱块湿敷。每日换药1次。嘱其定时排空乳汁。

内治：方药同前。

三诊：2007年3月10日。

症见：左乳无不适，无发热，神疲乏力，纳差，眠可，二便调。舌淡红，苔白，脉细缓。

查体：左乳无红肿热痛，外上结块消失，左乳乳汁较前明显通畅。

辅助检查：血常规正常。乳腺彩超：左乳未见残留脓腔。

中医诊断：乳痈（溃后期）。

证型：脾胃虚弱。

外治：左乳脓腔无明显脓腐，疮口肉芽红活，蝶形胶布牵拉收口，叠瓦式纱块、棉垫加压包扎。每3日换药1次。嘱其定时排空乳汁。

内治：健脾益气，生肌长肉。

方药：参苓白术散。

党参 15g	云茯苓 15g	白术 15g	炒白扁豆 20g
陈皮 15g	怀山药 15g	莲子 15g	砂仁（后下）10g
薏苡仁 30g	桔梗 10g	麦稻芽各 30g	生姜 3 片
红枣 3 枚			

5 剂，日 1 剂，水煎 2 次，日服 2 次。

5 天后脓腔及引流口愈合，左乳无不适，外形无变化、无明显瘢痕，可继续哺乳，患者高兴而返。半年后患者电话致谢，言无复发，全母乳喂养。

按语：本例患者因产后乳汁淤积，乳络阻塞，气血瘀滞，致乳房肿痛，正邪交争，出现发热。急诊予以抗感染治疗，感染现象未能控制，体温继续上升至 39.5℃，白细胞达 31.8×10^9/L。在这种情况下，林老认为乳痈郁滞期虽有"炎症"表现，但并非真正的炎症，多是由于乳汁排出不畅，淤积在乳络导致乳络阻塞，郁久化热，热盛肉腐，肉腐成脓。此时不宜使用抗生素，抗生素不能解决乳络阻塞的病因。该患者因郁滞期应用抗生素（此为寒凉之品），寒性收引冰遏，至气血凝滞、肿块坚硬难消，加之该病具有发病急，传变快，极易成脓破溃的特点，如《景岳全书》所云"……致令乳汁不通，壅结肿痛，不急治之，多成痈肿"，使患者来诊时已达成脓期，仅凭消退之法无望，必待刀针决脓。《千金方》有"……亦当头以火针入四分即瘥"之说，《外科医镜》在"流注治验篇"中记有"以火针当头刺破，升丹纸捻引流，十数日收功"。据此，林老应用自制火针治疗仪予以行洞式烙口引流，以针代刀，排脓以起"开户逐寇"之效，继予以提脓药捻引流，外以土黄连液纱布湿敷，促进腐去肌生。林老强调内治以消为贵，以通为用，"消"使毒邪移深居浅，转重为轻，"通"能荡涤淤乳，使败乳、毒热排出，方以透脓散加减。方中炮山甲、皂角刺消痈散结，辅以蒲公英、金银花、牛蒡子清热解毒以增强消痈之功，佐以王不留行、漏芦、丝瓜络通乳散结，配合行气通便之厚朴、枳实，并重用白术润肠通便，使邪有出路，桔梗引药上行。再予以生山楂、生麦芽、五味子煎水代茶饮，消滞与回乳相结合，以提高疗效。经火针洞式烙口排脓，提脓药捻引流，佐以中药上方内服 4 日后，患者体温、血常规恢复正常，左乳肿消痛减。7 日后脓尽收口。同时林老指出，成脓期透托为要，兼以清热解毒，清热之中配合理气、通乳、消结之品，切不可妄投苦寒之品，尤其至溃后期，正气亏虚，再予寒凉易致脾失健运，反伤中阳，气血更亏，疮口不敛，故予以参苓白术散健脾益气，扶正祛邪，助长新肉。患者左乳急性乳腺炎 13 日痊愈，乳房未见变形、无明显瘢痕，可继续哺乳。

（朱华宇　仉　玮　整理）

病案 4　急性乳腺炎成脓案（2）

环某，女，29 岁。

初诊时间：2008 年 7 月 16 日。

主诉：左乳腺肿痛伴发热 10 余天。

病史：患者为初产妇，产后 40 天，每天服用大量膏汤以催乳。2 周前因婴儿吸吮致乳头破损，哺乳时乳头疼痛，渐行加重，2 天后出现左乳肿痛伴发热，体温最高达 39.2℃，遂至我科门诊。

症见：精神倦怠，痛苦面容，发热，左乳胀痛，伴头痛，头晕，四肢酸痛，纳差，溲黄便秘。舌红，苔黄腻，脉弦数。

查体：体温 38.9℃，左乳房肿物，涉及外上、上方、乳晕后及外下象限，大小约 8.5cm×6.0cm，表面皮肤潮红，肤温升高，触痛明显，按之应指，左乳乳汁点滴不出。

辅助检查：血常规：WBC $12×10^9$/L，NE $7.5×10^9$/L。乳腺彩超：左乳腺探及混合回声包块，提示左乳腺炎并脓肿形成（范围遍及外上、上方、乳晕后及外下象限，前延至皮下，后及腺体深层底部，边界尚清，内见大量低、无回声区及稍高回声液性区，周边见较丰富的血流信号）；双腋窝淋巴结肿大为炎症反应。

西医诊断：左乳急性乳腺炎。

中医诊断：乳痈（成脓期）。

证型：胃热壅盛。

治疗：内外合治，外治为主，内治为辅。

外治：采用火针洞式烙口引流术，术中引出黄色脓液约 300ml，刮匙搔刮除坏死组织和瘀血约 100ml，送病理检查和细菌培养，棉捻捻净，插入提脓药捻引流，土黄连液纱布隔开皮肤与提脓药捻外露部分，加味金黄散水蜜外敷红肿处，弹力绷带"8"字包扎固定。每日换药 1 次。

内治：清热解毒，托里排脓。

方药：透脓散加减。

炮山甲 10g（先煎）	桔梗 10g	丝瓜络 15g	皂角刺 30g
王不留行 15g	郁金 15g	青皮 15g	蒲公英 15g
白术 30g	枳实 15g	牛蒡子 15g	漏芦 30g

1 剂，日 1 剂，水煎 2 次，日服 2 次。

另以生山楂 60g，生麦芽 120g，五味子 15g，煎水频服代茶饮，配合按压头临泣、足临泣穴位，每次 10 分钟，每天 3～4 次，以减少乳汁分泌，减轻乳腺疼痛。

二诊：2008 年 7 月 17 日。

症见：左乳疼痛缓解，无发热，头痛、身痛缓解，纳眠可，大便偏干。舌淡红，苔黄，脉弦。

查体：体温 37.1℃，左乳红肿减退，肤温稍高。

辅助检查：血常规：WBC 10.7×10^9/L，NE 7.2×10^9/L。

外治：左乳脓腔引流出脓液 80ml，刮匙搔刮除坏死组织、瘀血、水肿肉芽约 20ml，继以棉捻反复捻净，提脓药捻插入引流，土黄连液纱布隔开皮肤与提脓药捻外露部分，加味金黄散水蜜外敷。每日换药 1 次。

内治：患者左乳红肿较前减轻，大便偏干，上方去牛蒡子，加莱菔子 15g，5 剂，日 1 剂，水煎 2 次，日服 2 次。

三诊：2008 年 7 月 22 日。

症见：左乳无不适，无发热，神疲乏力，纳差，胸脘胀闷，眠可，二便调。舌淡红，苔白，脉细缓。

查体：左乳无红肿热痛，左乳脓液清淅，量少。左乳少量乳汁分泌。

辅助检查：复查乳腺彩超：左乳腺内混合回声区，提示乳腺炎性病灶（吸收期），未见明显液性区。血常规正常。病理报告：急性化脓性炎症改变。细菌培养报告：未见细菌生长。

中医诊断：乳痈（溃后期）。

证型：脾胃虚弱。

外治：刮匙搔刮、棉捻多次检查无脓腐，引流口肉芽红活，触之则痛，血色鲜红。予叠瓦式纱块从脓腔远端至引流口逐步加压，引流口暂保持开放，棉垫绑缚包扎。每 3 天换药 1 次。

内治：健脾益气，生肌长肉。

方药：参苓白术散。

党参 15g	云茯苓 15g	白术 15g	怀山药 15g
桔梗 10g	薏苡仁 30g	麦稻芽各 15g	炒白扁豆 20g
砂仁 10g（后下）	陈皮 10g	莲子 15g	红枣 3 枚

生姜 3 片

7 剂，日 1 剂，水煎 2 次，日服 2 次。

五诊：2008 年 7 月 29 日。

症见：患者无不适，纳眠可，二便调。舌淡、苔薄白，脉细。

查体：左乳无红肿热痛，左乳外上及上方腺体增厚，质韧，左乳脓腔基本愈合，引流口缩小，暂未完全愈合。左乳少量乳汁分泌。

外治：予蝶形胶布牵拉收口。叠瓦式纱块、棉垫加压绑缚包扎。

3 天后复诊，左乳脓腔、引流口均愈合，乳房未见变形、无明显瘢痕，予四子散药包热敷左乳腺体增厚处，每次 30 分钟，每日 2～3 次，温度掌握

213

在 38～41℃。1 个月后复诊，乳房无不适，无肿块，且左乳乳汁逐渐恢复，可继续哺乳。半年后复诊，1 年后停止哺乳，均未见复发。

按语： 此例患者就诊时脓肿形成，仅凭服药消退无望，必待针刀决脓。《证治准绳》曰："当针烙而不用，则毒无从而泄，脓瘀于膏膜，烂筋坏骨。"乳腺脓肿经火针刺烙形成光滑坚实的引流通道，引流通畅，排脓效果很好，明显优于刀切排脓。火针刺烙排脓后，可用刮匙搔刮彻底清除坏死组织和瘀血，继而再用棉捻捻净，提脓药捻放置于脓腔引流，局部红肿明显，以加味金黄散水蜜外敷。内治以托毒消痈为法。林老在此期治疗中，强调通乳与回乳相结合，方用麦芽、山楂、五味子，水煮代茶饮，配合按压头临泣、足临泣穴位以减少乳汁分泌，减轻乳腺疼痛。两法并用，相得益彰，且不影响日后继续哺乳。急性乳腺炎溃后末期，余毒未清，正气亏虚，此时应慎用寒凉攻伐之品，因寒凝易致气滞血瘀，疮口不敛，法当健脾益气，生肌长肉，予参苓白术散治疗。疮口愈合后，予四子散药包热敷腺体增厚处，可以理气化痰、软坚散结，巩固疗效，避免复发。

（朱华宇 仇 玮 整理）

病案 5　急性乳腺炎双乳脓肿案

王某，女，29 岁。

初诊时间：2006 年 6 月 5 日。

主诉：双乳胀痛伴红肿发热 10 天。

病史：产后 57 天，10 天前双乳开始胀痛，渐加重，外院就诊，注射青霉素 4 天，未见好转反加剧，故至我科就诊。

症见：双乳胀痛，恶寒发热，口渴，纳差，便秘溲黄。舌红，苔黄腻，脉弦数。

查体：体温 38.7℃，双侧乳房红肿，左乳内下肿块约 6.5cm×3.0cm，右乳外上肿块约 8.5cm×3.0cm，均皮肤潮红，皮温增高，局部皮肤透亮，疼痛拒按，双乳乳汁排出不畅。

辅助检查：血常规：WBC $19.4×10^9$/L，NE $15.50×10^9$/L。乳腺彩超：双乳混合回声区（左乳内下象限 6.0cm×2.5cm、右乳外上 8.0cm×2.6cm），考虑为炎症改变并局部脓肿形成。

西医诊断：双乳急性乳腺炎。

中医诊断：乳痈（成脓期）。

证型：胃热壅盛。

治疗：内外合治，外治为主，内治为辅。

外治：①先予双乳揉抓排乳，疏通乳络；②再予双乳火针洞式烙口术排脓。右乳排脓约 350ml，左乳排脓约 200ml。刮匙刮除脓腔内脓腐约 50ml，送病理检查和细菌培养，棉捻反复捻净后放置提脓药捻，土黄连液纱块湿敷，包扎。术后患者立即觉双乳胀痛缓解，全身轻松。

内治：清热解毒，托里排脓。

方药：透脓散加减。

炮山甲 10g（先煎）	皂角刺 30g	王不留行 15g	桔梗 10g
蒲公英 15g	漏芦 30g	郁金 15g	青皮 15g
赤芍 15g	丝瓜络 15g	白术 30g	枳实 15g
莱菔子 15g			

1 剂，日 1 剂，水煎 2 次，日服 2 次。

同时配合生麦芽 120g，生山楂 60g，五味子 15g，浓煎频服代茶饮，减少乳汁分泌。

二诊：2006 年 6 月 6 日。

症见：疼痛明显缓解，双乳肿块缩小，口渴减轻，纳差，大便通畅。舌质红，舌苔黄腻渐退，舌中苔黄，脉弦。

查体：体温 36.9℃，双乳红肿减轻，左乳内下、右乳外上局部肤温稍高。

辅助检查：血常规：WBC $10.9 \times 10^9/L$，NE $7.60 \times 10^9/L$。

外治：双乳脓腐明显减少，刮匙排除左乳脓腐约 l5ml，右乳脓腐约 100ml，棉捻反复捻净后放置提脓药捻，土黄连液纱块湿敷，包扎。每日换药 1 次。

内治：患者大便已通畅，上方去莱菔子、枳实，白术改 15g，2 剂，日 1 剂，水煎 2 次，日服 2 次。

三诊：2006 年 6 月 8 日。

症见：双乳无疼痛，神疲乏力，纳差，二便调。舌淡红，苔白，脉细。

查体：双乳无红肿热痛，双乳肿块消散，双乳乳汁通畅。

辅助检查：血常规正常。病理报告：急性化脓性炎症改变。细菌培养报告：未见细菌生长。

中医诊断：乳痈（溃后期）。

证型：气血两虚，余毒未清。

外治：双乳脓液明显减少，刮匙排出左乳脓腐约 10ml，右乳脓腐约 50ml，棉捻捻净后，左乳脓腔放置土黄连液纱条引流，右乳继续放置提脓药捻。每日换药 1 次。

内治：健脾益气，扶正托毒。

方药：参苓白术散合托里消毒散加减。

黄芪 30g	怀山药 15g	党参 15g	云茯苓 15g

| 白术 15g | 炒白扁豆 20g | 薏苡仁 30g | 陈皮 10g |
| 皂角刺 30g | 蒲公英 15g | 麦稻芽各 15g | 桔梗 10g |

4 剂，日 1 剂，水煎 2 次，日服 2 次。

四诊：2006 年 6 月 12 日。

症见：双乳无不适，精神较前好转，纳稍差，胸脘胀闷，二便调。舌淡红，苔白，脉细缓。

查体：双乳无红肿热痛，未触及肿块，双乳乳汁通畅。

辅助检查：双乳彩超：未见残留脓肿。

证型：脾胃虚弱。

外治：双乳未见明显脓液，疮面肉芽红活，蝶形胶布牵拉收口，叠瓦式纱块、棉垫加压绑缚包扎。每 3 天换药 1 次。

内治：健脾益气，生肌长肉。

方药：参苓白术散加减。

怀山药 15g	党参 20g	云茯苓 15g	白术 15g
陈皮 10g	炒白扁豆 20g	砂仁 10g（后下）	莲子 15g
薏苡仁 30g	桔梗 10g	麦稻芽各 30g	生姜 3 片

7 剂，日 1 剂，水煎 2 次，日服 2 次。

6 天后患者脓腔闭合，引流口愈合。双乳急性乳腺炎痊愈，乳房外形无变化、无明显瘢痕，可继续哺乳。

1 个月后复诊，患者继续哺乳，双乳乳汁通畅。半年后复诊，1 年后停止哺乳，均未见复发。

按语：此例双乳急性乳腺炎患者，外院应用抗生素治疗后无好转反加剧，采用中医内外合治，火针刺烙排脓 3 天后病情明显好转，连续祛腐换药 7 天后，脓尽收口。患者双乳急性乳腺炎 14 天痊愈。此案显示火针洞式烙口术排脓通畅，创伤小，痛苦少，疗程短，乳房外形无变化、无明显瘢痕，不影响日后哺乳。

本患者初诊时白细胞明显升高，林老采用中医药治疗，不主张使用抗生素。火针排脓后第 1 天白细胞明显下降，第 2 天白细胞恢复正常。林老认为，乳腺炎虽有炎症表现，但其根本原因在于大量乳汁不能排出，淤积在乳腺导管内，郁久化热，热盛肉腐，肉腐成脓，并非真正的感染性炎症，对此类"炎症"抗生素是无效的，因为抗生素不能解决乳络阻塞的病因。乳腺以通为用，以堵为逆。郁滞期宿乳排出后，患者的"炎症"定会消退，白细胞 1 ~ 3 天内会恢复正常；成脓期脓液排出后白细胞在 1 ~ 4 天内恢复正常。

林老强调中医治疗急性乳腺炎内服药亦以"通"为主。方中炮山甲、皂角刺可直达病灶，攻结聚之邪，溃坚破结，通络透脓；郁金、青皮、漏芦、丝瓜络、王不留行疏肝理气，气行则乳行，消肿散结；蒲公英、赤芍清热凉血解毒；在上注重通乳络，在下注重通脏腑，应用白术、枳实、莱菔子运脾行气，润肠通便，热从便泄，佐以桔梗引药上行。共收清热解毒、通络排脓之功。溃后期采用参苓白术散合托里消毒散加减，健脾益气，扶正托毒。收口期予参苓白术散加减健脾益气、生肌长肉。林老根据乳痈的不同阶段分别采用不同的方法治疗，中医内外合治，疗效显著。

（朱华宇　仇　玮　整理）

病案6　急性乳腺炎多房脓肿案

李某，女，41岁。

初诊时间：2011年3月14日。

主诉：右乳反复红肿热痛3个月余。

病史：患者产后13个月，一直母乳喂养。2010年12月初出现右乳内上象限红肿热痛，渐加重，无发热恶寒。曾于外院就诊，诊断为急性乳腺炎。予静脉滴注抗生素治疗2周后，红肿热痛好转，但局部肿块难以消散，医生建议手术切除，患者拒绝。于2011年1月外院行右乳肿物穿刺术，病理提示：纤维腺病伴慢性化脓性炎。术后患者口服头孢类抗生素1周。右乳穿刺口迁延不愈，并右乳反复红肿疼痛。遂至我科就诊。

症见：右乳红肿疼痛，无发热恶寒，乏力，面色萎黄，口干，喜饮凉水，纳眠差，大便干。舌红，苔黄腻，脉弦滑。

查体：体温36.5℃。右乳内上皮肤潮红，范围约6.0cm×8.0cm，可触及一大小约5.0cm×6.0cm的质韧肿块，局部皮肤变薄透亮，触痛明显，拒按，原穿刺口见脓性分泌物溢出。双乳乳汁量中，右乳乳汁排出欠通畅。

辅助检查：血常规：WBC $8.11×10^9$/L，NE $5.82×10^9$/L。乳腺彩超：右乳片状混合回声区，分别为5.4cm×4.8cm（内上象限）、3.4cm×2.7cm（乳头内上），内见液性区，提示急性乳腺炎并脓肿形成。右腋下淋巴结大小为1.3cm×0.6cm。

西医诊断：急性乳腺炎（多房脓肿）。

中医诊断：乳痈（成脓期）。

证型：胃热壅盛。

治疗：内外合治，外治为主，内治为辅。

外治：①先予双乳揉抓排乳，疏通乳络；②患者平卧位，常规消毒，用银质球头探针从原穿刺口探查：右乳内上及右乳头内上2个脓肿，脓腔分别深约12cm、4cm。用刮匙搜刮，共排出黄色稠厚脓液夹有瘀血、坏死组织约30ml，送病理检查和细菌培养。棉捻反复捻净后，在探针引导下向两个脓腔内分别插入提脓药捻各 1 条，均插至脓腔底部。土黄连液纱布隔开皮肤与提脓药捻外露部分，加味金黄散水蜜外敷，弹力绷带"8"字包扎固定。每日换药 1 次。

内治：清热解毒，托里排脓。

方药：透脓散加减。

炮山甲 10g（先煎）	皂角刺 30g	蒲公英 15g	桔梗 10g
王不留行 15g	漏芦 30g	青皮 15g	郁金 15g
丝瓜络 15g	升麻 10g	川黄连 5g	麦稻芽各 30g

4 剂，日 1 剂，水煎 2 次，日服 2 次。

另煎生麦芽 120g，生山楂 60g，五味子 15g，频服代茶饮，以减少乳汁分泌。

二诊：2011 年 3 月 18 日。

症见：右乳疼痛明显缓解，口干减轻，乏力，面色萎黄，纳差，眠可，大便稍干。舌淡红，舌苔黄腻渐退，舌中苔白，脉细缓。双乳乳汁量减少，右乳乳汁排出较前通畅。

查体：体温 36.5℃，右乳无明显红肿热痛，右乳内上韧硬肿块缩小。

辅助检查：血常规正常。病理报告：急性化脓性炎症改变。细菌培养报告：未见细菌生长。

中医诊断：乳痈（溃后期）。

证型：脾胃虚弱。

治疗：内外合治，外治为主、内治为辅。

外治：右乳清创未见明显脓液，疮面肉芽红活，停插提脓药捻，蝶形胶布牵拉收口，叠瓦式纱块、棉垫加压绑缚包扎。每 3 天换药 1 次。

内治：健脾益气，生肌长肉。

方药：参苓白术散加减。

怀山药 15g	党参 20g	云茯苓 15g	白术 30g
枳实 15g	陈皮 10g	炒白扁豆 20g	砂仁 10g（后下）
薏苡仁 30g	神曲 15g	鸡内金 15g	麦稻芽各 30g
桔梗 10g			

6 剂，日 1 剂，水煎 2 次，日服 2 次。

另煎生麦芽 120g、生山楂 60g、五味子 15g 代茶饮以减少乳汁分泌。

6 天后复诊，右乳脓腔及疮口明显缩小，未见渗液，右乳内上肿块消失。患者大便已调，上方去枳实，白术改 15g 继服，继续加压包扎。3 天后复诊，右乳脓腔及疮口完全愈合，无僵块形成，乳房未见变形及明显瘢痕。

3 个月后电话随访，患者乳腺无不适，继续哺乳 1 个月后因工作忙碌已停止哺乳。每半年复诊 1 次，至今 2 年余乳腺无不适。

按语： 本例患者因产后乳汁淤积而致发病，辗转来诊时已达 3 个月之久。外院应用抗生素治疗后红肿热痛好转，但局部形成僵块，难以消退。林老认为抗生素多为寒凉之品，寒性收引冰遏，致气血凝滞，肿块坚硬难消，欲消不消，欲脓不脓，形成"僵块"。西医主张行肿块切除术，但手术切除有以下弊端：组织损伤大、愈合时间长、影响哺乳、愈后瘢痕明显等。患者拒绝手术，而行肿块穿刺术，穿刺口久不收敛。来诊时不宜再新加创口，故以原穿刺口作为引流口，行刮匙、棉捻清创，且每个脓腔均彻底祛腐，并放置提脓药捻至脓腔底部以充分引流。因脓腔较大，收口时需以棉垫、叠瓦式纱块加压绑缚包扎。适当的加压固定，可促进脓腔愈合。《外科正宗》曰："痈疽对口大疮，内外腐肉已尽，结痂时，内肉不粘连者，用软绵帛七八层，放疮上以绢扎紧，睡实数次，内外之肉自然粘连一片矣。"内治方面，根据乳痈病分期辨证治疗，值得注意的是，祛腐引流期间林老予透脓散加减，在清热解毒、溃坚通络排脓的基础上，加用了升麻和川黄连。升麻散火解毒，川黄连清胃中湿热，二药相伍使胃火得散，内郁之热得解，适用于胃热壅盛之证。收口期间，患者脾胃虚弱，林老不但治以健脾，更重在运脾，在参苓白术散基础上，去姜枣、莲子，加鸡内金、神曲消食和胃，麦稻芽升清降浊，重用白术 30g，加枳实以运脾行气、润肠通便。全程配合生麦芽、生山楂、五味子煎水代茶饮以减少乳汁分泌，通乳与回乳相结合，减少脓腔压力以利脓腔愈合。患者治疗 14 天而愈，乳房未见变形、无明显瘢痕，且可继续哺乳，疗效显著。

（朱华宇　仉　玮　整理）

病案 7　急性乳腺炎多房脓肿并双乳头内陷案

李某，女，29 岁。

初诊时间：2011 年 3 月 16 日。

主诉：左乳红肿热痛伴发热 10 余天。

病史：患者产后 1 个月，双乳头先天性凹陷，乳汁欠通畅，需挤出乳汁再喂养；左乳头凹陷较严重，人工排乳仍难出，时有胀痛。3 月初出现左乳全乳红肿热痛，伴发热，体温高达 39.5℃，至外院就诊，诊断为急性化脓性乳腺炎，予静脉滴注抗生素 1 周，体温减退至 38.5℃；同时服用溴隐亭（每日 2 次，每次 2.5mg）至今。但左乳肿胀热痛渐加剧，昼夜难安。昨日再次出现发热恶寒，头身疼痛，血常规：WBC 9.76×10^9/L，NE 6.01×10^9/L。乳腺彩超：左乳腺内混合回声团块并液性暗区（8.0cm×3.9cm），乳腺炎并多房脓肿；左腋下淋巴结反应性增大（1.4cm×0.4cm，血供丰富）。遂予左乳晕内侧红肿应指处穿刺抽脓，抽出约 30ml 脓液，并用手术尖刀切开皮肤约 0.3cm 为引流口，仅可见少量脓液流出。次日左乳胀痛无缓解，反加重，即转至我科林老诊治。

症见：左乳胀痛，神清，疲倦无力，发热恶寒，口渴，喜饮凉水，纳眠较差，小便黄，大便秘结。舌红，苔黄，脉滑数。诉每服溴隐亭均感头晕。

查体：体温 38.5℃，双乳不对称，左乳全乳红热肿胀，明显大于右乳，质韧硬，左乳内侧皮肤红肿灼热，触痛明显，局部应指；双乳头先天性"一字型"凹陷，左乳头Ⅱ度内陷，右乳头Ⅰ度内陷。左乳晕区周围皮肤呈橘皮征，左乳头内下方 7 点位距乳晕约 1.0cm 可见一切口，宽约 0.3cm，切口处少量脓液溢出，按压左乳内侧可见左乳头中央孔少量黄色溢脓。右乳乳汁量少，右乳晕后方导管乳汁排出欠通畅，左乳乳汁点滴不出。

辅助检查：血常规：WBC 14.62×10^9/L，NE 11.53×10^9/L。

西医诊断：急性乳腺炎（多房脓肿）。

中医诊断：乳痈（成脓期）。

证型：胃热壅盛。

治疗：内外合治，外治为主，内治为辅。

外治：患者左乳晕内下已有引流切口，用银质球头探针从原切口探查：脓腔位置较深、范围较广，左乳内上、内侧、外上共 3 个脓腔，分别深约 16cm、14cm、18cm，以探针和刮匙捅开其分隔，扩大引流通道，共排出黄色稠厚脓液约 400ml，再以刮匙刮除大量坏死组织和瘀血，送病理检查和细菌培养，棉捻反复捻净后，在探针引导下于左乳内上、内侧、外上腔道各插入 1 条提脓药捻，分别长约 16cm、14cm、18cm。土黄连液纱布隔开皮肤与提脓药捻外露部分，加味金黄散水蜜外敷，包扎固定。每日换药 1 次。

内治：清热解毒，托里排脓。

方药：

（1）透脓散加减。

炮山甲 10g（先煎）	皂角刺 30g	蒲公英 15g	桔梗 10g
郁金 15g	青皮 15g	王不留行 15g	路路通 10g
丝瓜络 15g	漏芦 30g	牛蒡子 15g	全瓜蒌 15g

1 剂，日 1 剂，水煎 2 次，日服 2 次。

（2）嘱溴隐亭逐渐减量停服。

（3）另煎生麦芽 120g、生山楂 60g、五味子 15g 代茶饮，配合按压头临泣、足临泣穴位，每次 10 分钟，每天 3~4 次，以减少乳汁分泌，减轻乳腺疼痛。

二诊：2011 年 3 月 17 日。

症见：发热，左乳红肿热痛减轻，口干，大便通畅。舌质红，苔薄黄，脉数。

查体：体温 38.5℃，左乳内侧肿胀、左乳晕区橘皮征稍消退，皮肤潮红稍减轻。右乳乳汁量极少，左乳乳汁点滴不出。

辅助检查：血常规：WBC 10.55×10^9/L，NE 7.39×10^9/L。

外治：左乳脓腔刮匙刮出约 120ml 脓腐（包括脓液、瘀血和坏死组织），探针探及左乳内上、外上、内侧、内下共 4 条腔道，深度分别约 16cm、18cm、14cm、2.5cm，棉捻反复捻净后，在探针引导下依次置入 4 条长约 16cm、18cm、14cm、2.5cm 提脓药捻，土黄连液纱布隔开皮肤与提脓药捻外露部分，加味金黄散水蜜外敷，弹力绷带 "8" 字包扎固定。每日换药 1 次。

内治：守前法继服，1 剂，日 1 剂，水煎 2 次，日服 2 次。继续上方中药及穴位按压减少乳汁分泌。

三诊：2011 年 3 月 18 日。

症见：无发热，神疲乏力，面色萎黄少华，左乳无红肿热痛，无口干，纳差，眠可，二便调。舌淡红，苔白，脉细缓。

查体：体温 36.9℃，左乳无肿胀，左乳内侧皮肤少许黯红，未见橘皮征，肤温正常，轻触痛。双乳无乳汁排出。

辅助检查：血常规：WBC 7.23×10^9/L，NE 4.63×10^9/L。

中医诊断：乳痈（溃后期）。

证型：气血两虚，余毒未清。

治疗：内外合治，外治为主，内治为辅。

外治：以刮匙刮除少量坏死组织、瘀血、脓液约 15ml，脓液清稀，棉捻反复捻净，后置入 4 条土黄连纱条（左乳内上、外上、内侧、内下各 1 条）继续引流，土黄连液纱布湿敷。每日换药 1 次。

内治：健脾益气，扶正托毒。

方药：参苓白术散合托里消毒散加减。

黄芪 30g	怀山药 15g	党参 15g	云茯苓 15g
白术 15g	炒白扁豆 20g	薏苡仁 30g	陈皮 10g
砂仁 10g（后下）	皂角刺 30g	蒲公英 15g	桔梗 10g
麦稻芽各 15g			

3 剂，日 1 剂，水煎 2 次，日服 2 次。

四诊：2011 年 3 月 19 日。

症见：精神可，稍疲倦，左乳无红肿热痛，无发热恶寒，纳眠可，二便调。舌质淡红，苔薄白，脉细。

查体：体温 37.0℃，左乳无红肿，肤温正常，左乳内下轻触痛。双乳无乳汁排出。

辅助检查：血常规：WBC 4.15×10^9/L，NE 2.07×10^9/L。乳腺彩超：左乳内侧、内上及外上象限考虑乳腺炎（恢复期）；左乳内下象限混合回声团块（1.4cm×0.8cm），考虑少量脓肿；左腋下淋巴结反应性增大。病理报告：急性化脓性炎症改变。细菌培养报告：未见细菌生长。

外治：因原引流口位置略偏高，左乳头下方形成袋脓，底部距引流口约 2.5cm，刮匙刮出少量坏死组织及瘀血约 1.5ml，棉捻捻净，置入 1 条长约 2.5cm 的提脓药捻引流，土黄连液纱布湿敷，左乳头下方袋脓处予垫棉法加压、包扎，每日换药 1 次。

内治：守前方继服，2 剂，日 1 剂，水煎 2 次，日服 2 次。

五诊：2011 年 3 月 21 日。

症见：神疲乏力减轻，左乳无不适，纳较差，大便稍烂。舌淡红，苔白，脉细缓。

查体：左乳无红肿热痛，未触及肿块，左乳疮口皮肤色黯，疮口皮缘苍白水肿，内翻，无痛，为阴性皮瓣。双乳无乳汁排出。

辅助检查：血常规正常。乳腺彩超：左乳未见残留脓腔。

证型：脾胃虚弱。

外治：刮匙和棉捻多次探查左乳各脓腔均未见明显脓腐，棉捻捻净少许瘀血，以蚊式钳夹除疮口苍白水肿的皮缘，使其成为肉芽红活的阳性皮瓣，以蝶形胶布牵拉收口，叠瓦式纱块、棉垫加压绑缚包扎。每 3 日换药 1 次。

内治：健脾益气，生肌长肉。

方药：参苓白术散。

党参 15g	白术 15g	云茯苓 15g	怀山药 15g
砂仁 10g（后下）	薏苡仁 30g	炒白扁豆 20g	莲子 15g
桔梗 10g	陈皮 10g	红枣 3 枚	生姜 3 片

7 剂，日 1 剂，水煎 2 次，日服 2 次。

六诊：2011 年 3 月 28 日。

症见：双乳无不适，纳眠可，二便调。舌淡红，苔薄白，脉细。

查体：左乳多房脓腔和疮口完全愈合，无渗液，乳房外形无明显变化及瘢痕。

因患者双乳头内陷明显，继续生麦芽 120g、生山楂 60g、五味子 15g 浓煎代茶饮和按压头临泣、足临泣穴位回乳，以避免再次出现乳腺炎。2 周后复诊，患者已完全回乳，左乳乳腺炎无复发。每半年复诊 1 次，至今 2 年余患者双乳无不适。

按语：本例患者发病初期外院即予抗生素等治疗 1 周，热势虽降，但未能排除乳房内脓腐，反致脓腔周围组织机化，僵块形成，脓腐郁阻于乳房炎性"僵块"内，以致再次出现左乳红肿热痛，体温上升至38.5℃，白细胞计数高达 $14.62 \times 10^9/L$，病情加重。乳腺炎具有发病急，传变快，极易成脓的特点，患者数日后来诊时，脓已成，当务之急为切开排脓，以达"开户逐寇"之效。粗针穿刺抽脓加刀切排脓对浅表单房脓肿有效，但对深部及多房脓肿则易排脓不彻底、易致袋脓，而应采用火针刺烙排脓。因患者当日采用粗针穿刺抽脓加刀切排脓不彻底，左乳胀痛无缓解反加重。转诊我科林老，林老审视病情后，为不增加患者痛苦，决定不再开创引流。从原切口探查，用刮匙刮除脓腐使引流道通畅，并用探针和刮匙捅开各脓腔分隔，扩大引流腔道，确保引流顺畅，排除大量脓腐。因原切口位于左乳晕内下 1cm 处，并非脓肿的低垂位，位置偏高，引流不畅，致使后来出现袋脓。林老采用垫棉法，使用棉垫垫衬在切口下方空隙处，外以弹力绷带加压包扎固定，2次祛腐换药后治愈。

　　本例患者初诊时左乳内侧皮肤红肿焮热，触痛明显，局部应指，左乳晕区周围皮肤呈橘皮征，提示左乳炎症合并皮肤淋巴管炎，予加味金黄散水蜜外敷2日后橘皮征消失，皮肤淋巴管炎消退。显示加味金黄散水蜜较好的清热解毒、消肿止痛之效。

　　乳腺炎成脓期，治疗宜通乳与回乳相结合。乳汁是细菌良好的培养基；回乳，一方面有助于缓解病情，避免加重病情；另一方面，切开排脓后，降低发生乳漏的风险。回乳，临床用生麦芽120g、生山楂60g、五味子15g水煎代茶饮和头临泣、足临泣穴位按压，起效相对较慢，但没有副作用，且不影响日后继续哺乳。也可采用溴隐亭回乳，起效较快，但副作用较大，且有日后不能哺乳之弊。本案外院开始治疗时即给予溴隐亭回乳，至来我院就诊时，双乳乳汁量较少，有利于排脓后早日恢复。因患者服用溴隐亭后感头晕，故改用中医传统疗法回乳。该患者双乳头凹陷明显，炎症治愈后需要积极回乳，避免再次排乳不畅导致乳汁郁阻发生乳腺炎。

　　患者经林老及时正确的治疗，左乳多发脓肿13日而愈，乳腺无变形、无明显瘢痕，无复发，疗效显著。

（朱华宇　仉　玮　孙俊超　整理）

第四节　浆细胞性乳腺炎医案

病案1　浆细胞性乳腺炎脓肿案

黄某，女，39岁。

初诊时间：2007年8月14日。

主诉：左乳肿块 6 个月余，伴红肿热痛半月。

病史：患者 6 个月前自检发现左乳肿块并伴有微痛，间断服中药治疗，肿块无明显变化。半月前左乳肿块红肿热痛，曾至外院行抗生素治疗，效果欠佳。遂至我科就诊。

症见：左乳红肿热痛，伴有发热，口干口苦，烦躁易怒，胁痛，纳眠差，大便干结，2~3 天一行，小便黄。舌红，苔黄腻，脉弦数有力。

查体：左乳头先天性凹陷，左乳外上区皮肤红肿焮热，压痛明显，左乳外上象限触及结块，大小约 5.5cm×5.0cm，拒按，波动感，按之应指。左腋下可触及肿大淋巴结，活动，质软。

辅助检查：体温 38.0℃。血常规：WBC $10.5×10^9$/L，NE $9.13×10^9$/L。乳腺彩超：左乳内多发片状低回声区，考虑炎性肿块可能（左乳外上象限不均质回声区内伴脓肿形成可能）。左腋下淋巴结肿大，约 1.5cm×1.2cm，血流丰富。

西医诊断：浆细胞性乳腺炎。

中医诊断：粉刺性乳痈（脓肿期）。

证型：肝经湿热。

治疗：内外合治，外治为主，内治为辅。

外治：予火针洞式烙口引流术，患者平卧位，常规消毒铺巾，选左乳外上脓肿明显波动的低垂位偏外侧，避开乳晕部位为穿刺点，于进针皮肤及沿针道局部麻醉，以注射器回抽见脓液为度。手持火针针柄，待火针针头部发热发红后，左手顺脓肿高位端提固定乳房与胸部呈 90°，右手持针具直刺脓肿中部，针头进入脓腔 1cm 后 180° 旋转，迅速出针，引出黄色脓液约 26ml，刮匙刮出坏死组织、瘀血约 20ml，送病理检查、细菌培养和结核菌培养，棉捻反复捻净，银质球头探针探查脓腔深度和范围，插入提脓药捻，土黄连液纱布隔开皮肤与提脓药捻外露部分，弹力绷带"8"字包扎固定，每日换药 1 次。

内治：清肝透脓，利湿散结。

方药：透脓散合龙胆泻肝汤加减。

炮山甲 10g（先煎）	皂角刺 30g	漏芦 30g	蒲公英 15g
王不留行 15g	丝瓜络 15g	柴胡 10g	郁金 10g
青皮 15g	龙胆草 10g	车前草 15g	桔梗 10g

2 剂，日 1 剂，水煎 2 次，日服 2 次。

二诊：2007 年 8 月 16 日。

症见：左乳疼痛减轻，无发热，胁痛口苦明显减轻，纳差，眠可，大便已通，稍干，每日 1 行，小便调。舌红，苔黄腻渐退，苔薄黄，脉弦。

查体：左乳外上红肿渐退，肤温正常，提脓药捻脓稠抱带。

辅助检查：体温36.8℃。血常规正常。

外治：左乳外上脓腔，刮匙刮出脓腐约25ml，棉捻反复捻净，继续沿脓腔内插入提脓药捻，土黄连液纱布隔开皮肤与提脓药捻外露部分，土黄连液纱块湿敷，弹力绷带"8"字包扎固定。每日换药1次。

内治：患者肝经湿热症状明显减轻，上方去龙胆草、车前草，加白术30g、枳实15g。5剂，日1剂，水煎2次，日服2次。

三诊：2007年8月21日。

症见：左乳无疼痛，面色萎黄无华，神疲乏力，无发热，无胁痛口苦，纳差，眠可，二便调。舌淡红，苔薄黄，脉弦。

查体：左乳外上无红肿，肤温正常，左乳晕后触及一小硬结，疮口皮瓣肉芽红活，为阳性皮瓣。

辅助检查：复查双乳彩超：左乳内片状不均质回声区，范围较前减小，考虑炎性肿块可能。病理报告：符合浆细胞性乳腺炎。脓液培养未见细菌生长。

证型：气血两虚，余毒未清。

治疗：内外合治，外治为主、内治为辅。

外治：左乳外上未见明显脓腐，刮匙刮出少许瘀血，棉捻捻净，蝶形胶布牵拉收口，叠瓦式纱块、棉垫加压绑缚包扎。每3日换药1次。

内治：扶正托毒，软坚散结。

方药：托里消毒散加减。

黄芪30g	党参15g	白术15g	云茯苓15g
郁金15g	青皮15g	全瓜蒌15g	蒲公英15g
炮山甲10g（先煎）	生牡蛎30g（先煎）	皂角刺30g	桔梗10g

7剂，日1剂，水煎2次，日服2次。

四诊：2007年9月11日。

患者8月27日左乳脓腔及疮口愈合，但2天前左乳外上复红肿疼痛，原疮口愈合处又见溃破，渗液。

症见：左乳外上稍红肿热痛，无发热，神疲乏力，纳较差，眠可，二便可。舌淡红，苔薄黄，脉细弦。

查体：左乳外上稍红肿，肤温稍高，按压原疮口和凹陷之乳头均有脓性分泌物溢出，左乳晕后腺体增厚，左腋下淋巴结肿大。

辅助检查：血常规：WBC 10.2×10^9/L，NE 8.3×10^9/L。

中医诊断：粉刺性乳痈（瘘管期）。

治疗：内外合治，外治为主、内治为辅。

外治：左乳疮口假性愈合，瘘管形成，予拖线疗法。

常规消毒，先用带孔探针探查瘘管，见其与乳头之导管开口相通，以刮匙清除管道内的坏死组织。将黏附提脓药捻药粉的4号医用丝线3股贯穿乳头与瘘管，拉紧两端来回拖拉数次，丝线两端打结呈圆环状，保持松弛状态。土黄连液纱布湿敷溃口，加味金黄散水蜜外敷红肿处，弹力绷带"8"字包扎固定。

术后3天，每天换药1次。换药时以刮匙清除管道内的坏死组织，棉捻捻净瘘管及疮面上的脓腐，同上将黏附提脓药捻药粉的4号医用丝线缓慢拖入瘘管内。拉紧丝线两端来回拖拉数次，土黄连液纱布湿敷溃口，加味金黄散水蜜外敷红肿处，弹力绷带"8"字包扎固定。

同时辅以内治，扶正托毒，软坚散结，上方继服3剂，日1剂，水煎2次，日服2次。

五诊：2007年9月14日。

症见：左乳无红肿热痛，面色萎黄无华，神疲乏力，胸脘闷胀，纳差，眠尚可，便溏。舌淡红，苔白，脉细缓。

查体：左乳瘘管内无脓腐，未及肿块。

证型：脾胃虚弱。

外治：徐徐退出丝线，予蝶形胶布牵拉收口，叠瓦式纱块、棉垫加压绑缚包扎。每3日换药1次。

内治：健脾益气，生肌长肉。

方药：参苓白术散加减。

党参 15g	云茯苓 15g	白术 15g	炒白扁豆 20g
陈皮 15g	怀山药 15g	砂仁 10g（后下）	薏苡仁 30g
桔梗 10g	厚朴 15g	枳壳 15g	炒麦稻芽各 15g
红枣 3枚	生姜 3片		

6剂，日1剂，水煎2次，日服2次。

5天后复诊，左乳脓腔、瘘管、疮口均已愈合，干燥无渗液，无僵块形成。2周后复诊，患者乳房无不适，左乳外形无变化及明显瘢痕。结核菌培养报告：未见结核菌生长。嘱平时注意调理脾胃运化功能，自行牵拉左乳内陷乳头，清除分泌物，经常保持乳头清洁。每日做逍遥健乳功，注意饮食及生活起居调摄。

每半年复诊1次，至今6年余未见复发。

按语：本例患者为先天性乳头内陷，平素情志不舒，肝郁气滞，营血不从，导致气血瘀滞，凝聚成块，发为本病。初期患乳呈肿块型，因治疗不当，郁久化热，致乳房肿块红肿热痛，蒸酿肉腐而成脓肿。患者虽出现发热及白细胞计数升高，但本病是由于乳管内分泌物或其分解产物的溢出引起的化学性炎症反应，而非细菌感染所致的"炎症"表现。故此类患者的体温和白细胞不会很高，抗生素治疗往往无效。该病急性期具有发病急、传变快、极易成脓破溃的特点，患者就诊时其肿块已成脓，急则治其标，需急行排脓术，《外科医镜》在"流注治验篇"中记有"以火针当头刺破，升丹纸捻引流，十数日收功"。据此，林老予火针洞式烙口引流术，以针代刀，排脓以起"开户逐寇"之效，继予以提脓药捻引流，外以土黄连液纱布湿敷，促进腐去肌生。内治方面，因肝经郁热，日久化火熏蒸，就诊时患者表现为一派肝经湿热之象，林老予透脓散合龙胆泻肝汤加减治疗，清肝透脓，利湿散结。方中炮山甲、皂角刺溃坚散结、消痈透脓；柴胡、郁金、青皮、王不留行、丝瓜络疏肝理气，行气散结；蒲公英、漏芦清热解毒消痈；龙胆草泻肝胆实火，并清利湿热；车前草清热利湿，使湿热从水道排除。桔梗引药上行。内外合治2日后，患者肝火得平，湿热渐退，故去龙胆草、车前草，因大便稍干，纳差，加白术、枳实运脾行气，润肠通便。5日后，左乳无红肿热痛，左乳脓腔未见明显脓腐，予加压收口。但乳晕后仍有一硬结，难以消散，同时患者表现出神疲乏力、面色萎黄无华、纳差症状，考虑气血两虚，余毒未清，予扶正托毒、软坚散结治疗，予托里消毒散加减。四诊时由于患者久病体虚，正虚邪恋，左乳炎症反复，形成与输乳管相通的瘘管。予拖线疗法，充分发挥中医药优势，因势利导，透毒达邪，使乳络、乳窍无瘀闭之忧。拖线疗法具有创伤小、术后乳房变形小、瘢痕小、对组织正常功能影响小等优点。左乳瘘管拖线3日顽腐尽去，患者脾胃虚弱，予参苓白术散加减健脾益气，扶正祛邪，助长新肉。患者浆细胞性乳腺炎月余而愈，乳房外形无变化，无明显瘢痕，且无僵块形成。平时注意调理脾胃运化功能，避免脾失健运、痰瘀阻络。并加强运动，常做逍遥健乳功疏通经络，运行气血，平衡脏腑，燮理阴阳，预防复发。随访6年余无复发，疗效显著。

（朱华宇　仉　玮　孙俊超　整理）

病案2　浆细胞性乳腺炎瘘管案

张某，女，19岁。

初诊时间：2007年2月1日。

主诉：右乳晕反复溃口并脓水不净半年。

病史：患者先天性右乳头凹陷，右乳头有白色粉刺样分泌物，并带有秽臭味。1年前右乳晕出现肿块，伴红肿热痛，于外院行抗生素治疗无效，肿块溃破，流出脓液中夹杂粉刺样和脂质样物质。脓尽后肿块消失，溃口自愈。但半年后右乳晕又出现溃口并流脓，曾用中药外敷内服及抗生素治疗，虽可暂时愈合，但反复发作，遂至我科就诊。

症见：右乳晕溃后久不收口，脓水淋漓，时发时敛，面色萎黄无华，神疲乏力，纳差，眠尚可，大便稍干。舌质淡，苔白，脉细缓。

查体：体温37.2℃。右乳头Ⅱ度凹陷。右乳头可挤出粉刺样分泌物，带有秽臭味。右乳晕后触及一大小约1.5cm×2.0cm肿块，边界不清，活动差，无红肿热痛。右乳晕旁8点位见一溃口，少许脓液，夹杂粉刺样物质，溃口周围皮肤颜色黯红，皮肤增厚，呈湿疹样改变。银质球头探针探及溃口与右乳头相通的瘘管。

辅助检查：血常规正常。双乳彩超：右乳晕后不均质回声团块，提示炎性肿块及瘘管形成。右腋下增大淋巴结（1.5cm×1.0cm）。

西医诊断：浆细胞性乳腺炎。

中医诊断：粉刺性乳痈（瘘管期）。

证型：气血两虚，余毒未清。

治疗：内外合治，外治为主，内治为辅。

外治：采用药线拖线疗法。患者平卧位，用土黄连液彻底清洗左乳头分泌物，常规消毒铺巾，先用带孔探针探查瘘管，以刮匙清除管道内的脓腐约15ml，主要为脓液、坏死组织和瘀血。送病理、细菌培养和结核菌培养。将黏附提脓药捻药粉的4号医用丝线3股贯穿瘘管，拉紧丝线两端来回拖拉数次，丝线两端打结呈圆环状，保持松弛状态，土黄连液纱布湿敷，包扎固定。

内治：健脾益气，扶正托毒。

方药：托里消毒散合参苓白术散加减。

黄芪30g　　　党参15g　　　怀山药15g　　　云茯苓15g
白术30g　　　枳实15g　　　炮山甲10g（先煎）　皂角刺30g
蒲公英15g　　陈皮10g　　　桔梗10g　　　　麦稻芽各15g

4剂，日1剂，水煎2次，日服2次。

术后3天，每天换药1次。换药时以刮匙清除管道内的坏死组织，棉捻捻净瘘管、溃口上的脓腐，将黏附提脓条药粉的4号医用丝线缓慢拖入瘘管内，拉紧丝线两端来回拖拉数次以蚀除管内顽腐。土黄连液纱布湿敷，包扎固定。

二诊：2007年2月5日。

症见：右乳无疼痛，面色萎黄无华，神疲乏力，纳差，脘腹胀闷，眠可，二便调。舌脉同前。

查体：右乳无红肿热痛，右乳晕后方腺体增厚。右乳瘘管无明显脓腐。

辅助检查：病理报告：符合浆细胞性乳腺炎。脓液培养未见细菌生长。

证型：脾胃虚弱。

外治：拆除丝线，予蝶形胶布牵拉收口，叠瓦式纱块、棉垫加压绑缚包扎。每3日换药1次。

内治：健脾益气，生肌长肉。

方药：参苓白术散加减。

党参 15g	白术 15g	怀山药 15g	云茯苓 15g
陈皮 10g	炒白扁豆 20g	砂仁 10g（后下）	薏苡仁 30g
桔梗 10g	神曲 15g	鸡内金 15g	麦稻芽各 30g
红枣 5个	生姜 5片		

7剂，日1剂，水煎2次，日服2次。

三诊：2007年2月12日。

右乳瘘管、溃口愈合。四子散药包热敷右乳晕后腺体增厚处，每次30分钟，每日2~3次，连续1周，以化痰散结，避免复发。

1个月后复诊，右乳未及肿块及增厚腺体，右乳外形无变化、无明显瘢痕。结核菌培养报告：未见结核菌生长。予拔火罐治疗右乳头内陷，土黄连液清洗分泌物，每天1次，连续20天。嘱平时注意调理脾胃运化功能，自行牵拉右乳内陷乳头，清除分泌物，经常保持乳头清洁。每日做逍遥健乳功，注意饮食及生活起居调摄。

每半年复诊1次，至今6年无复发。

按语： 本例患者因乳头内陷，导致分泌物积聚，管内积聚物分解，其分解产物的化学刺激引起导管周围组织炎症浸润及纤维增生，形成肿块。肿块溃后久不收口而形成与输乳管相通的瘘管，反复发作。经抗生素治疗无效，反而形成乳房僵块，难以消散。林老认为粉刺性乳痈脓肿溃后，脓水不净，形成瘘管者应采用药线拖线引流，透毒达邪，使乳络、乳窍无淤闭之忧。此治疗方法具有创伤小、术后乳房变形小、瘢痕小、对组织正常功能影响较小等优点。患者12天治愈，且随访6年无复发，疗效显著。

（朱华宇　仉　玮　孙俊超　整理）

病案3　浆细胞性乳腺炎窦道形成案

李某，女，26岁。

初诊日期：2008年3月8日。

主诉：右乳肿块伴疼痛6个月，溃破5个月。

病史：2007年9月发现右乳晕旁肿块，渐增大，伴红肿热痛。10月肿块表面溃破，有脓血溢出。11月初到外院就诊，见右乳晕外下方肿物，约5cm×4.5cm，黯红，质软，中央处有一溃口，约1.0cm×1.5cm，见脓样分泌物。血常规检查未见异常。双乳彩超：右乳外下低回声区考虑慢性炎性肿块。右乳溃口脓液细胞学检查：可见大量浆细胞、中性粒细胞及淋巴细胞，未见癌细胞。予局部清创引流，灭滴灵口服，伤口假性愈合之后又溃破，多次行清创引流。病情反复，缠绵难愈，遂至我科就诊。

症见：右乳稍疼痛，面色萎黄无华，神疲乏力，偶觉头晕，纳差，眠可，大便干结，小便调。舌质淡，苔白，脉细缓。

查体：右乳晕周围腺体僵硬，皮肤黯红，右乳晕外侧一溃口，约1.5cm×1.5cm，有少许脓性分泌物，探针探及右乳晕后方脓腔约4cm×2cm，右乳内上、外上方两窦道，分别深约6cm、5cm。

辅助检查：血常规正常。双乳彩超：右乳慢性炎症伴局部液化（3.5cm×1.5cm，内见较丰富杂乱血流信号），窦道形成可能。右腋下淋巴结增大（1.5cm×1.5cm）。

西医诊断：浆细胞性乳腺炎。

中医诊断：粉刺性乳痈（脓肿期、窦道期并存）。

证型：气血两虚，余毒未清。

治疗：内外合治，外治为主，内治为辅。

外治：刮匙刮出黯红色质稠脓腐约3ml，为坏死组织、水肿肉芽及瘀血，送病理检查、细菌培养和结核菌培养。棉捻捻净，自右乳晕外侧溃口分别向内上方、外上方窦道及乳晕后脓腔内放置提脓药捻引流，土黄连液纱布隔开皮肤与提脓药捻外露部分，土黄连液纱布湿敷，"8"字绷带包扎固定。每日换药1次。

内治：健脾益气，扶正托毒。

方药：托里消毒散合参苓白术散加减。

黄芪30g　　　党参15g　　　怀山药15g　　　云茯苓15g
白术30g　　　枳实15g　　　炮山甲10g（先煎）　皂角刺30g
蒲公英15g　　陈皮10g　　　桔梗10g　　　麦稻芽各15g
2剂，日1剂，水煎2次，日服2次。

二诊：2008年3月10日。

症见：右乳无疼痛，面色少华，无头晕，纳较前好转，眠可，二便调。舌脉同前。

查体：右乳晕后脓腔及各窦道同前。

外治：刮匙刮出2ml脓腐，棉捻捻净，停提脓药捻，自右乳晕外侧溃口向内上方、外上方窦道及乳晕后脓腔内放置土黄连液纱条引流，土黄连液纱块湿敷，包扎固定。每日换药1次。

内治：患者大便调，上方白术改15g，去枳实，4剂，日1剂，水煎2

次，日服 2 次。

三诊：2008 年 3 月 12 日。

症见：右乳稍痛，纳稍差，眠可，二便调，舌脉同前。

查体：右乳晕稍红肿，局部肤温稍高，右乳窦道内及右乳晕后脓腔见少量脓腐。

辅助检查：脓液培养未见细菌生长。病理报告：符合浆细胞性乳腺炎。血常规正常。

外治：继续祛腐换药，刮匙刮出 1.5ml 脓腐，棉捻捻净，窦道及脓腔予土黄连液纱条引流；加味金黄散水蜜外敷红肿处。每日换药 1 次。

内治：上方继服 2 天。

四诊：2008 年 3 月 14 日。

症见：右乳无疼痛，面色少华，神疲乏力，纳差，眠可，二便调。舌脉同前。

查体：右乳外上无红肿热痛，右乳窦道及脓腔未见脓腐，疮口肉芽红活，为阳性疮面。

辅助检查：血常规正常。复查双乳彩超：右乳未见残留脓腔。

外治：蝶形胶布牵拉疮口，叠瓦式纱块、棉垫加压绑缚收口。每 3 日换药 1 次。

内治：脾胃虚弱。

方药：参苓白术散加减。

党参 15g	白术 15g	怀山药 15g	云茯苓 15g
陈皮 15g	炒白扁豆 20g	砂仁 10g（后下）	薏苡仁 30g
桔梗 10g	神曲 15g	鸡内金 15g	麦稻芽各 30g
红枣 5 个	生姜 5 片		

7 剂，日 1 剂，水煎 2 次，日服 2 次。

五诊：2008 年 3 月 21 日。

右乳窦道及脓腔、溃口愈合。右乳晕周围腺体僵硬，无红肿热痛，四子散药包热敷僵块处，每次 30 分钟，每日 2～3 次，连续 1 周，化痰散结，避免复发。

1 个月后复诊，患者右乳无不适，未及肿块及增厚腺体，右乳无变形及明显瘢痕。结核菌培养报告：未见结核菌生长。嘱平时注意调理脾胃运化功能，每日做逍遥健乳功，注意饮食及生活起居调摄。每半年复诊 1 次至今 5 年余无复发。

按语：该患者为未婚未育年轻女性，右乳疾患 6 个月余，于林老处就诊，一诊时患者病久体虚，内治以"补托之法"，予托里消毒散合参苓白术散加减，健脾益气，扶正托毒。方中黄芪、党参、怀山药、云茯苓健脾益气，使气血充足，司鼓营卫外发，透脓外泄，生肌长肉；陈皮醒脾行气；白术、枳实运脾行气，润肠通便；炮山甲、皂角刺溃坚破结，通经透脓；蒲公英清热解毒；桔梗排脓且引药上行；麦稻芽升清降浊。其中以重用黄芪为要。历代医家对其在外科运用已多有论述，如《本草汇言》："黄芪，补肺健脾，实卫敛汗，驱风运毒之药也。故……痈疡之证，脓血内溃，阳气虚而不敛者……又阴疮不能起发，阳气虚而不愈者，黄芪可以生肌肉。"《本草便读》："（黄芪）之补，善达表益卫，温分肉，肥腠理，使阳气和利，充满流行，自然生津生血，故为外科家圣药，以营卫气血太和，自无瘀滞耳。"同时外治祛腐换药引流，使邪有出路。二诊时，外治引流通畅，邪去大半，停提脓药捻，改土黄连液纱条继续引流；三诊，脓已去之十之八九，但右乳晕稍红，局部肤温稍高，务必尽除顽腐，继续祛腐换药和土黄连液纱条引流。同时予加味金黄散水蜜外敷清热解毒，消痈散结。四诊，顽腐已尽，疮口肉芽红活，遂加压牵拉收口，病情向愈，予健脾益气之法生肌长肉。五诊，右乳窦道及脓腔、溃口愈合，四子散药包热敷僵块处以化痰散结，避免复发。采用内外合治：外治为主，祛腐生肌，内治为辅，消托补法。患者半月而痊愈，随访5年余无复发，疗效显著。

（朱华宇　仇　玮　整理）

病案4　复杂难治性浆细胞性乳腺炎案（1）

卢某，女，33岁。

初诊日期：2007年8月15日。

主诉：左乳肿块6个月余，伴发热疼痛半月。

病史：6个月前自检发现左乳肿块伴微痛，间服中药治疗。半月前病情加重，伴发热（体温最高38.5℃），曾至外院予抗生素治疗，效果欠佳。遂至我科就诊。

症见：发热，左乳红肿热痛，胁痛，口干口苦，烦躁易怒，大便干结，2～3日一行，纳眠差，小便黄。舌质红，苔黄腻，脉弦数有力。

查体：体温38.0℃。左乳头先天性凹陷，乳头内大量粉刺性分泌物，左乳内侧、外侧皮肤红肿焮热，触痛明显，左乳内下及外侧可触及两个结块，分别约5.5cm×4.0cm、5.0cm×2.5cm，拒按，按之应指。左乳晕外上见一窦道口，少量脓液。左腋下可触及肿大淋巴结。

辅助检查：血常规：WBC $11.7×10^9$/L，NE $7.5×10^9$/L。乳腺彩超：左乳大面积炎性病变并多处脓肿、部分窦道（乳头外上方、内下象限）形成。

西医诊断：左乳浆细胞性乳腺炎。

中医诊断：粉刺性乳痈（溢液期、肿块期、脓肿期、瘘管期四期并存）。

证型：肝经湿热。

治疗：内外合治，外治为主、内治为辅。

外治：患者平卧位，用土黄连液彻底清洗左乳头分泌物，常规消毒铺巾，以火针洞式烙口引流术排脓（穿刺点选左乳外下脓腔低垂位，并可辐射其余各个脓腔），刮匙搔刮、棉捻捻除脓腔内的水肿肉芽、坏死组织和瘀血等脓腐约80ml，送病理检查、细菌培养和结核菌培养。探针引导放置提脓药捻于主要脓腔，土黄连液纱布隔开皮肤与提脓药捻外露部分，加味金黄散水蜜外敷红肿处，弹力绷带"8"字包扎。每日换药1次。

内治：清肝透脓，利湿散结。

方药：透脓散合龙胆泻肝汤加减。

炮山甲 10g（先煎）	皂角刺 30g	漏芦 30g	蒲公英 15g
王不留行 15g	丝瓜络 15g	柴胡 10g	郁金 10g
青皮 15g	龙胆草 10g	车前草 15g	桔梗 10g

1剂，日1剂，水煎2次，日服2次。

二诊：2007年8月16日。

症见：左乳疼痛减轻，低热，胁痛口苦减轻，余同前。

查体：体温37.6℃。左乳红肿热痛减轻，左乳外下引流口可见脓血液流出，提脓药捻浓稠抱带。

外治：左乳外下引流口引流出大量脓血液约200ml，刮匙搔刮、棉捻反复捻净脓腐后，探针探及左乳晕外上窦口与外下火针引流口已贯通，于左乳外下引流口处向乳晕窦道口方向插入提脓药捻。土黄连液纱布隔开皮肤与提脓药捻外露部分，加味金黄散水蜜外敷红肿处，弹力绷带"8"字包扎。

内治同前。

三诊：2007年8月17日。

症见：左乳无疼痛，无发热，无胁痛，无口干口苦，大便干，每日一行，纳较差，眠可。舌质红，苔薄黄，脉弦。

查体：体温36.9℃。左乳无红肿热痛。左乳外下引流口可见少量脓血液流出。提脓药捻浓稠抱袋。

辅助检查：血常规：WBC 7.3×10^9/L，NE 4.8×10^9/L。

外治：左乳外下引流口引流出脓液约50ml，探针探及左乳外上及内下脓腔已打开，刮匙、棉捻排尽脓腐后，于左乳外下引流口处分别向左乳外上、内下脓腔插入提脓药捻。土黄连液纱布隔开皮肤与提脓药捻外露部分，土黄连液纱布湿敷，包扎固定。每天换药1次。

内治：患者肝经湿热症状明显减轻，上方去龙胆草、车前草，加白术

30g、枳实 15g 运脾行气，润肠通便。7 剂，日 1 剂，水煎 2 次，日服 2 次。

四诊：2007 年 8 月 24 日。

症见：左乳无疼痛，神疲乏力，脘腹胀闷，纳稍差，眠可，二便调。舌质淡，苔白，脉细缓。

查体：左乳无红肿热痛，左乳脓腔及管道无明显脓腐，疮口肉芽红活，触之则痛，血色鲜红。

辅助检查：病理报告：符合浆细胞性乳腺炎。脓液培养未见细菌生长。乳腺彩超：左乳未见残留脓腔。

证型：脾胃虚弱。

外治：予叠瓦式纱块、棉垫由脓腔远端至疮口逐步加压绷缚收口，疮口暂保持开放。每 3 天换药 1 次。

内治：健脾益气，生肌长肉。

方药：参苓白术散加减。

党参 15g	怀山药 15g	云茯苓 15g	白术 15g
砂仁（后下）10g	炒白扁豆 20g	陈皮 10g	薏苡仁 30g
莲子 15g	桔梗 10g	麦稻芽各 30g	生姜 5 片

6 剂，日 1 剂，水煎 2 次，日服 2 次。

五诊：2007 年 8 月 30 日。

症见：左乳无不适，无神疲乏力，无脘腹胀闷，纳眠可，二便调。舌质淡，苔白，脉细缓。

查体：左乳数个脓腔及窦道已完全愈合。左乳晕窦口皮缘稍水肿，苍白，内卷，无痛，为阴性皮瓣。

外治：用蚊式钳夹除左乳晕窦口苍白水肿皮缘，使之成为肉芽红活、触之疼痛、血色鲜红的"阳性皮瓣"。予蝶形胶布牵拉收口，叠瓦式纱块、棉垫加压绷缚。每 3 天换药 1 次。

内治：守上方。4 剂，日 1 剂，水煎 2 次，日服 2 次。

六诊：2007 年 9 月 3 日。

症见：左乳无不适。纳眠可，二便调。舌淡红，苔薄白，脉细。

查体：左乳晕后方僵块。引流口及左乳晕窦道口已愈合。

外治：予四子散药包热敷左乳僵块处，每次 30 分钟，每日 2～3 次，连续 1 周。

1 个月后复诊，患者左乳无不适，无肿块，乳房未见变形、无明显瘢痕。结核菌培养报告：未见结核菌生长。予拔火罐治疗左乳头内陷，土黄连液清洗分泌物，每天 1 次，连续 20 天。嘱平时注意调理脾胃运化功能，自行牵拉左乳内陷乳头，清除分泌物，经常保持乳头清洁。每日做逍遥健乳功，注意饮食及生活起居调摄。

每半年复诊 1 次，至今 6 年余无复发。

按语：本案浆细胞性乳腺炎指因失治误治，炎性病灶得不到有效控制，沿乳络扩散、蔓延，以致形成多发脓肿、多条窦道或瘘管及炎性肿块并存的情况，成为临床中常见的复杂难治性浆细胞性乳腺炎。其病情复杂，余毒难清，缠绵不愈或反复发作，被喻为"烂苹果"、"地道战"，"乳房顽疾"，治疗颇为棘手。本案来诊前病程长达半年，至我科就诊时左乳溢液期、肿块期、脓肿期、瘘管期四期并存，且伴有发热和白细胞计数升高。林老认为发热和白细胞计数升高，主因是由于乳管内分泌物或其分解产物引起的化学性炎症反应，而非细菌感染所致的"炎症"表现。因此抗生素治疗往往无效，反而易导致僵块形成，故本案治疗中林老并未使用抗生素。林老本着"祛邪不伤正，祛腐可生新"的治疗原则，多期并存采用多法并举。予火针洞式烙口术，提脓药捻引流，外以土黄连纱布湿敷，促进腐去肌生。同时辅以内治，因肝经郁热，日久化火熏蒸，就诊时患者表现为一派肝经湿热之象，林老予透脓散合龙胆泻肝汤加减治疗，清肝透脓，利湿散结。经内外合治 2 日后，患者体温、血常规恢复正常，患者肝火得平，湿热渐退，左乳肿消痛减。予每日祛腐换药 9 天后患者左乳多发脓腔及窦道脓腐尽去，予加压收口。后期患者久病，脾胃虚弱，故予参苓白术散加减健脾益气，助脾胃运化以扶正祛邪，助长新肉。收口后予四子散药包热敷乳房僵块处以化痰散结，避免复发。患者 20 天痊愈，乳房未见变形、无明显瘢痕。患者左乳头内陷，治愈后予火罐拔吸出乳头分泌物，并用土黄连液清洗，以避免复发。嘱患者平时注意调理脾胃运化功能，避免痰瘀阻络，并常做逍遥健乳功，疏通经络，运行气血，平衡脏腑，燮理阴阳，预防复发。随访 6 年余至今，未见复发，疗效显著。

（朱华宇　仉　玮　整理）

病案 5　复杂难治性浆细胞性乳腺炎案（2）

叶某，女，31 岁。

初诊日期：2010 年 3 月 1 日。

主诉：右乳反复红肿疼痛 3 个月余。

病史：患者右乳头先天性凹陷，可挤出白色粉刺样分泌物。2009 年 11 月 20 日进食煎炸食物后，11 月 24 日出现右乳红肿热痛，伴发热（体温高达 39.5℃），至外院就诊，诊断为急性乳腺炎，予抗感染治疗（具体不详）后热退，右乳红肿热痛虽较前缓解，但反复发作。2010 年 1 月初右乳红肿热痛再次发作，经抗生素治疗效果欠佳，于 2 月 9 日在该院行右乳脓肿切开引流术，细胞学检查：可见大量浆细胞、淋巴细胞、中性粒细胞及少量多核巨细胞。术后予抗生素治疗及每日换药，但术口久不愈合，并溢脓，且局部肿块形成。遂来我科就诊。

症见：右乳疼痛，无发热，胁痛口苦，纳眠较差，大便干，小便黄。舌质红，苔黄微腻，脉弦。

查体：右乳头凹陷，可挤出少量白色粉刺样分泌物，味秽臭。右乳内上象限可及一质韧硬肿物约 3.6cm×2.5cm，红肿热痛。右乳晕内上缘原术口愈合不良，可见一大小约 1.0cm×1.5cm 不规则疮面，周边皮肤瘀黑，皮缘苍白水肿且内翻，原术口内可见水肿肉芽组织窨出。右腋下可及肿大淋巴结。

辅助检查：血常规：WBC $10.02×10^9$/L，NE $7.06×10^9$/L。双乳彩超：右乳内上片状混合回声区（3.6cm×2.1cm），考虑乳腺炎并脓肿形成；右腋下淋巴结反应性增大（1.4cm×0.8cm）。

西医诊断：浆细胞性乳腺炎。

中医诊断：粉刺性乳痈（溢液期、肿块期、脓肿期、窦道期四期并存）。

证型：肝经湿热。

治疗：内外合治，外治为主、内治为辅。

外治：患者平卧位，用土黄连液彻底清洗左乳头分泌物，常规消毒铺巾，右乳晕内上原术口为窦道口，银质球头探针探查，可及右乳晕内上方、上方、外上方窦道形成，右乳内上脓腔约 3.6cm×2.5cm。刮匙刮除右乳内上脓腔及各窦道内的水肿肉芽、坏死组织和瘀血约 35ml，送病理检查、细菌培养和结核菌培养，棉捻捻净。在银质球头探针导引下插入提脓药捻 4 条（右乳晕内上方 2 条，上方、外上方各 1 条），土黄连液纱布隔开皮肤与提脓药捻外露部分，加味金黄散水蜜外敷内上红肿处，弹力绷带"8"字包扎固定。每日换药 1 次。

内治：清肝透脓，利湿散结。

方药：透脓散合龙胆泻肝汤加减。

炮山甲 10g（先煎）	皂角刺 30g	漏芦 30g	蒲公英 15g
王不留行 15g	丝瓜络 15g	柴胡 10g	郁金 10g
青皮 15g	龙胆草 10g	车前草 15g	桔梗 10g

1 剂，日 1 剂，水煎 2 次，日服 2 次。

二诊：2010 年 3 月 2 日。

症见：右乳疼痛减轻，无发热，纳眠较差，胁痛口苦减轻，诉服中药后大便频，小便调。舌脉同前。

查体：右乳内上质韧硬肿物红肿热痛减轻，余同前。

外治：换药时以银质球头探针探查发现窦口处有一僵块，约

1.0cm×0.8cm，质韧硬。以刮匙刮除脓腔和窦道内脓腐约 10ml，棉捻捻净，继续沿窦道及脓腔内插入提脓药捻，土黄连液纱布隔开皮肤与提脓药捻外露部分，加味金黄散水蜜外敷内上肿块处，弹力绷带"8"字包扎固定。每日换药 1 次。

内治：患者大便频，上方去龙胆草，车前草；疮口局部有僵块，加浙贝母 15g、生牡蛎 30g（先煎）加强化痰软坚散结之功。2 剂，日 1 剂，水煎 2 次，日服 2 次。

三诊：2010 年 3 月 4 日。

症见：右乳无疼痛，无发热，纳眠可，二便调。舌红、苔薄黄脉弦。

查体：右乳内上肿块缩小，无红肿热痛。右乳脓腐明显减少；疮口边缘皮肤瘀黯，皮缘苍白水肿且内翻，无痛，为阴性皮瓣。原术口内见水肿肉芽组织胬出，黯红色，触之无痛。

辅助检查：血常规：WBC 8.9×10^9/L，NE 6.6×10^9/L。脓液培养未见细菌生长。病理报告：符合浆细胞性乳腺炎。

外治：由窦口探查，右乳内上窦口处僵块同前；乳晕后可探及一窦道，深约 2.0cm。右乳共可探及 5 条窦道。脓腔及各窦道内清除脓腐约 3ml。用手术剪刀剪除原术口胬出的水肿肉芽组织，使之成为血色鲜红、触之疼痛的阳性疮面，并用蚊式钳夹除疮口苍白水肿的皮缘，使之成为色红、出血鲜红、触之疼痛的阳性皮瓣。沿窦道插入 5 条土黄连纱条引流，土黄连液纱布湿敷，弹力绷带"8"字包扎固定。每日换药 1 次。

内治同前。

四诊：2010 年 3 月 9 日。

症见：右乳无疼痛，面色不华，神疲乏力，食少便溏，脘腹胀闷。舌质淡，苔白，脉细缓。

查体：右乳窦口未见明显脓腐；疮口边缘皮肤稍瘀黯，皮缘少许色白，内翻，无痛，右乳内上肿块消失。

证型：脾胃虚弱。

辅助检查：血常规正常。双乳彩超：右乳未见残留脓腔。

外治：右乳晕窦口内原僵块处刮匙刮出一坏死组织，约 1.0cm×0.8cm，后僵块消失；右乳脓腔及各窦道内未见明显脓腐，刮出少许瘀血约 1ml，棉捻捻净，以蚊式钳夹除疮口色白的皮缘，使之成为色红、出血、触之疼痛的阳性皮瓣，蝶形胶布牵拉收口，叠瓦式纱块、棉垫加压绷缚。每 3 日换药 1 次。

内治：健脾益气，生肌长肉。

方药：参苓白术散加减。

党参 20g	云茯苓 15g	炒白术 15g	怀山药 15g
炒白扁豆 20g	砂仁 10g（后下）	陈皮 10g	薏苡仁 30g
桔梗 10g	炒麦稻芽各 30g	生姜 3 片	大枣 3 枚

7 剂，日 1 剂，水煎 2 次，日服 2 次。

五诊：2010 年 3 月 16 日。

右乳脓腔、窦道及疮口愈合，无渗液，右乳晕周围腺体增厚。四子散药包热敷右乳晕周围腺体增厚处，每次 30 分钟，每日 2~3 次，连续 1 周，化痰散结，避免复发。

1 个月后复诊，右乳未及肿块及增厚腺体，右乳外形无变化、无明显瘢痕。结核菌培养报告：未见结核菌生长。予拔火罐治疗右乳头内陷，土黄连液清洗分泌物，每天 1 次，连续 20 天。嘱平时注意调理脾胃运化功能，自行牵拉右乳内陷乳头，清除分泌物，经常保持乳头清洁。每日做逍遥健乳功，注意饮食及生活起居调摄。

每半年复诊 1 次至今 3 年余无复发。

按语： 本例患者为先天性乳头凹陷伴有粉刺样分泌物，加之进食肥甘厚腻之品，致使乳络不通，气血郁滞，郁久化热，热胜肉腐成脓。经外院切开排脓，予抗生素治疗致使僵块形成，手术切口反复溃脓。患者就诊时右乳内上脓肿形成，考虑其原有术口不愈而成窦道，不宜火针重新取口，遂沿原乳晕窦口祛腐换药，加味金黄散水蜜外敷红肿处。原乳晕窦口并非脓腔最低位，探查脓腔、窦道范围及深度，并沿其走势方向插入多条提脓药捻，日日祛腐换药，以达彻底引流、祛尽脓腐之目的。同时辅以内治，予透脓散合龙胆泻肝汤加减，清肝透脓，利湿散结。脓腐明显减少后，不宜再继续插入提脓条，改放土黄连液纱条引流。原术口内胬出的黯红色、触之无痛的水肿肉芽组织，为炎性坏死组织，林老指出，此为顽腐，须祛除方能生新，故以手术剪刀剪除；并以蚊式钳夹除疮口苍白水肿且内翻的阴性皮缘，使之成为血色鲜红，触之疼痛的阳性疮面。如此才能腐祛肌生，促进新鲜上皮细胞从基底健康组织生长。待右乳脓腔、窦道无脓腐后，予以收口，同时配合健脾益气中药以扶正祛邪，助长新肉。患者半月余而愈，右乳外形无变化、无明显瘢痕。患者乳头内陷，分泌物排出不畅是本病发生和反复发作的原因，因此采用火罐拔吸出乳头分泌物，并用土黄连液清洗以消炎杀菌。平时注意调理脾胃运化功能，避免脾胃运化失司、痰瘀阻络。并加强运动，常做逍遥健乳功疏通经络，运行气血，平衡脏腑，燮理阴阳，预防复发。

（朱华宇 仉 玮 孙俊超 整理）

病案 6 复杂难治性浆细胞性乳腺炎案（3）

覃某，女，35 岁。

初诊日期：2008 年 11 月 4 日。

主诉：右乳肿物 4 个月伴破溃 3 个月。

病史：2008 年 7 月自检发现右乳肿块。1 个月后病情加重，伴发热，曾到当地医院就诊为乳腺炎，予抗生素治疗，但右乳逐渐出现多个大小不等的肿块，与皮肤粘连，双乳彩超提示脓肿形成，遂行微创切开引流术，细胞学检查提示大量浆细胞、淋巴细胞、中性粒细胞浸润。术后定期换药，右乳稍好转，但切口始终难愈，并形成多条窦道，其后又反复发生右乳肿痛、溃脓，出现乳房变形。因窦道经久不愈，行局部病灶切除，切口依然难愈，当地医生建议患者右乳全乳切除，患者不同意，遂先后转诊湖南、北京、上海多家三甲大医院，病情均未好转，反而加剧，遂至我科就诊。

症见：右乳红肿热痛，破溃流脓，无发热，胁痛，口苦咽干，大便干结，2～3 日一行，纳眠差，小便黄。舌质红，苔黄腻，脉弦有力。

查体：双乳不对称，右乳变形，僵硬，右乳头先天性内陷，见白色粉刺样分泌物。右乳触及多个大小不等肿块，皮肤紫黯红肿，肤温升高，右乳上方、外上见手术切口，破溃流脓。

辅助检查：血常规正常。双乳彩超：右乳内多个混合回声区，考虑炎症伴脓肿形成。

西医诊断：浆细胞性乳腺炎。

中医诊断：粉刺性乳痈（溢液期、肿块期、脓肿期、瘘管期四期并存）。

证型：肝经湿热。

治法：内外合治，外治为主、内治为辅。

外治：行火针洞式烙口引流术：患者平卧位，用土黄连液彻底清洗右乳头分泌物，常规消毒铺巾，选右乳下方脓肿波动明显并可辐射至多个脓腔引流的低垂位，避开乳晕为穿刺点，局麻后行火针洞式烙口术，引出黄色稠厚脓液约 50ml，送细菌培养和结核菌培养。银质球头探针探及右乳外上、内上、内侧、内下、下方共 5 条窦道，刮匙刮除脓腐约 20ml，棉捻捻净，分别插入提脓药捻各 1 条。右乳上方、外上原手术切口破溃处探针均探及切口后方约 2.0cm×1.5cm 脓腔，用刮匙刮除脓腐（坏死组织、水肿肉芽及瘀血）约 4ml。棉捻捻净，分别插入提脓药捻各 1 条。土黄连液纱块湿敷，包扎固定。刮除的脓腐送病理检查。每日换药 1 次。

内治：清肝透脓，利湿散结。

方药：透脓散合龙胆泻肝汤加减。

炮山甲 10g（先煎）　　　皂角刺 30g　　　　漏芦 30g　　　　蒲公英 15g

| 王不留行 15g | 丝瓜络 15g | 柴胡 10g | 郁金 10g |
| 青皮 15g | 龙胆草 10g | 车前草 15g | 桔梗 10g |

3 剂，日 1 剂，水煎 2 次，日服 2 次。

二诊：2008 年 11 月 7 日。

症见：右乳疼痛减轻，胁痛和口苦咽干明显减轻，纳眠较前改善，二便调。舌质红，苔薄黄，脉弦。

查体：右乳肿块同前，皮肤紫黯，红肿热痛较前明显减轻，引流口可见少量脓液。提脓药捻脓稠抱袋。

辅助检查：病理报告：符合浆细胞性乳腺炎。细菌培养未见细菌生长。

外治：提脓药捻已打开所有脓腔，以刮匙刮除脓腐约 30ml，棉捻捻净，以银质球头探针引导下继续插入多条提脓药捻引流，土黄连液纱布隔开皮肤与提脓药捻外露部分，土黄连液纱布湿敷，包扎。每日换药 1 次。

内治：患者肝经湿热症状明显减轻，上方去龙胆草、车前草，加浙贝母 15g、山慈菇 15g 加强化痰散结之力。7 剂，日 1 剂，水煎 2 次，日服 2 次。

三诊：2008 年 11 月 14 日。

症见：右乳无疼痛，口淡乏味，胸闷不饥，身重，眠差，二便调。舌质淡，舌白腻而厚，脉弦细而濡。

查体：右乳无红肿热痛，右乳上方及外上原手术切口皮肤瘀黯，皮缘苍白水肿，内翻，无痛，为阴性皮瓣。右乳下方引流口肉芽红活。

证型：脾虚湿浊中阻。

外治：右乳脓腔及窦道未见脓腐。用蚊式钳夹除右乳上方、外上原手术切口苍白水肿的皮缘，使之成为色红、触之则痛、血色鲜红的"阳性皮瓣"。予蝶形胶布牵拉各疮口以收口，叠瓦式纱块、棉垫加压绷缚。每 3 天换药 1 次。

内治：健脾益气，清利湿浊。

方药：参苓白术散合三仁汤加减。

党参 15g	白术 15g	云茯苓 15g	怀山药 15g
炒白扁豆 20g	砂仁 10g（后下）	薏苡仁 30g	白蔻仁 15g
北杏仁 15g	厚朴 15g	枳壳 15g	麦稻芽各 30g

6 剂，日 1 剂，水煎 2 次，日服 2 次。

四诊：2008 年 11 月 20 日。

症见：右乳无不适，无胸闷不饥和身重，纳眠可，二便调。舌淡红，厚腻苔已退，舌苔薄白，脉细。

查体：右乳皮肤紫黯较前减轻，无红肿热痛，腺体稍僵硬，右乳脓腔、窦道、疮口均愈合。

外治：予四子散药包热敷右乳，每次 30 分钟，每日 2～3 次，连续 2 周。每日练逍遥健乳功。

2008 年 12 月 22 日复诊，右乳皮肤色正常，柔软，未及肿块。复查双乳彩超未见脓腔及窦道。结核菌培养报告：未见结核菌生长。复杂难治性浆细胞性乳腺炎告愈，且乳房未见变形和明显瘢痕。予拔火罐治疗左乳头内陷，土黄连液清洗分泌物，每天 1 次，连续 20 天。嘱平时注意调理脾胃运化功能，自行牵拉左乳内陷乳头，清除分泌物，经常保持乳头清洁。每日做逍遥健乳功，注意饮食及生活起居调摄。

每半年复诊 1 次，至今 4 年余无复发。

按语： 患者右乳为先天性乳头内陷，导致分泌物积聚，导管扩张而引起本病。乳管内积聚物分解，其分解产物的化学刺激引起导管周围组织炎症浸润及纤维增生，形成肿块。现代医学对其治疗以手术为主，常使用抗生素，使乳房僵硬、溃口难敛。林老治疗该病经验丰富，提出"乳房以通为用，以堵为逆，以塞为因"。患者行多次手术切开引流，以期治愈，但是炎症坏死组织未尽去，乳络不通畅、堵塞仍存在，"腐不去，肌不生"，故多家医院求治，病情反复不愈，痛苦异常。此为祛腐不彻底，则成"养痈遗患"之弊，意即"失治误治、闭门留寇、后患无穷"。所以林老反复强调：此类疾病治疗尤需引流通畅、祛腐彻底；但即使收口，也易复发，故林老指出愈后调护非常重要，必须继续消散炎性僵块。若僵块无红热，用四子散药包热敷化痰散结；僵块如出现红热，外敷加味金黄散水蜜清热解毒。明辨阴阳，四子散药包与加味金黄散水蜜交替使用，以达僵块消散，消除隐患之功。同时用火罐拔吸出乳头分泌物，土黄连液清洗，平时注意调理脾胃运化功能，常练逍遥健乳功以疏通经络，运行气血，平衡脏腑，饮食宜忌，定期复查，多法并举，方可避免复发。

（朱华宇　仉　玮　整理）

病案 7　双乳难治性浆细胞性乳腺炎案

黄某，女，28 岁。

初诊时间：2011 年 2 月 16 日。

主诉：左乳反复肿痛溃破近 8 年，右乳反复肿痛破溃 7 个月余。

病史：患者左乳浆细胞性乳腺炎近 8 年，曾就诊于广州及周边地市的多家医院，曾行切开引流及抗生素治疗，病情反复，有时 1 年复发 2～3 次，最长 2 年复发 1 次。

7 个月前发现右乳肿物，大小约 3.0cm×4.0cm，伴疼痛，于当地医院抗感染治疗后，未见明显好转，遂于 2010 年 12 月 21 日于外院住院，行右乳脓肿"微创"切开引流术，细胞学检查提示浆细胞大量浸润，未见癌细胞。术后予抗生素治疗、引流、每日清创换药处理后出院。但病情反复，术口迁延不愈。10天前右乳肿胀疼痛加剧，难以忍受，坐卧不安，至外院就诊，行右乳上方肿物穿刺抽出黄色脓性液体约29ml。

6天前左乳头下方肿物自行溃破流脓，右乳肿胀疼痛，但皮肤无红热，遂至该院复诊。双乳彩超：双乳内不均质回声区（左乳头内下2.8cm×0.8cm×2.8cm，右乳外上8.0cm×2.5cm×7.7cm，右侧可见液性流动，均可见较丰富血流信号），考虑乳腺炎并脓肿形成；双腋下淋巴结增大。穿刺左乳肿物可见黄色脓液，遂予氨苄西林冲洗，疗效不佳，辗转至我科就诊。

症见：双乳疼痛，右乳红肿热痛明显，平素性格内向，精神抑郁，常叹息，胁痛胸闷，口苦咽干，纳眠差，小便偏黄，大便干结，2天一行。舌质红，苔黄腻，脉弦有力。

查体：双乳头先天性内陷，可见少量白色粉刺样分泌物；左乳头下方偏内侧肿物，大小约2.8cm×3.0cm，潮红，溃破，可见少量脓性分泌物；右乳肿胀，压痛，潮红，上方偏外侧肿物，大小约9.0cm×7.0cm，波动感。

辅助检查：血常规正常。双乳彩超：右乳头后方及外上无回声区，周边见较丰富血流信号，考虑脓肿可能；左乳内下象限稍低回声区，内及周边见点状血流信号，提示炎性病灶可能（未见明显液化）。双腋下淋巴结增大。

西医诊断：双乳浆细胞性乳腺炎。

中医诊断：粉刺性乳痈（右乳成脓期、左乳瘘管期）。

证型：肝经湿热。

治疗：内外合治，外治为主、内治为辅。

外治：患者平卧位，用土黄连液彻底清洗双乳头分泌物，常规消毒，局麻下行右乳肿物粗针穿刺抽脓，抽出96ml脓血性液体，肿物明显缩小，乳房变扁平，予加压包扎。左乳晕下方溃口，银质球头探针探查，溃口向乳头方向形成瘘管，且瘘管壁较厚，刮匙刮出脓腐约15ml，棉捻捻净，由溃口向乳头中央孔方向贯穿提脓药捻，提脓药捻无药粉一头在乳头中央孔处，有药粉一端置于溃口，土黄连液纱布湿敷，弹力绷带"8"字包扎固定。右乳穿刺液送细胞学检查，左乳瘘管刮除物送病理检查，双侧均送细菌培养和结核菌培养。每日换药1次。

内治：清肝透脓，利湿散结。

方药：透脓散合龙胆泻肝汤加减。

炮山甲 10g（先煎）	皂角刺 30g	漏芦 30g	蒲公英 15g
王不留行 15g	丝瓜络 15g	柴胡 10g	郁金 10g

青皮 15g 　　　　　　龙胆草 10g 　　　车前草 15g 　　　桔梗 10g

2 剂，日 1 剂，水煎 2 次，日服 2 次。

二诊：2011 年 2 月 18 日。

症见：双乳疼痛明显减轻，胁痛胸闷和口苦咽干减轻，纳眠稍改善，大便稍干，每日 1 行，小便调。舌质红，苔薄黄，脉弦。

查体：右乳上方肿物较前明显缩小，左乳晕下方溃口少量脓液。

外治：右乳上方肿物抽出黯红色脓血液 9ml，继续加压包扎。左乳瘘管用刮匙刮出少量脓腐约 1ml，棉捻捻净，继续由溃口向乳头中央孔方向贯穿提脓药捻引流，土黄连液纱布湿敷，包扎。每日换药 1 次。

内治：患者肝经湿热症状减轻，上方去龙胆草、车前草，加白术 30g、枳实 15g，7 剂，日 1 剂，水煎 2 次，日服 2 次。

三诊：2011 年 2 月 25 日。

症见：双乳无疼痛，面色萎黄，神疲乏力，食少便溏，胸脘满闷，口渴，二便调。舌淡红，苔黄腻，脉滑。

查体：右乳上方肿物消失，双乳无红肿热痛，左乳瘘管少量淡红色分泌物。

辅助检查：左乳病理报告：符合浆细胞性乳腺炎。右乳穿刺液细胞学检查见大量浆细胞及中性粒细胞。细菌培养均未见细菌生长。

证型：脾虚湿热内蕴。

外治：左乳瘘管棉捻捻净分泌物后，予土黄连液纱条贯穿瘘口与乳头中央孔引流，包扎。每日换药 1 次。

内治：健脾益气，清热利湿。

方药：四君子汤合茵陈蒿汤加减。

党参 10g 　　　　云茯苓 15g 　　　白术 15g 　　　怀山药 15g

桔梗 10g 　　　　山栀子 15g 　　　绵茵陈 15g 　　　神曲 15g

鸡内金 15g 　　　灯心草 3 扎 　　　桔梗 10g 　　　麦稻芽各 30g

3 剂，日 1 剂，水煎 2 次，日服 2 次。

四诊：2011 年 2 月 28 日。

症见：双乳无不适，纳较前好转，仍胸脘满闷，便溏，无口渴。舌质淡，黄腻舌苔退为白腻舌苔，脉细缓。

查体：双乳无红肿热痛。双乳未及肿物，左乳瘘管未见脓腐，瘘口皮肤瘀黯，皮缘苍白水肿，内翻，无痛，为阴性皮瓣。

证型：脾虚湿困。

外治：以蚊式钳夹除瘘口苍白水肿的皮缘，使之成为色红、触之疼痛、血色鲜红的阳性皮瓣。蝶形胶布牵拉收口，垫棉配合纱块叠瓦样加压包扎。

每 3 日换药 1 次。

内治：健脾益气，燥湿和胃。

方药：参苓白术散合平胃散加减。

党参 15g	云茯苓 15g	炒白术 15g	苍术 15g
炒白扁豆 20g	陈皮 15g	怀山药 15g	炒麦稻芽各 15g
砂仁 10g（后下）	薏苡仁 30g	桔梗 10g	厚朴 15g
生姜 3 片			

7 剂，日 1 剂，水煎 2 次，日服 2 次。

患者 1 周后复诊，双乳无不适，左乳瘘管、瘘口已愈合。

六诊：2011 年 3 月 18 日。

病史：患者左乳瘘管愈合后未再复发。右乳再次肿胀疼痛 3 天，溃破流脓 1 天。

症见：右乳红肿热痛，左乳无不适，无发热，面稍黄，胁痛，口苦咽干，纳眠差，小便黄，大便尚调。舌质红，苔黄腻，脉滑。

查体：双乳头内陷，可见少量白色粉刺样分泌物。右乳红肿热痛，内下及外下方分别见一溃口，少许脓液。左乳头下方原瘘口愈合良好，未及肿物。

辅助检查：双乳彩超：右乳片状不均质回声区（内下象限 3.4cm×0.6cm，外下象限 2.6cm×0.8cm，外上象限 4.8cm×1.2cm，内上象限 3.7cm×1.0cm，内均见较丰富血流信号），考虑炎性病变（内下、外下及外上象限并脓肿形成）可能，右腋下淋巴结增大。血常规正常。

西医诊断：右乳浆细胞性乳腺炎。

中医诊断：粉刺性乳痈（成脓期）。

证型：肝胆湿热。

治疗：内外合治，外治为主、内治为辅。

外治：以银质球头探针探查，右乳内下、外下脓腔深达乳房后间隙，用探针自外下溃口探穿外上脓腔，沿两溃口以刮匙刮出脓腐约 55ml，棉捻反复捻净，放置提脓药捻 3 条（内下、外下、外上）。土黄连液纱块湿敷，包扎。

内治：清肝透脓，利湿退黄。

方药：透脓散合茵陈蒿汤加减。

炮山甲 10g（先煎）	皂角刺 30g	漏芦 30g	蒲公英 15g
王不留行 15g	丝瓜络 15g	柴胡 10g	郁金 10g
青皮 15g	山栀子 15g	绵茵陈 15g	桔梗 10g

日 1 剂，水煎 2 次，日服 2 次。

嘱患者每日门诊祛腐换药，但因家住外地来回奔波不利于患者康复，故于 2011 年 3 月 18 日住院，继续换药治疗。

住院后治疗：

外治：以刮匙、棉捻清除脓腐，提脓药捻引流，土黄连液纱块湿敷；待脓腐尽去后，疮面为阳性皮瓣，叠瓦式纱块、棉垫加压，蝶形胶布牵拉收口。

内治：

（1）祛腐引流期间，中药汤剂遵门诊处方随证加减。患者服上方 6 日后，肝胆湿热症状减轻，上方去山栀子、绵茵陈，加白术 15g、麦稻芽各 30g 健脾渗湿，升清降浊。

（2）收口时患者神疲乏力，脘腹胀闷，面色无华，纳稍差，眠可，二便调。舌质淡，苔白，脉细缓。以健脾益气，生肌长肉，参苓白术散加减：

党参 15g	云茯苓 15g	白术 15g	炒白扁豆 20g
怀山药 15g	莲子 15g	薏苡仁 30g	砂仁 10g（后下）
陈皮 10g	桔梗 10g	麦稻芽各 15g	生姜 5 片
红枣 5 个			

日 1 剂，水煎 2 次，日服 2 次。

入院 2 周后，患者双乳无不适，右乳脓腔、溃口愈合，双乳无肿块，复查彩超提示双乳未见残留脓腔。结核菌培养报告：未见结核菌生长。患者双乳难治性浆细胞性乳腺炎告愈出院，双乳外形无变化、无明显瘢痕。予拔火罐治疗双乳头内陷，土黄连液清洗分泌物，每天 1 次，连续 20 天。嘱平时注意调理脾胃功能，自行牵拉左乳内陷乳头，清除分泌物，经常保持乳头清洁。每日做逍遥健乳功，注意饮食及生活起居调摄。

每半年复诊 1 次，至今 2 年余无复发。

按语： 患者双乳头先天性内陷，平素性格内向，精神抑郁，肝郁气滞，营血不从，导致气血瘀滞，郁于乳络，凝聚成块，发为本病。初期患乳为肿块期，因治疗不当，郁久化热，致乳房肿块红肿疼痛，蒸酿肉腐而成脓肿，脓成后排脓不畅，顽腐残留，致病情缠绵达 8 年之久，多家医院求治，病情反复，沉疴顽疾，痛苦异常，在外院近 2 个月的连续治疗过程中，病情仍然不见减轻反加剧，由此可见浆细胞性乳腺炎之复杂性、难治性、易复发性的特点。患者久病体虚，病情复杂难治，但只要把握时机，掌握治疗原则，亦多能获取良效：脓未成熟时，以消为贵；脓已成熟时，宜尽早排脓，通畅引流，以通为用；若多期并存，治宜多法并举；祛腐必须彻底，祛腐才能生新；明辨阴阳，收口重在腐去肌生；虚邪并存，养正积自消等。另外值得指出的是，此例患者在外治时，探查发现左乳溃口向乳头中央孔方向形成瘘管，且瘘管壁较厚，故林老用提脓药捻代替拖线引流以加强提脓祛腐之力。

在插入提脓药捻时，需注意无药粉一端留置在乳头中央处，有药粉一端在溃口，以避免腐蚀乳头。这与药线拖线引流有异曲同工之效。

内治方面，因肝经郁热，日久化火熏蒸，就诊时患者表现为一派肝经湿热之象，林老予透脓散合龙胆泻肝汤加减治疗，清肝透脓，利湿散结。内外合治2日后，患者肝火得平，湿热渐退，故去龙胆草、车前草，患者大便干，加白术、枳实运脾行气，润肠通便。因湿热缠绵，易反复，且久病体虚，7日后收口时患者出现脾虚湿热内蕴之证，予四君子汤合茵陈蒿汤加减，健脾益气，清热利湿。患者食少、胸脘满闷，加神曲、鸡内金消食和胃。3日后湿热缠绵渐退，逆转为脾虚湿困之证，予参苓白术散合平胃散加减，健脾益气，燥湿和胃。3月18日患者右乳复红肿热痛复诊，此时患者除出现胁痛，口苦咽干，舌质红，苔黄腻，脉滑症状外，还合并面黄、小便黄，为肝胆湿热之证，故林老予透脓散合茵陈蒿汤加减，清肝透脓，利湿退黄。由此可见，林老遣方用药，总以辨病为本，辨证为用，病证结合，随症加减，故临床每获良效。

（朱华宇　仇　玮　整理）

第五节　肉芽肿性乳腺炎医案

病案1　肉芽肿性乳腺炎多发窦道早期收口案

黄某，女，30岁。

初诊日期：2011年1月5日。

主诉：左乳肿物伴疼痛3个月余。

病史：患者于2010年10月发现左乳肿物，大小约5.0cm×5.0cm，质硬，疼痛，无乳头溢液，热敷后肿物变软。2010年10月3日于外院就诊考虑乳腺炎，口服抗生素治疗，肿物未见缩小。2010年12月外院行肿物穿刺病理学检查：左乳肉芽肿性小叶性乳腺炎。于外院反复诊治不愈反加重，遂至我科就诊。

患者2005年产后曾患左乳急性乳腺炎，哺乳11个月余。否认结核病史，否认服用避孕药，否认家族乳腺癌病史。

症见：左乳疼痛，无发热，纳眠差，胸闷胁痛，口苦咽干，大便干结，2日一行，小便调。舌质红，苔黄腻，脉弦有力。

查体：左侧全乳肿胀疼痛，不可触碰，硬韧，皮肤潮红，左乳晕旁2个溃口（外侧、上方），皮肤瘀黑内卷。

辅助检查：2011年1月4日血常规：WBC 8.49×10^9/L，NE 6.09×10^9/L。

双乳彩超：左乳头上方大片低回声区（边界欠清，内回声欠均匀，前后径约1.4cm，仅深部见小片状无回声区，范围约1.5cm×0.9cm，CDFI：低回声区周边见丰富血流信号），其深部可见多处小范围液化区，双腋下淋巴结增大，左侧较明显。考虑肉芽肿性乳腺炎性可能。

西医诊断：左乳肉芽肿性乳腺炎。

中医诊断：乳痈（窦道期）。

证型：肝经湿热。

治疗：内外合治，外治为主、内治为辅。

外治：先用银质球头探针沿溃口探查，探及多个窦道，以刮匙刮除窦道内的坏死组织、水肿肉芽及瘀血等脓腐约60ml，棉捻反复捻净，于2个溃口内分别放置提脓药捻引流（上方2条，外侧3条，左乳晕下1条），土黄连液纱布隔开皮肤与提脓药捻外露部分，加味金黄散水蜜外敷红肿处，弹力绷带"8"字包扎固定。同时取刮出物送病理检查、细菌培养和结核菌培养。每日换药1次。

内治：清肝透脓，利湿散结。

方药：透脓散合龙胆泻肝汤加减。

炮山甲 10g（先煎）	皂角刺 30g	漏芦 30g	蒲公英 15g
王不留行 15g	丝瓜络 15g	柴胡 10g	郁金 10g
青皮 15g	龙胆草 10g	绵茵陈 15g	桔梗 10g

2剂，日1剂，水煎2次，日服2次。

二诊：2011年1月7日。

症见：左乳疼痛明显减轻，面色萎黄无华，纳差，胸闷胁痛和口苦咽干明显缓解，眠可，大便稍干，每日1行。舌质红，苔黄腻，脉滑。

查体：左乳红肿明显减退，肤温正常。余同前。

证型：脾虚湿热内蕴。

治疗：内外合治，外治为主、内治为辅。

外治：左乳外侧3条窦道无明显脓腐，予叠瓦式纱块加压收口。余窦道刮匙刮出约20ml脓腐，棉捻反复捻净，继续放置提脓药捻引流，土黄连液纱布湿敷，包扎。

内治：健脾益气，清热利湿。

方药：四君子汤合茵陈蒿汤加减。

党参 10g	云茯苓 15g	怀山药 15g	白术 30g
枳实 15g	桔梗 10g	山栀子 15g	绵茵陈 15g
鸡内金 15g	神曲 15g	桔梗 10g	麦稻芽各 30g

3剂，日1剂，水煎2次，日服2次。

三诊：2011 年 1 月 10 日。

症见：左乳无疼痛，面色萎黄，食少，胸脘满闷，眠可，二便调。舌质淡，苔白，脉细缓。

查体：左乳无红肿热痛。左乳外侧窦道基本愈合；上方 2 条窦道脓腐已尽，左乳晕下 1 条窦道可见少量脓腐。

辅助检查：病理报告：符合肉芽肿性小叶性乳腺炎。细菌培养未见细菌生长。

证型：脾胃虚弱。

治疗：内外合治，外治为主、内治为辅。

外治：左乳上方窦道予叠瓦式纱块加压收口；左乳晕下窦道以刮匙和棉捻排除少量脓腐，约 1ml，土黄连液纱布湿敷，叠瓦式纱块加压收口。每 3 天换药 1 次。

内治：健脾益气，生肌长肉。

方药：参苓白术散加减。

党参 15g	云茯苓 15g	白术 15g	炒白扁豆 20g
怀山药 15g	神曲 15g	鸡内金 15g	莲子 15g
薏苡仁 30g	砂仁 10g（后下）	陈皮 10g	桔梗 10g
生姜 5 片	红枣 5 个		

3 剂，日 1 剂，水煎 2 次，日服 2 次。

四诊：2011 年 1 月 13 日。

症见：左乳无疼痛，纳眠可，二便调，舌淡红，苔薄白，脉细。

查体：左乳无红肿热痛。左乳上方及外侧触之有僵块。各窦道及脓腔愈合可。两个溃口皮肤瘀黯，皮缘苍白水肿，内翻，无痛，为阴性皮瓣。

外治：以蚊式钳夹除两溃口苍白水肿的皮缘，使之成为色红、触之疼痛、血色鲜红的阳性皮瓣。在左乳上方、外侧及左乳晕继续以叠瓦式纱块及棉垫加压，溃口蝶形胶布牵拉收口，加压包扎。每 3 天换药 1 次。

内治：守前方，5 剂，日 1 剂，水煎 2 次，日服 2 次。

五诊：2011 年 1 月 18 日。

症见：左乳无不适，纳眠可，二便调。舌质淡，苔薄白，脉细。

查体：左乳上方及外侧僵块无红肿热痛；左乳窦道、溃口均已愈合。

辅助检查：复查双乳彩超未见脓腔及窦道。

治疗：予四子散药包热敷左乳僵块，每次 30 分钟，每日 2~3 次，连续 2 周。每日做逍遥健乳功，每天 1~2 次。

1 个月后复诊，患者双乳无不适，左乳僵块消失，左乳外形保持优良，且无明显瘢痕，结核菌培养报告：未见结核菌生长。患者及家属十分满意。

嘱平时注意调理脾胃运化功能，每日做逍遥健乳功，注意饮食及生活起居调摄。每3个月电话随访1次，随访至今2年余未见复发。

按语：现代医学认为肉芽肿性乳腺炎治疗效果欠佳，且尚无公认的有效治疗手段。由于本病易被误诊以至失治，难治易复发，且病程冗长，易对患者生理、心理上造成极大伤害。林老认为根据其发病初期以结节或肿块为主，中期肉腐成脓，后期破溃流脓渐成瘘管或窦道的临床特点，可将其归属于"乳痈"的范畴。林老在多年的临床实践中，按照该病发展过程进行分期论治。林老认为，肉芽肿性乳腺炎与浆细胞性乳腺炎，病虽不同，证却同一，根据中医学"异病同治"的治疗原则，两者病机相似，治法可参。采用"祛腐生肌"综合外治，辅以内治之法，收到了良好的效果。尤其是清创干净后，见好就收，不仅可以减轻患者生理心理上的负担，且临床实践证明，早期收口，痛苦少，愈合快、复发少。该患者存在6个窦道，"远近高低各不同"，疮面转阳，愈合时机当有先后，故部分窦道先收口，余者可陆续收口，以达尽快治愈目的。此案从治疗第3天即开始陆续收口，至全部窦道、溃口愈合共12天。左乳僵块予四子散药包热敷以化痰散结，避免复发。平时注意调理脾胃运化功能，常练逍遥健乳功以疏通经络，运行气血，平衡脏腑，纠正机体超敏状态，注意饮食宜忌。随访至今2年余未见复发，且乳腺外形保持优良，无明显瘢痕，疗效显著。

（朱华宇　仇　玮　整理）

病案2　肉芽肿性乳腺炎脓肿案

胡某，女，36岁。

初诊日期：2011年3月2日。

主诉：左乳肿物伴疼痛7个月余。

病史：2010年8月发现左乳肿块，伴疼痛，于外院就诊，诊断为"乳腺炎"，经抗生素、抗结核及中药治疗无效，后于11月29日在外院手术切开排脓治疗，病理示：左乳腺肉芽肿性小叶性乳腺炎。予清创换药，病情稍好转，但肿块反复发作，缠绵不愈。遂至我科就诊。患者已婚育，26岁初产，生育2胎，第二胎哺乳1年余，停止哺乳3年余。

症见：左乳疼痛，无发热恶寒，口干口苦，胁痛，纳眠差，大便干，2日一行。舌质红，苔黄腻，脉弦有力。

查体：左乳头Ⅱ度内陷，左乳外上放射状手术瘢痕，左乳外上及内上肿块，约3.5cm×1.5cm、2.2cm×1.5cm，质韧，肤温升高，潮红，压痛，局部按之应指，稍波动感。

辅助检查：血常规：WBC $6.11 \times 10^9/L$，NE $3.03 \times 10^9/L$。双乳彩超：双

乳头下导管扩张，左乳腺条带状低无回声区（外上象限 3.4cm×1.2cm，内上象限 2.2cm×1.2cm，边界欠清，内回声欠均匀，探头加压见点絮状流动，CDFI：周边见点状血流信号），考虑肉芽肿性乳腺炎并部分液化可能。左腋下淋巴结反应性增大。

西医诊断：左乳肉芽肿性乳腺炎。

中医诊断：乳痈（脓肿期）。

证型：肝经湿热。

治疗：内外合治。

外治：加味金黄散水蜜外敷左乳红肿处，每日 1 次，每次 6~8 小时。

内治：清肝透脓，利湿散结。

方药：透脓散合龙胆泻肝汤加减。

炮山甲 10g（先煎）	皂角刺 30g	漏芦 30g	蒲公英 15g
王不留行 15g	丝瓜络 15g	柴胡 10g	郁金 10g
青皮 15g	龙胆草 10g	车前草 15g	桔梗 10g

2 剂，日 1 剂，水煎 2 次，日服 2 次。

二诊：2011 年 3 月 4 日。

症见：左乳仍疼痛，无发热，无口干口苦和胁痛，纳眠稍改善，大便调，每日一行。舌质红，苔薄黄，脉弦。

查体：左乳内上、外上红肿热痛，肿块仍质韧，局部波动感较前明显。血常规正常。

外治：常规消毒后于波动明显处粗针穿刺抽脓：左乳外上抽出 0.5ml 稠厚脓血液，左乳内上抽出 1.5ml 稠厚脓血液。脓液送细菌培养和结核菌培养。加味金黄散水蜜外敷。

内治：患者肝经湿热症状减轻，上方去龙胆草、车前草，加路路通 10g、生牡蛎 30g（先煎）。3 剂，日 1 剂，水煎 2 次，日服 2 次。

三诊：2011 年 3 月 7 日。

症见：左乳疼痛，无发热，纳眠尚可，二便调。舌质红，苔薄黄，脉弦。

查体：左乳内上、外上红肿热痛，肿物变软，局部皮肤红肿、光亮，按之明显应指，波动感明显。

辅助检查：血常规正常。脓液细菌培养未见细菌生长。

治疗：内外合治，外治为主，内治为辅。

外治：常规消毒，局麻后在内上、外上脓肿低垂位处用手术尖刀垂直向下切入脓腔，切开皮肤 0.3cm 为引流口，以银质球头探针探查，探及左乳外上及内上脓腔大小约 3.5cm×1.5cm、2.5cm×1.5cm，以及 7 条窦道（左乳内上 4 条，左乳外上 3 条），最深者位于左乳内上方，约 17cm，刮匙刮出脓腐

（主要为脓液、坏死组织和瘀血）约 50ml，送病理检查，棉捻反复捻净。探针引导下于各窦道内分别插入提脓药捻，共 7 条，土黄连液纱布隔开皮肤与提脓药捻外露部分，加味金黄散水蜜外敷红肿处，弹力绷带"8"字包扎固定。每日换药 1 次。

内治：守上方，5 剂，日 1 剂，水煎 2 次，日服 2 次。

四诊：2011 年 3 月 12 日。

症见：左乳稍隐痛，神疲乏力，面色萎黄少华，纳差，眠尚可，二便调。舌质淡，苔白，脉细缓。

查体：左乳无明显红肿，局部肤温正常。左乳窦道及脓腔脓腐明显减少，质稀薄。疮口皮肤瘀黯，皮缘苍白水肿，内翻，无痛，为阴性皮瓣。

辅助检查：血常规：WBC 6.20×10^9/L，NE 3.62×10^9/L。病理报告：符合肉芽肿性小叶性乳腺炎。

证型：脾胃虚弱。

外治：刮匙搔刮各窦道和脓腔，未见脓腐，棉捻捻净少许瘀血。以蚊式钳夹除疮口苍白水肿的皮缘，使之成为色红、触之疼痛、血色鲜红的阳性皮瓣。蝶形胶布牵拉疮口，土黄连液纱布湿敷，叠瓦式纱块、棉垫加压绑缚包扎收口。每 3 天换药 1 次。

内治：健脾益气，生肌长肉。

方药：参苓白术散加减。

党参 15g	云茯苓 15g	白术 15g	炒白扁豆 20g
怀山药 15g	神曲 15g	鸡内金 15g	莲子 15g
薏苡仁 30g	砂仁 10g（后下）	陈皮 10g	桔梗 10g
生姜 5 片	红枣 5 个		

6 剂，日 1 剂，水煎 2 次，日服 2 次。

五诊：2011 年 3 月 18 日。

症见：左乳无疼痛，神疲乏力减轻，面色萎黄，纳眠尚可，二便调。舌淡红，苔薄白，脉细。

查体：左乳无红肿热痛。左乳内上疮口少许黯红色渗液，疮口皮瓣肉芽红活。以银质球头探针探查，左乳内上最深窦道缩短为 14cm，左乳内上有深浅两个层面脓腔，上下互不相通，类似"复式"楼层结构。左乳外上疮口明显缩小，无渗液，左乳外上脓腔及各窦道渐愈。

外治：左乳内上沿引流口用探针捅穿深层脓腔，使深浅两层相通。刮匙刮出水肿肉芽组织约 10ml，棉捻反复捻净，土黄连液纱布湿敷，再次叠瓦式纱块、棉垫加压绑缚包扎收口。每 3 天换药 1 次。

内治：守上方，6 剂，日 1 剂，水煎 2 次，日服 2 次。

六诊：2011 年 3 月 24 日。

症见：左乳无不适，纳眠可，二便调。舌淡红，苔薄白，脉细。

查体：左乳无红肿热痛，未及僵块形成，左乳各窦道及脓腔、疮口均愈合，无渗液。

辅助检查：复查双乳彩超未见脓腔及窦道。

2 周后复诊，患者左乳无不适，未及僵块形成，左乳外形保持优良，且无明显瘢痕。结核菌培养报告：未见结核菌生长。3 个月后患者左乳内上出现 1 个皮下小脓肿，色黯红，予粗针穿刺抽脓，抽出约 0.5ml 黯红色脓血液后脓肿消失，外敷加味金黄散水蜜 2 天后告愈。嘱平时注意调理脾胃运化功能，每日做逍遥健乳功，注意饮食及生活起居调摄。

以后每 3 个月复诊 1 次，至今 2 年余未见复发。

按语：患者在外院行手术、抗生素、抗结核及中医药治疗 7 个月余，肿块反复发作，缠绵不愈。到我院就诊时左乳肿块疼痛，波动感不明显，双乳彩超提示局部液化，但此时脓未熟，不宜过早切开引流。外治以加味金黄散水蜜外敷；患者肝经湿热症状明显，内治以"清肝透脓，利湿散结"为法，予透脓散合龙胆泻肝汤加减治疗。2 日后，患者肝火得平，湿热渐退，故去龙胆草、车前草，患者左乳肿块仍质韧，加路路通、生牡蛎（先煎）以加强行气通络、软坚散结之力。5 天后左乳脓始熟，遂行手术尖刀垂直向下切入脓腔，切开皮肤 0.3cm 为引流口，以刮匙、棉捻彻底清除顽腐，提脓药捻祛腐引流。内外合治，5 天后收口。收口 5 天后换药时又发现左乳内上新发酷似"复式"楼层结构的脓腔，故再次祛腐清创后，二次收口。从切开引流到脓腔、窦道完全愈合 18 天，且无僵块形成，左乳外形保持优良，无明显瘢痕。

此患者病程缠绵，病情复杂，治疗过程中，体现了林老对乳腺炎的基本治则：脓未成熟时，以消为贵；脓已成熟时，宜尽早排脓，通畅引流，以通为用；祛腐必须彻底，祛腐才能生新，"长肉不留邪，祛邪不伤正"；把握邪祛见好就收的原则，尽早收口，缩短疗程，减轻患者痛楚；后期健脾益气，扶正为要。因肉芽肿性乳腺炎为免疫性疾病，易多发和复发，3 个月后患者左乳内上又出现皮下小脓肿，对此，林老并不主张使用激素预防复发，而是采用粗针穿刺抽脓，并加味金黄散水蜜外敷局部治疗，配合全身脾胃运化功能的调理和常练逍遥健乳功以疏通经络，运行气血，平衡脏腑，纠正机体超敏状态，预防复发。

（朱华宇 仉 玮 整理）

病案 3　肉芽肿性乳腺炎溃面不愈行点状植皮案

吴某，女，26 岁。

初诊时间：2011 年 4 月 25 日。

主诉：右乳脓肿切开引流术后 1 个月余，反复脓肿 2 周。

病史：患者 2011 年 2 月发现右乳肿物，大小约 4cm×3cm，伴右乳红肿热痛，无发热恶寒，自服药物后疼痛缓解，但肿物渐大，遂于 2011 年 2 月 23 日于外院治疗，乳腺彩超：右乳 9～12 点位巨大囊实性包块，约 63cm×19cm，考虑炎性病灶并部分液化可能性大。遂行右乳肿物穿刺活检术，诊断为右乳肉芽肿性小叶性乳腺炎。予头孢地嗪加甲硝唑治疗后脓肿未见缩小。于 3 月 8 日在局麻下行右乳脓肿切开引流术，术后继续予抗感染，引流换药，右乳红肿热痛稍缓解。4 月 11 日患者因右乳内侧新发脓肿再次入住该院治疗，再次行右乳脓肿切开引流术，术后处理同前，红肿热痛稍缓解。4 月 25 日患者复感右乳外侧疼痛，触及肿物，伴脓性分泌物溢出，遂至我科就诊。患者已婚育，24 岁初产，哺乳 9 个月余，停止哺乳 1 年。

症见：右乳红肿热痛，发热，口苦咽干，胁痛，纳眠差，大便干，2～3 日一行，小便黄。舌质红，苔黄腻，脉弦数有力。

体查：体温 38.0℃，右乳皮肤潮红，见两个脓腔溃口，大小分别约 4cm×3cm（外侧）、2cm×2cm（内侧），右乳外上肿物，约 2.5cm×2.0cm，红肿热痛，皮肤菲薄，波动感明显。

辅助检查：血常规：WBC $10.63×10^9$/L，NE $7.36×10^9$/L。乳腺彩超：右乳外上象限低回声区，范围分别为 1.7cm×1.2cm（右乳外上）、0.6cm× 0.4cm（右乳外侧溃口上方），考虑乳腺炎病灶（成脓期）。

西医诊断：肉芽肿性乳腺炎。

中医诊断：乳痈（脓肿期）。

证型：肝经湿热。

治疗：内外合治，外治为主，内治为辅。

外治：探针探查右乳外上脓腔约 2.5cm×2.0cm，右乳外侧脓腔约 1.0cm×1.0cm，内侧脓腔约 1.8cm×1.5cm，用刮匙刮除脓腐约 20ml，送病理检查、细菌培养和结核菌培养，棉捻反复捻净，各脓腔分别插入提脓药捻，共 3 条，土黄连液纱布隔开皮肤与提脓药捻外露部分，加味金黄散水蜜外敷红肿处，弹力绷带"8"字包扎固定。收入院治疗，每日换药 1 次。

内治：清肝透脓，利湿散结。

方药：透脓散合龙胆泻肝汤加减。

炮山甲 10g（先煎）	皂角刺 30g	漏芦 30g	蒲公英 15g
王不留行 15g	丝瓜络 15g	柴胡 10g	郁金 10g

青皮 15g　　　　　　龙胆草 10g　　　　车前草 15g　　桔梗 10g

2 剂，日 1 剂，水煎 2 次，日服 2 次。

住院期间病情记录：2011 年 4 月 25 日—2011 年 5 月 16 日

4 月 27 日患者右乳红肿热痛日渐减轻，无发热，口苦咽干和胁痛明显缓解，纳眠较前改善，二便调。舌苔黄腻渐退。血常规正常。上方去龙胆草、车前草，加全瓜蒌 15g、生牡蛎 30g（先煎）。4 月 28 日细菌培养结果：未见细菌生长。病理报告：符合右乳肉芽肿性小叶性乳腺炎。5 月 2 日换药见右乳外上脓腔皮肤自行溃破，用刮匙刮出脓腐约 10ml，自该新发溃口插入提脓药捻引流，右乳外侧脓腔少量脓腐，予土黄连液纱条引流，土黄连液纱布湿敷两溃口。右乳内侧脓腔未见脓腐，刮除溃面白色分泌物及水肿肉芽，蚊式钳夹除溃口边缘水肿苍白的皮肤，蝶形胶布牵拉收口，包扎。每日换药 1 次。

5 月 16 日患者右乳内侧脓腔渐愈，溃口较前明显缩小，右乳外上、外侧脓腔仍有少量顽腐，刮匙及棉捻排净后，土黄连液纱条引流。病情好转，出院门诊换药治疗。

二诊：2011 年 5 月 17 日。

症见：右乳无明显不适，神疲乏力，面色萎黄无华，纳差，胸脘胀闷，眠尚可，二便调。舌质淡，苔白，脉细缓。

查体：体温 36.2℃。右乳无红肿热痛，外上溃口 2cm×1cm，外侧溃口 4cm×3cm，脓液清稀；内侧脓腔、溃口已愈。

证型：气血两虚，余毒未清。

治法：健脾益气，扶正托毒。

外治：右乳外上脓腔刮匙刮出脓腐约 5ml，棉捻捻净，土黄连液纱条引流。右乳外侧脓腔无脓腐，因溃面较大，不宜蝶形胶布牵拉收口。土黄连液纱布湿敷两溃口。每日换药 1 次。

方药：参苓白术散合托里消毒散加减。

黄芪 30g　　　党参 15g　　　怀山药 15g　　　　云茯苓 15g
白术 30g　　　炒白扁豆 20g　砂仁 10g（后下）　薏苡仁 30g
皂角刺 30g　　陈皮 10g　　　桔梗 10g　　　　　麦稻芽各 30g

7 剂，日 1 剂，水煎 2 次，日服 2 次。

三诊：2011 年 5 月 24 日。

症见：患者精神可，右乳无不适，无神疲乏力，无发热，纳差，胸脘胀闷较前减轻，眠可，二便调。舌脉同前。

体查：右乳无红肿热痛，右乳内侧脓腔、溃口愈合良好，无渗液。右乳外上、外侧溃口同前。

辅助检查：双乳彩超：右乳外上腺体条状低回声区，考虑乳腺炎恢复期。

　　外治：右乳外上脓腔经刮匙及棉捻检查均未见脓腐，已达腐去肌生时机，即行叠瓦式纱块、棉垫加压，蝶形胶布牵拉收口。右乳外侧脓腔未见脓腐，但溃面较大（约 4cm×3cm），皮缘苍白水肿、内卷，触之无痛，但溃面肉芽红活。林老指示：需行点状植皮术，争取尽快收口。先用蚊式钳夹除溃口苍白水肿的皮缘，使之成为色红、血色鲜红、触之则痛的阳性皮缘。再于溃面周围健康皮肤处行局部麻醉后取 6 个点状皮瓣，植入溃面，皮岛间距 0.2～0.3cm。土黄连液纱布覆盖疮面，包扎固定。嘱 6 日后复诊。

　　内治：患者脓腐尽，精神可，无神疲乏力，上方去黄芪、皂角刺，加神曲 15g、鸡内金 15g 以消食和胃，6 剂，日 1 剂，水煎 2 次，日服 2 次。

　　五诊：2011 年 5 月 30 日。

　　症见：患者无不适，无神疲乏力，面色较前红润，纳眠可，二便调。舌质淡红，苔薄白，脉细。

　　体查：右乳无红肿热痛，无肿块，右乳外上脓腔、溃口渐愈合。右乳外侧植皮处皮瓣生长良好，皮岛已向周边爬行式生长覆盖大部分溃面。右乳内侧脓腔、溃口愈合良好。

　　外治：继续土黄连液纱布湿敷，纱块、棉垫绷缚包扎固定。

　　内治同前。

　　6 月 3 日复诊：患者右乳外上脓腔、溃口完全愈合；右乳外侧植皮处皮瓣生长良好，溃面愈合。双乳松软，未触及肿块。结核菌培养报告：未见结核菌生长。

　　1 个月后复诊，患者右乳无不适，且右乳无变形、无明显瘢痕。嘱平时注意调理脾胃功能，每日做逍遥健乳功，注意饮食及生活起居调摄。每 3 个月电话随访 1 次，随访至今 2 年余未见复发。

　　按语：本例患者至我院就诊时已于外院行脓肿切开引流术，但病情反复，切口迁延不愈，右乳外侧疮口上方已溃破渗脓。用刮匙从溃口清创引流，引出顽腐，以起"开户逐寇"之效，继予提脓药捻提脓祛腐。配合加味金黄散水蜜外敷清热消肿。每次换药时均搔刮捻腐，林老强调祛腐要彻底。治疗月余，患者右乳内侧、外上脓腔及溃口愈合。因患者右乳外侧溃面范围较大，故予点状植皮以促进溃面愈合。林老切取的点状皮片包含了全部表皮层和部分真皮层。林老指出皮片越薄越容易成活，因此所取的皮片厚度不超过 0.5mm。术后 3～4 天皮片完全重新建立了血运，术后 6 天皮片已向周边扩散覆盖大部分溃面，10 天溃面完全愈合。

　　内治方面，患者就诊时伴有发热、局部红肿热痛，已至成脓期，并合并一派肝经湿热之症，内治以"清肝透脓，利湿散结"为法，予透脓散合龙胆泻肝汤加减治疗。2日后，患者肝火得平，湿热渐退，血常规正常，故去龙胆草、车前草，加全瓜蒌、生牡蛎（先煎）以加强化痰软坚散结之力。后期患者气血亏虚，应以补托为要，中药应调补气血，清余毒，切不可妄投苦寒之品致脾失健运，反伤中阳，气血更亏，疮口难敛，故予参苓白术散合托里消毒散加减健脾益气，扶正托毒，助长新肉，则顺利生肌收口。

患者肉芽肿性乳腺炎经中医药内外合治月余而愈，乳房外形无变化、无明显瘢痕。配合全身脾胃运化功能的调理，常练逍遥健乳功，注意饮食及生活起居调摄，以达疏通经络，运行气血，平衡脏腑，纠正机体超敏状态。随访至今1年余无复发，疗效显著。

（朱华宇　仉　玮　宋　雪　整理）

第六节　查房实录

病例1

患者叶某，女性，23岁，入院时间2011年1月5日，病案号3022738。

病史摘要：

主诉：发现左乳肿物2个月余，溃破半月。

现病史：缘患者2011年10月无意中发现左乳上方条索状肿块，时有疼痛，无乳头溢血溢液，曾在当地医院就诊行B超检查考虑乳腺增生，予口服中成药等治疗（具体不详），肿块逐渐增大。11月中旬左乳头上方肿物出现红肿，肤温正常，无伴疼痛，质软，并自行破溃，流出黄色脓液，局部形成溃疡，伴疼痛，患者因个人原因未行进一步诊治。1月4日因肿物破溃处疼痛明显，至当地医院就诊，B超提示：左侧乳腺混合性团块（3.7cm×1.5cm），考虑脓肿可能，右侧乳腺未见明显异常。当地医院予局部换药及口服抗生素治疗治疗，症状缓解不明显，现为求进一步诊治，遂至我院门诊就诊，由门诊拟"左乳腺炎"收入我科。

2012年12月初，患者出现咽痛，口干，咳嗽咯痰，痰黏色黄，流黄浊涕，无恶寒发热，自服"感冒药"等治疗后咽痛减轻，未曾系统诊治，咳嗽咯痰仍反复难愈。

入院症见：患者神清，精神紧张，左乳肿物局部溃破流脓，脓液稀薄，伴隐痛，肤温不高，皮色黯红，无恶寒发热，咳嗽，咯黄痰，咽干疼痛，纳眠可，小便黄，大便调。舌质红，苔薄黄，脉弦。

既往史：2010年8月在当地医院行右乳纤维瘤切除术；否认肝炎、结核等传染病史。否认心脏病、高血压、糖尿病病史。否认其他手术、外伤及输血史。

月经初潮 13 岁，平素月经规律，周期 1～3 个月，经期 5～7 天，量中，血块（−），痛经（−），末次月经：2010 年 12 月 22 日。G3P1A2。初产 22 岁，哺乳 1 个月，否认子宫肌瘤及甲状腺病史。否认家族乳腺癌及其他恶性肿瘤史。平素工作压力较大，性格急躁。

体格检查：双乳外观欠对称，双乳头平齐，无内陷，无被动溢液，左乳头上方肿物，大小约 5.0cm×3.5cm，边界不清，质硬韧，活动度差，肤温不高，皮色黯红，肿物表面溃疡，范围 2.0cm×1.5cm，创面见黯红色肉芽生长，表面附有脓液，色淡黄质稀薄。双腋下及双锁骨上窝未及明显肿大淋巴结。

辅助检查：2012 年 1 月 4 日外院双乳彩超提示：左侧乳腺混合性团块（3.7cm×1.5cm），考虑脓块可能，左侧乳腺未见明显异常。

诊断：

中医诊断：①乳痈（痰湿阻络）；②咳嗽（痰热咳嗽）。

西医诊断：乳腺炎（溃后期）。

需要解决的问题：本例患者全身辨证为热毒炽盛证，为而局部辨证却为阴证，当全身辨证与局部辨证不一致时，中医药辨证治疗应如何处理这样的矛盾？

讨论：

住院医生发言：患者年轻女性，左乳肿物伴脓肿形成溃破，溃后不愈，结合辅助检查考虑乳腺炎，且为肉芽肿性乳腺炎可能性大，但需进一步组织病理检查排除恶性病变可能。拟行左乳肿物粗针穿刺活检术。中医辨证方面，全身辨证：患者症见咳嗽，咯黄痰，咽干咽痛，无恶寒发热，舌质红，苔薄黄，辨证属痰热咳嗽；局部辨证：左乳头上方肿物，肤温不高，皮色黯红，肿物表面溃疡，创面见黯红色肉芽生长，表面附有脓液，色淡黄质稀薄，辨证属阴性疮疡，现全身辨证与局部辨证相互矛盾，特请上级医生指导中医辨证治疗。

主治医师发言：乳痈属于中医疮疡范畴，阴阳辨证是疮疡病辨证的总纲，《疡医大全·论阴阳法》曰："凡诊视痈疽，施治，必须先审阴阳，乃医道之纲领，阴阳无谬，治焉有差。医道虽繁，而可予一言蔽之者，曰阴阳而已。"疮疡阳证一般急性发作，肤色红赤，肤温灼热，高肿突起，根盘收束，软硬适度，疼痛剧烈、拒按，脓质稠厚，肉芽红活；阴证局部表现为慢性发作肤色苍白或紫黯或皮色不变，肤温凉或不热，肿势平塌下陷，根盘散漫，肿块坚硬如石或柔软如棉，疼痛缓和、隐痛、不痛或酸麻，脓液质稀薄，肉芽苍白或紫黯。通过望闻问触四诊合参，目前局部辨证考虑为中医疮疡之阴证。但目前患者兼有咳嗽，咯黄痰，咽干咽痛等症状，辨证为外感风热，外邪入里与痰邪夹杂郁而化热。此时治疗应遵循急则治其标，缓则治本为原则，目前患者咳嗽、咯黄痰，咽痛明显，中药内治法以全身辨证为主，中药以清热化痰为法，拟方清金化痰汤加减。待全身症状好转后，予局部辨证为主，以温通化痰为法，方可用阳和汤加减。

林毅教授发言：中医关于阴阳的辨别，着眼于疾病的全过程，对疾病发生发展规律及其性质有一个概括性的了解，把握患者在某个阶段出现的局部症状与全身反应分清主次关系，既要准确辨别局部症状，又要结合全身辨证。只有从整体出发，全面辨证，才能准确无误。本病例中患者年轻女性，常饮无定时，久之损伤脾胃，脾胃运化失司，脾虚生湿，聚而成痰，气机不畅，气血凝滞，结于乳房故见乳房肿物，素体本虚，溃后脓毒虽泄，气血俱虚，故收口缓慢，病情延绵；痰湿留滞胸中故见咳嗽咯痰，胸闷痞满，日久郁而化热，故见咯黄痰，咽痛咽干，舌质红，苔薄黄。全身辨证与局部辨证并不矛盾，局部辨证为痰湿阻络，全身辨证考虑为脾虚痰热咳嗽，治疗方以泻实补虚（健脾）、阴阳并用为法。方用二陈汤合四君子汤加减，取四君子汤为健脾益气之基础方，予以培土生金，加二陈汤燥湿化痰，理气和中；加鱼腥草、瓜蒌皮、桑白皮、知母滋阴清热化痰；加桔梗宣肺止咳，加薤白温通滑利，散局部阴寒之凝滞。诸药共用，共奏健脾祛湿、清热化痰之功。全身症状好转后同意主治医师观点，方可用阳和汤加减，方中重用熟地黄，滋补阴血，益精填髓；配以血肉有情之鹿角胶补肾助阳，益精养血，两者合用，温阳养血，以治其本，少佐麻黄，宣通经络，与诸药合用，可以开腠理、散寒结，引阳气由里达表，通行周身，全方补血与温阳并用，化痰与通络相伍，标本兼治。外治方面，以提脓药捻祛腐引流，换药时以刮匙清除管道内的坏死组织，棉捻捻净瘘管、溃口、创面的脓腐组织，脓尽腐去，创口由阴转阳，方可收口。

（丘 嫦 整理）

病例 2

患者连某，女性，70 岁，入院时间 2007 年 6 月 14 日，病案号 0143831。

病史摘要：

主诉：发现左乳肿物 10 天。

现病史：患者 10 天前自检发现左乳肿物，无红肿疼痛，无乳头溢液，遂至外院行彩超检查示：左乳多发实性不均质肿块，考虑乳腺癌；左腋窝淋巴结转移。钼靶示：左乳弥漫性钙化灶，考虑乳腺癌。门诊医生建议手术切检，现为求进一步治疗遂来我院诊治。

入院症见：患者神清，精神疲倦乏力，左乳肿物，无红肿疼痛，气短，喉中有痰，色黏稠，面色㿠白，纳差，眠一般，小便量少，大便偏烂。舌淡黯，边有瘀点，舌底脉络青紫，苔薄白，脉弦细。

既往史：1970 年发现风湿性心脏病，现用服地高辛 0.25mg、每日 1 次，螺内酯（安体舒通）40mg、每日 2 次，倍他乐克 75mg、每日 2 次，呋塞米（速尿）20mg、每日 2 次，华法林 3mg、每晚 1 次。1998 年因子宫脱垂行子宫全切除术。否认肝炎、结核等传染病史。否认其他手术史及输血史。

其他情况：月经初潮 15 岁，既往月经规律，45 岁自然绝经。初产 22 岁，G5P4A0（一胎为双胞胎），共哺乳 5 年余。否认家族乳腺癌及其他恶性肿瘤家族史。

体格检查：双乳外观对称，双乳头平齐，双乳皮肤橘皮征（－），双乳酒窝征（－）。左乳触及一肿物突出，大小约 5.0cm×4.0cm，质韧硬，边界欠清，活动度差，表面不光滑，与皮肤粘连，与胸壁无明显粘连。左腋下可触及一肿大淋巴结，大小约 1.0cm×1.0cm，质韧，边界不清，活动度欠佳。右腋下及双侧锁骨上窝均未触及淋巴结肿大。

辅助检查：2007 年 6 月 5 日外院乳腺彩超：①左侧乳腺多发实性不均质肿块，边界不清，建议进一步检查；②左侧腋窝可见淋巴结。2007 年 6 月 11 日乳腺钼靶示：左乳弥漫性钙化灶，怀疑乳腺癌。

诊断：

中医诊断：乳癌（冲任失调）。

西医诊断：①左乳癌？②风湿性心脏病。

需要解决的问题：患者老年性乳腺癌伴有心脏疾病，下一步选择手术还是肿物穿刺活检术？中医方面，患者病证繁多复杂，如何体现辨病与辨证相结合？

讨论：

住院医生：患者女性，70 岁，左乳肿物伴钙化灶，左腋下可触及淋巴结，质韧，活动度差，影像学考虑乳腺癌伴淋巴结转移可能。患者伴有心脏病史，目前心功能 2 级。现讨论的目的是制订患者下一步治疗方案：①行左乳癌改良根治术；②行左乳肿物粗针穿刺活检术，明确病理后决策治疗。我认为下一步治疗首先考虑左乳肿物穿刺活检术，根据雌孕激素受体情况决定下一步治疗方案。理由为：①患者老年女性，合并内科疾病，身体基础状况可能无法耐受手术及化疗；②新辅助内分泌治疗适用于不能耐受化疗的激素受体阳性的局部晚期乳腺癌患者；③内分泌治疗不良反应轻，给药方便。

主治医生：我认为患者下一步治疗方案可选择手术治疗，在手术风险评估上，目前患者心功能良好，行彩超示左心射血分数为 68%，手术风险评估认为可耐受手术。老年乳腺癌的治疗需要考虑以下几点：①患者预期寿命；②治疗反应性；③治疗耐受性及可恢复性。在治疗前应进行老年病学评估，如无合并症，则按标准治疗执行；如存在 1~2 个合并症，则考虑在治疗中减少药物剂量；如存在 3 个以上合并症，则考虑姑息/支持治疗。综合患者目前情况，下一步治疗可首先考虑手术治疗。中医方面，可按围手术期辨证治疗，根据患者四诊，应辨证为冲任失调，兼夹痰瘀证。肾阳虚可见精神疲倦乏力，气短，面色㿠白，肾气无力气化，故可见小便量少，大便偏烂，久病伤脾，无力运化水液，可见喉中有痰，气虚血瘀可见舌边有瘀点，舌底脉络青紫。选方为肾气丸加减，配合活血化瘀化痰之品。

林毅教授：患者临床分期为 T3N1M0，且乳房体积较大，可以按照可手术乳腺癌处理，也可以进行新辅助治疗后再手术。究竟选择哪一种方案？我们首先要考虑一个问题，就是假如患者进行新辅助治疗我们选择化疗还是内分泌治疗？我们知道新辅助内分泌治疗起效时间约为 13 周，患者原发肿物较大，若在新辅助内分泌治疗期间出现肿瘤破溃等情况，影响患者生活质量，影响手术时机。而且在新辅助内分泌治疗方面，大多数专家还是认为其适应证应该是那些不能耐受新辅助化疗的患者。那紧接着的问题是该患者能否应该接受新辅助化疗？回答这个问题之前我们要考虑该患者假如现在手术，其术后是否需要化疗，假如需要化疗是否能够耐受化疗？该患者为 70 岁的高龄患者，且伴有心脏疾病，假如患者激素受体阳性，尤其是超过 50% 细胞激素受体阳性，可以考虑术后不进行化疗直接进行内分泌治疗，假如激素受体阴性，那么患者尽管高龄、伴有心脏疾患，但患者的 EOCG 评分 ≤ 1，还是可以考虑术后化疗，只是要避免含蒽环类方案，可以选择 TC 方案（多西他赛 + 环磷酰胺）。该患者应该先进行穿刺，取得组织病理结果，免疫组化检测结果如果是激素受体阳性可以考虑先手术，如果阴性可以考虑先行 TC 方案进行新辅助化疗，也可以先行手术再行 TC 方案辅助化疗。究竟选择哪一种方案应该与患者及家属沟通后进行决策。中医方面，患者病证较为复杂，并存多种内科疾病，强调要注意辨病辨证相结合，辨病为主，辨证为辅，患者舌边瘀斑，舌底脉络青紫，为心血瘀阻之证，由肾阳不足所致；脾气虚弱，气虚则见面色㿠白，子宫下垂，大便偏烂；脾失健运，痰浊内生，见喉中有痰，纳呆；肾不纳气可见气短，肾失于气化故小便量少。综合患者四诊情况，标证为痰瘀，本证为脾肾阳虚。治则为先治标后治本，祛邪不伤正，中医治疗以益气健脾，温化寒痰为法，选方香砂六君子汤 + 三子养亲汤，待痰去后，再运用脾肾双补，扶正不留邪。待病理结果回复后，也可指导中医药的运用。受体阳性者临床多见"肾虚、冲任失调"证候，而补肾药具有调节内分泌的作用，因此，治疗此类患者以健脾补肾同时，尤以补先天益肾精为要。受体阴性患者除 HER-2 过表达外，在巩固期是现代医学治疗的盲区，其预后较受阳性者差，此类患者提高机体免疫力是重要的治疗途径，临床多见"脾气虚、脾虚湿困"，治疗上以健脾为主。补肾包括滋阴补肾、填精固肾及温阳补肾等；健脾包括健脾益气、健脾和胃、健脾祛湿等。常用四君子汤、香砂六君子汤、参苓白术散、补中益气汤、理中汤、归脾汤、平胃散、三仁汤等，健脾益气为主；配伍仙灵脾、仙茅、肉苁蓉、何首乌、桑椹、女贞子、枸杞子、菟丝子、补骨脂、黄精等；佐加焦三仙、砂仁等健运脾胃，使补而不腻。

（丘 嫦 整理）

病例 3

患者黄某，女，61 岁，入院时间 2012 年 8 月 30 日，病案号 0162053。
病历摘要：

主诉：左乳癌术后 4 年余，全身多发转移 4 个月。

现病史：2008 年患者行左乳癌改良根治术，术后病理：左乳浸润性导管癌，高度恶性，分化差；腋淋巴结 19 枚，均未见癌转移，胸大小肌间见 1 枚淋巴结转移，免疫组化：ER（70%+），PR（10%+），HER-2（+），诊断为左乳腺癌（pT2N1M0 Ⅱb 期）。术后完成 6 周期 TEC 方案辅助化疗，未行局部放疗。化疗完成后口服阿那曲唑片行辅助内分泌治疗。2011 年 8 月患者发现左胸壁结节，右胁肋部隐痛，遂行左胸壁结节切检术，术后病理提示：乳腺浸润性导管癌，免疫组化：ER（80%+），PR（1%+），HER-2（阴性，积分 0）。胸部 CT 结果提示右侧第 3 肋骨骨质破坏，考虑转移瘤可能性大。明确诊断为左乳癌术后左胸壁复发及骨转移。改为口服依西美坦片行解救内分泌治疗，同时给予双磷酸盐治疗。2012 年 4 月患者出现咳嗽咯痰、胸闷等症状，行胸部、全腹部 CT 检查提示：左乳腺癌术后全身多发转移（右乳、软组织、骨、肝、肺、心包、肾上腺）并左侧胸腔积液，予 NP 方案（诺维本 40mg d1、d8+ 顺铂 30mg d1~3）解救化疗 4 个疗程，评估疗效达稳定，但患者化疗后易出现Ⅳ度骨髓抑制及消化道反应，严重便秘。现为行下一周期化疗入院。入院症见：面色萎黄，精神疲倦，咽干，以夜间为甚，纳差，眠欠佳，便秘，小便调，无咳嗽，无胸闷。舌淡黯，苔薄白，脉细。

既往史：乙肝小三阳病史，否认肺结核等传染病史；否认高血压、糖尿病、心脏病等病史；否认其他重大手术、外伤及输血史。

其他情况：月经初潮 14 岁，52 岁自然绝经。已婚育，G1P1A0，24 岁初产，哺乳 10 个月，否认家族性乳腺癌及其他恶性肿瘤病史。出生生长于原籍，平素性格内向，忧思多虑。

体格检查：左肺呼吸音减弱，叩诊呈实音，右肺呼吸音稍粗，未闻及明显干湿啰音，心率 70 次 / 分钟，律齐，未闻及病理性杂音。左乳阙如，左胸壁见陈旧性手术瘢痕，左胸壁未触及明显结节。右乳内上象限触及肿物，范围约 3cm×2cm，质硬，边界不清，活动度差。双腋下及双侧锁骨上、下窝均未触及淋巴结肿大。

辅助检查：2012 年 7 月我院胸部、全腹部 CT：左胸壁、胸骨旁软组织较前减小，左侧胸腔积液较前减少，肺门、纵隔、肝门淋巴结较前减小，左侧肾上腺结节影较前减小，余病灶大小基本同前。乳腺彩超：左侧胸壁及右乳内上象限病灶均较前缩小，双腋下未见明显肿块回声，双侧锁骨上下区未见明显异常。本次入院血常规：血红蛋白 83g/L；肝功、生化未见异常。

诊断：

中医诊断：乳癌（气血两亏）。

西医诊断：乳腺恶性肿瘤（浸润性导管癌，左乳癌术后右乳、软组织、骨、肝、肺、心包、肾上腺转移并左侧胸腔积液）。

需要解决的问题：

1. 接受解救化疗的患者较辅助化疗患者更容易出现骨髓抑制，尤其以难以纠正的贫血为主要表现。在防治化疗后骨髓抑制的治疗用药上，以贫血为主要表现的患者在中医药治疗方面的侧重是否有所不同？

2. NP 方案化疗的不良反应中，以便秘为主要表现的消化道反应严重影响患者的化疗进程，本例患者曾预防性的给予中药、埋线等预防措施，但疗效并不明显。

针对患者化疗后出现严重骨髓抑制及消化道反应，请上级医师指导围化疗期中医特色治疗，制订治疗方案。

讨论：

住院医师：患者左乳癌术后 4 年余，出现全身多发转移 4 个月，既往已完成 4 周期 NP 方案解救化疗，化疗后易出现 IV 度骨髓抑制及消化道反应，严重便秘等症状。现患者症见精神疲倦，乏力，面色萎黄，毛发干枯，爪甲不荣，偶有腰酸，口干，喜饮温水，食少纳呆，睡眠欠佳，大便困难，小便调。舌质黯，苔薄白，舌底络脉青紫，脉濡细。查体见左肺呼吸音减弱，叩诊呈实音，左胸壁未触及明显结节。右乳内上象限触及肿物。结合胸腹部 CT 等辅助检查结果疗效评价为 PR，治疗有效，继续行原方案化疗。中医方面，患者辨证为气血两亏之证，治以"益气养血"为法，方选归脾汤加减。

主治医师：患者为乳腺癌术后全身多发转移，现接受联合化疗方案，本次入院后患者查血常规提示中度贫血，结合既往患者化疗后出现重度骨髓抑制及便秘等问题，考虑患者化疗耗伤气血，病及五脏，尤以脾胃为主。先天之精与后天水谷精微结合从而化生血液，若生化乏源，则出现贫血。脾胃虚弱，运化无力，故见便秘。中医药在患者围化疗期的主要目的为"增效减毒"，改善化疗所致副反应。故本次讨论的目的为制订患者围化疗期中医药治疗计划。

司徒红林教授：乳腺癌化疗后骨髓抑制属中医"虚劳"。肿瘤致劳，药毒致虚，以毒攻毒是虚劳发生的主要原因。癌毒药毒耗伤气血，殃及五脏，尤以肝脾肾为主，重在脾肾。脾虚气血生化乏源，病及先天肾，肾精受损，髓失所养，精不化血，以致出现难以纠正的骨髓抑制。临床常见脾胃虚弱、气血两虚及脾肾亏虚3型。虚则补之，总以补益为则。由于化疗方案不同，对血细胞的杀伤作用有所侧重，临床实践时应根据理化指标及患者症状及时调整用药，辨病与辨证相结合。以白细胞下降为主者治疗重在补气生血，以红细胞、血红蛋白下降为主者治疗重在补肾生血。本例患者以贫血为主，处方可予八珍汤、龟鹿二仙汤。选药方面宜用红参，其改善贫血之力优于西洋参；还可加紫河车血肉有情之品，与熟地黄配伍增强补肾益精生血之功。本例患者化疗后消化道反应主要表现为排便困难，大便质硬、干结。《黄帝内经》认为二便与肾的关系密切。宋代《圣济总录》将便秘的证治分类概括为寒热虚实4个方面。金元时期张洁古提出实秘、虚秘有别。气机郁滞者，属实秘；气血阴阳亏虚者，属虚秘；阴寒积滞者，属寒秘；燥热内结于肠胃者，属热秘。本例患者因化疗药毒致正气亏虚，当属虚秘，治宜扶正为先，予益气、养血、滋阴之法，使正盛便通，可于方中加用生白术30～60g，同时加枳实、莱菔子行气通便。生白术治疗便秘之理自汉代以来多有阐述，如陈修园之《神农本草经读》谓："白术之功在燥，而所以妙处在于多脂。"《本草正义》指出大剂量白术"能振动脾阳，而又最富脂膏，本能滋津液，万无伤阴之虑。"此即生白术多用润下之理。《本草求真》曰："白术味苦而甘，既能燥湿实脾，复能缓脾生津，且其性最温，服则能以健脾消谷，为脾脏补气第一要药也……通溺止泄。"便秘之源，在脾胃。脾胃之药，首推白术，虚秘尤需重用，以运化脾阳促进肠蠕动。

林毅教授发言：同意司徒教授意见，患者围化疗期消化道反应主要表现为便秘，可于方中加入生白术通便。因肿瘤致劳，化疗致虚，《医宗金鉴》有云："土为万物之母，水为万化之源。"患者化疗耗伤气血，病及五脏，尤其脾胃为主。白术具有补气、健脾祛湿、止汗、安胎的功效，仲景在《金匮要略·痉湿暍病脉证治》第23条指出："伤寒八九日，风湿相搏，身体疼烦，不能自转侧，不呕不渴，脉浮虚而涩者，桂枝附子汤主之；若大便坚，

263

小便自利者，去桂加白术汤主之。"白术有生用、炒用与焦用之分。治疗虚秘，当选生用。现代药理也认为生白术主要成分含 1.5% 的挥发油，具有润肠作用。故本例中药方中可使用大剂量生白术以通便，可有效缓解患者腹胀、大便不通等消化道反应。

化疗后出现骨髓抑制以红细胞、血红蛋白、血小板下降为主者，当按"贫血"论治。血液资生在后天脾，根源在先天肾。脾胃运化水谷精微化生血液，肾为元气之根藏精主骨生髓，精髓充足化而为血。《难经》有云："上损及下，下损及上。"五脏相关，气血同源，阴阳互根。癌毒药毒致虚，脾胃生化乏源，肾精受损，髓失所养，精不化血，血液生成受阻而致贫血。临床可见精神疲倦、面色萎黄、毛发干枯、爪甲不荣等症。结合患者症见及舌脉象，四诊合参，病位在脾、肾、肝及乳房。以"虚则补之"为原则，治以"益气养血补肾"为法。根据子午流注法择时用药，以《黄帝内经》"天人相应"理论依据顺应天时给药，早上脾胃经旺盛时服用八珍汤加减，重用黄芪、红参加强补血力度，方中熟地黄益气养血，川芎活血行气，当归、白芍养血和营，助熟地黄补益阴血；加制首乌、紫河车补肾益精填髓，方中再加入陈皮理气，补而不腻；用炙甘草益气和中，调和诸药。晚上肾经旺盛时予龟鹿二仙汤加味气血阴阳并补。方中用鹿角胶温肾壮阳、填精补血；龟板胶长于填精补髓，滋阴养血；二者合用峻补阴阳，以生气血精髓。方中阿胶滋阴补肾；用沙参、红参各半补气以增强化生气血之力；枸杞子益肝肾、补精血助龟、鹿二药之功。值得强调的是，红参能有效升高血红蛋白、增高血液浓度、增加血细胞；视疗效还可加入赤石脂，其性甘、酸、涩，能补气制漏有助提高疗效；尚可加磁石，引药入肾经，同时宁心神。

此外，还必须重视改善患者食少纳呆之症，否则脾胃运化受阻生化乏源，则百药难以施用，脏腑难以濡养，诸症难以调治。可用神曲、鸡内金、山楂各等份研细末，每日餐前温水冲服，每次 9g。

患者化疗期间中医药治疗的目的是缓解化学药物所致的毒副反应，同时扶助正气，改善机体免疫功能，起到增效减毒的作用。

（宋　雪　整理）

病例 4

患者黄某，女，59 岁，入院时间 2012 年 12 月 17 日，病案号 0207600。
病历摘要：

主诉：左乳癌术后 1 年余，全身多发转移 5 个月，咳嗽气促加重 1 天。

现病史：2011 年患者因发现左乳巨大肿物于 2 我科行肿物粗针穿刺活检术，术后病理提示左乳浸润性导管癌，组织学分级 Ⅲ 级，免疫组化：ER

（3% 癌细胞弱阳性），PR（-），HER-2（-），Ki-67（25%+），cT3N3M0。2011 年 6—8 月完成 4 周期 TEC 方案新辅助化疗，疗效评估为 SD。于 9—11 月改为 NP 方案新辅助化疗共 3 个周期，疗效评估为 SD。2011 年 12 月行左乳癌改良根治术，术后病理：左乳浸润性导管癌Ⅲ级，腋淋巴结见癌转移（2/15），pT3N1aM0，免疫组化结果同前。术后口服来曲唑片行辅助内分泌治疗。2012 年 7 月患者发现左胸壁结节，乳腺彩超提示左侧胸壁及左侧腋窝多发占位性病变，考虑转移病灶；胸部 CT 提示右肺高密度结节，考虑转移瘤。明确诊断为左乳癌术后左胸壁复发、肺转移。予口服卡培他滨片行解救化疗 3 个周期后，2012 年 9 月复查胸部 CT，结果提示右肺结节较前增多，左肺新发转移瘤，疗效评估后考虑病情进展，于 9—10 月行单药白蛋白结合紫杉醇方案化疗 2 个周期。2012 年 10 月底再次复查胸部 CT 提示双肺结节较前增多，考虑患者病情进展，现为行进一步治疗入院。

入院症见：精神疲倦，情绪低落，面色萎黄，咳嗽，咯白痰，气促，无胸闷，纳差，不欲饮食，无腹胀嗳气，无腹痛腹泻，眠欠佳，二便调。舌淡红，苔白，脉细。

既往史：否认乙肝、肺结核等传染病史；否认高血压、糖尿病、心脏病等病史；否认其他重大手术、外伤及输血史。

其他情况：月经初潮 15 岁，50 岁自然绝经。已婚育，G2P1A1，25 岁初产，哺乳 8 月余，否认家族性乳腺癌及其他恶性肿瘤病史。出生生长于原籍，平素精神易紧张，性格内向，忧思多虑。

体格检查：双肺呼吸音稍粗，可闻及干啰音，未闻及明显湿啰音，心率 85 次 / 分钟，律齐，未闻及病理性杂音。左乳阙如，左胸壁见陈旧性术疤，双腋窝触及肿大淋巴结，固定融合，大小分别约 4.5cm×3cm、3.5cm×3cm；双侧锁骨上、下窝未触及淋巴结肿大；双上肢肿胀，肤温肤色正常。

辅助检查：2012 年 10 月我院胸部 CT：左胸壁软组织较前增厚，左侧锁骨下区肿块较前增大；右肺上叶、中叶、下叶多发结节考虑转移瘤，右肺上叶及中叶病灶为新发病灶；下叶病灶范围较前增大，右侧肺门及纵隔淋巴结转移大致同前；左肺上叶病灶考虑为转移瘤；腹部 CT 未见明显异常。

诊断：

中医诊断：乳癌（肺脾两虚）。

西医诊断：乳腺恶性肿瘤（浸润性导管癌，左乳癌术后软组织、肺转移）。

需要解决的问题：

1. 晚期乳腺癌患者肺转移出现咳嗽、咯痰、气促，伴纳差，不欲饮食，使用对症止咳、化痰及开胃药物后症状改善不明显，本例患者中医辨证论治方面如何思考？

2. 患者出现顽固性双上肢肿胀，疼痛难忍，严重影响患者的生活质量，需服用止痛药物，是否可发挥中药外治优势缓解症状，改善患者生活质量？

请上级医师指导本例患者围化疗期中医特色治疗，制订治疗方案。

讨论：

住院医师发言：患者左乳癌术后 1 年余，出现软组织、肺转移，既往曾接受过多种解救化疗方案，病情未能明显控制。现患者久病体虚，精神疲倦，乏力，咳嗽，咯白痰，气促，无胸闷，纳差，不欲饮食，眠欠佳，舌淡红，苔薄白，脉细。查体见双肺呼吸音稍粗，可闻及干啰音；双腋窝触及肿大淋巴结，固定融合；双上肢肿胀，肤温肤色正常。结合胸腹部 CT 等辅助检查结果疗效评价为疾病进展，拟更换解救化疗方案。中医方面，患者辨证为肺脾两虚之证，治以"益气健脾"为法，方选参苓白术散加减。

主治医师发言：患者为乳腺癌术后肺转移，已接受多次化疗，现患者咳嗽气促明显，咯少许白痰。考虑患者化疗耗伤气血，病及五脏，尤以脾胃为主，脾胃虚弱，运化无力，痰湿内聚。脾为生痰之源，肺为贮痰之器，肺脾两虚，失于通调水道，水湿上壅于肺，故见咳嗽咯痰。患者久病伤脾，脾气受损，运化失司，水液代谢失常，引起水液潴留体内，聚于上肢，而形成双上肢肿胀。脾虚无以运化，故见纳呆，舌淡红，苔白，脉细。四诊合参辨证为肺脾两虚，中药治以"培土生金"为法，方选参苓白术散合二陈汤加减健脾益气化痰。现患者上肢肿胀伴疼痛明显，故本次讨论的目的为制订患者中医药治疗方案以改善晚期乳腺癌患者的生存质量。

司徒红林教授发言：本例患者病机复杂，正虚、肝郁、痰浊、血瘀虚实互见，针对主要影响生活质量的症状体征，目前要抓住的主要病机是脾虚痰壅气滞。患者久病中焦气弱，长期肝郁克脾，癌毒耗损正气，化疗药毒伤脾，皆致脾虚。痰之来源有三：津液、水饮和食积，脾虚水谷不化精微化为痰。脾胃运化失常，停食生湿，湿聚成痰，痰壅气滞，肺失肃降，从而出现咳嗽、气促、咯白痰、食少等症。治以健脾化痰止咳为法，内服中药处方以四君子汤合三子养亲汤加味，四君子汤健脾益气意在治本，一功多效，健运脾气有助化痰开胃，培土荣木可改善患者情绪低落，培土生金可养肺缓解咳嗽气促；三子养亲汤沉降行气消痰意在治标。方中党参、白术健脾益气，云茯苓渗湿利湿；白芥子温肺利气，畅膈行痰；苏子降气行痰，止咳平喘；莱菔子消食导滞，行气祛痰。

患者双上肢水肿病机与脾肺气虚夹癌毒阻滞有关。《素问·至真要大论》中指出："诸湿肿满，皆属于脾。"脾失转输，土不制水，上逆犯肺，则肺气不降，失其宣降通调之功能，而加重水肿。《证治汇补·水肿》认为治水肿之大法，"宜调中健脾，脾气实，自能升降运行，则水湿自除，此治其本也。"故四君子汤合三子养亲汤加味可在一定程度缓解上肢水肿，但中药内服起效慢，需配合外治以提高疗效。本例患者双上肢肿胀，不红不热，为阴肿，可予林老"水肿外洗经验方"熏洗患处，活血化瘀，温经通络，消肿止痛。

林毅教授发言：同意司徒教授意见。《素问》云："饮食入胃，游溢精气，上输于脾，脾气散精，上归于肺，通调水道。"患者癌毒药毒损伤脾胃，痰壅气滞出现咳嗽气促、咯痰食少等，治疗重点在于"培土"。患者不欲饮食，在"四君子汤合三子养亲汤加味"汤药内服同时，可加入鸡内金、神曲、山楂开胃消食化积；另加生姜，温肺化饮，温脾化痰。

多种综合因素导致患者耗气伤血，气虚血瘀，水湿内停。脾虚运化失司，水湿停聚全身都有可能出现肿胀，为什么下肢不肿上肢肿？单用脾虚湿聚是解释不了的，应辨证与辨病相结合，此与癌毒阻滞乳房及淋巴引流区域有关。与六淫不同，癌毒是一种特殊之邪，其性最毒，易乘虚鸱张而余薪复燃。癌毒之特性主要有两方面，一是易于四行旁窜，二是易于耗散正气，导致正虚不固。乳腺癌自始至终表现为一系列正气为癌毒所消耗的过程，不断加重正虚之证候，以致抗邪与内稳能力下降，癌毒扩散，疾病进展，最终多处转移、脏器衰竭。最虚之处便是客邪之地，现患者出现复发转移，气血虚损，癌肿压迫，邪气积聚，脉络瘀阻，经脉不畅，"血不利则为水"，故见患肢肿胀、疼痛。为本虚标实之证，正气亏虚是本，血瘀水停为标，治当扶正祛邪，标本兼顾，内外合治。本例患者在扶正药物内服基础上，可使用中药外洗方熏洗以改善患者上肢水肿疼痛等症状。外洗方主要采用温阳药艾叶、桂枝、干姜温经消肿，当归、姜黄活血化瘀通络，伸筋草、木瓜、苏木舒筋活络，威灵仙通络止痛，从而达到疏通经络、化瘀消肿之功效。现代药理研究表明，当归等有扩张外周血管，改善微循环作用等作用。通过上药外洗从而达到改善血液循环，利水消肿的作用。将以上药物煎煮后先熏蒸患肢以开腠理发汗利水，再用药液外洗患肢。

除了药物治疗，针对患者情志低落、忧思多虑，应加强心理疏导、精神支持和人文关怀，积极乐观才能更好地提高疗效、改善生活质量。

总结，本例患者内治方面以培土生金为法拟方，选用四君子汤合三子养亲汤健脾益气，降气止咳，同时加入鸡内金、神曲、山楂等药开胃消食。外治方面，予中药外洗方熏洗患肢，改善局部肿胀疼痛症状。本例患者中医药治疗的目的是改善晚期乳腺癌患者的生活质量，缓解不适症状。中药外治法有特色，无明显不良反应，且操作方便简单，可行性强。

（宋 雪 整理）

病例 5

患者付某，女，75 岁，入院时间 2011 年 4 月 12 日，病案号 0133632。
病史摘要：

主诉：左乳癌术后 5 年，胸背部疼痛 7 个月。

现病史：患者 2005 年发现左乳肿物，当时直径约 1cm，未予重视就诊。肿物逐渐增大，于 2006 年 10 月在我院行乳腺肿物粗针穿刺活检术，术后病理诊断为左乳浸润性导管癌，ER（++），PR（+），cT3N2M0。予口服来曲唑行新辅助内分泌治疗 6 个月后，肿物及腋窝淋巴结均较前缩小、松动，疗效评价达 PR。于 2007 年 5 月行左乳癌改良根治术，术后病理诊断：左乳浸润性导管癌，ER（++），PR（+），HER-2（++）（未行 FISH 检测），Ki-67（15% 阳性）。术后继续服用来曲唑行内分泌治疗。2010 年 8 月自觉腰背部疼痛，自行使用外用膏药后疼痛稍有缓解，未予重视就诊。2011 年 4 月因腰背部疼痛加重不能缓解，遂到我院门诊就诊，行胸部 CT 检查示：双肺、肝脏、胸椎及肋骨多发转移，为行系统治疗收入院。

入院症见：神疲乏力，形体消瘦，腰膝酸软，腰背部疼痛，夜间加重，口干夜甚，喜热饮，食少腹胀，眠差，便溏，夜尿频多。舌淡，苔薄白，边有齿印，脉细弱。

既往史：2006 年住院期间行动态心电图提示偶发房性期前收缩，短阵房性心动过速，频发单形室性期前收缩，部分成对，经内科会诊后予口服慢心率每次 150mg，1 日 3 次，固心胶囊每次 2 粒，1 日 3 次，治疗后可好转，现已停用；否认肝炎、结核等传染病史。否认高血压、冠心病、糖尿病等重大内科疾病史。2000 年因车祸撞伤致左前肋骨骨折（具体不详），保守治疗，现已痊愈，否认手术史及输血史。

其他情况：月经初潮 16 岁，既往月经规律，46 岁自然收经。初产 20 岁，G6P3A3，共哺乳约 6 年。否认家族乳腺癌及其他恶性肿瘤家族史。

体格检查：左乳阙如，左胸部皮肤无红肿，无局部结节形成。右乳未及明显肿物；双腋下、双锁骨上下窝未触及明显肿大淋巴结。

辅助检查：2011 年 4 月我院胸部 CT 平扫＋增强：双肺多发转移瘤，右肺门及纵隔多发淋巴结肿大，所见肝脏病灶考虑转移，建议腹部扫描，胸椎及肋骨多发转移。腹部 B 超：肝内光点密集，肝内多发占位，考虑转移癌可能，建议进一步检查，胆囊、胰腺、脾脏未见明显异常。泌尿系 B 超：左肾少量积液，右肾、膀胱未见明显异常声像。乳腺彩超：左乳癌术后，右侧乳腺未见明显占位，双腋下未见明显肿块回声。双侧锁骨上下区未见明显异常。CA153 728.8U/ml，CEA 42.59ng/ml。心酶：a- 羟丁酸脱氢酶 241U/L，乳酸脱氢酶 318U/L，肌酸激酶同工酶 32.1U/L。肝肾功能均未见明显异常。

诊断：

中医诊断：乳癌（正虚邪炽）。

西医诊断：乳腺恶性肿瘤（浸润性导管癌，左乳癌术后骨、肝、肺转移）。

需要解决的问题：本例患者中医辨证为正虚邪炽，本虚标实，如何在攻邪与扶正中寻找平衡点？

讨论：

住院医生发言：根据患者病史及辅助检查，现可明确诊断左乳腺癌术后骨、肝、肺转移，需进一步完善相关检查如全身骨扫描、右侧乳腺钼靶摄片等，全面评估患者病情。治疗方面，患者老年晚期乳腺癌，出现骨转移及无症状内脏转移，无病间期大于 2 年，且为内分泌反应性疾病，根据 NCCN 指南，系统治疗建议更换内分泌治疗方案，患者曾使用来曲唑行辅助内分泌治疗，解救治疗可选择依西美坦、孕激素或氟维司群。患者多发骨转移，需给予唑来膦酸治疗预防骨相关事件，骨痛明显，可请放疗科会诊，考虑局部放射治疗。

中医辨证方面，患者为正虚邪炽之证，正虚主要表现为气虚，病位在脾、肾，邪炽主要表现为肿瘤毒邪流窜于骨、肝、肺。现患者以脾肾气虚并肿瘤毒邪侵犯骨骼的疼痛为主要表现，以疼痛为主要症结所在，中医药治疗当以急则治标止痛为主，还是以缓则治本为主？如以治本为主，健脾、补肾孰轻孰重，孰急孰缓？请上级医师指导。

主治医师发言：同意住院医师现代医学治疗方案。

"急则治其标"，骨转移引起的疼痛可以运用现代医学治疗手段取得很好的疗效。而究其根本，疼痛的原因由于不通，不通则痛，不荣则痛，患者疼痛的症结乃在于人体正气不足，毒邪留滞体内，不能及时排除，影响脏腑气血，导致脏腑失调，长期反复则成脏腑蓄毒，而且还影响气血津液的运行，导致痰、瘀内生。痰、瘀、毒相互影响、转化，三者胶着，共同促进了乳腺癌的发展。故中医治疗应重视辅助正气。

患者年过七七之年，肾气亏虚，肾精不足，肾不能主骨生髓，肾虚髓空，骨枯髓虚，脉络不畅，瘀阻筋骨，复因癌毒旁窜，痰毒蕴结，腐骨蚀络，聚结成瘤，瘀阻气血运行不畅，不通则痛。从治则来看，肾为先天之本，脾为后天之本，脾肾双补方可达治疗目的。但患者脾胃运化功能不佳，补益肾气之品多滋腻不易消化；而脾主运化，故可在方中加入运脾燥湿之行气药物，如山楂、麦稻芽等，开胃健脾行气，以防滋阴药物阻遏气机；脾喜燥恶湿，可在补中益气汤基础上选择具有祛痰散结解毒功效的中药，如制南星等以祛邪，同时选择具有益气养肺、滋阴润燥功效的中药如天麦冬、南沙参等以扶正，临床常能奏效。

　　林毅教授发言：转移性乳腺癌的治疗应当中西医结合，现代医学通过内分泌治疗、化疗、放疗等能有效祛除肿瘤毒邪，唑来膦酸能有效抑制破骨细胞的作用，迅速有效缓解疼痛，当为首选；而中医药治疗的目的则以健脾补肾而治本，维持机体内环境平衡，提高治疗效果，改善生活质量。同意目前中医辨证，为正虚邪炽证，此时我们以扶助正气、健脾补肾为治疗法则。患者乳癌日久，久病耗伤正气，手术后脾胃亏损，脾主运化，运化失职，清气不升，胃失和降，《注解伤寒论》："脾，坤土也。脾助胃气消磨水谷，脾气不转，则胃中水谷不得消磨。"故见食欲不振。脾为后天之本，气血生化之源，脾胃亏虚，气血生化乏源，无以上荣，故见精神疲倦。脾胃亏虚，无以运化水谷精微濡养肾脏，肾精生化乏源，而肾主骨，故见胸背部疼痛。脾虚则无以升清，气虚则津液无以上乘，故见口干，夜间为阴分，故甚。舌黯淡，苔薄白，脉细弱均为脾肾亏虚、气血不足之象。脾胃虚弱乃本病之源头，同时脾为后天之本，为先天补精，故补后天亦可填补先天肾之不足。故治疗上应以健脾为主，补肾为辅，注重培土生金，益精填髓，注意避免使用过于滋腻的药物。可予四君子合二至丸加二陈汤加味拟方。以四君子汤健脾益气、二至丸补益肝肾，加二陈汤燥湿化痰，运脾行气；加神曲、山楂、麦稻芽入胃经，消食祛滞，防滋补药物滋腻之弊；黄芪为补气诸药之最，入肺、脾、肾经，可升举阳气。全方健脾与运脾并用，化痰与益气相伍，标本兼治。

（李薇晗　关若丹　整理）

下篇

弟子心得与林师医话

第一部分　弟子心得

一、司徒红林

1. 治乳肝脾肾并重，以冲任为宗　乳腺疾病是由人体脏腑、经络、气血、津液、阴阳失调而引起的生理功能和结构发生异常的疾病。

肾为先天之本，先天之精藏于肾。脾胃为后天之本，水谷精微气血生化之源。肝藏血，主疏泄，胃主受纳，脾主运化，肺主宣发朝百脉，心主血脉，共同完成气血的生成、运输、分布。生理上乳房受脏腑、经络、气血、津液所养，在肾－天癸－冲任性轴的协调作用下完成各项生理功能。但五脏之中，尤应注重肝、脾、肾三脏。盖气血之和不离肝之升发调摄，气血之源靠脾之健运升清，气血之始赖肾阳之蒸腾气化。中医认为，乳房位于胸中，为"宗经之所"。其中，足阳明胃经贯乳中；足厥阴肝经上贯膈，布胸胁，绕乳头；足少阴肾经从肾上贯肝膈，入肺中，支脉入胸中而与乳相联；足太阴脾经上膈，经于乳外侧；任脉行于两乳之间；冲脉挟脐上行，至胸中而散。故有"男子乳头属肝，乳房属肾；女子乳头属肝，乳房属胃"之说。因此，乳房疾病与肝、脾胃、肾经及冲任二脉联系密切，临床可出现"乳癖"、"乳核"、"乳痈"、"乳岩"、"乳疬"等病症。

（1）肝与乳房：肝为刚脏，体阴而用阳，内寄相火，冲任二脉之所系。体阴者，主藏血，以血为本；用阳者，主疏泄，以气为用。肝气宜疏畅而条达，宜升发而疏散。肝之疏泄功能正常，则脏腑安和，气机调畅，血运畅通，情志舒畅。肝失疏泄，气机怫结，蕴结于乳络，经脉阻塞不通，不通则痛，故乳房疼痛，常伴胸闷不舒、多愁善感、精神抑郁或心烦易怒；肝气郁久化热，灼津为痰，肝郁气血周流失度，气滞痰凝血瘀结聚成块，可见乳房结块，或随喜怒而消长；气郁血瘀，阻滞乳络发育，或肝之升发不足气血不得上承，无以滋养乳房，则乳腺发育不良。

肝主藏血，能制约阳气，使疏泄有度。肝血充足，气机冲和，冲任脉通盛，月事得以时下，已婚育龄妇女，易孕而胎壮，产后乳汁充足。肝不藏血，肝血不足，机体失于濡养可出现产后缺乳、乳房溃疡脓出稀薄、溃后难敛等。

不论从肝的生理功能还是病理变化，都说明肝与乳房的关系是十分密切的。所以叶天士强调"女子以肝为先天"，确为卓识之论。

（2）脾与乳房：脾居中焦，性属湿土，主运化而升清，输送水谷精微，化为津液气血，故称脾为后天之本、气血生化的源泉。正如《医宗必读》所言："一有此身，必资谷气，谷入于胃，洒陈于六腑而气至，和调于五脏而血生，而人资之以为生者也，故曰后天之本在脾。"脾气健运，则气血生化源源不息，上输心肺，下达肝肾，外灌四旁，保证各个脏器和四肢百骸得到充足的营养，从而支持人体的生命活动。脾旺则气血充足，乳汁多而浓；脾胃虚则气血亏，乳汁少而稀。脾虚气弱，统摄无权，可见非哺乳期溢乳或乳衄。

脾胃运化失司，脾阳不升，浊阴不降，湿聚为痰，痰阻乳络而成乳核；痰湿郁久化热，湿热蕴结于乳络而成乳痈；脾虚生痰，肝郁气滞，痰瘀互结，经络阻塞，结滞乳中而成乳癖等。是故脾气的盛衰盈亏，都直接影响到女性乳腺疾病发生发展。

（3）肾与乳房：肾为先天，乃水火之脏，真阴真阳之所藏，有藏精、主水、主骨及生髓的作用。《素问·上古天真论》载有："肾者主水，受五脏六腑之精而藏之。"精化为气，通过三焦，布散全身，促进机体的生长、发育和生殖。肾气盛则天癸至，任脉通，太冲脉盛，在下表现为"月事以时下"，可孕育；在上表现为乳房渐见丰隆，并随月经周期出现生理性充盈与疏泄，孕产后乳汁充盈而可哺乳。肾气衰则天癸竭，不能荣养胞宫乳房，在下月事绝，在上乳房退化而缩萎。

肾精包含先天之精与后天之精，先天之精禀赋于父母，后天之精源于脾胃运化水谷精微的充养，使先天之精得以封藏而不致流失。肾精可分为真阴真阳，肾之阴精是乳房正常发育的物质基础，肾之阳气是维持乳房生理功能的动力。肾精不足，天癸迟至，冲任脉失养不通盛，下无以注养胞宫出现月经病，上无以濡养乳房导致乳房疾病。《外科医案汇编》中"乳中结核，虽云肝病，其本在肾"，阐明了肾在乳房发病学上的重要作用。若先天肾精不足可致乳房发育不良或乳房异常发育；肾阳虚无以温煦脾阳，脾失健运，湿浊内生，阻于乳络而成乳中结块；肾阴虚不能制约阳气，虚火上炎，炼液灼津为痰，留滞乳络亦可出现乳中结块。

（4）冲任与乳房：中医学认为，冲任起于胞宫，为气血之海，上输为乳，下行为经，与肝肾相并而行。冲任血海在肾的主导与天癸的作用下由盛而满、由满而溢、由溢而渐虚、由虚而渐复盛，具有先充盈后疏泄的特点。冲任的生理变化直接影响乳房与子宫的生理变化，表现为月事以时下，以及乳房经前充盈和经后疏泄。经前之阴血充足，肝气旺盛，冲任之气血充盈，使乳腺发生生理性增生；经后随着经血外泄，肝气得舒，冲任处于静止状态，使乳腺由增殖转为复旧。

女子正常生理功能的发挥有赖于冲脉盛、任脉通，此外还需脏腑功能协调配合，尤其是肾、脾、肝。脏腑之精藏于肾，注于冲任；气血源于脾藏于肝，注于冲任；肝主疏泄，使冲任通调。因此，冲任禀受脏腑之气，调和诸经气血，以维持子宫、乳房正常功能。若经络闭阻不通，气机不畅，冲任无以荣养乳络，痰凝血瘀，可致乳病。或肾之精气亏虚，或脾之运化失司，或肝之阴血不足，亦可引起冲任失调而发生乳房疾病。

弟子秉承先贤，治疗乳腺疾病以肝脾肾为主，以冲任为宗。三脏中以肾为重，脾肾并重肝肾并调为治疗宗旨。与此同时，尚需注意脏腑之间的关系和特征。如肝与肾，除精血同源肝肾同宗的关系外，由于肝的疏泄，肾的封藏，尚存在着开与合的关系。而脾以升为健，胃以降为和，脾之升赖肝之生发，胃之降从乎胆之下泄；反之脾胃虚弱，中焦湿盛，也可导致肝木不升，脾气不降的格局。可见脏腑之间有着密切的关系，它们在生理方面相互牵涉，病理方面相互影响，治疗方面相互关联，形成不可分割的整体。乳房疾病是机体内病变在局部的表现，因此临证宜全面分析，注意整体与局部相结合，以本为主、标本兼治是关键。

2. 诊法辨证，察色观舌切脉合参，洞察精微 《难经》云："望而知之谓之神。"望面部色泽变化可知脏腑气血的盛衰及邪气的轻重，舌象的变化能客观地反映正气的盈亏、邪气的性质、病情的进退，以判断疾病预后和转归。林老十分重视审察面部色泽与舌象的变化来判断乳腺癌患者脏腑气血阴阳的平衡与盛亏，常以手掌大小鱼际及面颊部肌肉的消瘦程度判断预后，认为鱼际及面颊肌肉瘦削为脾土衰败之征，预后不良。又如面色晦暗黧黑或萎黄无华，面如蒙尘，为正气虚衰，多见于中、晚期患者。颜面晦暗，舌质黯红或瘀紫，舌下脉络青紫、粗张、迂曲者，为瘀血所祸，预后不良，易于复发或转移，应在扶正的基础上注重活血化瘀治疗。在治疗过程中，舌边及舌下脉络瘀紫减退，表明病情好转；若进一步发展加重，提示病情进展，预后不良。舌质红无苔或少苔，或中剥有裂痕者，为重用养阴药的指标，可加用沙参、野百合、石斛、太子参或生龟甲、鳖甲等血肉有情之品谋其效；舌质淡胖，边有齿痕者，多属气虚阳虚，宜益气健脾、温补肾阳，选加党参、怀山药、云茯苓、白术、仙茅、仙灵脾、黄精等；舌苔厚腻者，多为化疗后清阳不升浊阴不降引起的胃肠功能紊乱，宜健脾和胃，可选用香砂六君汤或五味异功散加减等；舌质淡胖或瘦小为化疗骨髓抑制症引起的血细胞下降、免疫功能低下，宜补益心脾，选用当归补血汤合归脾汤加减。

弟子跟师学习，体会到察色、观舌、切脉确能把握乳腺癌的吉凶。脉象与脏腑气血密切相关，脏腑气血的病变可反映于脉象，以判断疾病顺逆。脉理微妙，最难穷究，非功深养到，难以识其奥妙。林老临床特色之要就在于善于运用脉诊，据脉叩证，梢推细勘，探求病理，确定治法。临证常能以脉知病，以脉辨证，以脉知传变和以脉知预后，以色脉合参而决断病情。《素问·阴阳应象大论》："善诊者，察色按脉，先别阴阳，审清浊而知部分。"可见察色按脉尤具中医诊断特色，是临床辨证必须特别重视的一个环节。乳腺癌常见沉、细、弦、缓、滑、数脉象。细脉主气阴亏损，弦脉主气滞血瘀，滑脉主痰与湿，数脉主邪毒化热或火热克金。如颜面晦暗无华，舌质红绛、青紫，苔厚腻或有剥苔，脉弦数或细数者，为正虚毒盛，病情进展较快，预后较差；如面色明亮，虽有舌苔而舌质不甚红，脉濡滑或细缓，预示病情进展相对缓慢，积极治疗可望取得较好的近期疗效。病者虽形体消瘦，癌瘤未消，但口中和，舌润有苔，脉弦细或细弱无数象，脉证相符往往预示病情相对稳定，尚可扶正育阴，养精蓄锐，以图后治，可谓留得一分阴液，便有一分生机；反之，病者虽形体壮实，但苔黄舌红，口渴喜饮，脉弦滑数，乃邪热炽盛之象，若进而出现面色晦暗，口干咽燥，舌质黯红或红绛，无苔或光苔，脉细数无力，为病情进展、预后险恶之先兆。

疾病的发生与发展过程是邪正盛衰消长相互转化的过程，要从这种过程当中了解疾病的本质、症结所在，必须望、闻、问、切四诊密切配合才行。林老诊察乳腺疾病，重视四诊并用，观舌明证，色脉合参，诚是切当之论。

3. 衷中参西，病证结合 林老身为中医科班，不仅在继承，发展中医学上作出了贡献，而且在中西医结合方面也起了模范带头作用。林老认为中西医是在不同历史条件下，从不同角度，用不同方法研究人体的学科，切不可人为地将其置于对立面，一切要从病情出发，不可有门户之见。但辨证论治是中医的精华，这一根本绝不能动摇。同时，疾病发生的原因是多方面的、错综复杂的，仅仅依靠四诊收集资料，运用八纲、六经、三焦脏腑等辨证方法，有时对某些疾病的认识不够全面，甚或无法认识疾病。例如以钙化灶为唯一表现的乳腺癌病人，往往六脉平和，神色形态如常人，纵然四诊周详，结果仍然无法探知其病变的所在，也不知其病性的症结。又如，乳衄包括了导管内乳头状瘤、乳腺癌、乳腺增生及乳腺导管炎等原因引起的乳头溢血，其病因是多方面的，仅依靠传统中医辨证显然不够。故应注意辨病与辨证相结合，配合临床检查及 B 超、钼靶摄片、乳头溢液细胞学检查、导管内镜等相关诊断方法，有的放矢，才能明确诊断并提高临床疗效。所以解决的办法是在辨证为主的基础上，辨证与辨病相结合。林老在数十年的临床实践中，强调辨证与辨病相结合，在深厚的中医功底的基础上擅长辨证论治，并善于借鉴现代医学的优秀研究成果，提出"识病为本、辨证为用、病证结合、标本兼治"的治疗总则，使宏观与微观、整体与局部达到和谐统一，明显提高疗效。

中西医具有不同的理论体系，各有优势和不足。弟子认为辨病既应注意辨西医的病，也注重辨中医的病。因为西医通过现代的检查方法，对疾病的病因、病位的认识相对来说比较具体，但对疾病的性质及其邪正消长盛衰的认识却有所不足。例如对乳房内肿块，虽然通过影像学检查有助于增生性、炎性、肿瘤性的鉴别诊断，然而对其病机是血瘀或是痰凝或是气滞及其病性的寒、热、虚、实，往往认识不全。中医则通过四诊资料的分析，着眼于整体观，审证求因，能综合而较全面地认识疾病，不仅能定出病名，也能判断病性。例如痰凝血瘀可以引起乳癖病、乳核病、乳岩病等不同的病变；乳癖病、乳核病、乳岩病虽是不同的疾病，而痰凝血瘀是其共同的病性，因而在治疗上便有同病异治、异病同治之说，体现了中医辨证与辨病相结合的优越性。但中医对病因、病位的具体化认识是不够的，例如乳窍流血，乳晕部可扪及肿块，压痛，伴性情急躁，两胁胀痛，胸闷嗳气，口中干苦之乳衄，虽然为肝火偏旺之患，但是否有导管内占位存在，不通过导管造影或导管内镜检查是无法排除的。又如对乳腺癌的诊治，其发生是在气血和脏腑亏虚的基础上，外邪与内生的痰湿和瘀血等病理产物相搏，以致气滞、血瘀、痰凝、毒聚结于乳络而成。气血脏腑亏虚为本，外邪及病理产物为标，本虚标实。故本病的发生发展是因虚致实、因实而虚、虚实夹杂的过程。乳腺癌在不同阶段，由于现代医学不同治疗方法对机体产生的影响各异，其病因病机及证候分型不同，必须根据其组织学分类、临床分期、病理分级、免疫组化指标、证候类型及个体情况差异，按照围手术期、围化疗期、围放疗期及巩固期的不同病程阶段而确立相应的治法，合理的个体化的疗效确切的中西医结合治疗方案方能应运而生。

总之，以西医识病和中医辨证相结合，有利于对疾病宏观与微观的认识和提高临床疗效。但在结合西医辨病的同时，千万不要忽视中医的"辨病"。

林老认为，辨病治疗本来也是中医固有的一种治疗方法，清代徐灵胎在《医本全集》明确指出："欲治病者，先识病之后，求其病之所以然，又当辨其之由各不同，然后考虑其治之法，一病必有主方，一病必有主药。"张仲景虽然以辨证论治为核心，但皆与疾病相联系，如太阳病、阳明病、少阳病等，言证必有病，言病必有证，树立了病证相结合的范例。弟子跟师学习，体会到中医的辨病是指中医的病因、病性、病位、病机。是故因病辨治则有两层含义：首先从四诊所得的信息分析中医"病"的概念（如病因、病机、病位），再辨其表、里、寒、热、虚、实，然后制订相应的治则和方案；第二层含义是指西医的诊断病名。西医所运用的诊断手段有些是四诊的延伸，量化且更客观，诊断要点明确。临床施治要善于思考，如果能很好地注意这一点，在立法遣方时能考虑周详，便可收到满意疗效。林老认为，坐堂中医已不适合时代发展需要，应该努力打造"中医站在前沿、现代医学过得硬"的现代中医模式。林老认为病证结合、处方用药必须做到"三统一"，即整体与局部统一、经验与实验统一、治人与治病统一。林老提出的乳腺增生病"中医药周期疗法"与乳腺癌"分期辨证施治"，充分体现了其"识病为本、辨证为用、病证结合、标本兼治"的以人为本的治疗原则。

4. 调补阴阳，从肾论治，滋阴配阳，补阳顾阴　中医认为，阴以阳为主，阳以阴为基，必须"阴平阳秘"，才能维持人体的健康。如果阴阳失衡，人便发病，甚或"阴阳离决，精气乃绝"。所以必须注意调补阴阳。林老认为，阴阳虽有五脏六腑之别，但肾为元阴元阳之所居，是全身阴阳之根、水火之源，五脏阴阳之虚衰皆要影响到肾之阴阳，故治疗阴阳虚衰之证，调补阴阳应当注意益肾，从肾论治为主。凡阳虚之证，无论卫阳、心阳、脾阳均与肾阳有关，治疗均应重视温肾之阳；凡阴虚之证，无论心、肺、肝、胃之阴均要涉及肾阴，治疗中当据证滋肾之阴。林老根据中医阴阳互根、命门水火互济的理论，对于虚损病变的治疗有其独到之处。她认为乳病之虚证，阴损可以及阳，阳损也可以及阴。阴虚患者每伴有阳虚，而阳虚患者阴分亦常不足。因此，林老十分推崇张仲景《新方八阵·补阵》中的"故善补阳者，必于阴中求阳，则阳得阴助而生化无穷；善补阴者，必于阳中求阴，则阴得阳升而泉源不竭"。孤阴不生，独阳不长。只有补阳不忘滋阴，滋阴不离益阳，从阴补阳，从阳养阴，才能保持阴阳互根、水火既济的密切关系。通过协调阴阳的偏颇，使体内阴阳达到新的平衡，"执中而致和"，达培源固本之目的。

如对乳腺增生病、泌乳-闭经综合征、乳腺癌等证属肝肾阴虚患者，林老以滋阴补肾、调摄冲任为则，以六味地黄汤合二至丸加味。处方：怀山药、泽泻、山萸肉、熟地黄、牡丹皮、云茯苓、女贞子、旱莲草、肉苁蓉、菟丝子。方中用熟地黄滋阴补肾，填精益髓，为君药；女贞子、旱莲草补肝肾之阴，山萸肉补养肝肾，并能涩精；怀山药补益脾阴，亦能固精，共为臣药。牡丹皮清泄相火，并制山萸肉之温涩；云茯苓淡渗脾湿，并助怀山药之健运。此方在滋阴药中加入肉苁蓉、菟丝子之温煦，防阴凝不化，则其生化之力蓬勃。临证还可因证、因人灵活加减化裁。

乳腺病证属肾阳虚者，林老多以温肾助阳为则，处方二仙汤加味。仙茅、仙灵脾、肉苁蓉、菟丝子、山萸肉、女贞子、制首乌、枸杞子、当归头、熟地黄、黄芪、党参、黄柏。方中仙茅、仙灵脾、肉苁蓉、山萸肉温阳补肾，调摄冲任；菟丝子既补肾阳又补肾阴；因补气能助阳，故林老佐以黄芪、党参益气壮阳，以助固摄。女贞子、熟地黄、制首乌滋阴补血益肝肾，配以当归头、枸杞子益阴养血，取阴药的滋润以制阳药的温燥，其目的在于补阳不伤阴，补阴以涵阳，水中补火，使阳气得当归、熟地黄的滋养而生化无穷。另加入少量黄柏以引相火下行、制阳药之温燥。

可见林老立方之旨，是补阴配阳、补阳顾阴、重视命门水火真阴真阳的具体表现。从而达到从阴引阳，从阳引阴，阴阳协调的目的。

5. 顾护体质，药贵平和，知药善用　林老治疗乳腺病，强调用药三因制宜，既要注意整体观念，又要重视局部症状，辨证施治，无论经方时方，兼收并蓄，择善而用。尚要根据女性的生理特点而遣方用药。盖妇人属阴，以血为本，以肝肾为先天，妇人有经、孕、产、乳的生理过程，且体质娇嫩，不堪受药物之偏颇。如偏于补阳则需防因刚燥而动火耗血伤阴，若偏于养阴则需防滋腻碍脾，故林老处方选药多用甘平、甘温、甘凉之品，主张药以平和为贵。盖甘能养营生血，温性和凉性药物作用较为缓和，不至于过为偏颇。热者则清，药宜甘凉；血瘀则化，药宜甘凉微温；虚寒宜温补，药宜甘温益气。总之，药性应平和，治寒不过热，治热不过寒。掌握补而不腻，攻而不伐，温而不燥，凉而不寒，滋阴配阳，补阳顾阴，补中有化，化中有补的用药原则。在病情需要用偏寒偏热刚烈之品时，弟子认为确应讲究配伍法度，注意柔中有刚、刚中有柔、刚柔相济，每每慎用大辛大热、苦寒攻伐之品。由于乳腺病多有虚实夹杂、寒热相兼，故选方用药又有攻补兼施、寒热并用之分。

热者，本"热者寒之"之经旨，治宜清之、凉之。常用瓜蒌牛蒡汤、消痈散毒饮、丹栀逍遥散等。药选沙参、麦冬、生地黄、白芍、玄参等清热养阴之品。即使热势较甚，需苦寒降火者，在选用黄柏、黄连、栀子、蒲公英等苦寒药时，也要注意其用量，并适当与温药配伍，使其凉而不凝，且中病即止，以免戕伤脾阳或苦寒化燥。如乳痈，肝郁与胃热相互影响，引起乳汁郁积，乳络阻塞，气血瘀滞，化热酿毒以致肉腐成脓。虽因于热者，但确不可妄用寒凉之品。《外科冯氏锦囊秘录精义》中云："乳性本清冷，勿用寒凉药。"乳痈初起，当辨阴阳表里寒热虚实，乘邪热未盛之时，应用不同的方法进行治疗，以达内消目的。秉承林老强调不能一见乳房肿痛就妄投寒凉之论，弟子临证每于在清热之中，配合通乳、疏滞、消结、散瘀、活血之品，以提高疗效。郁滞期以瓜蒌牛蒡汤加减，常伍陈皮、鹿角霜，其性偏温，配蒲公英以防其寒凉过重使肿块难消，配全瓜蒌利气散结、温经通乳。

寒者，遵"寒者热之"之旨，药选甘温、甘润之品，注意温补脾肾。常选用二仙汤、右归丸、理中丸、吴茱萸汤等方剂，用药以仙茅、仙灵脾、肉桂、巴戟天、补骨脂、菟丝子、肉苁蓉、山萸肉、龙眼肉、白术、吴茱萸、大枣等温润之品为主，同时注意补阳配阴。

瘀者，本"塞因通用"、"结者散之"之旨，治宜辛温、辛热、辛平、辛寒入血行血，注意攻补兼施。根据瘀血形成有热结、寒凝、气滞、气虚之分，选用桃红四物汤、血府逐瘀汤、补阳还五汤等方剂化裁，常用药为丹参、桃仁、当归、川芎、郁金、香附、益母草、山楂、五灵脂、延胡索、莪术等，酌加黄芪、党参或太子参、怀山药，以达祛瘀不伤正之目的。

虚者，遵"虚则补之"、"损者益之"之旨，药取甘平或甘而微温，并分清阴、阳、气、血之不同而处方用药。气虚者，常用方为补中益气汤、四君子汤、参苓白术散、异功散等；血虚者，常用方为归脾汤、当归补血汤、四物汤、人参养荣汤；阴虚者，常用方为六味地黄丸、左归丸、二至丸、龟鹿二仙胶；阳虚者，常用右归丸、二仙汤。"虚者补之"是千古不易之法，但须补而不滞，才能充分发挥补药之效，达到治疗目的。林老认为进补有三忌：一忌外感，二忌虚实夹杂，三忌脾失健运（包括脾气虚弱、湿困脾胃、湿浊中阻、湿热蕴胃四个不同病机发展阶段）。明代张介宾曰："凡用药处方，最宜通变，不可执滞。"林老组方用药主张开合相成，升降相用，特别在使用补剂时尤更注意，且久病不可峻补。弟子体会缘由补药壅滞，纯补峻补，虚损之脏常难使之运化，故在治疗时常佐消滞药于补剂方中，令补药补人体之虚，消药消补药之滞，异曲同工，各尽其妙。在补益方剂中含有消散药物，诚如清代程国彭云："天地之理，有开必有合；用药之机，有补必有泻。"中医经典方薯蓣丸、磁朱丸均用神曲，补中益气汤、五味异功散均用陈皮，小建中汤用姜桂，归脾汤用广木香……皆在此思路指导下组方。弟子临证常宗前人组方之意，受林老"补不宜滞，灵活通变"思想指导，如在治疗脾胃虚寒时，常于温补方中加入炒神曲或陈皮；在滋阴补血剂中少佐陈皮、稻芽、麦芽、砂仁和胃行气，使补而不腻；在温阳益气之剂中少佐柴胡以疏肝升发，寓升发于补养之意。

6. 谨守病机，审因论治，喜用古方，配伍得当 林老特别推崇辨证立法，以法统方的基本法则，主张理、法、方、药一脉相承，认为中医处方的组成关键是要有理。所谓理即是审证求因，辨证论治，只有辨明病理机制，立法处方才可迎刃而解。以理立法，据法拟方，方从法出，法从证立，辨证是决策遣药组方的前提和依据，而疗效又是检验辨证正确与否的标准。只有辨证准确，遣药组方才能有的放矢。例如对乳腺癌化疗后纳呆呕吐一证的治疗，病因不同，处方各异。如胃阴不足，舌红少津干呕者，麦门冬汤治之；脾胃不和，香砂六君子汤加减；脾胃虚弱、气血不足，归脾汤合保和丸化裁。可见没有准确的辨证，遣药组方就是无稽之谈，因此辨证准确是遣药组方的关键。

林老常教导弟子，中医学在长期的临床实践中，总结出许多法度严谨、结构完备、配伍得当、疗效确切的经典方剂，是中医独特理论与实践经验的代表，以其为遣药组方的首选是十分可行且必要的。六味地黄丸、左归丸、二至丸、龟鹿二仙胶、右归丸、二仙汤、瓜蒌牛蒡汤、柴胡疏肝散、补中益气汤、桃红四物汤、血府逐瘀汤、补阳还五汤、四君子汤、参苓白术散、归脾汤、当归补血汤、四物汤等皆为经典古方中的精品，林老治疗乳腺疾病，根据不同病证选用相应组方，相得益彰。林老认为，辨证的主要特点是依据症状反应，以八纲为理论为基础，先辨六经，继辨方证，辨用相对应的药物治疗，做到方证对应药症相合而治愈疾病。弟子体会正确运用中医传统经典方，不仅要熟记其药物组成、功能主治、配伍立法，还要深刻理解方中理、法、方、药的内在联系和变化规律，才能达到灵活运用的目的。例如治疗阳虚证的右归丸或二仙汤，只要有气怯神疲、畏寒肢冷、腰膝酸痛、夜尿多之主证不变，即可施用。当出现不同兼证时，可通过药量、药味的变化，随证加减。疾病现象错综复杂，有常有变。主证不变，主方不变；兼证不同，随证加减；出现变证，另立新方。治疗方法多种多样，各有所宜，临床诊治疾病贵在知常达变，辨证遣药组方贵在机圆法活。

临床用药宜讲究配伍，配伍得当可达锦上添花之效。如黄芪配防风固表散邪，为散收平调之配伍；枳壳配桔梗宣肺降气，为升降合剂之配；黄芪配当归补气生血，青皮配郁金行气活血，为气血双调之配伍；熟地黄配仙灵脾阴中求阳，菟丝子配山茱萸阳中求阴，为阴阳并补之配伍；枳实配白术健脾消食通便，熟地黄配砂仁补肾开胃，为寓消于补之配伍。

7. "时时扶正、适时祛邪、及时加减"防治乳腺癌复发转移　乳腺癌从一开始就是毒邪与正气不断相争的过程，正能胜邪则癌症可不至形成或发展缓慢，或趋于稳定和好转，甚至消失；正不胜邪则癌症形成并逐渐发展，甚或进展迅速。林老认为，正气亏虚、正不抑邪是乳腺癌复发转移的基础条件，而余毒未清是复发转移的关键因素，痰瘀内阻为复发转移的重要条件。

乳腺癌的发生发展与复发转移是因虚致实、因实更虚、虚实夹杂的复杂病理过程。因此，扶正祛邪是主要的治疗原则，理论上包含扶正固本、抗癌祛邪和二者兼用3种方案。弟子随师临证，耳濡目染，亦渐有心得，概括林老防治乳腺癌复发转移的治疗总则为"时时扶正、适时祛邪、随证加减"。

（1）时时扶正：意即为扶正固本贯穿于整个治疗的始终。林老认为，乳腺癌之所以发生、发展，其根本原因在于人体正气的虚衰，只有在人体正气亏虚的前提下，邪气才可能侵袭流注于乳房，与病理性产物（如气滞、痰凝、血瘀）不断相合积聚变性，形成瘤肿，从而致生乳腺癌，并可能不断发展恶化。因此，在治疗乳腺癌之时，林老强调应自始至终"时时扶正"，正气来复，邪毒自去。而先天之本在肾，后天之本在脾，元气的盛衰，气血的虚实，关键在于脾和肾，因此扶正固本的主要措施就是健脾补肾。常用方法有益气健脾、滋阴补肾（或温阳补肾）和脾肾双补。具体运用时还应根据各脏腑的特点及其虚损情况进行调治。其中，尤应注意各脏腑间的相生关系，采用"虚则补其母"的间接补法，如培土生金、补火助土、滋水涵木等。

1）益气健脾法：林老从临床上观察，乳腺癌患者在疾病发生发展过程中，除出现局部癌症的特殊症状之外，常会出现神疲乏力、面色少华、食欲不振、腹胀腹泻、舌淡苔白腻、脉濡细等证候。特别是在患者接受了现代医学治疗如手术、化疗之后，更易出现上述脾气虚衰的表现。林老在继承前贤经验的基础上，兼收并蓄，有自己的真知灼见。认为人身禀受先天之肾气而生长发育，依赖后天水谷生化气血精微，滋养机体。因此，脾之盛衰与身体的强弱、疾病的转归有十分重要的关系。"人生而有形，先天之精气，惟赖后天水谷之充养，脾胃一虚，四脏皆无生气。""百病不已，宜从中治。"脾为后天之本，不仅论述了脾的功能特点，更在于指导临床用药。顾护脾气，维护一线生机，是治病求本的重要内容。临床上若常从脾入手论治，根本得固，诸脏得养，便能屡起沉疴。唐代孙思邈云："五脏不足，调于胃，"李东垣云："其治肝、心、肺、肾有余不足或补或泻，惟益脾胃之药为切。"实为金针暗度之名言。

对于此类患者，弟子体会提前采用健脾益气法治疗，便可大大减少其或消除以上证候的发生，而出现之后采用此法治疗也能缓解病情，明显改善生存质量。益气健脾法治疗乳腺癌，我们常用的方剂有参苓白术散、四君子汤、补中益气汤等，常用的药物为黄芪、西洋参、高丽参、太子参、党参、云茯苓、白术、红枣、莲子、稻芽、麦芽、神曲、内金、生姜、白扁豆、陈皮、苍术等。

脾与胃一升一降，一脏一腑互为表里。弟子临证牢记师嘱，健脾不忘养胃和胃。李东垣提出："善治病者唯在调理脾胃。"弟子临床中亦深深体会到升降运动是生命活动的基本形式，而脾胃之气的升降协调对整体气机的升降出入至关重要，是为枢纽。只有脾胃功能正常，气机升降出入有序，才能维持"清阳出上窍，浊阴出下窍，清阳发腠理，浊阴走五脏，清阳实四肢，浊阴归六腑"之各项生理功能。林老在运用益气健脾法的同时十分重视脾胃气机调理，治疗上紧紧抓住脾气宜升，胃气宜降，太阴湿土得阳始运，阳明燥土得阴自安的特点，或温阳益气、健脾消导，并灵活应用燥湿、化湿、利湿之法使脾胃升降调和，正气自安。而脾本虚证，胃多实证，虽有偏气滞、湿阻、化热、食滞、血瘀等不同实证，但其基本病理均为虚中有实、虚实交错、实由虚致，纯属脾胃虚弱而不夹实者较少见。弟子体会，临证中凡一切影响中焦脾胃功能诸如益气、温中、清热、消积、健脾、行气、升陷、降逆、燥湿、祛痰、芳化、养阴、生津、泻下、固涩等法，均直接或间接地有助于恢复中焦功能，宜取之合理、科学配伍。因此，脾宜健、胃宜和为治疗大法。

2）滋阴补肾或温阳补肾法：肾为先天之本，生命之根、阴阳之宅、水火之脏，藏真阴寓元阳。"久病不已，穷则归肾。"肾气之盛衰关系到人体脏腑功能及抗病能力。林老扶正极为重视肾的作用，认为它是人体"精神之所舍和元气之所系"，十分赞同"五脏之真，惟肾为本"之说。这是因为：首先，"肾者主蛰，封藏之本、精之处也。"其所藏之精是人生殖、生长、发育的物质基础，是人体生命活动的本源，主机体生、长、壮、老过程。同时肾中元阳元阴为一身阴阳之根，温煦濡养着脏腑、组织，是激发、推动各脏腑功能活动的原动力。是故肾为五脏之根，生命之本。其次，肾与五脏功能密切相关，肾不仅内藏先天源于父母之精，且吸纳"五脏六腑之精而藏之"。脏腑功能正常，先后天之精微相互补充，既是脏腑功能活动的保障，又是肾得以蛰藏精微及其生理功能正常发挥的前提。所以肾与五脏、先天与后天，互生互养，生机不殆。

治法当遵《难经》"损其肾者，益其精"之明训。林老在扶正固本中善于运用滋阴补肾或温阳补肾，察其阴阳所在而调之，亦不偏执，以平为期。弟子体会，治肾总的原则是培其不足、不可攻其有余，正如赵献可"火之有余，缘真水之不足也，毫不可去火，只补水以配火，壮水之气以制阳光；火之不足，因水之有余也，亦不必泻水，就于水中补火，益火之源以消阴翳，此其常也。"滋阴补肾方面常用六味地黄汤、杞菊地黄丸、知柏地黄丸、二至丸或左归丸，药用女贞子、旱莲草、枸杞子、桑椹、生地黄、熟地黄、丹参等，补而不腻；温阳补肾方面，常用方剂有二仙汤、右归丸，药用仙灵脾、仙茅、肉苁蓉、制首乌、菟丝子、补骨脂、丹参等，温而不燥，以达温肾助阳，调摄冲任，固摄先天。

3）脾肾双补法：乳腺癌患者在围化疗期及巩固期常可出现头晕目眩、面色少华、耳鸣脱发、气短乏力、食欲不振或食后腹胀、恶心、呕吐物清稀无酸臭味、形寒肢冷或五心烦热、腰膝酸软、月经失调、小便频数而清或夜尿频、完谷不化粪质清稀或便秘、舌淡苔薄白、脉细弱无力等脾肾两虚之候，治疗当施以脾肾双补，兼顾先天后天之本。因为脏腑之生机在肾，补养在脾，脏腑失调、脾肾俱虚时，林老先补脾以资化源，益肾以固根本，将脾肾阴阳气血融为一体。林老常用六味地黄丸合四君子汤加减，药选黄芪、女贞子、人参、党参、白术、云茯苓、怀山药、黄精、山萸肉、熟地黄、天冬、云茯苓等。方证适宜，从而使正气得固，正胜邪退，调适内环境，预防与抑制癌瘤的复发转移。

（2）适时祛邪：意指在"时时扶正"的基础上，根据乳腺癌疾病的进程、邪正的演变以及病机的转归情况，适时地施以祛邪药物，使邪去正安，体平气和。林老认为在乳腺癌发生发展过程中，虽然正气亏虚是其决定因素，但作为矛盾的另一方，邪气的存在亦会不断销蚀人体正气，促进癌瘤发展转移，从而影响疾病的进程，有时甚或成为这一过程的决定性因素。因此在治疗乳腺癌之时，务必在"时时扶正"基础上，适时地投用祛邪之品，同时根据机体状况、正邪对比来确定攻补主次，弟子认为正确把握"适时"是关键。

在乳腺癌不同的阶段，邪正力量的对比必定有明显之不同。病之早期，正虚尚不十分明显，而邪气常占上风，此时治疗可偏重祛邪兼以扶正，注意祛邪不伤正，待邪去正盛身体自可康和。病之中期，一方面因正气不断损耗而正虚逐渐明显，另一方面邪气不断积聚盛实，邪实亦相倚而立。此时治疗当扶正祛邪并而用之，或以扶正为主祛邪为辅，一进一退之间，邪去正复身体渐趋安和。病之晚期，由于邪气持续销蚀耗损正气，正虚成为矛盾最突出的一面。此时治疗应以扶正为主略加祛邪，甚则全投补剂，如此才可挽回一线生机。待正气渐复，则自可缓缓抵御邪气，以求人瘤共存。乳腺癌一旦出现复发转移，已变防渐、人瘤共存、带病延年成为治疗的主要目标。此时林老主张扶正祛邪兼而行之，并以扶正占主导。对于生存期5年甚至10年以上、西医诊断指标为"临床痊愈"的患者，林老亦主张定期调理以防"死灰复燃"。对于此阶段的治疗，林老主张以扶正为主，偶尔兼顾祛邪。

除了依据疾病不同阶段适时祛邪外，祛邪之轻重与时机还应根据现代医学手术、化疗、放疗等治法的应用情况而有所不同。手术、化疗、放疗等相当于中医峻猛祛邪之法，在祛除、杀伤肿瘤细胞的同时使机体正气遭受严重损耗，此时中医治疗不可再投祛邪之品，而应及时扶正为主，并根据正气损耗及毒副反应情况，审慎选用祛邪之品。乳腺癌常用祛邪方法有清热解毒、活血化瘀、化痰软坚等。林老认同以毒攻毒类药物如全蝎、地鳖虫等对癌细胞的细胞毒性作用，但不主张使用虫类以毒攻毒之峻品，尤其对复发转移性乳腺癌患者。虫类搜剔等峻猛药物的抑癌作用远不如现代医学放化疗手段直接、快速，若患者经解救放化疗后仍不能控制病情进展，此时再用以毒攻毒类虫药不但难以抑杀癌细胞，更可能因攻伐伤正，而使正气更虚。弟子遵林老师训，临证对此类患者坚守"五脏皆虚独取中州"、"养正积自消"之原则，发挥中医药参与乳腺癌治疗的优势，多能取得良好效果。

此外，弟子跟师学习体会到临证中扶正与祛邪这两类药物并不是截然分开的，具体运用亦非孤立不变。如黄芪、白术、云茯苓、麦冬、鸡血藤、黄精、女贞子等药不仅有扶正的作用，而且还有抗癌、抑癌作用；而蛇舌草、丹参、薏苡仁、鳖甲等药则不仅可抗癌，还可扶正。因此，如能根据病情需要，恰当配伍施药，兼顾对证与治病、扶正与抗癌，则为善中之善也。

（3）及时加减："及时加减"意指在综合全面考虑乳腺癌疾病的基础上，在"时时扶正、适时祛邪"的原则指导下，应随病人就诊时所出现的各种证候表现以及体检复查指标结果，有针对性地辨证辨病治疗。如患者肿瘤指标物 CA153、CEA 异常，此时应适当加祛邪之品。由于证候的表现千差万别，"及时加减"的方法、用药亦是千变万化。

弟子体会实际运用中乳腺癌患者临床情况极为复杂，体质因素、季节因素、地域因素等都会影响到机体的邪正盛衰，对此则应三因制宜。《灵枢·寿夭刚柔》："人之生也，有刚有柔，有短有长，有阴有阳。"说明人的禀赋在生理上有其差异性。《素问·五常政大论》谓："地有高下，气有温凉，高者气寒，低者气热。"由于生活地区不同，禀赋亦有区别。是故临证须将患者居住地、生活习性亦作为辨证的重要内容之一，既注重辨体质之强弱，病情之寒热虚实，又要考虑其地理环境的高卑润燥。《素问·五常政大论》云："必先岁气，无伐天和。"在不同的时令、季节用药亦有所不同。四时气候的变化，必然直接或间接影响人体，从而使人体脏腑、气血亦产生相应变化。由于季节气候不同，人体气血阴阳亦有偏颇，故在辨证时应注意这些特点，适当加入季节应时之药，其效必佳。如气候多雨潮湿，用药可偏于辛燥；而气候干燥、久旱无雨时，用药则应甘润。以辨证论治为总原则，这样即可因人因地因时制宜，补其不足，泻其有余，以调和脏腑气血阴阳。总之，乳腺癌患者病情千变万化，错综复杂，治疗用药应权衡轻重缓急，随机应变，谨守病机，审因论治，观其人、其证而施药，有是证用是药，避免偏弊之差。据证立法，依法组方遣药，做到理、法、方、药完整统一，方能体现辨证论治之精髓。林老强调辨证论治最基本的要素仍在于整体观念、动态观察、灵活加减。

8. 从肝治乳，不离乎肝，不止于肝　朱丹溪指出："血气冲和，百病不生；一有怫郁，诸病生焉。"肝之疏泄功能正常，气机通畅，气血充盛，肝脉得养，何病之有？"女子以肝为先天"，女子属阴，在生理上以血为体，经、孕、产、乳是其具体形式，肝主藏血，冲任之血皆汇于肝；病理上女性情感复杂、敏感细腻，多情志抑郁，疏泄失常，而致肝郁。林老认为女性机体处于"气常有余、血常不足"之态。肝藏血，主疏泄，可直接调节冲任之血海的盈亏，体阴而用阳，气有余则肝气易于抑郁，血不足则肝失濡养而不能发挥其正常功能，这样极易引起肝失疏泄、肝郁气滞、气血紊乱的病理状态。故此林老认为，肝郁气滞在乳病发病学上具有重要意义。

经云"百病生于气也"，《外证医案汇编》指出："治乳症，不出一气字定矣……无论虚实新久，温凉攻补，各方之中，挟理气疏络之品，使乳络疏通，气为血之帅，气行则血行……自然壅者易通，郁者易达，结者易散，坚者易软"，奠定了从肝论治的重要地位。肝为刚脏，体阴而用阳，内寄相火，冲任二脉之所系。体阴者，主藏血，以血为本；用阳者，主疏泄，以气为用。故林老治肝强调气血皆以通为用，用药之道，所贵者务求切病，选方用药常以理气活血并用，喜用香附、柴胡等气分中血药，以及郁金、川芎、莪术、丹参等血中气药，同时善用青皮、枳壳、延胡索、川楝子、佛手等理气药，旨在调畅气机，气通血畅，则郁瘀结自消，运用得当每可济人。

林老博采众家，兼收并蓄，择善而从，另辟蹊径，创"从肝治乳，不离乎肝，不止于肝"之论。《济生方》谓："人之气道贵乎顺，顺则津液流通。绝无痰饮之患，若调摄失宜，气道闭塞……则结而成痰。"另一方面，血之在身随气运动，气有一息之不通，则血有一息之不运。气有郁滞，血亦随停积而为瘀，是以气滞为患。津变成痰，血滞成瘀，可致痰瘀互结。肝主疏泄，调畅气机，由于忧思恼怒等七情内伤，肝失条达，心肝之气郁滞，血和津液运行失常，故郁而化痰成瘀。《灵枢·百病始生》云："若内伤于郁怒，则气上逆，气上逆则六输不通，温气不行，凝血蕴裹而不散，津液涩渗，著而不去，而积皆成矣。"朱丹溪："善治痰者不治痰而治气，气顺则一身津液亦随之而顺矣。"强调化痰必须理气。《临证指南医案·胃脘痛》云："经主气，络主血……且气既久阻，血亦应病，循行之脉自痹。"故运用活血化瘀法时也要结合行气。气行则血行，气顺则痰消，气机通畅有利于痰瘀等阴邪的消除。因此，在采取痰瘀同治时，仍宜调气甚或先调气。

弟子师从林老以来，运用中医药诊治乳房病，临证思维每得林老教诲指点，收益良多。弟子十分认同林老"五脏相关，多元调治"的学术主张，依据"五行生克乘侮"的理论，以整体观念为指导，临证以五法从肝论治，与同道共参。同病异治、殊途同归是也。

（1）培土荣木：肝属木，脾属土，肝主疏泄又主藏血，脾司运化亦主统血，二者既有相克关系，亦有资助相生作用。脾为气血生化之源，若脾虚营血不足，则无以滋养肝木，故培土以荣木。药用太子参（或党参）、白术、云茯苓、莲子、大枣、陈皮以调补脾胃。

（2）扶土抑木：《金匮要略》云：“夫治未病者，见肝之病，知肝传脾，当先实脾……”故对肝旺脾虚者施以扶土抑木法，既补未病之脾，又兼治已病之肝，体现了林老重视“治未病”的学术思想。

（3）滋水涵木：肝体阴而用阳，有肝阴肝阳之分，肝阴不足则肝上亢，下及肾阴则肾水亏虚；肾水不足，水不涵木，则肝失疏泄。故对肝郁阳亢者可施以生地黄、女贞子、旱莲草、山萸肉、白芍，以滋水涵木，从缓图治。

（4）清金制木：肺属金，主宣发、肃降，与肾为金生水之母子关系；若肺金虚，母令子虚，肾水不足，水不涵木，肝木亢盛；况肺金与肝木为相克关系，肺虚则不能制木。故通过恢复肺金清肃功能，可达抑制肝木亢扬之效。肺主降，肝主升，二者协调则气机调畅。故对肝郁兼肺虚者每多选用百合、沙参、麦冬、石斛等药。

（5）疏肝敛阴：肝主升、主动、主散，属木，木性升发喜条达。其为病，以阴虚阳亢者多，阳虚阴盛者少。宜选白芍、柴胡以疏肝敛阴，则无消伐太过之虞。

9. 上病下治，从肝肺肾论治乳癖合便秘　临床及研究均发现，在乳腺增生病患者中，相当部分患者伴有长期便秘史，可见女性的长期便秘与乳腺增生病密切相关，且有癌变之虞。中医认为，肠胃积热、气机郁滞、阴寒内凝、阳气虚衰、阴血亏少均可导致便秘，便秘之病位在大肠，与肝、肾、肺关系密切。乳癖之病位在肝、脾、肾。临证中，林老指出对于乳腺增生病伴长期便秘史者，应重视对便秘的治疗。在辨证的基础上实证便秘多用“通”法，虚证便难多用“补”法，郁证便结多用“和”法。弟子亲临老师教诲，深受裨益，认为合便秘者可从肝、肺、肾治癖，上病下治，异病同治，临证运用每获良效。

（1）治肝：肝主升、主动、使气机疏通、畅达和升发。若肝气郁结，乳房经络阻塞不通，不通则痛，可见乳房疼痛；肝气郁久化热，灼津为痰，结于乳络，可见乳房结块。另一方面，肝失疏泄，大肠传导失职，糟粕内停，阻而不通，或欲解不畅，或便出不畅。肠中糟粕不去，浊气难降，气机郁滞，乳痛更甚；又气滞津停为痰，或气郁化火，灼津为痰，结于乳房，加重乳房结块。临床多见乳房胀痛、窜痛、重痛，疼痛与月经周期相关，胸闷胁胀，烦躁易怒，大便秘结，舌苔薄黄，脉弦，宜选柴胡、青皮、郁金等疏肝解郁，调畅气机；并加用厚朴、枳实、槟榔行气消积，胀甚加大腹皮、莱菔子。俾肝气得疏，气机条达，浊气随糟粕而下，乳痛自消。

（2）治肺：肺为华盖，主一身之气，主宣发、肃降、行水，与大肠相表里。若肺气壅滞或肺气虚，致气机升降失常，大肠传导失利，大便不畅；肺为水之上源，脾之运化水液的功能，有赖于肺气的宣发和肃降功能的协调，肺失宣降，津液不能下达，致肠中干涸，大便艰涩；又津停痰凝，痰瘀互结，也可停滞乳络而引起或加重乳房疼痛及结块。临证常配太子参、黄精、麦冬等补益肺气，滋养肺阴，使肺阴复而津还肠润；或加用桔梗、杏仁、枇杷叶开提肺气，使肺气足而魄门启闭有度，乳癖之症随之缓解。

（3）治肾：冲任二脉起于胞宫，其气血上行为乳，下行为经，冲任与肾相并而行。若肾虚，冲任失调，气血瘀滞，积聚于乳房、胞宫，或乳房疼痛而结块，或月事紊乱。《外科医案汇编》中"乳中结核，虽云肝病，其本在肾"阐明了肾在乳癖发病学上的重要影响。另一方面，肾司二便，为先天之本，寓元阴元阳，大肠传导功能有赖于肾之温煦濡养。肾之精气亏虚，阳气不足，肠道失却温煦，大便艰涩无力。临床见乳中结块疼痛不甚，月经易夹瘀块或延期而至，大便欲解不畅，舌质淡，苔白，脉沉细，可用仙灵脾、肉苁蓉、制首乌、巴戟天等温肾润肠通便。若肾阴虚亏，大肠不荣，症见大便干涩，燥屎难下，舌红苔少，脉细，常选熟地黄、桑椹、女贞子、首乌等滋阴之品，配瓜蒌仁、桃仁润肠通便。肾阳得温，肾阴得养，天癸得充，冲任盈泄有常，大便得通，乳癖当缓。

10. "无证可辨、有病无证"之思考　辨证论治是中医学的精髓，作为中医的特色和核心，辨证论治在中医学的现代研究中起到举足轻重的作用。在中医学辨证论治体系中，八纲辨证、六经辨证、卫气营血辨证、三焦辨证、脏腑辨证、气血津液辨证、六淫辨证等多种辨证方法并存，发挥着重要的临床指导作用。有其症，辨其证，分其型，处其方，是中医传统辨证论治体系的基本模式。因此，"证"可以理解为中医诊断治疗用药的证据，包括症状体征、疾病和体质等方面内容。而"病"则是对致病因素作用于人体，使机体功能失常全过程的本质及其规律的病理概括。那么，是否存在有病无证或者无证可辨之说呢？我们2007年运用改良德尔菲法对可手术乳腺癌分期及各期中医辨证分型进行全国专家咨询，第一轮调查结果认为围手术期术前存在"有病无证"型的专家占43.75%，现代医学检测手段发现微小乳腺癌或隐匿性癌，但患者自身却没有任何不适或阳性体征。2007年又对广东省中医院545例乳腺癌患者巩固期的症状进行统计学聚类分析研究，探讨乳腺癌术后巩固期患者中医证型诊断条件，试图为制定乳腺癌术后巩固期患者的辨证分型标准奠定基础。研究结果显示聚四类比较符合临床实际，经专家讨论认为此四类证型分别是有病无证型、气虚血瘀证、脾肾两虚证和肝肾亏虚证。其中有病无证型占 38.35%，为四型之首。有不少医者对"有病无证"型感到困惑，"无证"何谈辨证论治？对有病无证是否需要治疗、如何治疗提出质疑。

中医"证"的研究及证型规范化的研究早已成为中医界研究的方向和热点之一。既然可以把"证"理解为中医诊断治疗用药的证据，那么就应该涵括中医望、闻、问、切四诊获取的所有诊断资料。医学在不断发展进步，若仍沿用传统的症状、体征来辨证显然是不全面的。事实上，我们还未了解的诊断资料比已经掌握的（包括现代医学）要多得多。半个世纪以来，现代医学借助科学技术而飞速发展，诊断手段日新月异不断充实丰富。相比之下传统的中医诊断手段已没有太多优势，在此前提下有病无证或者无证可辨是否可以看成是医学发展过程中的必然呢？因此，在继承的基础上运用现代诊疗手段获取临床信息，补充传统"望、闻、问、切"四诊所获取信息量的局限，并融入辨证论治体系中已成为中医学辨证体系发展不可回避的趋势，亦是中医现代化的必经之路。

事实上，没有"证"的疾病是不存在的，获取诊断资料的技术或方法的缺乏落后才会无证可辨。通过超声波、X 光、CT、磁共振、显微镜等先进诊断设备，延伸了中医四诊的手段，将使我们看得更远、听得更清、问得更细、切得更准，这不仅提高了技术，更增强了灵敏度与精确度。把建立在现代医学理论基础之上解读的图像、数据、指标，用中医理论进行吸收、整理、总结，赋予其中医学含义，充实中医四诊理论，无证可辨自然会成为有证可辨，有病无证亦当成为有病有证，诚是中医发展创新的契机。如前述对乳腺癌巩固期患者的聚类分析研究，有病无证型占 38.35%，这一结果可能有两种原因：一则所有患者均在接受中医药治疗，一定程度上影响临床证候信息采集的客观性；二则本结果也提示乳腺癌术后随着患者康复时间的延长，临床证候受手术、化疗、放疗影响逐渐减小，临床症状缓解，证候可向有病无证型转化，而无任何临床症状，但乳腺癌这个"病"还是客观存在的。在 545 例乳腺癌患者巩固期的症状进行统计学聚类分析研究中还发现，四个类型证候条目中均可见"烦躁易怒"及"腰膝酸痛"，且此两条目在各证型中均占较高的频数，提示乳腺癌术后巩固期肝气不疏、肾气不足可能是其基本的病因病机。在此思路指导下，依据中医理论，弟子对于有病无证型患者的治疗以疏肝补肾为主、兼顾健脾，临床多能收到满意疗效。比患者在出现头晕目眩、胸闷、体倦乏力、手足麻木、腰膝酸软等有病有证、有证可辨后的气虚血瘀证、脾肾两虚证、肝肾亏虚证等证候时才进行治疗，不仅有更多的调理治疗空间，而且更能体现出中医"治未病"的主导思想。这也是林老一直倡导的。

中西医具有不同的理论体系。借鉴西医检查结果，对提高中医辨治水平、提高疗效不无指导意义。但完全套用现代医学指标，就失去了借鉴、创新、发展的意义，这好比张仲景在《伤寒论·自序》中批评过的"始终顺旧"，更不利于中医的生存与发展。以中医基本理论为指导，以临床实践为基础，以疗效为检验标准，使现代诊断结果成为中医四诊的一部分，从而提高辨治水平，促进中医现代化健康发展。

二、钟少文

1. 围化疗期消化道反应的治疗经验

案例：霍某，49 岁，诊疗卡号 60004631，2008 年 12 月 16 首诊，患者于 2 个月前在我院行右乳癌改良根治，现为第 3 周期 TAC 化疗后 2 天，化疗后出现恶心胸闷，呕吐胃内容物数次，胃纳欠佳，眠差，精神疲倦。舌淡红，苔白腻，脉细。中医辨证分型脾胃不和证，治法益气健脾和胃，方药：香砂六君子汤加减：怀山药 15g，云茯苓 15g，白术 15g，广木香 5g（后下），党参 30g，厚朴 15g，苡仁 30g，砂仁 5g（后下），姜竹茹 15g，苏梗 15g，山楂 15g，炒麦稻芽各 15g。3 剂，水煎服，每日 1 剂。服药 1 天后，患者呕吐症状明显缓解，少许恶心，食欲改善，精神好转。服药 2 天后，无恶心呕吐，精神好，食欲增进。服药 3 天后，已无明显消化道症状。

体会：化疗呕吐是毒邪伤正，正气耗伤，脾胃受损，健运失司，升降失调，胃气上逆出现恶心、呕吐、纳欠佳。化疗药物在杀伤肿瘤细胞的同时也对正常组织细胞有杀伤作用，对机体脏器的生理功能、免疫功能、骨髓造血功能有一定程度的破坏和抑制作用。临床上主要表现为恶心呕吐、纳差、腹泻、乏力、发热、白细胞减少、血小板减少等，致使患者的免疫功能和抗病能力下降，影响化疗的持续进行。因此，防治化疗所致的不良反应，对减轻病人的痛苦，提高化疗完成率，改善患者生存质量，显得尤为重要。脾胃为后天之本，脾气健运，胃气和降，则生化有源，脏腑四肢得脾胃所化生的精微物质的濡润、阳气的温煦，则阴阳平衡，机体强健，百病无生，正如《黄帝内经》所言："阴平阳秘，精神乃治"、"正气存内，邪不可干"。香砂六君子汤加减功效为健脾益气、和胃止呕。方中太子参、白术、云茯苓、怀山药健脾益气、祛湿化痰，为治脾胃虚弱、痰湿内生的主药；砂仁、广木香为止呕圣药；苡仁、厚朴、苍术健脾补中、利湿化浊；姜竹茹、山楂理气和胃醒脾，降逆止呕，防滋补之品阻遏气机，更用炒麦稻芽进一步健脾开胃。诸药合用，突出健脾和胃、运化水谷之功效。用此方辨证加减治疗后，恶心、纳差、乏力等症状明显减轻，减少止呕西药的应用，缓解化疗后胃肠道反应，提高了患者生活质量。

加减：若脾阳不振，畏寒肢冷，口淡，可加附子、干姜，或用附子理中丸温中健脾；若久病及肾，肾阳不足，腰膝酸软，肢冷汗出，可用附子理中汤加肉桂、吴茱萸等温补脾肾。为了取得更好的临床疗效，要根据患者的不同体质、兼证辨证治疗，下面介绍治疗消化道反应常用经方。

（1）吴茱萸汤：由吴茱萸、人参、生姜、大枣组成。吴茱萸温中、下气、散寒、降逆止呕，并有止痛作用。《本草经疏》说："凡脾胃之气，喜温而恶寒，寒则中气不能运化，或为冷食不消，或为腹内绞痛，或寒痰停积，以致气逆发呕，五脏不利。吴茱萸辛温，暖脾胃而散寒邪，则中自温、气自下，而诸证悉除。"人参、大枣益气补虚，可使中焦气盛，辅助补阳之药，以利于祛寒扶阳。生姜有散寒止呕、降逆，逐水饮的作用。诸药合用，成为一个温中、祛寒、补虚、降逆、止呕之剂。可以治疗肝胃虚寒、浊阴上逆所致的呕吐、烦躁、头痛、手足厥逆等证。

由于中阳不足，胃腑虚寒，不能腐熟水谷，浊阴之气上冲，故出现呕吐，证见食欲不佳，消化迟滞，食后呕吐，喜热怕冷，手足厥逆，脉象沉迟或虚缓无力，舌多色淡苔薄。

病人多见呕吐清水或黏液，进食即吐，恶寒喜温，汗出肢冷，面色㿠白，胸痞满，脉沉等脾胃阳虚之证。中医学认为，肿瘤患者多先天禀赋不足或久病不愈，致使脾胃虚弱，加以化疗药物毒邪直中脾胃，更损脾阳。脾胃虚寒，失于温煦，运化失职，气逆不降，而致呕吐。

吴茱萸汤为伤寒经方，功效为温肝和胃，补中降逆。《金匮要略·呕吐哕下利病脉证治》："呕而胸满者，茱萸汤主之。"《伤寒辑义》："吴茱萸汤之用有三，阳明食谷欲呕用之，少阴吐利用之，厥阴干呕吐涎沫者用之，要皆以呕吐逆气为主。"方中吴茱萸既可祛寒降逆，又能舒肝温胃；党参益气健脾，温中补虚；生姜温胃降逆，与吴茱萸有相得益彰之妙；大枣甘补，既能协助温中补虚，又能甘缓调和诸药。

《伤寒论》吴茱萸汤的适应证有三：一为阳明篇"食谷欲呕，属阳明也，吴茱萸汤主之；得汤反剧者，属上焦也（243）"，二为少阴篇"少阴病，吐利，手足逆冷，烦躁欲死者，吴茱萸汤主之（309）"，三为厥阴篇"干呕，吐涎沫，头痛者，吴茱萸汤主之（378）"。以吴茱萸之辛苦而温，暖肝胃、散阴寒、下逆气、降浊阴；又重用生姜之辛温以温胃化饮消水、和中降逆止呕；配人参之甘温和大枣之甘平以补虚和中，共奏暖中散寒、消阴降浊之效。

在阳明病篇，吴茱萸汤主要用于阳明中寒证。此处阳明中寒之食谷欲呕是指由胃阳虚弱、寒饮内停，或中焦阳虚、浊阴上逆所致，故用吴茱萸汤温胃散寒，降逆止呕。

在厥阴病，吴茱萸汤属于正治之方，病机为厥阴肝胃虚寒，浊阴上逆。肝寒犯胃，胃失和降，其气上逆则干呕；胃阳不布，产生涎沫，随浊气上逆而吐出；肝经寒邪循经脉上冲则头痛，故用温降肝胃、泄浊通阳之吴茱萸汤。从经络循行上来讲，厥阴经夹胃属肝，上贯膈，布胁肋，循喉咙之后，上入颃颡，连目系，上出于督脉会于巅，因此肝经与胃经病变可相互影响。本条"干呕，吐涎沫"为厥阴受寒，乘胃克土，使胃气上逆所致。除了肝寒犯胃，浊阴上逆，出现干呕吐涎沫等外，由于足厥阴肝经与督脉会于巅顶，故浊阴随经上逆，清阳被遏阻而出现头痛（以巅顶痛为特征）。

在少阴病，吴茱萸汤证之呕吐，病机不仅仅是少阴阳虚阴寒之邪上逆迫胃所致，更重要的是外邪侵袭，病发少阴，由于少阴病是全身性虚寒，所以在少阴病的发病总过程中，形成了胃虚寒凝的局部过程。从标本关系上讲，少阴病的基本病机为本，胃虚寒凝为标。本着急则治标的原则，先以吴茱萸汤温胃散寒下气以治标，待呕吐平降以后，再以四逆汤治其本。

临床上，出现以下三证，可用吴茱萸汤。一脉弦，沉取较弱，指下有不足之象者，即为主脉；二舌苔白滑，舌质或胖淡或淡黯；三症见畏寒肢冷，倦怠无力。

在《伤寒论》中，对阳虚内寒的下利治疗有两大法门，病在太阴，利在中焦，是局部虚寒，治当温中散寒，应用以干姜白术为主的理中汤。病在少阴，利在下焦，是全身性虚寒，治当祛寒回阳救逆以治本，应用以干姜附子为主的四逆汤。吴茱萸汤证，不论是阳明病的食谷欲呕，还是厥阴篇的呕吐涎沫，或是呕吐哕下利篇中呕而胸满，它们的共同之处都是以呕吐为主要症状，都是以胃虚寒凝气逆为主要病机。吴茱萸汤是仲景治疗胃虚寒呕吐的专用方药。

（2）理中丸：理中丸是汉代张仲景《伤寒论》用治太阴病腹痛、下利的主要方剂。太阴病指的是脾胃虚寒证候，理中丸具有温补脾胃的作用，凡是脾胃虚寒引起的胃脘痛、呕吐、腹痛、泄泻等都可应用。脘腹疼痛证属脾胃虚寒，症见脘腹疼痛，喜温喜按，食欲不振，泛吐清水，神疲倦怠，大便不实或溏泄，舌淡苔白，脉沉细。适用于呕吐证属中焦虚寒，失于和降者。症见饮食稍有不慎，即易呕吐，时作时止，面色苍白，倦怠乏力，口干而不欲饮，四肢不温，大便溏薄，舌质淡，脉濡弱。

与附子理中丸的鉴别：两药均为温中散寒剂，均有温中散寒、健脾和胃之功，主治脘腹痛、呕吐、泄泻等病证。但从二者的药物组成看，理中丸以温脾散寒之干姜为君，而附子理中丸较理中丸增加了大辛大热之附子一味药，与干姜同为君药，增强了温阳散寒之用，因此，侧重于治疗脾胃虚寒所致之较重病证，如腹痛较剧，呕吐泄泻不止，手足发冷等，用附子理中丸较理中丸为佳。

（3）参苓白术散：是中医经典古方，方中用药为人参、白术、山药、莲子肉、炙甘草、云茯苓、薏苡仁、砂仁、桔梗、白扁豆。上为细末，枣汤调下。人参擅补脾胃之气；白术补气健脾燥湿；云茯苓健脾利水渗湿；怀山药益气补脾；莲子肉补脾涩肠，又能健脾开胃，增进食欲；白扁豆健脾化湿；薏苡仁健脾利水；桔梗宣开肺气，通利水道，与砂仁俱为佐药；炙甘草益气和中，调和诸药；大枣煎汤调药，亦助补益脾胃之功。诸药配伍，补中焦之虚，助脾气之运，渗停聚之湿，行气机之滞，恢复脾胃受纳与健运之职，则诸症自除。

（4）四神丸：补骨脂15g、肉豆蔻15g、吴茱萸15g、五味子10g、生姜10g、大枣10枚。方中补骨脂是主药，善补命门之火，以温养脾阳，辅以肉豆蔻暖脾涩肠，佐以吴茱萸、生姜以温中散寒，五味子敛酸固涩，另加大枣健脾养胃，诸药合用，成为温肾暖脾、固肠止涩之剂，用于五更泄每获良效。

五更泄，见《张氏医通·大小府门》。五更泄，又名鸡鸣泄，肾泄。临床上以脾肾阳虚型五更泄泻者较多见。中医基础理论认为，脾主运化、升清，主统血，主肌肉四肢。肾为藏精之所，为"先天之本"；脾为气血生化之源，故为"后天之本"，脾之健运，化生水谷精微，需要肾阳的温煦维系；而肾为"先天之本"，主藏精，肾脏精气也有赖于水谷精微的充养。因此脾肾之间在生理上相互依存，相互促进，在病理上也常相互影响，如肾阳不足，不能温煦脾阳；脾阳久虚，多损及肾阳，最终均可形成脾肾阳虚之证。脾肾阳虚型五更泄之病因是由肾阳不足，命门火衰，阴寒内盛所致。病久渐虚，脾病损肾，则见脾肾阳虚。肾阳不足，命门火衰，不能蒸化致病。黎明之前，阴气盛，阳气未复，脾肾阳虚者，胃关不固，隐痛而作，肠鸣即泻，故称"五更泄"、"鸡鸣泄"、"肾泄"；泻后腑气通则安；肾亏则腰膝酸冷，脘腹畏寒，形寒肢冷，四肢不温；肾阳虚衰，命门火衰，温煦无力，小便清长，夜间尿频；舌质淡，舌体胖有齿印，脉沉细无力，均为脾肾阳虚之征。

其证候表现为：黎明泄泻，肠鸣脐痛，泻后痛减，大便稀薄，混杂不消食物，形寒肢冷，四肢不温，腰膝酸冷，疲乏无力，小便清长，夜尿频多。舌质淡，舌体胖、多有齿印，脉沉细无力。

（5）小半夏汤：适用于痰湿困脾型，症见：呕吐痰涎、不欲饮食，伴气虚懒言、腹胀、纳呆、口干而不欲饮、四肢不温，大便溏薄、舌质淡苔白腻，脉濡滑。脾胃虚弱，脾不运湿，湿浊内生，内外湿邪合而困脾，聚湿生痰，痰湿中阻，中阳不足，水谷熟腐运化无力，胃气上逆则呕吐。治疗大法当和胃化湿、祛痰降逆，方用小半夏汤合苓桂术甘汤加减。小半夏汤源于《金匮要略》："诸呕吐，谷不得下者，小半夏汤主之。"方中半夏、生姜和胃降逆，加以云茯苓、桂枝、白术、甘草健脾燥湿，行痰饮水湿之邪。

2. 围化疗期乳腺癌患者感冒的辨治体会　感冒应区别风寒、风热、暑湿、虚人感冒。风寒治以辛温发汗，风热治以辛凉清解，暑湿杂感者又当清暑祛湿解表，虚体感邪则应扶正与解表并施，不可专行发散，重伤肺气。

（1）风寒感冒：恶寒重，发热轻，无汗，头痛，肢节酸疼，鼻塞声重，时流清涕，喉痒，咳嗽，痰吐稀薄色白，口不渴或渴喜热饮，舌苔薄白而润，脉浮或浮紧。

辨证分析：风寒之邪外束肌表，卫阳被郁，故见恶寒发热，无汗，清阳不展，络脉不利则头痛，肢节酸疼。风寒上受，肺气不宣而致鼻塞流涕、咽痒、咳嗽，寒为邪故口不渴或渴喜热饮，舌苔薄白而润，脉浮紧俱为表寒之象。

治法：辛温解表，疏风散寒。

方药：荆防败毒散加减。方用荆芥、防风、生姜辛温散寒，柴胡、薄荷解表退热，川芎活血散风治头痛，前胡、桔梗、枳壳、云茯苓、甘草宣肺理气，化痰止咳，羌活、独活祛风散寒兼除湿。

（2）风热感冒：发热较重，微恶风寒，汗泄不畅，头胀痛，咳嗽，痰黏或黄，咽燥，口渴欲饮，鼻流黄浊涕，舌苔薄白微黄，边尖红，脉浮数。

辨证分析：风热犯表，热郁肌腠，卫表失和，故见身热，微恶风，汗出不畅，风热上扰则头胀痛，风热之邪熏蒸则咽喉肿痛，咽干口渴，流浊涕，风热犯肺，肺失清肃则咳痰黏或黄，苔白微黄，脉浮数，为风热侵入于肺卫之证。

治法：辛凉解表，疏风泄热。

方药：轻者用桑菊饮，重者用银翘散、葱豉桔梗汤加减。银翘散、葱豉桔梗汤均用连翘、豆豉、薄荷、竹叶、桔梗、甘草，故均能疏表泄热，轻宣肺气。银翘散用金银花、芦根、牛子，重在清热解毒，并荆芥助疏风之力，后者用葱白、山栀子重在解表，头胀加桑叶，菊花清利头目，咳痰加贝母、前胡、杏仁，痰黄加黄芩、知母、瓜蒌清化痰热，不宜再伍辛温之品。

（3）暑湿感冒：身热，微恶风，汗少，肢体酸重疼痛，头昏重胀痛，咳嗽痰黏，鼻流浊涕，心烦口渴，或口中黏腻，渴不多饮，胸闷、泛恶、小便短赤，舌苔薄黄而腻，脉濡数。

辨证分析：夏季感冒，感受当令之暑邪，暑多夹湿，每多暑湿并重。

治法：清暑祛湿解表。

方药：新加香薷饮加减。本方功能清暑化湿，用于夏季暑湿感冒，身热心烦，有汗不畅，胸闷等症。暑热偏重可加黄连、青蒿配鲜荷叶、鲜芦根；湿困卫表加豆卷、藿香、佩兰芳化宣表；里湿偏重加苍术、半夏、陈皮和中化湿；小便短赤加六一散等。

（4）气虚感冒：神疲倦怠，微恶风寒，喷嚏不断，少气懒言，周身乏力，咯痰无力，身体痛楚，食欲不佳，发热，无汗，身楚倦怠，咳嗽，咯痰无力，舌苔淡白，脉浮无力。

辨证分析：缘于起居不慎，饮食不节，内伤脾胃，或感冒用发汗解表之法屡治不愈，多见脾肺气虚，卫表不固，感受风寒，风寒袭表，营卫不和而致反复感冒，因气虚而驱邪无力，邪不易除，诸证持续时间较长。

治法：益气解表。

方药：参苏饮加减，方中苏叶、葛根发散风寒、解肌透邪；前胡、半夏、桔梗止咳化痰，陈皮、枳壳理气宽胸，如此化痰与理气兼顾，既寓治痰先治气之意，又使升降复常，有助于表邪之宣散，肺气之开合；人参益气，扶正托邪；云茯苓健脾，渗湿消痰；广木香行气，醒脾畅中；甘草补气安中。诸药合用，共奏益气解表、理气化痰之效。

加减：若表虚自汗、形寒、易受风邪者，可加玉屏风散益气固表。肺脾气虚，卫阳不足，复感外邪，正气驱邪无力者，用补中益气汤补益脾肺之气，加附子助卫阳以固其本。体虚感冒凡见表虚自汗出者，可用黄芪（如玉屏风散）以益气固表，提高机体卫外功能。若恶寒发热无汗者，可用党参（如参苏饮）以益气解表，鼓舞正气以驱邪外出。切记在表邪未解时，不可过早投以黄芪，谨防"闭门留寇"之虞。只有当感冒临床治愈后，方可采用黄芪、人参相伍的补中益气汤以扶正固本，增强机体的抵抗能力以预防感冒的复发。

（5）阴虚感冒：多见周身不适微热，微恶风寒，五心烦热，夜寐盗汗，干咳痰少，咽喉干痛，夜间更甚，口渴多饮，饮不解渴，舌红少苔，脉细数。

辨证分析：多由于阴液素亏，外感风邪，津液不能作汗透邪，致使风邪久居不去。

治法：滋阴生津，疏表散邪。

方药：葳蕤汤加减。药取玉竹滋阴生津，甘草、大枣甘润和中，豆豉、薄荷、葱白、桔梗疏表散邪，白薇清热和阴。

加减：口渴咽干明显，加沙参、麦冬以养阴生津；如心烦口渴较甚，可加黄连、竹叶、天花粉；如咳嗽咽干，咯痰不爽，可加牛蒡子、射干、瓜蒌皮。

体会：一些乳腺癌患者在化疗期间，由于白细胞计数下降，致使免疫功能下降，经常并发感冒，中医认为是体虚感冒，教科书上对于这种虚人感冒常用"参苏饮"这个方。经过长期的临床实践，弟子体会"参苏饮"主要用于咳嗽、痰稀、咽痒等症状的感冒患者，其病机是气虚外感风寒犯肺；而"人参败毒散"更适合用于头痛、鼻塞、咳嗽、怕冷、流清涕等症状的感冒患者，其病机是气虚外感风寒束表。"参苏饮"和"人参败毒散"都含有"人参、云茯苓、枳壳、前胡、桔梗"，都可以补气、宽胸、止咳。不同之处在于："参苏饮"含有"半夏、陈皮、紫苏、广木香"，长于行气祛痰；而"人参败毒散"中含有"柴胡、羌活、独活、薄荷"，善于解表祛湿。因此"人参败毒散"所具有的解表祛湿功效，更适合在广东这种湿气较重的地区。

3. 巩固期乳腺癌患者骨质疏松症的治疗体会　在乳腺癌术后的巩固期，内分泌治疗的长期应用导致雌激素减少，会出现骨关节疼痛、麻木、活动受限等症状。西医用口服钙剂、维生素 D，静脉用双磷酸盐治疗骨质疏松症，虽然对维护骨密度有帮助，但对一些患者的骨关节疼痛、肌肉疼痛、晨僵等症状的改善不明显。中医采用健脾补肾法取得了不错的效果。

骨质疏松症属于中医"腰痛"、"骨痿"、"骨痹"等范畴。其病机为肾虚，还与脾虚、血瘀等有关。脾为后天之本，脾虚不能补养先天，又会导致肾精不足，精骨失养，骨痿不用。血瘀的产生主要是因虚致瘀，肾阴、肾阳的偏衰，脾虚气血生化乏源，气虚推动无力均可导致血瘀，而瘀血作为致病因素，又会加重脾肾的虚衰，使精微不布，而致"骨不坚"，促进骨质疏松的发生。因此弟子提出"补肾壮骨、健脾益气、活血通络"为原发性骨质疏松症的治疗原则。

骨与脾、肾二脏关系密切，肾为先天之本，脾为后天之本。脾之健运，化生精微，须借助于肾阳的温煦；肾中精气依赖脾所运化的水谷精微的培育和充养，才能不断充盈和成熟。因此，脾与肾在生理上是后天与先天的关系，二者相互资助，相互促进；在病理上常相互影响，互为因果，脾虚可引起肾虚，肾虚可终致脾虚，这是脾肾相关论的理论的体现。

偏肾阳虚：畏寒怕冷，腰背酸痛，四肢不温，神疲乏力，语音低微，胃纳不振或饮食不化，大便不实，小便清长，夜尿频多。舌淡红，或胖而有齿痕，苔薄白或白腻，脉细弱无力。治疗当以温补肾阳为主。方药：杜仲 12g，桑寄生 12g，续断 12g，熟附片（先煎）9g，肉桂（后下）6g，熟地黄 15g，山茱萸 10g，仙灵脾 10g，仙茅 6g。

偏肾阴虚：腰背酸痛，午后及夜间潮热，手脚心发热，两颧潮红，夜间盗汗，心烦心悸，失眠多梦，口干不多饮，胃中嘈杂，大便干结。舌红少苔，少津，脉多细数。治疗当以滋阴补肾为主。方药：熟地黄 30g，山茱萸 10g，枸杞子 12g，杜仲 10g，知母 10g，黄柏 6g，龟板 15g，山药 15g，桑寄生 10g，牛膝 15g，太子参 30g。

偏寒湿：腰痛重着，下肢困重，活动不利，遇劳更甚，阴雨天加重，舌质淡苔白腻，脉沉迟缓。治法补肾除湿，方用独活寄生汤加减。方药：独活 15g，桑寄生 30g，秦艽 10g，防风 6g，细辛 3g，当归 15g，川芎 6g，生地黄 15g，白芍 10g，肉桂 6g（后下），川续断 15g，杜仲 15g，牛膝 15g，威灵仙 15g，木瓜 15g，党参 10g。

偏湿热：如舌质偏红，苔黄或厚腻，脉滑或数。方选当归拈痛汤加减：羌活 10g，防风 12g，升麻 6g，葛根 20g，苍术 12g，白术 12g，苦参 6g，黄芩 15g，知母 20g，绵茵陈 15g，猪苓 20g，泽泻 20g，当归 10g，党参 10g，萆薢 20g，炙甘草 9g。

当归拈痛汤出自金元时期李杲的《兰室秘藏》，原名拈痛汤，治疗湿热相搏的四肢关节烦痛，肩背沉重，或一身都痛，或脚气肿痛等，有药到痛止，像拈去一样，所以叫做拈痛汤。方中二术燥湿健脾，知母滋阴清热，黄芩、绵茵陈、苦参清热祛湿，升麻、葛根引清气上行，行散肌肉间风湿，羌活、防风祛风化湿，泽泻、猪苓、萆薢渗湿利水，当归活血补血，人参、甘草补脾强中，诸药合用，共奏清热除湿通络、调和气血之功用。

独活寄生汤出自《备急千金要方》，由独活 9g、寄生 6g、秦艽 6g、防风 6g、细辛 6g、川芎 6g、当归 6g、生地黄 6g、肉桂心 6g、云茯苓 6g、杜仲 6g、川牛膝 6g、党参 6g、甘草 6g 组成。功能祛风湿，止痹痛，益肝肾，补气血。主治风寒湿痹，肝肾两亏，气血不足。但凡肾气虚，腰臀股膝酸痛，畏寒，脉沉或虚大而弦，舌质淡，可用独活寄生汤。

独活寄生汤方中以独活疏散伏风，祛下焦与筋骨间的风寒湿邪；防风、秦艽祛风胜湿，通络舒筋；细辛散少阴经风寒，温通血脉而止痛；桑寄生祛风湿强筋骨，养血；杜仲、牛膝补肝肾，强筋骨；人参、云茯苓、甘草补气健脾，扶助正气；肉桂补阳祛寒，通利血脉；当归、川芎、熟地黄、白芍补血活血。诸药相配，祛邪扶正，标本兼顾，使风寒湿除、气血充足、肝肾得养。

体会：例如有一些服用内分泌药物的患者，出现十指僵硬（晨僵），或关节疼痛，或腰痛，伴有怕冷、口淡、夜尿多的症状，中医辨证属脾肾阳虚，气虚血瘀，采用温补脾肾、活血通络的方法，我用经验方"腰痛方"进行治疗，方药如下：羚羊角骨 10（先煎），鹿角胶 15（烊服），制附子 10g，杜仲 15g，牛膝 10g，川断 10g，狗脊 10g，熟地黄 15g，白术 15g，麦芽

15g，党参 15g，甘草 5g。方解：附子温壮元阳，血肉有情之品鹿角胶、羚羊角骨补肝肾、益精血，用杜仲、牛膝、党参、川断、狗脊共奏补肝肾、强筋骨之力，方中用白术、麦芽防补益药之滋腻。大多数这类患者经过一段时间治疗后，上述症状可以缓解。

4. 扶正补虚使患者顺利完成化疗

李某，女，51 岁，患者 2004 年 12 月 21 日在当地某三甲西医院行左乳肿物切除术 + 左乳癌保乳术，术后病理提示为乳腺浸润性导管癌，免疫组化：ER（−），PR（−），HER2（−），术后完成 6 周期 AC 方案化疗（THP90mg，CTX0.9g，每 3 周 1 次）。化疗结束后行放疗 1 个月。2008 年底自觉无明显诱因开始出现声嘶、气短不适。2009 年 1 月某西医院行胸部 CT 检查提示前纵隔淋巴结肿大，左肾上腺结节，可疑转移。2009 年 5 月复查胸部 CT 提示：左下肺结节，前纵隔淋巴结肿大，左肾上腺结节大致同前。2009 年 7 月无明显诱因下出现胸痛不适，为陈发性刺痛，尚可忍受，无咳嗽咳痰，无心悸气促。2010 年 4 月开始自觉胸痛较前加重，声嘶、气短无明显变化。2010 年 5 月胸部 CT 提示双肺多发小结节，纵隔左肺门及右侧锁骨上淋巴结肿大，考虑转移。5 月 14 日某西医院行纵隔镜探查淋巴结活检术，术后病理提示（升主动脉旁）转移性分化差的癌，符合低分化腺癌。该医院医生建议患者行中医治疗，遂患者为求进一步诊治来我院就诊，拟诊"左乳癌术后肺纵隔淋巴结转移"收入我科。

症见：精神疲倦，畏寒喜暖，双下肢尤甚，胸痛，声嘶，气短乏力，易汗出，纳呆，眠差，二便调。舌淡黯，苔薄白腻，脉沉细。

方药：桂枝 10g，怀山药 15g，熟地黄 15g，山萸肉 15g，菟丝子 15g，牛膝 15g，乌药 15g，熟附子 10g，泽泻 10g，云茯苓 15g，羌活 10g，仙茅 10g，仙灵脾 15g，川芎 10g。

分析：女子年过七七，肾气渐虚，加之手术、放化疗损伤正气。手术耗气伤血，化疗药物寒冷，在脏先伤脾胃，后伤肝肾，化疗药毒侵袭人体正气，正气虚弱，故见精神疲倦、气短乏力，放疗火毒之邪易伤肺气，肺虚则卫外不固，故见易汗出。肾为先天之本，寄命门相火，温煦五脏六腑、四肢百骸，命门火衰，失于温煦，故见畏寒喜暖，双下肢尤甚。脾胃为后天之本，主运化水谷精微，化生气血，脾胃虚弱，运化失调，故见纳呆，津液代谢失调故见苔白腻。脾胃虚弱，气血生化之源不足，心神失养，故见眠差。胸痛、声嘶为肿瘤压迫神经所致。气虚不足以鼓动脉管，血虚不足以充盈脉管，故见脉沉、细。久病入络有瘀，故见舌黯。舌淡黯，苔薄白腻，脉沉细为脾肾两虚夹瘀之象。辨证为脾肾两虚夹瘀，以健脾补肾为法，方药以金匮肾气丸加减。金匮肾气丸出自《金匮要略》，后世遵为治疗肾阳虚要方。熟地黄滋补肾阴，填精益髓，肾阴为肾阳生化的物质基础，故以熟地黄为君。肾阴之生成，源于心肾相交，即心火交于肾水而生肾阳；肾中真阳来源于君火，心火为君火，故臣以桂枝补心阳，壮心火。附子纯阳入心入肾，能温一身之阳气，重在补肾中真阳，直接发挥温肾阳的作用。云茯苓不在利水在于将心火下引于脾土，泽泻不在于泻肾邪而在于引接。如此一来，心火即可下达于肾。山药滋脾固肾，重在滋脾补脾阴，脾阴为阳的物质基础，中焦健运化行，既可辅助心火下行，又可增强运化之力，以后天补先天。山茱萸味酸性敛，酸乃肝之本味，故可补肝，酸味性敛故可敛心阳入肾，以求固肾气，使本虚之肾气得固。故桂枝、附子、云茯苓、泽泻、山药、山萸肉均为臣药。因牡丹皮泄热，故去之。佐以菟丝子、仙茅、仙灵脾增强温补肾阳之力；乌药、川芎、羌活行气活血止痛，气行则血行，血行则通，通则不痛；以牛膝为使引药下行。

患者服用中药后症状明显缓解，并于 2010 年 8 月 11 日开始至 2011 年 1 月 14 日完成 8 周期 TP 方案化疗，化疗顺利，无明显不良反应。2010 年 10 月 14 日胸部 CT 提示"左乳癌术后，左下肺及胸骨多发转移"，对比 2010 年 8 月 2 日片，肺内转移瘤较前减少、缩小，胸骨转移瘤并周围软组织肿胀，亦较前缩小；双侧锁骨上下窝彩超提示：右侧锁骨下区实性肿块，较前 2010 年 7 月 30 日有所减小，左侧锁骨上窝淋巴结稍大，性质待定，右侧锁骨上窝及左侧锁骨下区未见明显肿大淋巴结回声。评价为 CR。电话随访，患者一般情况良好。

体会：该患者是三阴性乳腺癌，2004 年手术，完成辅助放化疗，术后 4 年发现复发转移，转移发生在肺部、纵隔淋巴结、锁骨上下窝淋巴结、胸骨等部位。对于三阴性乳腺癌，如果出现复发转移，化疗是唯一的有效治疗手段，但是这个患者的体质比较特殊，平素体质比较虚弱，有精神疲乏、下肢无力、怕冷、面色苍白、胃肠功能差等等症状，所以该西医院的医生因顾忌患者体质，未给患者有效的治疗，从发现转移开始，观察了将近 1 年未给患者做任何治疗，而导致病情逐渐进展。病人来到我科就诊，中医辨证为脾肾阳虚证，给予补脾温肾壮阳之法，方用金匮肾气丸加减。上述体虚症状逐步好转，顺利地完成了 8 个疗程的 TP 方案的解救化疗，临床疗效达到完全缓解，随访已 1 年多，目前患者一般情况良好。

西医对乳腺癌的治疗主要是针对乳腺癌这个"病"，而不是患乳腺癌的这个"人"，但是乳腺癌患者的个体差异比较大，有体质强的，可以耐受化疗；也有体质弱的，对化疗耐受较差。中医的特点是"整体观念"和"辨证论治"，在治疗乳腺癌的同时，还关注患者的身体状况。有不少乳腺癌的患者对化疗有恐惧症，术后第 1 次化疗，出现化疗后几天不能进食，白细胞严重下降，感冒发热等症状，拒绝继续做第 2 次化疗，如果放弃治疗可能会影响乳腺癌的治疗效果，不少病人因此来到我院，在中医药扶正补虚的基础上，绝大多数的病人能顺利完成化疗。因此，中医药对乳腺癌的治疗起到一种保驾护航的作用。

5. 巩固期脾肾阳虚怕冷案例

刘某，女，54 岁，2007 年 7 月 27 日初诊，时逢广东高温之夏天，气温 35℃以上，患者身穿两件毛衣，毛裤，仍觉寒冷。追问病史，患者乳腺癌术后 1 年多，由于经过手术放化疗，加之平素体质比较虚弱，出现了严重的怕冷症状，表现为在炎热夏天，从不敢用空调和风扇，白天要穿棉袄，晚上睡觉时盖两张棉被，到下半夜背部冷如睡冰窖。几年间辗转中医、西医治疗未见好转。已绝经，伴有自汗，眠差，梦多，夜尿 2 ~ 3 次，大便调。舌淡，苔薄白，脉沉细。

中医辨证为肾阳亏虚，命门火衰，以温补肾阳、填精益髓为法，方以右归丸加减：肉桂 3g（焗服），制附子 10g（先煎），怀山药 15g，太子参 30g，白术 15g，磁石 30g（先煎），山萸肉 15g，云茯苓 15g，菟丝子 15g，杜仲 15g，石菖蒲 15g，当归 10g。

肾阳虚不能温煦，命门火衰，经脉失于温煦，故见夏日恶寒，身穿毛衣、毛裤不能缓解。方药以右归丸加减。方中附子、肉桂温壮元阳，共为君药；山萸肉、怀山药滋阴益肾，养肝补脾，为臣药；佐以菟丝子、杜仲补肝肾，强腰膝；当归养血补肝，与补肾之品相合共补精血。诸药合用，温壮肾阳，滋补精血。患者汗出较多，以太子参补气生津；患者病程长，缠绵难愈，必有湿邪，加用云茯苓、白术、石菖蒲温化湿邪；方中石菖蒲、磁石并用开窍宁神。

经过一段时间调理，夜尿减少，怕冷症状明显改善。这样再巩固治疗半年，患者夏天就可以穿短袖出行了，也不怕吹空调和风扇了，睡眠症状也得到明显改善。

6. 乳腺癌术后围绝经期综合征的辨证治疗

廖某，左乳癌术后，2008 年 7 月 17 日行左乳癌根治术，术后病理：左乳浸润性导管癌，T2N0M0，ER（+）PR（++）HER-2（-），化疗 6 个疗程，口服芳香化酶抑制剂内分泌治疗后 3 个月。2009 年 3 月 27 日来诊，主诉经过术后化疗和内分泌治疗后，出现了严重的失眠症，口服安眠药能入睡 2 ~ 3 小时，伴有烦躁、心悸、潮热、出汗等围绝经期综合征表现，舌淡，苔薄黄，脉弦细。用六味地黄丸、甘麦大枣汤和二至丸 3 方合用，方药如下：怀山药 15g，泽泻 15g，太子参 30g，白术 15g，熟地黄 10g，牡丹皮 10g，山萸肉 15g，云茯苓 15g，女贞子 15g，旱莲草 15g，生地黄 10g，大枣

10g，炙甘草 15g，浮小麦 30g。

妇女在绝经前后，故肾气衰微，冲任二脉空虚，天癸渐竭，月经将断而至绝经，故肾虚是本病的根本病因。肝藏血、肾藏精，肝肾同源，精亏则血少，肾虚必然导致肝血不足，阴虚阳亢；肾水不能上济于心火则心肾不交。围绝经期郁证，由于精血亏虚，肾水不足，水不涵木，水不济火而致肝阳上亢，心神不宁，从而出现潮热、汗出、失眠多梦、烦躁易怒等症状。肝肾阴虚，脉体不充，则脉细。同时肝体阴而用阳，肝阴亏虚，肝阳上亢，则脉弦。阴虚则内热，虚热留扰胸膈则烦躁，热扰心神则心悸，眠差。《经》云："阴在内，阳之守也，阳在外，阴之使也。"病人阴虚则阳不内守，则汗出。中医辨证为肝肾阴虚证，采用补益肝肾、滋阴降火为法，方药以六味地黄丸、二至丸、甘麦大枣汤加减。方中熟地黄滋阴补肾，填精益髓为君药；辅以山茱萸养肝滋肾，山药补益脾阴，共为臣药。三药合之，滋肾阴，补肝血，益脾阴，是为"三补"。泽泻宣泄肾浊，防熟地黄之滋腻；牡丹皮清泻肝火，制山茱萸之温；云茯苓渗利脾湿，是为"三泻"，以治其标，共为佐使药。六味合用，三补三泻，使滋补而不留邪，降浊而不伤正，为滋补肝肾阴虚之良方。"心病者，宜食麦"，"肝苦急，急食甘以缓之"。方选甘麦大枣汤化裁，方中甘草和中缓急，辅以甘凉之浮小麦，养心气而安神，佐以甘平质润的大枣，补益中气而润脏腑，三药合用共奏滋阴潜阳、合营敛汗之功。二至丸出自明代王三才的《医便》，方由旱莲草、女贞子组成，具有补益肝肾、滋阴止血、壮筋骨、乌须发之功效。主治肝肾阴虚、头晕目眩、失眠多梦、腰膝酸软及阴虚出血、须发早白等症。方中女贞子滋肾养肝，配旱莲草养阴填精，共奏滋补肝肾之效。

患者经过 2 个月余治疗后，睡眠改善最明显，不用口服安眠药能入眠 5～6 小时，其他症状也有改善。

7. 复杂难治性浆细胞性乳腺炎的治疗体会　浆细胞性乳腺炎如形成多发脓肿、多条窦道或瘘管及急、慢性炎性肿块并存的情况，称之为复杂难治性浆细胞性乳腺炎，被喻为"烂苹果"、"地道战"。其病情复杂，余毒难清，缠绵不愈或反复复发，易被称为"顽疾"，临床治疗颇为棘手，患者十分痛苦，且长期迁延不愈。

治疗难点：脓肿破溃或切开引流后形成瘘管，经引流换药治疗，可获得假性愈合，但易反复。由于乳管切除术或乳腺区段切除术致乳房外形改变较大，容易复发，而单纯乳房切除术则创伤过大，给患者造成较大的生理和心理负担，病人多难以接受。使用抗生素治疗后疗效并不显著，反易形成"僵块"，往往更难根治。

采用中医外治与内治相结合的方法综合治疗复杂难治性浆细胞性乳腺

炎，取得显著疗效。本着"祛邪不伤正，祛腐可生新"的治疗原则，以火针洞式烙口排脓加祛腐提脓药捻引流为主，在后续换药治疗中，根据局部病灶的不同临床特点辅以搔刮、捻腐、冲洗、药线拖线、垫棉绷缚及中药敷贴等外治，同时配合内服托毒消痈、益气和营之中药。优点：创伤小，出血少，乳房外形改变小，疗程短，疗效确切，复发少。

火针烙口位置选择，以 B 超图像为参考标准，选取脓肿最低垂位进针。因该病患者多个脓腔并存，应选取最主要的脓腔，同时选择的引流口尽可能地兼顾到周围脓腔的引流。穿刺后可先用银质球头探针探查脓腔深度和范围，以及窦道或管道间的关系，穿刺当天探针导引放置自制提脓药捻于主要的脓腔或管道引流。第二天换药时用探针探查脓腔、窦道或管道间的关系后，尽可能向不同方向打开的脓腔、窦道或瘘管，插入多条祛腐提脓药捻。采用刮匙搔刮，棉捻多次捻除，彻底清除脓腔、窦道或瘘管的坏死组织。腐肉未净时，应适时用刮匙轻刮瘘管，以助祛腐生新。瘘管与乳头相通者辅以拖线疗法。

待腐脱新生时，则辅以垫棉绷缚法。棉垫或蝶形纱块加压时，对于管道较长、大于 5cm 者，应从周边向中心逐步加压，疮口暂保持开放，以防若有残留瘀血时确保排毒通畅，并防止疮口浅表部组织过早粘连而致愈合不良。若脓腔及管道内无水肿肉芽、无坏死筋膜、无瘀血，且疮面肉芽红活，B 超探查无异常回声，血常规无异常时，可予收口。

注意事项：①火针穿刺点的选择应尽可能地避开乳晕，切忌在乳晕取穿刺点。②提脓条严禁接触皮肤及乳头、乳晕。瘘管与乳头相通者应采用药线拖线疗法，以免损伤乳头。③若窦道或瘘管内有水肿肉芽、坏死筋膜、瘀血，管道硬而无痛，不出血，可谓之"阴性管道"，不可收口，应继续用刮匙刮除坏死组织，至管道内无水肿肉芽、无坏死筋膜、无瘀血，且管道内肉芽红活，触之则痛，血色鲜红的"阳性管道"时，同时行 B 超探查无异常回声、血常规无异常，方可收口。临床中常见部分呈阳性、部分呈阴性的"半阴半阳性管道"，亦不可收口，祛腐换药至全部成"阳性管道"后方可收口。④皮瓣内卷、皮肤瘀黑、皮肤水肿增厚、疮面苍白、脓液清稀、无疼痛者为"阴性皮瓣"，不宜收口，应用刮匙刮除疮口皮肤水肿肉芽等坏死组织，使之成为疮面红活，皮瓣薄而红润、血色鲜红的"阳性皮瓣"后，方可收口。

复杂难治性浆细胞性乳腺炎，治疗以外治为主，内治为辅。

祛腐引流期间内治以"托毒消痈"为法。基本方药：炮山甲 10g（先煎），皂角刺 30g，蒲公英 15g，桔梗 10g，丝瓜络 10g，漏芦 10g，郁金 10g，青皮 15g，王不留行 15g，全瓜蒌 20g，牛蒡子 15g，浙贝母 15g。

加减：便秘者，加厚朴 15g、枳实 15g、莱菔子 15g；肿块较韧硬者，加莪术 15g、生牡蛎 30g（先煎）、僵蚕 10g、全蝎 5g；口渴者，加芦根 15g、天花粉 15g。

收口期间内治总以"健脾益气和营"为法：脾胃虚弱证，参苓白术散加减；脾虚湿困证，参苓白术散合平胃散加减；脾虚湿浊中阻证，参苓白术散合三仁汤加减等；脾虚湿热内蕴证，四君子汤合茵陈蒿汤加减。

体会：通过上述中医外治与内治相结合的综合治疗方法，绝大多数复杂难治性浆细胞性乳腺炎患者可以治愈，但在临床实践中，由于个体差异，有些患者特别害怕疼痛，难以坚持频繁的祛腐清创治疗，故采用麻醉镇痛下一次性清除病灶的手术方法，是一种无奈的选择。手术清除法的优点是减轻疼痛、缩短病程，缺点是可能导致乳房外形变化大、术后有手术瘢痕、麻醉和手术有一定的风险、治疗费用较高。手术治疗的原则是必须完整充分地切除病灶，特别是必须清除乳晕下大导管内的病灶，否则极易复发。我科自 2004 年以来采用病灶广泛切除术加乳房腺体整形术治疗浆细胞性乳腺炎，既解决了复发的难题，又保证了一定的乳房外形，取得一些宝贵经验。介绍如下：①要把握好手术时机，如局部无明显炎症表现，肿物相对局限，创面渗液较少，乳头无明显溢乳，则可以手术；若慢性炎症急性发作期，局部皮肤潮红，皮温较高，创面有较多脓液渗出，或者哺乳期挤压乳房溢乳明显者，均不宜手术。处理方法是局部用提脓条引流，外敷加味金黄散、土黄连液，配合托里消脓中药汤剂；有溢乳者，先予以回乳，临床中常用山楂 60g、麦芽 60g、稻芽 60g 煎服，必要时服用溴隐停片 2.5mg，每日 1 次。②术前 B 超定位，标记病灶的范围和位置。术中切除范围一定要达到正常腺体组织，沿脓腔周围 0.5～1.0cm 正常腺体切除，若有坏死、化脓组织残留，必为复发隐患。乳头后方主导管若有粉刺样分泌物，亦需一并切除。③乳房整形：利用切缘周围正常腺体，带蒂转移缝合以填充缺损，带蒂转移腺体组织需保证充足血供，对伴有乳头凹陷患者一并以荷包缝合矫正乳头内陷。④放置引流必不可少，因手术切除范围大，加之使用电刀部分脂肪液化，术后渗液较多，若无引流，则渗液由伤口流出，导致伤口不愈。⑤术中止血要彻底：因慢性炎症组织质地脆，血运丰富，创面渗血多，切割组织时电刀要调至"混切"模式，一般切割至正常腺体时，创面渗血减少，出血点用电凝止血。

8. 乳腺肉芽肿性乳腺炎的临床体会　目前仍不清楚该病确切的发病因素。有人认为与患者服用避孕药物有关，但多数文献报道显示服用避孕药物并非该病发生的主要原因。也有认为该病与感染有关，但目前并无细菌学致病的证据，且在该病的治疗过程中，抗生素虽然可短暂缓解部分患者疼痛，但并不能彻底治愈病变，提示细菌感染很可能是继发性的。大部分患者为哺乳期后女性，部分有明确的乳汁淤积史，绝大多数患者在产后 6 年内发病，中位发病年龄为 3 年，提示乳汁淤积可能为该病的基础病因。外伤可诱发该病。使用皮质类固醇激素可迅速局限病灶，缓解症状，显示该病的发生发展与自身免疫性因素有关。该病可能的发病机制为：患者因各种原因导致乳腺腺泡内乳汁淤积，长期淤积的乳汁蛋白不断析出脂质，腺泡或导管壁在外力或感染的情况下完整性被破坏，淤积物作为化学物质破入乳腺间质内，诱发炎症反应，炎症反应进一步破坏周围正常乳管，导致更多的淤积物进入间质，从而形成恶性循环，导致肿物迅速增大。

肉芽肿性乳腺炎的鉴别诊断：肉芽肿性乳腺炎好发于育龄期经产妇女，有哺乳史，在非哺乳期发病。部分患者有外伤、感染或服用女性激素药物史。常发于单侧乳腺，也可双侧同时或异时发生。病变位置在乳腺的外周部，以外上象限为多见，肿块大者可累及整个乳房。初起肿块不痛或微痛，表面皮肤不红或微红，肿块质硬，很少伴有恶寒发热等全身症状。随着病程渐长，肿块可增大迅速，累及多个象限，边界不清，表面不光滑，可与皮肤或周围组织粘连，局部皮肤可出现红肿、疼痛，可伴有同侧腋窝淋巴结肿大，少数可伴有发热；若不及时治疗，可出现乳房脓肿，溃破流脓，形成窦道，经久不愈。乳腺彩超、钼靶 X 线检查无特异性，肿块期易与乳腺癌混淆，粗针穿刺活检有助于鉴别诊断。

浆细胞性乳腺炎与肉芽肿性乳腺炎有不少相似之处，如临床表现为慢性乳腺炎，好发于非哺乳期女性，可出现肿块、脓肿、窦道等症状，但两者的发病原因不同，临床表现又有所不同。浆细胞性乳腺炎患者多数有乳头内陷病史；病变主要累及乳头、乳晕的大导管，故病变位置在乳头乳晕区；乳头溢液多见，为浆液性或脓性，可伴有粉刺样分泌物；肿块红肿疼痛，破溃后脓中夹杂脂质样物质，常反复发作，可形成瘘管，常与输乳孔相通；B 超显示低回声肿块影及乳腺导管扩张；病理切片检查可见扩张的大导管及导管周围浆细胞浸润。

因部分患者伴有继发细菌的感染，故在起病初期抗感染治疗可使病情短暂缓解。由于病灶为多灶性，故很难通过彻底引流治愈该病。起病初期联合皮质类固醇激素治疗可使早期病变范围较小。术前可试用肾上腺皮质激素治疗，可缩短治疗过程，缩小手术范围。合并急性炎症感染的患者在围手术期可使用抗生素，能减轻疼痛，有效控制炎症感染，为手术切除病灶及创面愈合创造良好条件。

林老在多年的临床实践中，根据"祛腐生肌"理论创立"提脓去腐"综合疗法，运用火针洞式烙口术、提脓药捻引流术、搔刮、捻腐、垫棉绷缚、中药敷贴等多种外治法综合并举的中医特色疗法，同时辅以内服软坚散结、托毒消痈、益气和营之中药。弟子运用此法治疗该病患者 12 例，临床痊愈 11 例，好转 1 例，治愈率 91.7%，平均疗程（51.72±19.05）天，且创伤小、术后乳房变形小，随访时间 1～21 个月，无复发，取得了满意的疗效。

我科在肉芽肿性乳腺炎的手术治疗中积累了一定的临床经验，最近几年，共为 28 例肉芽肿性乳腺炎患者手术治疗，其中 25 例术后切口一期愈合，3 例二期愈合，术后随访 6～23 个月，未发现复发。手术治疗经验：肉芽肿性乳腺炎多数病变范围比较广泛，病灶往往呈孤立性，病灶之间有正常的腺体相隔，可以互不相通。有些病灶比较隐秘，甚至术前彩超也难以发现。如果潜在的病灶未发现，术后复发的风险较大，有时要权衡保留腺体与疾病复发之间的利弊，在治愈疾病的同时尽量保持乳房良好的外形。至于说哪些患者适合手术，患者的意愿最重要，以下两点可以参考：一是惧怕疼痛，不能坚持反复搔刮者；二是病变范围广泛，中医外治法疗效欠佳者。

体会：肉芽肿性乳腺炎是一种非细菌性非哺乳期慢性炎症，在肿块期极易误诊为乳腺癌，行肿块切除术后可以导致切口反复渗液，伤口愈合不良；在成脓期已被当成一般乳房脓肿而行切开引流术，由于坏死组织未彻底清除，引流口反复流脓，长期迁延不愈；溃后期容易误诊为浆细胞性乳腺炎、乳房结核而导致不当的治疗。正确诊断的关键在于对于本病的重视程度，好发于产后育龄妇女，非哺乳期发病，产后 2～3 年常见，肿块期行粗针穿刺活检确诊，成脓期溃后期通过引流口或溃口用刮匙刮取坏死组织送检确诊。

浆细胞性乳腺炎的西医治疗手段主要有手术和口服肾上腺皮质激素。手术治疗虽然有减轻疼痛、缩短病程的优点，但是术后乳房外形变化大、手术瘢痕明显、麻醉和手术的风险、治疗费用较高等等诸多因素，使不少患者难以接受。口服肾上腺皮质激素能使病灶缩小甚至消失，但长期大剂量的激素治疗，导致机体免疫功能下降、肥胖等副作用，以及停药后疾病复发，是医生和患者都要顾虑的问题。林老用火针洞式烙口术治疗急性乳腺炎、浆细胞性乳腺炎成脓期，取得了满意的效果。肉芽肿性乳腺炎成脓期，病变范围广泛、病灶之间互不相通，可以采取多个火针洞式烙口去腐清创引流，实践证明同样可行。本法治疗肉芽肿性乳腺炎，创伤小，出血少，乳房外形改变小，疗效确切。

治疗肉芽肿性乳腺炎应遵循外治为主、内治为辅的治疗原则。弟子认为，肉芽肿性乳腺炎临床多见阴证疮疡。相对于阳证，阴证疮疡存在着不同程度的气血虚弱证或脾虚湿盛证，脾虚无力运化水湿，痰湿内生；脾为后天之本，气血生化之源，脾虚日久可至气血虚弱。特别强调在本病后期，内治以健脾益气和营为法，以促进伤口愈合，缩短病程。若脾胃虚弱予参苓白术散健脾益气，若脾虚湿困则予参苓白术散合平胃散加减，脾虚湿热内蕴者予四君子汤合茵陈蒿汤加减，脾虚湿浊中阻者予参苓白术散合三仁汤加减。

三、陈前军

乳腺癌在许多国家与地区已经成为女性最常见的恶性肿瘤。在美国，它是在威胁女性生命的恶性肿瘤中排名第二，而且也是45～55岁年龄层死亡的主要原因，中国虽然是乳腺癌低发国家，但发展速度非常迅速，乳腺癌的发病率每年以2%～3%的速度在增加，在中国部分大城市，乳腺癌已经成为导致女性死亡的肿瘤的首位。

在中国，中医防治乳腺癌已有2000多年的历史。目前在许多国家与地区，中医药越来越受到乳腺癌患者及其照顾者的欢迎，其参与乳腺癌治疗的价值主要体现在提高生活质量、缓解西医治疗的副作用、增加患者免疫力以及减少术后复发与转移等。虽然现有的研究设计尚不完善且部分研究数据存在矛盾，但这并未影响中医药逐步成为乳腺癌治疗不可或缺的治疗方法。个中原因主要是中医在乳腺癌防治理论上以及干预方法的多样性弥补了现代医学的不足。中医学认为，人体具有天然的抵抗疾病的能力，即正气。而影响甚至决定这种能力的包括脏腑、经络、气血阴阳等机体内环境的平衡状态，以及机体内如气滞、血瘀、痰凝、湿聚等内环境失衡的病理产物。因此，从内环境平衡理论来认识中医药防治乳腺癌有助于清晰梳理其理论，并且在理论上与现代医学进行更好的结合。

1. 内环境失衡（"正虚"）影响"人瘤共存"，是乳腺癌发生的根本原因

（1）人机体内环境具有天然的抗肿瘤能力（正气），脏腑、经络、气血功能异常以及气滞、痰凝、血瘀等病理产物是导致内环境失衡的主要因素。这就意味着气滞、痰凝、血瘀是乳腺癌发生的"促癌"因素而不是"致癌"因素：在现代医学看来，乳腺癌的发生主要是乳腺上皮细胞的事件导致了乳腺癌，就是多种因素影响到乳腺上皮细胞，导致后者增殖与凋亡平衡被打破，最后逐步发展成为乳腺癌，因此西医的预防重点在运用一些方法抑制或杀伤细胞的增殖。所以，乳腺癌的发生主要还是乳腺的局部事件。

事实上，即使乳腺上皮细胞因各种因素发生了"癌变"事件，乳腺局部病变也并非一定发展成威胁女性生命的浸润性乳腺癌。在20世纪80年代，有作者对生前未被诊断为乳腺癌，因为其他原因死亡的妇女进行尸检，在年

龄 40～49 岁的女性中 39% 检出导管内癌（DCIS）。另一个数据来自对 28 名低级别 DCIS 患者的长期随访，该 28 名患者只进行活检而未进行其他治疗，随访了 30 年，结果只有 11 例发展成为浸润性乳腺癌，其中 5 例死于远处转移，而 17 例并未发生浸润性乳腺癌。这些数据充分说明人体内环境具有天然的抗肿瘤的能力（这种能力被中医学认为是"正气"），只要这种能力存在（即正气），肿瘤细胞可以存于体内并不一定都会发展成浸润性癌进而影响患者生命，即部分人群可以达到所谓"人瘤共存"。

也就是说，肿瘤的发展不仅仅是因为肿瘤细胞的存在，还要取决于机体内环境是否存在相应的条件供其发展。反之，如果通过改善患者机体内环境，保持其平衡状态，乳腺癌细胞也不会进展为浸润性癌。

中医称癌为岩、积聚、癥瘕，认为其多由于正气不足，气滞、血瘀、痰凝、湿聚日久凝聚而成的产物。也就是说，既往理论认为气滞、血瘀、痰凝等病理性产物是直接形成癌的致癌因素，假如这一理论是正确的话，那么理气、活血、化痰等方法应该可以使乳腺癌缩小，但目前没有证据证实这一点；另一方面，假如这一理论是成立的话，那么很难解释上述那些"正常"人群带有肿瘤细胞。因此合理的解释应该是肿瘤细胞是因为先天禀赋、后天六淫外侵以及其他致癌因子所致，即形成"癌的种子"，而气滞、血瘀、痰凝在乳腺癌的发生过程中所起的作用是在脏腑、经络、气血功能异常的基础上进一步影响患者机体内环境的平衡，从而降低人体自身抗肿瘤细胞的能力，即影响癌细胞存在的"土壤"，也就是中医所谓的正气，扮演的是"促癌"角色。

（2）不同的年龄，影响内环境失衡（正气虚）的主因不同：中医学认为气血是人体脏腑、肢体的营养所在，也是人生命活动的物质基础。气血循行于经络，而经络沟通人体脏腑与肢体。因气属阳，具有推动、温煦的作用；血属阴，主静。血依靠气的推动、温煦与固摄作用才能在经络中正常运行。血属阴，气属阳，形成了一个阴阳的协调平衡，而气血在经络的正常运行也是实现脏腑、肢体以及整个人体阴阳平衡的基础，而这种平衡在中医理论中正是维持人体健康的基础，也是维持人体天然抵御疾病能力（"正气"）的基础。一切疾病的发生均是以机体脏腑、经络、气血阴阳功能失衡为基础的，这种失衡的原因或是外感、或是内伤、或是不内不外之因所致，乳腺癌也不例外。

乳腺癌的发病年龄较为宽泛，年轻人、中年人与老年人均可发病，病因病机亦极为复杂，中医对于人体肿瘤的发病学说林立，其中最有影响的应属"因虚致瘤"学说，认为正气亏虚导致机体内环境失衡，进而引起痰凝、血瘀是人体发生肿瘤的根本原因。这一学说因为现代医学免疫学说与肿瘤发生的内在关系的阐明而得到大多数中医学家的认同。但在临床实践中，我们发现乳腺癌患者有许多年轻患者，尤其是乳腺癌发病的年轻化趋势对这一学说提出了挑战，这些人群发病前并无正气亏虚之临床表现。因此，不同年龄的乳腺癌的病因病机并不一致。

1）老年乳腺癌——因虚致瘤：老年患者，机体内环境失衡主要是由于机体脏腑功能自然衰退引起，进而导致自身抗病能力（正气）的减弱。脾、肾亏虚是引起老年机体内环境失衡的主要原因。《景岳全书》："凡脾胃不足及虚弱失调之人，多有积聚之病。"《疮疡经验全书》则曰："阴极阳衰，血无阳安能散，致血渗入心经而生乳岩。"认为肝肾不足，冲任失调，月经不调，气血运行不畅，经络阻塞而发病。由此可见，中医学认为，正气亏虚是肿瘤发生的始动原因。老年乳腺癌发生病机的本质就是机体脏腑功能衰退，引起经络、气血等功能失调，进而导致机体内环境的失衡，失衡最直接的结果是在体内产生气滞、血瘀、痰凝、湿聚等病理产物。这些病理产物一方面反过来影响机体脏腑、经络、气血等功能；另一方面为乳腺癌细胞的生长、发展提供了合适的环境，即形成"积聚之病"。

2）中青年乳腺癌——因郁致瘤：人体内环境失衡，导致抵御疾病能力减弱（即正气虚）并非只有脏腑功能衰退（虚证）引起，亦可以由脏腑功能紊乱，或病理产物积聚（实证）导致。在中青年女性，其脏腑功能并未衰退，但容易发生功能紊乱。如肝气郁结是中青年女性乳腺癌发病的主要原因，由于工作生活压力大，生活节奏过快，导致年轻女性情绪紧张，日久致肝失条达，郁而成疾。陈实功《外科正宗》认为："忧郁伤肝，思虑伤脾，积虑在心，所愿不得者，致经络痞涩，聚结成核。"指出情志内伤、忧思郁怒是发病的重要因素。吴谦《外科心法要诀》也指出："乳癌由肝脾两伤，气郁凝结而成。"今人多认为乳房为阳明经所司，乳头为厥阴肝经所属，情志不畅，肝失条达，郁久而气血瘀滞；脾伤则运化失常，痰浊内生，肝脾两伤，经络阻塞，痰瘀互结于乳所致；六淫外侵、邪毒留滞也是发病重要因素。

2. 内环境失衡（"正虚"）影响癌毒之邪的走窜与停留，决定乳腺癌复发转移 复发转移是乳腺癌治疗失败的标志，因此，预防复发转移是乳腺癌治疗的主要目标之一。现代医学认为，乳腺癌复发转移的根本原因是肿瘤细胞突破基底膜进入血管或淋巴管，播散到机体其他部位形成新的癌灶，其根本原因是肿瘤细胞的侵袭性与转移性。因此其预防乳腺癌复发转移的基本策略是根据临床与病理学因素对复发风险进行评估，然后对具中高危复发风险的患者（即可能存在远处癌灶患者）进行相应的术后辅助治疗以杀伤或抑制肿瘤细胞。因此不管是乳腺癌 St Gallen 共识还是 NCCN 乳腺癌诊疗指南，是根据肿瘤的临床与病理特征以及区域淋巴结受累状态先评估复发风险，然后决策术后防治复发转移的辅助治疗策略。但这些因子主要集中在乳腺肿瘤的临床特征与病理特征以及区域淋巴结的状态，即"肿瘤"这个因素。

而肿瘤的侵袭转移是一个多因素、多步骤、多基因共同作用的综合病变过程。特殊的宿主微环境通过多种调节机制影响着肿瘤细胞的发生、发展、侵袭转移。假如肿瘤细胞成功地建立转移集落（metastaticcolony），必需合适的生长环境。早于 100 年前，Stephen Paget 提出了"种子与土壤"假说：这种集落仅仅当"种子"落到"适合的土壤"才能生长。换句话说，为了使得转移变得临床相关，肿瘤细胞需要在新的宿主组织中寻找、制造合适的微环境。当机体发生肿瘤以及肿瘤转移灶形成时，肿瘤细胞可以凭借多种方式逃避免疫系统的监控而分裂生长，这就是肿瘤的免疫逃逸。这一假说彰显了主要注重对"种子"因素评估，而忽视对"土壤"因素评估的目前治疗模式的缺陷性，同时在认识肿瘤转移的核心机制上与中医"邪之所凑，其气必虚"的认识有着惊人的统一之处。

"邪之所凑，其气必虚"的内涵包括两层含义，即邪气会耗损其到达部位的正气，即虚其气；另一层含义是机体某一部位正气亏虚，易致邪气侵袭与停留，即受邪凑。在肿瘤复发转移认识上，中医学认为，影响癌瘤复发走窜的因素很多，但基本因素是残存癌毒，即中医之谓"伏邪"、"余毒"。正如《瘟疫论》中说："若无故自发者，以伏邪未尽。""残余毒邪"与人体正气相争，正能胜邪，癌瘤趋于稳定或好转；正不抑邪，癌瘤则复发走窜，即谓之"邪之所凑，其气必虚"，正气亏虚是肿瘤复发转移的根本原因。此外，"邪之所凑，其气必虚"尚有邪气耗损正气，使机体形成虚虚之体之意。可见，虚而受邪，邪复致虚是肿瘤复发转移的根本病机。

在乳腺癌的认识上，西医强调肿瘤细胞的生长与发展是导致疾病发展的主要原因，因此在治疗乳腺癌中强调对肿瘤细胞的杀伤与抑制。而中医则认为机体内环境的变化与肿瘤细胞的生长与发展是导致疾病发展的主要原因，甚至认为机体内环境的变化更为重要，因此在治疗方法上强调对机体整体的调节，这种治疗方法使肿瘤细胞在机体内可能有 3 种状态，即被杀伤、被抑制与人瘤共存。同时这些干预方法，譬如细胞毒性化疗在杀伤肿瘤细胞的同时，也对内环境造成了损害，削弱了人体自身的抗肿瘤能力（正气）。因此，西医治疗主要针对肿瘤细胞的杀伤与抑制，即"疾病"的治疗，而相对忽视这些治疗方法对内环境平衡的损伤，而中医则正好弥补了这一缺陷。

3. 调控机体内环境防治乳腺癌的疗效要进行循证医学验证　目前，中医在治疗肿瘤中的作用已经得到一定程度的认可，无论在国内还是在国外，大量肿瘤患者选用中医药进行"替代"治疗或"补充"治疗。虽然许多学者认为中医、中西医结合治疗恶性肿瘤有很好效果，但由于缺乏随机的多中心临床协作的大样本研究，高质量的、可信的、有说服力的证据少，导致中医、中西医结合治疗肿瘤难以实现规范化。既往也制订了相关诊疗规范，但临床很少有人运用，究其根本原因就是这些指南或规范不是建立在循证医学基础上的，而是建立在古代医家经验与几个现代中医学家经验基础上的，这就影响其科学性可重复性。因此，循证医学的研究必然是中医肿瘤界需要十分重视的问题，乳腺癌也不例外。

中医辨证论治是防治乳腺癌最为广泛的使用方法，因此中医、中西医结合防治乳腺癌循证医学证据的获得就是要对辨证论治法进行临床研究。而其研究的前提条件是建立公认的评估机体内环境状态的模型（即辨证模型）与制订相应的治疗方案。中医学认为，"有诸内者，必形诸外"，意即机体内环境的失衡必然在机体外部表现出相应的信息。反过来，就是可以根据患者所表现出的相关信息构建相应的评估模型，然后根据相应的模型就能判断其内环境失衡的具体状态。同时进行采用专家意见或一致性方法选择学术界比较公认的中医治则治法构成初步的治疗方案，然后将其作为研究对象，进行多中心、大样本、随机对照双盲试验加以验证，以获得最优的临床证据，最后全面收集所有相关研究结果，特别是随机对照试验对其进行科学的定量合成，采用系统评估的方法最终确定治疗方案的内容。此外，在方案的验证过程中还应包括对方案内容的不断修正、充实和优化，在方案制订后仍必须不断求证。

4. 结语 "内环境平衡"是人体自然抵御疾病能力（正气）的前提，任何因素，包括情志因素、乳腺癌细胞的侵犯以及针对乳腺癌的各种治疗等，都可使内环境失衡，使得人体自身抗肿瘤能力受到削弱（正气虚），从而影响肿瘤的生长发展。这一理论很好贯穿了中西医各自的理论，在理论上推动了中西医防治乳腺癌的结合。对"内环境平衡"理论应进行广泛深入的多学科协作研究，如内环境失衡状态的评估模型的建立、规范不同处理方案，随机对照研究（RCT）的设计与实施。在取得循证医学证据的基础上，才能从理论结合升华到临床诊疗方法方面的结合，也只有这样才能达到中西医真正的结合，也才能够构建完美的乳腺癌防治新模式。

四、朱华宇

外治疗法是乳腺专科发挥中医特色的一个重要途径

目前各类乳腺疾病的发病率日益升高，特别是乳腺癌正成为危害妇女健康的主要疾病。女性乳房作为美的体现和美的象征而受到前所未有的重视，人们已不再满足乳房疾病的医治，更要求在形体、功能及心理上得到康复。而中医、中西医结合治疗在防治乳腺病方面有其特色和优势，这正是中医医院乳腺专科不断涌现和发展的原因。现代医学趋势是向专科化、专业化方向发展，中医医院要发展，就必须有自己的特色。乳腺疾病的治疗除了传统的手术治疗、内服药物治疗，外治法的重要性日臻突出。顺应时代潮流，我科在林老的带领下，突出中医优势，加强自身专科建设，通过广泛开展外治法及中医特色适宜技术的应用，不断提高乳腺病的临床疗效水平。笔者有幸跟师林老，结合平素临床实践体会，略有所悟。为求发扬中医外治优势，不揣浅陋，简述一二。

（一）重视中医外治法的整理和挖掘，内外并举

中医外治法源远流长，因其作用迅速、可直达病所、疗效确切、运用方便，可直接观察、随时掌握而受到中外医学界的普遍关注。从历史沿革看，中医外治法萌芽于原始社会人们用树皮、兽皮、草茎裹伤、烤火御寒、温熨止痛等。外治之法创立无疑先于内治之法。马王堆出土的《五十二病方》中就有熏、浴、熨、贴、按摩等疗法的记载。《黄帝内经》有"毒药治其内，针石治其外"之说，历代医家多主张内治与外治并重，所谓外治之学，所以与内治并行，而能补内治之不及者也。从战国时期中医奠基性著作《黄帝内经》的问世到清同治四年中医外治专著《理瀹骈文》的刊行，历时两千年，在漫长的医疗实践中，历代医家积累了宝贵的外治经验，创造了丰富的中医外治方法。

广义的外治法，泛指一切从体表施治的方法。狭义外治法则指用药物、手法或器械施与体表皮肤（黏膜）或从体外进行治疗的方法。自针灸形成专科以后，狭义外治法的概念不包括针灸。外治法根据其治疗操作的方式及配合药物的情况可概括为药物外治法、针灸疗法和其他疗法三大类。药物外治法大致可归纳为薄贴法、围敷法、敷贴法、熏洗法、掺药法、吹烘法、热烫法、烟熏法、湿敷法、摩擦法、擦洗法、浸渍法、涂擦法、蒸汽法、点涂法、移毒法等；针灸疗法大致可归纳为火针疗法、体针疗法、针刺疗法、割治疗法、梅花针疗法、三棱针疗法、穴位埋线疗法、放血疗法、艾灸疗法、拔罐疗法、磁穴疗法、发疱疗法等，其他疗法大致可归纳为滚刺疗法、划痕疗法、开刀法等。目前林老在中医乳腺病临床应用较多的外治法主要有火针洞式烙口引流术、提脓药捻引流术、药线拖线疗法、搔刮捻腐术、乳头拔罐疗法、中药外敷法、揉抓排乳术、乳腺导管介入术等。

中医学是一门系统的科学，几千年中医学的发展史也是一部继承和发展的历史，社会在不断地进步，事物在不断地发展，我们对事物的认识应随之不断的提高。近年来，经过现代中医学者的继承和发展，一些如腹针、平衡针、蜂针、手足针、超声引导下针刺吸液治疗、动脉持续灌注中药、局部超声离子导入中药等特色疗法在临床开始运用，逐渐形成了具有时代特色的中医传统特色疗法，从治疗效果来看，互有短长，应互相补充，值得我们去发掘和总结发展提高。

（二）充分拓展中医外治法治疗乳腺疾病的适应证

长期的临床实践及实验研究证明中医外治法在乳腺科疾病中适应证广泛。我科经过不断实践总结林老的外治法，已发展成为形式多样、疗效独特的丰富体系。

1. 乳腺炎性疾病外治法

（1）揉抓排乳：适用于哺乳期急性乳腺炎郁滞期患者，可疏通乳络，及时排除积乳以避免成脓之苦。

（2）穴位按压：按压头临泣、足临泣可减少乳汁分泌，适用于急性乳腺炎需回乳者，如郁滞化热乳汁点滴不出者。

（3）火针洞式烙口引流术：适用于各种乳腺炎成脓期患者。我科应用火针洞式烙口引流术治疗乳腺炎成脓期，作为切开排脓的方法相比于手术线形刀切排脓（强调切口要够大，一般相当于脓腔直径），具有烙口小、痛苦少、乳房外形无明显变化、瘢痕小、疗程短、不影响日后哺乳的优点。火针烙口虽小，但烙口内壁产生焦痂附着，形成一个内壁光滑的圆形通道，不留死腔，引流通畅，排脓效果很好，明显优于刀切排脓。

（4）刮匙棉捻搔刮捻腐术：适用于各种乳腺炎成脓期窦道和脓腔内脓腐组织的清除。

（5）提脓药捻引流术：适用于各种乳腺炎成脓期、溃后期，窦道或脓腔内脓成不透者。提脓药捻属于提脓祛腐药，具有提脓祛腐的作用，能使疮疡内蓄之脓毒早日排除，腐肉迅速液化脱落。

（6）药线拖线疗法：适用于溃口与乳头相通形成瘘管的乳腺炎，多见于浆细胞性乳腺炎，其作用机制与提脓药捻引流术相同。

（7）土黄连液湿敷：具有清热解毒，消炎杀菌，生肌收口作用，用于预防、治疗各种新旧伤口感染，且可保护皮肤免受提脓药捻腐蚀。土黄连纱条亦可用于脓腔或窦道脓腐较少者引流，或不宜放置提脓药捻部位的引流如乳头、乳晕部、靠近胸壁处等。

（8）加味金黄散水蜜外敷：适用于乳痈红肿热痛者。具有清热解毒，消肿止痛之功。

（9）四子散药包热敷：适用于乳腺炎的慢性炎性僵块，皮色无红肿、隐痛之阴肿者。具有理气化痰、软坚散结、避免复发之功。

（10）蝶形纱块加压绷缚术：适用于各种乳腺炎脓尽后的伤口收口，可促进伤口愈合。

（11）乳头拔罐疗法：适用于浆细胞性乳腺炎溢液期、乳头凹陷者。对于先天性轻到中度乳头内陷患者，经常行拔罐疗法可纠正乳腺内陷，并促进少女期乳管发育，有助日后正常哺乳，预防乳腺炎的发生。

（12）乳腺导管介入术：适用于乳腺导管炎，具有操作简单、痛苦小、疗效高、费用低等特点。

（13）蛋黄油外敷：适用于哺乳期乳头皲裂。

2. 乳腺增生病外治法

（1）消癖酊结合微波治疗：适用于乳腺增生病，具有温经通络、散结止痛的作用。

（2）乳腺囊肿针刺吸液术：适用于各种乳腺囊肿（但囊液十分稠厚者除外）。单纯非复发性囊肿现已不需外科手术切除，对于较大且临床触诊明显的囊肿可直接采用针刺抽液的方法，对于触诊不明显或低张力性的囊肿可采取超声引导下针刺吸液。针刺吸液法既能消除囊肿，同时囊液送细胞学检查能明确肿物的良恶性，或配合囊肿抽液后行空气造影明确囊壁有无占位，避免了手术带来的创伤，疗效好，恢复迅速，无瘢痕。

（3）温灸疗法：适用于四肢厥冷、月经失调、畏寒、夜尿多等肾阳虚者，温灸选用太溪、涌泉、关元穴、三阴交、照海，可温肾助阳，调摄冲任。

（4）拍打疗法：拍打按摩脾、肝、肾经，有助疏通经络、通行气血，调节脏腑，平衡阴阳，每天拍打 30 分钟，持之以恒可降低乳腺癌发病风险。

（5）穴位按压：①双乳胀痛者，按压头临泣、足临泣，可疏肝利胸胁，缓解双乳胀痛；②四肢厥冷畏寒者，按压双手阳池穴，或做"两手托天理三焦"动作，能激发人体阳气，对身体虚寒怕冷有缓解作用；③便秘者，每晚睡前按压天枢穴（脐中旁开 2 寸）50～100 次，可疏调肠腑、理气消滞、通便。

3. 乳腺癌外治法 目前乳腺癌的主要治疗手段是手术、放化疗、内分泌治疗、分子靶向治疗等，但一些情况下也可充分利用中医外治法提高临床疗效。

（1）术前区域动脉持续灌注中药抗癌药物如榄香烯乳：适用于局部晚期乳腺癌（Ⅲa、Ⅲb），通过肘动脉插管、超选择将导管留置于乳癌主要供血动脉，持续将中药灌注入乳癌组织内，使抗癌中药得以高浓度、长时间直接接触肿瘤，可取得一定疗效，毒副作用轻微。

（2）穴位敷贴或针灸疗法：适用于乳癌化疗所致恶心、呕吐，隔姜灸或用姜汁调吴茱萸粉外敷双内关、神阙、双足三里穴，或针刺双内关、双足三里，可和胃止呕，较好解决了患者恶心、呕吐期间较难内服中药的问题。

（3）热罨包热敷：适用于化疗后久泻（寒泻）者，予蛇床子、吴茱萸各120g布包热敷肚脐；或食盐60g炒热布包热敷肚脐，可温胃散寒止泻。

（4）穴位按压：适用于乳腺癌化疗后骨髓抑制症。①按压双侧三阴交、照海、涌泉、太溪穴，可补肾填精，纠正骨髓抑制；②合并心烦眠差者，配合按压双侧太冲、行间、神门穴，可以舒肝养血以达疏解情绪、改善睡眠；③合并疲倦乏力者，敲打背部膀胱经，或者按压双手阳池穴，能激发人体阳气，疏通气血，改善疲劳。

（5）热敷督脉：适用于化疗后四肢不温、畏寒、疲倦乏力者，可温通气血，改善疲劳。

（6）沐足疗法：用林老沐足经验方（艾叶30g、干姜30g、当归30g）褒水沐足，配合沐足后劳宫拍打涌泉穴，可温通经络，使肾水上承，心肾相交，达到宁心安神，改善睡眠的作用。

（7）云南白药粉或桃花散外掺：适用于乳腺癌翻花溃烂出血，可迅速止血，减轻患者痛苦。

（8）土黄连液湿敷：适用于：①乳腺癌溃烂、腐臭，可控制局部腐臭、流水；②放射性皮炎或溃疡经久不愈，具有清热解毒、收敛止痒、润肤生肌之效。

（9）中药四黄水蜜外敷：适用于防治乳腺癌化疗所致静脉炎红肿型、硬结型伴红肿者，具有清热散结化瘀、止痛消肿之效。

（10）加味金黄散水蜜外敷：适用于乳腺癌术后并发上肢淋巴管炎、胸壁真皮淋巴管炎出现红肿热痛者，具有清热解毒、散结化瘀、止痛消肿之功。

（11）中药四子散热敷：适用于乳腺癌术后并发上肢水肿阴证，以及乳腺癌化疗所致静脉炎（硬结型），具有理气化痰、软坚散结之功。

（12）肢体压力泵治疗：适用于防治乳腺癌术后上肢水肿，具有活血通络消肿之功。

（13）上肢水肿外洗：适用于乳腺癌术后并发上肢水肿者，予林老水肿经验方（川木瓜15g，艾叶30g，干姜30g，威灵仙15g，桂枝15g，姜黄15g，伸筋草30g，苏木15g，当归15g）水煎，药液蒸汽熏蒸并温热外洗水肿上肢，可疏经通络、活血利水消肿。

4. 乳腺湿疹　予林老湿疹经验方（藿香15g，玉竹15g，百部30g，蛇床子15g，苦参30g，黄柏15g，徐长卿15g，地肤子15g，十大功劳叶

15g）煎汤外洗，可缓解乳房瘙痒、渗液、皮肤增厚、纹理增粗或脱屑等症状。

综上，中医外治法操作上简单易行，适应证广泛，安全可靠，相对价廉。充分结合乳腺病的发生、发展规律，并针对不同的疾病阶段，积极运用各种中医外治法，可以或为主或为辅与其他治法协同进行综合治疗，相得益彰，提高疗效。

（三）展望

当前中医学术发展已经进入到一个全新的时期，但囿于各种原因，中医界对中医外治法的整理继承、深入研究、推广应用一直未能足够的重视与开展，一些传统的外治技术因得不到进一步的改进完善，难以适应临床与社会发展的需求；许多有效的方法因缺乏系统整理与科学研究而不能推广应用，部分民间外治验方、效方因缺乏系统的整理保存而濒于失传。由于外治法的研究与继承滞后，影响了中医药优势的发挥和疗效的提高。

笔者在跟师学习中认识到，中医学术的继承和发展应该立足于当代现实，回溯至历史精华。在人类提倡返璞归真、回归大自然的思潮影响下，追求"自然疗法"已成为医疗保健的必然趋势。中医外治法在乳腺疾病临床上应用已是历史悠久，内容丰富。这些方法更是方便、经济、无痛苦，可谓是安全、可靠、有效、无损伤的"绿色医疗"方法，患者易于接受。数千年来，外治法具有深厚的临床积淀，笔者相信中医外治将进入新的历史发展时期，在乳腺病领域，不断丰富、继承和发展中医外治法，对提高临床疗效将有莫大裨益。

五、李东梅

林毅诊治乳腺炎的中医外治经验的临床运用体会

乳腺炎为乳腺疾病中的多发病，急性乳腺炎、浆细胞性乳腺炎、肉芽肿性乳腺炎为较常见的三类炎性疾病。目前西医多应用抗生素治疗，效果欠佳。抗生素属寒凉之品，寒性收引冰遏，必致气血凝滞，使局部炎症形成慢性迁延性炎性僵块，表现为皮色不变、压之疼痛的肿硬结块，易导致炎症组织机化，欲消不消，欲脓不透。一旦形成"僵块"，要经过较长时间方能消散，延长了病程，或在患者疲劳、抵抗力下降时，原病灶可再次发作。手术治疗则影响乳腺功能及外形，不易为患者接受。

中医外治法是与内服药物治病相对而言的一种治疗方法。它建立在中医基础理论的基础上，通过各种外治手段，调节人体阴阳平衡，疏通气血，扶正祛邪，补虚泻实，达到"阴平阳秘"的动态平衡健康状态。《理瀹骈文》曰："外治之理，即内治之理，外治之药，亦即内治之药，所异者法耳。"中医外治法在乳腺炎的治疗中有独特疗效，林老博采众法之长，在多年的临床实践中总结了一系列有独特优势的外治方法，主要包括：①揉抓排乳手法；②火针洞式烙口术；③刮匙棉捻排脓祛腐术；④提脓药捻引流；⑤药线拖线引流；⑥土黄连液湿敷；⑦加味金黄散水蜜膏外敷；⑧燕尾纱块加压绷缚术；⑨蝶形胶布牵拉收口；⑩四子散药包热敷；⑪粗针穿刺抽液术；⑫乳头拔罐疗法；⑬收口须当辨清阴阳；⑭术后特色换药。

多年来林老对该类疾病从理论上进行了深入的研究，系统地总结出了该类疾病的病因病机和辨证论治规律。认为各类型的乳腺炎的病因不同，但发病机制却有相似之处，多是由于各种原因所致的乳腺导管或小叶内分泌物淤积、分解，刺激局部组织发生超敏反应和免疫反应所致。林老认为，异物郁积，阻滞乳络，气血通行不畅，痰瘀交阻，凝聚成乳房肿块；郁久化热，热盛肉腐而发为乳房脓肿是各类型乳腺炎的共同病机。临床上，肉芽肿性乳腺炎和浆细胞性乳腺炎常因失治误治，炎性病灶得不到有效控制，沿乳络扩散、蔓延，形成多发脓肿、多条窦道或瘘管、急慢性炎性肿块并存的情况，可形象地喻之为"烂苹果"、"地道战"。反复出现的乳房脓肿和炎性僵块则是肉芽肿性乳腺炎和浆细胞性乳腺炎的共同特点。故而无论何种病理类型的乳腺炎中医都属于乳痈病，一般属于非细菌性炎症，病虽不同，证却相似，这为临床的治疗提供了很好的理论基础。

林老认为中医诊疗要以"识病为本，辨证为用，病证结合，标本兼治"为基本原则，在此基础上，根据中医同病异治、异病同治的原则，外治为主，内治为辅。郁者散之，热者清之，腐者去之。其外治特点表现为首分阴阳，未脓当散，成脓速决，溃后去腐。各类型的乳腺炎治法可参。多种中医外治法综合灵活运用治疗各类型乳腺炎，临床屡获奇效，为中医攻克现代医学的难点和盲区提供了新的途径。

总结林老对于乳腺炎"同病异治，异病同治"的治疗思路，结合临床实践，我的体会是：三类乳腺炎均可出现肿块期、成脓期、瘘管期（溃后期），可分为哺乳期乳腺炎和非哺乳期乳腺炎，按不同分期进行论治。

1. 哺乳期乳腺炎 外治分为郁滞期、成脓期和溃后期。

郁滞期的治疗以通为法，治疗目标是排出淤乳，疏通乳管，消除症状，继续哺乳。其独创的揉抓排乳外治手法，简便易行，见效快，运用得法常能一次性治愈。如果积乳为单房或多房且不同象限，可采用粗针穿刺抽液术，将积乳排出，防止积乳进一步郁热化脓。症状消除后外敷四子散巩固治疗。

成脓期的治疗则是彻底排脓，以达腐去肌生之目的，治疗目标是彻底排脓祛腐，预防脓毒扩散、内陷。其特色外治法为以针代刀的火针洞式烙口排脓术，切口小、组织损伤少，病人痛苦少，中药药捻引流促使坏死组织液化排出，引流通畅，排脓彻底，愈合快。对于较表浅的脓肿也可采用粗针穿刺抽脓术进行排脓。

溃后期以促进愈合为原则，治疗目标是祛腐生肌促进愈合。其特色外治法为根据具体情况选用刮匙棉捻排脓祛腐术、提脓药捻引流、土黄连液湿敷、燕尾纱块加压绷缚术，最后以蝶形胶布牵拉收口。收口后加味金黄散和四子散交替外敷，预防疾病进展或复发。

2. 非哺乳期乳腺炎　外治分为溢液期、肿块期、脓肿期、瘘管期。

溢液期的外治特色为乳头拔罐法和四子散药包外敷，治疗目标为消除临床症状的基础上防止疾病进展。

肿块期包括脓肿前的肿块期及经治疗愈后的肿块期。该期的外治特色为加味金黄散水蜜膏和四子散药包交替外敷，治疗目标为消散肿块，预防疾病进展或复发。

脓肿期的外治特色是火针洞式烙口排脓加祛腐提脓药捻引流术，术后换药辅以搔刮、捻腐、冲洗、药线拖线、燕尾纱块加压绷缚及中药敷贴等。较表浅的脓肿可采用粗针穿刺抽液术进行排脓。治疗目标为消除临床症状，乳房外形改变少，复发少。

瘘管期多采用拖线蚀管、药捻引流及中药外敷等疗法，治疗目标是消除瘘管或肿物，改善生活质量，预防复发。

由于临床中对该病常有失治误治，故时有多期并存的情况出现，给治疗带来很大难度，这时则需根据具体情况，灵活运用，不可拘泥于一法。

3. 乳腺炎疮口收口后的治疗　无论是哺乳期乳腺炎或非哺乳期乳腺炎，疮口收口后，都宜以四子散药包热敷乳房僵块处以疏肝理气、软坚散结，以防病情反复，并常嘱患者注意定期复查，平时予疏肝健脾中药调理以防余邪留滞复发。

4. 需要注意的一点　在乳腺炎的诊治过程中，要善于运用现代医学的诊疗手段，常规进行血常规、血清泌乳素、彩色B超检查，若发现有引起导管扩张的原发因素如高泌乳素血症、脑垂体瘤存在，宜在局部治疗的同时积极治疗原发疾病。

林老治病讲究辨证论治，临证必认真分析找出病情的"主要矛盾"，并紧紧抓住主要矛盾，解决了主要矛盾，次要矛盾即迎刃而解。一种病证，在一个时期内，必有一个起主要作用的"矛盾"，该矛盾解决后，其他问题随即减轻或化解。但这并不意味着可以忽视次要矛盾，古人云："胆欲大而心欲小，智欲圆而行欲方。"从表面看，抓主症似乎是一种"头痛医头、脚痛医脚"的肤浅治标方法，其实不然。症状是证的主要外部表现形式，每个证都是由一定的症状组合而成，对证的认识必须通过对症状的辨析才能识得病因、病性、病位、病势。主症的强与弱、多与少等量的改变可导致证的质变，往往是病机的重要提示。许多急、重证以及怪病，病机复杂，一时难以明辨，可根据一两个最突出的主症，选择相应方药。正如"擒贼先擒王"，针对主症而治，往往可收立竿见影之效。林老博采众家之长，不拘一家之说；承老融新，继创并举；中西融合，优势互补，形成了乳腺炎独特的治疗思路。

第二部分　林师医话

> 杏林奇葩，坚毅挺拔
> 大医精诚，替天行道；
> 谆谆善诱，乐育英才；
> 学者风范，扶掖后进；
> 医坛耕耘，师者楷模；
> 年已高龄，壮心不减。
> 医道至繁，大道至简；
> 为医至难，大医至爱。

一、林老箴言

1. 融合古今，中西合璧，与时俱进，构建完美医学　中医的近现代发展史可谓是荆棘满路、坎坷不堪。自 1879 年清末朴学大师俞樾发表《废医论》，首次掀起了"废除中医"的运动后，"废除中医"在国内掀起一阵阵狂澜，国人备受煎熬，"中医不过是一种有意的或无意的骗子"（鲁迅《呐喊》），"中医言阴阳五行，不懂解剖，在科学上实无根据；至国药全无分析，治病效能渺茫"（汪精卫），"废医存药"、"中医是伪科学"等等，这都是一次次狂澜中的坚石，沉重地撞击着国人的心。

百年以来，我们不停地争论着、思考着，中医好？还是西医好？

"医学"是什么？《西氏内科学》对医学的定义是："医学是一门需要博学的人道职业。"在这个定义里，医学不仅包括了博大精深的自然科学，还包括了社会科学。中医和西医都符合这样的定义，但为什么二者之间壁垒重重？"阿司匹林加石膏汤"应该是"衷中参西"的前驱。张锡纯认为："石膏之性，又最宜与西药阿司匹林并用。盖石膏清热之力虽大，而发表之力稍轻。阿司匹林味酸性凉，最善达表，使内郁之热由表解散，与石膏相助为理，实有相得益彰之妙也。"这不仅开创了中西医结合的思维先河，还打破了中西隔绝的局面，使中西医结合的思想在国人心中萌芽。

林老生于医学世家，但中医却只有她一人。耳濡目染也好，博学众纳也好，她从不拒绝西医，她还很重视现代科学技术，当然，她更深爱着中医。在她看来，中医学是一个伟大的宝库，需要挖掘，但不能固守。林老认为，中医与西医只是从两个不同的角度阐释人体生命现象的科学，她们都是人类在长久的生存战争中所积累的经验，既有其独特的科学性，也有其时代的局限性。我们要掌握两者的科学性而抛弃其局限性，"融合古今，中西合璧"才是现代医学发展的康庄大道。当然，中西医结合是一个复杂的课题，不是一拍脑袋就可以解决的问题。这需要长期的临床实践、经验总结以及反复的理论验证。而且，这不是静止的思考，而是随着科技的进步，人类对自然科学和生物医学认识的进步而不断更新完善的。融合古今，中西合璧，与时俱进，才能构建完美医学！

2. 识病为本，辨证为用，病证结合，标本兼治　中医界多年来热议的辨病辨证关系等，一直争论不休。如什么是"病"和"证"，关系如何，能不能结合，辨证与辨病以哪一种思维方式为主等等，从理论、哲学层面上探讨莫衷一是。

就林老来看，中医学是以"辨证论治"为诊疗特点的，强调"证"的辨析和确立，然后根据"证"处方遣药，施以治疗。但林老特别强调，中医学临床上从来也少不了"辨病论治"的方法。在中医学理论体系构建之初，证的概念尚未从病中分化出来，当时就是以"病"作为辨析目的的，治疗也就依据病来进行。如《黄帝内经》十三方基本上是以病作为治疗靶点的。但随着时代与科学技术的发展，中医学在辨病的过程中，对疾病的病理机制和确切病变部位的认识远没有现代医学深入和细致。我们几千年来世代相传的"望闻问切"就是我们认识人体和疾病的方法，或者称之为技术。"视其外应，以知其内脏，则知所病矣"（《灵枢·本脏》）是中医整体观念的最佳体现，也是中医辨证论治的理论核心，更是中医学认识人体以及疾病的一种方法学。但我们是否思考过，我们的祖先为何要"视其外应，以知其内脏，则知所病矣"呢？那是因为，那时的我们看不到"内脏"，看不到没有影响整体的有疾病的内脏。这就是中医学的时代局限性。而今，我们有大量先进的科学技术，可以让我们一目了然地知道病变的脏器、病变的范围，当然，还有那些尚没有影响整体的病变。因此，林老提出"现代医学辅助检查可以作为中医四诊的延伸，辨证于宏观，借鉴于微观"，"有病无证"是现代中医乳腺癌诊疗中重要的"证"。比如，乳腺钼靶摄片技术开创了乳腺癌早期诊断的新纪元，大量以钙化灶为主要表现形式的早期乳腺癌得到诊断和治疗。如若我们固守既往的认识，没有乳腺肿块，没有形诸于外的点滴不适，是否就没法辨证，没法诊治呢？"有病无证"是否无证可辨，穷途末路了呢？这，当然不是！

再如，乳腺癌化疗后导致的骨髓抑制，Ⅰ～Ⅲ度的患者往往没有特殊的不适，如果我们仅仅依靠望闻问切进行辨证施治显然是会耽误病情的。林老强调，在化疗期间必须密切监测患者的血象变化，根据血象的变化指导治疗。如果患者为白细胞计数降低为主，而血红蛋白无明显降低者，则以益气为主，补血为辅，重用黄芪、党参；而以血红蛋白降低为主者，则以益气为辅、养血为主的治疗原则，重用鸡血藤、黄精、紫河车，养血填精，兼顾益气养血之法。

但另一方面我们也应看到，目前西医学对许多疾病的本质的认识还不够全面透彻，不少疾病的发病机制，还未能被完全阐明，对疾病的性质及其邪正消长盛衰的认识也有所欠缺，如果单纯采取西医学"辨病论治"的方法治疗，有时临床疗效也并不理想。如林老对巩固期乳腺癌患者病因病机的认识。没有影像学转移的证据，并不代表这些患者已经痊愈，没有实验室数值的异常，并不代表这些患者气血调和、阴阳平衡。就好比检查指标有正常值范围一样，当正邪的盛衰没有超过正常值范围时，通过已有的检查方法或实验室的手段，我们并不能察觉疾病的发生和发展，这是医学发展的局限性。

因此，林老指出要发扬中医学的辨证论治的诊治特色，提高临床诊治水平，就必须走辨病与辨证相结合的诊治思路。通过辨病来确诊疾病，对某一病的病因、病性有一个总体的认识；再通过辨证思维，根据该病的当时的临床表现和检查结果来辨析该病目前处于病变的哪一阶段或是哪一类型，从而确立当时该病的"证候"，然后根据"证候"来确定治则治法和处方遣药。即"辨病为主，辨证为用，病证结合，标本兼治"的临床诊治原则。

3. "百病生于气"　"气"的理论是中医学的最高范畴，《素问·五常政大论》说："气始而生化，气散而有形，气布而蕃育，气终而象变，其一致也。"气是中医用来解释人体生命的一条主线。

气是生命的本源。《素问·宝命全形论》说："天覆地载，万物悉备，莫贵于人。人以天地之气生，四时之法成。"人是天地之气交感的产物，气是构成人体的最基本物质，气更是维持人体生命活动的最基本物质，气的运动变化就是人体生命的活动。

林老指出："情志不调可动气，外邪入侵可乱气，过劳过逸则伤气，百病生于气，欲治病，先治气，根于本也。"林老认为内外因素均可导致气的运动失调，从而影响人体脏腑的功能，导致疾病的产生。这是林老对人类疾病的病因病机的高度概括。

"情志不调可动气。"七情是人的正常情绪，由五脏之气化生，但七情过度、情志失调则影响人体健康进而诱发疾病。《素问·举痛论》说："怒则气上，喜则气缓，悲则气消，恐则气下，惊则气乱，思则气结。"人体情志活动的物质基础是五脏的精气血，《素问·阴阳应象大论》说："人有五脏化五气，以生喜怒悲忧恐。"情志的活动与五脏相对应，心在志为喜，肝在志为怒,脾在志为思,肺在志为忧,肾在志为恐。七情太过必然会损伤相应的脏腑,引发疾病。乳腺疾病的发生与情志尤为密切,乳癖可由情志不畅、思虑过度导致肝脾气滞而产生;产后妇女如情志不畅,则导致肝不能正常疏泄,脾不能正常运化,出现乳汁分泌不足甚至无乳;朱丹溪在论述乳岩的病因中强调:"忧怒郁闷,朝夕积累,脾气消阻,肝气横逆所致。"现代医学研究也发现精神因素与疾病的发生、发展有关系。

"外邪入侵可乱气。"这包括外来之邪气盛和机体内部正气不足,"正气存内,邪不可干","邪之所凑,其气必虚"。外来之邪气既包括六淫之邪,也包括饮食不节之邪。正气不足,外邪乘虚而入,势必导致气机运动的失常,脏腑功能的失调,气血运行的失和,从而导致疾病发生。因此,林老在临床诊治中,尤其强调扶正以驱邪,不要盲目攻邪的治疗原则。

"过劳过逸则伤气。"正常的劳动有助于气血流通,增强体质,同时必要的休息可以消除疲劳,恢复体力和脑力。但是长时间的过度安逸,也可能为致病因素,劳力、劳神、房劳过度均可耗伤脏腑气血,导致脏腑功能失调而发生疾病。精神紧张、思虑过度,耗伤心脾,心阴不足、心火上炎、心肾不交可发乳病;过度闲逸可导致人体气血运行不畅,进而引起气滞血瘀变生他病。脾主四肢,四肢运动减少,则脾运不健,气血化生乏源,日久渐趋弱,发生疾病。林老尤其强调运动强身,持之以恒的适度运动能疏通经络、运行气血,并自创了一套适合女性养生防病的"养生导引功",以指导患者强身健体。

因此,百病生于气,欲治病,先治气,是治病求之于本也。

4.“痰浊”与乳腺病——“治乳需治痰” 每谈及乳房疾病,必然提及肝,乳房在肝的调节下出现周期性气血消长,如肝气不疏、升发太过或下降不及均可导致乳房的疾病。但林老在临床诊治中,不仅重视肝的疏泄,还非常重视痰湿这一病理致病因素的治疗和预防。

林老在长期的临床实践中发现,广东人身体素质较之北方人略有不同。岭南土卑地薄,气候潮湿,广东人体质偏痰湿者为多,且随气候的变化而显著变化。林老常说:"饮入于胃,游溢精气,上输于脾,脾气散精,上归于肺,通调水道,下输膀胱,水精四布,五经并行,合于四时五脏阴阳,揆度以为常也。"(《素问·经脉别论》)精辟地道明了水液在人体内运化的全过程。脾主运化,脾有吸收、输布水液,防止水液在体内停滞的作用。因此,脾(胃)是水液代谢的中心和枢纽,如果脾(胃)运化水液的功能失常,水液不能布散而停滞体内,就会导致痰湿的产生。《素问·至真要大论》曰:"诸湿肿满,皆属于脾。"脾乃生痰之源。故林老认为于岭南之地,治乳需治痰,治痰则先治脾(胃)。

临床上，对于乳房结块，皮色不变，不发寒热，随喜怒消长者，林老多于疏肝的同时，常辨证地加入代赭石、旋覆花，苏子、白芥子、莱菔子、橘皮、法半夏等化痰、祛痰、降痰之药。而对于乳房胀痛，乳络不通，兼见全身困重、头重如裹，舌质淡，苔白或黄厚腻，脉弦滑者，则常于疏肝健脾的同时，加入芳香化湿之品（如布渣叶、火炭母、绵茵陈、车前草、白术、苍术、藿香、佩兰等），以防患于未然，每每取得良好疗效。

　　5.“五脏俱虚，独取中焦” 中焦脾胃为后天之本，运化水谷，化生精气，荣养全身。李东垣认为：“脾胃之气既伤，而元气亦不能充，而诸病之所由生也。”林老也非常重视脾胃损伤在乳腺疾病发病中的作用，因女性易为抑郁、忿怒、思虑等不良情绪所控，忧思伤脾，忿怒伤肝，肝气不疏复克脾，而脾胃内伤，运化失健，不能化生气血精微，日久不仅可致气血不充，五脏失养，而且易形成湿、痰、瘀等病理产物，导致疾病的产生。林老结合长期临床实践提出乳腺疾病“脾胃”发病模式：脾胃虚弱—湿困脾胃—湿浊中阻—湿热蕴胃，脾虚湿邪内生，湿易困脾，加重其损伤，使湿邪更盛，阻于中焦，升降之枢纽被阻，痰毒内生。痰既是体内一种病理产物又是一种致病物质，痰为怪病之首，肿瘤之冠，乳腺病也逐渐从良性疾病向恶性疾病发展。因此，林老非常注意补脾醒脾健脾以启运化，祛湿化浊以恢复中焦之升降，从而干预并阻断疾病的进程。

　　林老认为脾胃为后天之本，百虚皆由于脾胃。如大病久病之后或年老体弱的虚衰，常非一脏一腑，多见五脏皆虚，气血阴阳俱亏，当遵孙思邈“五脏不足，调于胃”，通过调补脾胃使脾气健旺，则气血阴阳化生有源，五脏六腑皆得其养。

　　在晚期乳腺癌的治疗上，林老认为癌毒之邪是最毒之邪，其性走窜，易乘虚鸱张而余薪复燃。癌毒之特性主要有两方面，一是易于四行旁窜，二是易于耗散正气，导致正虚不固。乳腺癌自始至终表现为一系列正气为癌毒所消耗的过程，不断加重正虚之证候，以致五脏俱衰，抗邪与内稳能力下降，癌毒扩散，疾病进展，最终多处转移、脏器衰竭。因此，林老认为晚期乳腺癌治疗也重在补益脾胃，因五脏之中，脾胃为后天之本，诸脏均需脾胃所化之水谷精微来充养，“脾胃一虚，四脏皆无生气”，因此脾之盛衰与疾病的转归有十分重要的关系，顾护脾胃方能维护一线生机。培土生金，则肺气得充，“正气存内，邪不可干”，可预防肿瘤肺转移；实脾养肝，肝主疏泄及藏血，脾主运化和统血，二者既有相克关系，又有相互资生作用；补后天以养先天，肾主骨，肾气充实，可预防肿瘤的骨转移；脾为心之子，主统血，可助心行血。脾胃健运，则诸脏得养，正气得充，邪不可干，达到“养正积自消”、“祛邪瘤自除”之目的，从而延长乳腺癌患者的生存期，改善其生活质量，以达人瘤共存。

6. 炎症非只寒凉法，温通之术效更佳 世人见哺乳期乳腺炎之红肿热痛，多喜用寒凉法以清热解毒，特别是出现高热和白细胞计数升高时，常用抗生素抗感染治疗以图消肿解热，但往往出现脓腐残留，导致乳房僵块形成之弊。

林老认为乳腺以通为用，以堵为逆，以塞为因，治疗上强调以消为贵，尤重早治，成脓期注意托里排脓，强调不可过用寒凉，尤其不主张使用抗生素，否则在郁滞期、成脓期易导致炎症组织机化，欲消不消，欲脓不透，形成"僵块"；在溃后收口期妄投寒凉可伤脾败胃，气血难生，从而影响愈合，可谓误治。

急性乳腺炎审其病因，究其机制，乳汁淤积是关键。患者之发热、乳房的肿痛不适均因此所致，如仅用寒凉清热，而淤积之病因不除，则病势难退，出现欲消难消、欲脓难透之局，病情将迁延难愈。因此针对本病，林老总结，郁滞期强调"通乳消肿"，以外治之揉抓排乳法为主，乳汁排出通畅是治疗成功的关键，既减轻了乳腺管的压力，又缓解了周围血管和淋巴管的压力，对乳房肿块的消散和乳房疼痛的缓解都起到良好的促进作用，同时嘱患者继续充分授乳，及时排空乳汁避免再次淤积。郁滞期内服药以"通"为用，辨证以肝郁气滞较为常见，治宜疏肝解郁、通乳消肿，常用药物有炮山甲、王不留行、路路通、漏芦、桔梗、郁金、陈皮、丝瓜络、柴胡、青皮、牛蒡子、通草等。《丹溪心法》："于初起之时，便需忍痛，揉令稍软，吮令汁出，自可消散，失此不治，必成痈疽。"

在急性乳腺炎成脓期，林老强调"托里排脓"，内治以透托为要，兼以清热解毒，清热之中配合温通、理气、消结、散瘀之品，切不可过用苦寒之品以冰遏，脓不得尽出。而外治则需切开彻底引流脓液为要。如乳腺炎经外院抗生素治疗后形成僵块，出现脓肿与僵块并存情况，可暂不处理僵块，而仍以脓肿穿刺抽脓或引流排脓为主要目的，待伤口完全愈合后通过外敷温阳散结之四子散（白芥子 120g、苏子 120g、莱菔子 120g、吴茱萸 120g）可达软坚消肿之目的。

炎症后期，脓去热退，气血耗伤，此期更不可再予寒凉，否则反伤中阳，气血更亏，阴阳两虚，疮口不敛。乳房属阳明胃经所属，多血多气，只要引流彻底，血象正常 B 超探查无残留脓腔，即可收口，愈合极快。林老常予甘温之四君子汤或参苓白术散健脾益气，扶正祛邪，助长新肉，在此治疗过程中，患者不需回乳，可哺乳与治疗同时进行。

对于浆细胞性乳腺炎，林老认为其病机复杂，患者多为先天性乳头内陷，平素情志不舒，肝郁气滞，营血不从，导致气血瘀滞，凝聚成块。发病初期患乳呈肿块型，因治疗不当，郁久化热，致乳房肿块红肿疼痛，蒸酿肉腐而成脓肿。本病非急性乳腺炎易脓易溃易敛，患者来诊时往往多条窦道或瘘管以及急、慢性炎性肿块多型并存，需要多种外治方法综合治疗，并以外治为主，内治为辅。外治仍以火针洞式烙口贯通各脓腔以引流，内治应以托毒消痈为主，林老习用炮山甲、皂角刺、蒲公英、桔梗、丝瓜络、漏芦、郁金、青皮、王不留行、全瓜蒌、浙贝母等。脓肿溃后末期，气血耗伤，患者常出现纳差、舌淡胖、苔薄白等脾虚症状，林老很注意健运脾胃，"养正积自消"，通过补益正气以达祛邪排毒的目的。故收口期间内治总以健脾益气和营为法，脾胃虚弱者予参苓白术散加减治疗，脾虚湿困者予参苓白术散合平胃散加减治疗，脾虚湿热内蕴者予四君子汤合茵陈蒿汤加减，脾虚湿浊中阻者予参苓白术散合三仁汤加减等。

7. 补法宜巧不宜多　广东人重视调养，乐于煲汤，喜欢进补，患者就诊时最喜欢问的就是"吃点什么补补比较好"。对此，林老有自己的见解——补品不可滥用，进补要有技巧。

首先，应该了解自己该不该补，属于何种体质，属于何脏何腑有虚。即因人制宜，辨证进补，应详细了解患者的一般情况，四诊合参，判断该患者是否的确存在气血、阴阳或脏腑的虚损，再着手进行针对性调补，如不辨虚实寒热，一味进补，不但无益，甚至容易变生他症。林老强调补有三忌：一忌外感，二忌虚实夹杂，三忌脾失健运。因此，只有纯虚无邪者才适应进补，如患者存在外感或里实，即使确实存在虚证，也应急则治其标，先祛除外邪或实证后才可用补法。

其次，重视食补甚于药补。是药三分毒，药本疗疾，俱有其偏性，而人体更需要的是平衡的内环境，经常使用药物，其偏性有可能造成机体平衡失调而不利于健康。食物性多平和，通过日常科学合理的饮食逐渐纠正身体的失衡，效果温和，副作用少，值得推荐。

再者，进补需注意因时、因地制宜。《黄帝内经》曰："春夏养阳，秋冬养阴。"春夏之时，自然界阳气升发，万物生机益然，养生者顺时而养，应该充养保护体内阳气，使之充沛，不断旺盛起来，故进补时，应顺乎自然界变化，适当服以辛散升提之品。"秋冬之时，阴盛于外而虚于内"，进补应注意不可过服温热之品，以免太过伤阴，须注意滋补阴精，使阴阳互生互化。民谚"冬吃萝卜夏吃姜，上床萝卜下床姜，不用医生开处方"就是"春夏养阳，秋冬养阴"的生动体现。此外，还需根据季节的不同，春养肝、夏养心、长夏养脾、秋养肺、冬养肾来针对性调养。因地制宜，广州地处湿地，湿为阴邪，易伤阳气，易损脾胃，调补也要注意从这两方面着手。

另外，"久病不能峻补"，而是主张平衡调治为宗，调治之法是中医的精髓。中医养生治病最大的特点就是调和气血，燮理阴阳，协调五脏，纠偏协中以达到治病强身的目的。纠偏执中，其中的"中"是中医调适最理想的目标，"阴平阳秘，精神乃治"，阴阳失"中"则失和，调治之法就是补偏救弊，识病之虚损程度，审证探因，区别对待，非纯为补也。"苟犯其忌，参术不异砒霜；用之得宜，硝黄可称补剂。"因此，广义的补即为调治。

最后，一定要重视顾护脾胃。如果脾胃虚弱，无力运化，进补反可致气机壅滞，加重脾胃之虚，药力难行，体虚愈甚，出现"虚不受补"的情况，此时用补，要以运脾醒胃为先。又因为滋补药多腻滞，尤以滋补阴血之品为甚，往往滞胃呆脾，故在运用补药养生时，常应配以醒脾运脾行气之品，如陈皮、广木香、藿香、佩兰、苍术、厚朴等。上述各药不仅能使脾胃功能健旺，而且能防补药腻滞之弊。

8. 谷肉果菜，食养尽之　林老非常重视食疗养生，认为食养应该结合食物的五行及生物属性，顺应四时辨证服食，以食代药。民俗有言"民以食为天"，人之生存需要通过食物来维持，而药食同源，性质平和者成为食物，偏性明显者作为药物使用。古人非常重视饮食，指出"不知食宜者，不足以存生也"。中医养生之要以食为本，无病可以防病，有病则可以加快康复进程。"谨和饮食五味，脏腑以通，血气以流，骨正筋柔，寿命可以长久……菜之于人，补非小也"，"五谷为养，五果为助，五畜为益，五菜为充，气味合而服之，以补精益气"。包含着在食养中饮食调配要求全面、合理、互补的平衡饮食原则，用以养出健康的体质。

食物也有四性五味之别。所谓"四性"，即寒、热、温、凉四种不同性质，根据中医理论"寒者热之，热者寒之"的原则，结合自身的体质选择相宜性质的食物。所谓"五味"，指的是酸、苦、甘、辛、咸五种食味。食物的五味不同，具有的作用也不相同："辛、酸、甘、苦、咸，各有所别，或散，或收，或缓，或急，或坚，或软，四时五脏，病随五味所宜也。"这需要四诊合参，根据机体情况的不同，进行适当搭配。四性五味搭配得当对人体极为有利。反之会影响人体气机升降、寒热对流，不利于健康。

食物各自有所归属之脏腑。五味入口，各有所归，各有所养，"酸入肝，辛入肺，苦入心，咸入肾，甘入脾，是谓五入。"说明酸、辛、苦、咸、甘五味分别对五脏有特定的联系和亲和作用，它们入哪一脏，就会对该脏发挥有益的生养作用。如苦味养心通小肠，酸味养肝通胆腑，甜味养脾通胃腑，辛味养肺通大肠，咸味养肾通膀胱。此外，我们熟知的五种颜色：绿、红、黄、白、黑，亦各有不同的作用，分别濡养对应的五脏六腑，即"五色入五脏"：绿色属木，入肝经；红色属火，入心经；黄色属土，入脾经；白色属金，入肺经；黑色属水，入肾经。因此，相对应护肝应该多吃青色食品，如绿茶、春韭、绿叶菜、莴笋、西蓝花、青椒、青瓜、西芹等；心病应多吃红色食品，如红枣、红洋葱、西红柿、红辣椒、红心火龙果等；补脾胃应多吃黄色食品，如胡萝卜、生姜、南瓜、马铃薯、玉米、小米等；补肺应多吃白色食品，如百合、燕麦、银耳、荞麦、莲子、薏苡仁、鸡鱼肉、大蒜等；而补肾则应多吃黑色食品，如海参、黑木耳、黑芝麻、核桃、海带、香菇等。选择食物时，需注意辨证施食，根据机体脏腑之虚实、寒热的不同，因人制宜，选择合适的食物予以相应的补泻，五味五色调和，这样才有利于健康。

食养还需注意因时、因地制宜。因时制宜，即根据季节气候的不同，春养肝，省酸增甘养脾气；夏调心，省苦增辛以养肺气；长夏健脾，饮食宜减苦，首选甘温的食物；秋润肺，减辛增酸养肝；冬养肾，减咸增苦，心肾相交，水火相济。春夏养阳，多吃些能温补阳气的食物如葱、姜、蒜等，秋冬养阴，须注意滋补阴精，可适当吃些萝卜、鸭肉等食物。因地制宜，即根据地域的不同，可适当多吃相宜食物，如岭南地处湿地，可多吃有健脾渗湿作用的食物；西北干燥之地，需适当多吃清润之品等。

总之，在选择食物时，宜根据食物本身的四气五味和归经的不同，结合患者的实际情况，及四时气候、地理环境、生活习惯等具体情况，实施"辨证施食"，选食配膳宜因人而异、而地而异、因季而异、因治疗方法而异。根据疾病不同治疗阶段的特点，灵活调制饮食，做到寒热协调，五味不偏，始能有益于健康。

9. 心药并举，治病需治心　中医学很早就认识到七情与乳腺疾病关系密切，元代朱震亨在《格致余论》中指出急性乳腺炎是由于"乳子之母，不知调养，怒忿所遏，厚味所酿"。明代陈实功在《外科正宗》中指出，乳腺增生病多因"思虑伤脾，恼怒伤肝，郁结而成也"，"其核随喜怒而消长"即是佐证，认为乳腺增生病的发生与思虑、忿怒所致肝气郁结密切相关。《外科正宗》认为乳腺癌的发生与"忧郁伤肝，思虑伤脾，积想在心，所愿不得志者，致经络痞涩，聚结成核"有关。中医学有"喜伤心"、"怒伤肝"、"忧伤脾"、"恐伤肾"等之说，认为七情中任何情志失常都可引起脏腑功能失调，阴阳偏颇，气血失和，经络阻塞而致病。

情志调适是人们保持健康长寿的好办法，林老十分重视重视情志调摄在乳腺疾病防治中的作用。她常说，人是不会累死的，但是会气死。在生活中，女性更容易出现抑郁、忿怒等情绪改变，而这种异常情绪状态如长期存在则易损伤肝脾，造成乳腺疾病的发生或加重。治疗疾病也应从调节情绪着手，喜可胜怒，心情好可使气机调畅，肝气舒达，疾病易愈。所以女性要有好心情，保持豁达大度、坚强乐观的心态，避免不良刺激与干扰，提高心理调摄及自我宣泄、主动减压的能力，要善于从逆境中寻找快乐，宽容享乐、知足常乐，自得其乐、助人为乐。女性要认真经营自己的人生，好人生来自三份真情——温暖的亲情、浪漫的爱情、浓郁的友情。心情不好时，合适的音乐是情志养生的催化剂，达到移情易性，自我解脱，派遣情思，以恢复和谐愉悦平和的心境。多听音乐、鉴赏音乐、调畅情志，不仅是一种生活的调节剂，更是一味良药。中医理论认为，宫对应脾、商对应肺、角对应肝、徵对应心、羽对应肾。中医的音乐疗法就是根据宫、商、角、徵、羽分别对应5种民族调式音乐的特性与五脏五行的关系来选择曲目，进行治疗。天有五音，人有五脏，天有六律，人有六腑。五音五脏与气的五种运动方式有着内在的联系，通过五音与对应的五脏起到相应的作用，可起到调节情志的良好效果。不同的音乐对人体会产生不同的影响。快速愉快的音乐有助于激发热情；徐缓幽远的乐曲使呼吸、脉搏平稳，促进情绪稳定；优美流畅的乐曲有助大脑休息，消除疲劳。

我们的心灵就是一个坚强丰富的药局，好的心情可以帮助不断制造强力药物，使身体健康，而心灵创伤常是导致一个人悲观失望、意志薄弱、缺乏斗志，进而使疾病缠身的重要因素之一。保持情绪稳定，有助于维护人体脏腑、气血、阴阳平衡，提高机体免疫功能。正如《素问·上古天真论》中所说："恬惔虚无，真气从之，精神内守，病安从来。"

（刘晓雁　关若丹　孙　杨　整理）

二、药对心得

1. 藿香 - 佩兰　岭南，始于唐代之岭南道。《太平圣惠方》指出："夫岭南土地卑湿，气温不同，夏则炎毒郁蒸，冬则湿暖无雪，风湿之气易于伤人。"岭南是中国版图上较近赤道的地带，气候和暖炎热，多雨潮湿，瘴气较多，因此，居于岭南地区的人体质都应偏向多热多湿，患病也倾向以湿热性疾病为主。但林老却有其自己的理解和认识。岭南虽为湿热之地，居住于该地区的人所患之病理应与气候相应，这是中医整体观念的精辟认识。但疾病的产生和变化，不仅仅受到气候的影响，还受到其他因素的调控，比如饮食、生活环境等。广东地区的凉茶远近闻名。凉茶，突出一个"凉"字，寒凉清热、甘凉清热为其主要功用。广东人爱凉茶，爱喝冷饮，长期寒凉饮冷，势必挫伤脾胃之阳气，而呈现脾胃气虚甚至阳虚之证。同时，随着人民生活水平的提高，空调已成为生活中的必备之品。贪凉的广东人，在炎炎酷暑时，爱在空调房中盖棉被。风寒外袭，耗伤阳气，势必导致脾胃气虚、阳虚。因此，林老常说："临证之时要详辨，与时俱进，不仅要考虑南方的气

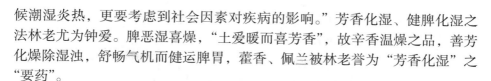

候潮湿炎热，更要考虑到社会因素对疾病的影响。"芳香化湿、健脾化湿之法林老尤为钟爱。脾恶湿喜燥，"土爱暖而喜芳香"，故辛香温燥之品，善芳化燥除湿浊，舒畅气机而健运脾胃，藿香、佩兰被林老誉为"芳香化湿"之"要药"。

藿香味辛、微温，归脾、胃、肺经，可化湿、解暑、止呕，用于湿滞中焦、暑湿证及湿温证初起等。《本草正义》曰："藿香芳香而不嫌其猛烈，温煦而不偏于燥烈，能祛除阴霾湿邪，而助脾胃正气，为湿困脾阳，倦怠无力，饮食不好，舌苔浊垢者最捷之药。"佩兰味辛、平，同归脾、胃、肺经，亦可化湿、解暑，治疗湿滞中焦，外感暑湿或湿温初起之证。二者相伍为用，其清热化湿解暑、和胃醒脾之功效更著。且藿香微温，佩兰偏凉，两药合用既可制约藿香温燥之性，又可取其温运水湿之力，而达到运脾化湿之功。林老常用量：藿香 15g，佩兰 15g。

2. 云茯苓茯神–苍术白术　据病情辨为脾虚湿阻，林老常使用健脾祛湿药对治疗，如云茯苓、茯神和苍术、白术等。云茯苓甘平淡渗，既能健脾又能渗湿；茯神是云茯苓菌核中抱有松根的白色部分。入心脾两经，可去心经痰湿。二药同用，不仅能淡渗利湿，利水消肿而且能补益心脾，安神益智。

脾虚湿阻，为虚实夹杂之证，祛湿也要健脾，常用健脾祛湿之法。苍术、白术为健脾祛湿之良药。白术健脾燥湿，善于补脾；苍术平胃燥湿，善于运脾。关于苍术、白术配伍，《本草崇原》曰："凡欲补脾，则用白术；凡欲运脾，则用苍术；欲补运相兼，则相兼为用。"故二物相须为用，一运一补，既可化痰燥湿、又能健运脾胃，实为佳品。林老常用量：云茯苓 15g，茯神 15g，苍术 10g，白术 15g。

3. 蛇舌草–莪术–薏苡仁　林老认为，防病于未然是中医药防治乳腺癌复发转移的重要思想，正气亏虚是乳腺癌复发转移的先决条件，而余毒未清是复发转移的关键因素，血瘀内阻为复发转移的重要条件。莪术、薏苡仁、蛇舌草是林老用于防治乳腺癌复发转移的常用药对。林老非常重视脾胃在疾病发展中的作用，五脏皆虚，独取中焦，正气的亏虚，有赖于先天之给养，更有赖于后天之补养。脾为土脏，喜燥而恶湿，故首选薏苡仁，甘、淡，微寒，归脾、胃、肺经，补脾而不滋腻，为淡渗清补之品。乳腺肿瘤余毒常见热毒之证，林老选用蛇舌草，苦、甘、寒，清热而祛毒，为中医以毒攻毒之典范。"血瘀内阻为复发转移的重要条件"，莪术，辛、苦、温，归肝、脾经。可破血行气，消积止痛，除可消血瘀气滞所致的癥瘕积聚外，还可用于食积气滞、脘腹胀痛之证。且现代药理研究发现，莪术挥发油中的莪术醇、莪术双酮不仅有直接的抗癌作用，而且还可升高白细胞，使宿主特异性免疫功能增强而获得明显的免疫保护效应。蛇舌草和薏苡仁的提取物均经体外研究证实有抗癌、抗肿瘤的作用。

三药合用，固护脾胃以扶正，清热解毒以祛邪，活血化瘀以消癥，且辛、温合用，药性平和而药效不庸。常用量：蛇舌草 30g，薏苡仁 30g，莪术 15g。

4. 透骨草 – 骨碎补 – 补骨脂　透骨草，味甘、辛，性温，归肺、肝二经。功可祛风除湿、活血通经、散瘀消肿。骨碎补，味苦，性温，归肾、肝二经。有补肾强骨，续伤止痛之功。《本经续疏》："主破血、止血、补伤折，言能不使瘀结者留滞，不使流动者妄行，而补苴伤折，如未尝伤折也。"补骨脂，味辛、苦，性温，归肾、心包、脾、胃、肺经。有补肾助阳、纳气平喘、温脾止泻之功。

以上三药均性温，透骨草入肝主筋，骨碎补入肾主骨，补骨脂脾肾双补，三药合用，以补充先天为主，辅以后天，以补肾阳为主，辅以肝脾，共同达到补肾壮阳、益精生髓、强筋壮骨的目的。临床上，林老常三药合用，用于癌症骨转移的治疗。骨转移癌属中医学"骨瘤"、"顽痹"的范畴，其病因不外"不荣则痛"、"不通则痛"两方面。恶性肿瘤患者，脏腑虚损、气血亏虚、久病肾虚，以致不能养髓生骨，致筋骨不坚，使不荣则痛；同时气血亏虚，使痰瘀内阻，不通则痛，发以骨痛为主要症状。三骨汤补肾壮骨，同时兼有活血通络之效，对于骨转移引起的骨痛、骨质破坏有良效。常用量：透骨草 15g，骨碎补 15g，补骨脂 15g。

5. 柴胡 – 白芍　柴胡味苦辛，性微寒，主入气分，其气味俱薄，轻清升散，入肝经善于条达肝气而解郁，为疏肝解郁之要药；白芍酸苦微寒，主入血分，功擅养血敛阴柔肝。柴胡疏泄肝气，和肝之用；白芍养肝血，补肝之体。二药为伍，一散一收，为养血疏肝妙对。柴胡得白芍之收，疏肝气不致太过而耗肝阴；白芍得柴胡之散，补肝体不致郁阻气机，碍肝之用，从而使肝气条达，气血调和。林老认为，乳腺疾病的发生与肝气郁结密切相关。肝失疏泄、肝气郁结，蕴结于乳络，经脉阻塞不通，不通则痛；肝郁气血周流失度，气滞痰凝血瘀则结聚成块。因此，凡血虚肝旺、肝失疏泄之心烦急躁、胸胁苦满、两胁及乳房胀痛、与情绪相关之乳房结块、月经不调等，林老多加柴胡、白芍以养血疏肝。常用量：柴胡 10g，白芍 15g。

6. 香附 – 延胡索　香附辛、苦，微甘，入肝经。辛能通行，苦能疏泄，微甘缓急，故为疏肝解郁之要药。因其兼入血分，为"血中气药"，被誉为"气病之总司，女科之主帅"。延胡索辛散苦泄温通，能"行血中气滞，气中血滞，故专治一身上下诸痛"。香附入气分、延胡索入血分，二药相伍，有协同作用，能增强活血行气、去瘀止痛之功，可行滞气，化瘀血，且无伤正之弊。对于肝郁气滞之乳腺增生病、痛经等，林老多加入香附、延胡索药对，以加强疏肝理气缓急止痛之功，临床取得良效。常用量：香附 10~15g，延胡索 15~20g。

7. 肉桂－黄连 肉桂辛甘、温热，入肾、脾、心、肝经，温中补阳，散寒止痛。长于和心血，补命火温肾水，使之上济于心，并能引火归原。黄连苦寒，归心、肺、肝、大肠经，善于清心热，泻心火。黄连、肉桂二药为伍，寒热并用，相辅相成。有上泻心火，下温肾水，水火既济，阴阳交泰，交通心肾之妙。《中藏经》说："火来坎户，水到离扃，阴阳相应，方乃和平。"《格致余论》："人之有生，心为火居上，肾为水居下，水能升而火有降，一升一降，无有穷已，故生意存焉。"乳腺癌患者发病多在围绝经期前后，本已肾气亏虚、肾精不充，加之治疗后进一步耗损正气，而致肾精不足，癸水不能上济心之离火，心肾不交而至心火上炎、神魂失守，故临床多见患者失眠多梦，五心烦热。因此，林老常用此药对治疗心肾不交之心烦、失眠等病症，取黄连清心泻火以制偏亢之心阳，肉桂温补下元以扶不足之肾阳。心火不炽则心阳自能下降，肾阳得扶则肾水上承自有动力。水火既济，交泰之象遂成，夜寐不宁等症便可自除。正如《本草新编》所说："黄连、肉桂寒热实相反，似乎不可并用，而实有并用而成功者，盖黄连入心，肉桂入肾也……黄连与肉桂同用，则心肾交于顷刻，又何梦之不安乎？"常用量：黄连 6g，肉桂（焗服）3g。心火旺黄连量偏大，肾水寒肉桂量稍增。

8. 黄连－阿胶 黄连归心、肺、肝、大肠经，善于泻心火除烦热、清热燥湿；阿胶入肺、肝、肾经，可补血止血、育阴润燥。黄连苦寒，以泻为主；阿胶甘平，以补为要。二药相合为用，一清泻一补益，使肾水得养而能上济于心，心火得清，心神自安。属补肾水、泻心火之法，合奏安眠之效，对阴虚火旺之虚烦不得眠最为适宜。《伤寒论》即用其治疗心中烦、不得卧者。林老认为，"女子七七任脉虚，太冲脉少，天癸竭，地道不通。"女子绝经之后或乳腺癌治疗后卵巢功能受抑制，肾之精气渐衰，冲任脉亏；加之手术化疗等耗气伤血，血虚精亏之象愈加明显。因此，对肾阳虚心肾不交者处以肉桂－黄连药对以使水火相济，阴阳交泰；而对于治疗后肾水不足、阴血损伤明显而致阴虚火旺之人则以阿胶补血育阴，使得精血生化有源，加之黄连清心火泻心热，二药合用治疗虚热内扰而表现心中烦悸、睡眠不安，或手足心发热等症者，可取得良效。常用量：黄连 1.5~6g，阿胶 9~15g。阿胶应另行烊化，冲入药汁中内服。

9. 合欢花－夜交藤 合欢花、夜交藤为养心安神之要药，主要用于虚烦不眠、多梦易醒等属阴血不足之失眠。合欢花味甘性平，归心、肝经。功效解郁安神。主治虚烦不眠，抑郁不欢，健忘多梦。夜交藤（首乌藤）味甘微苦，性平，入心、肝经。功效养心安神，通络祛风。主治虚烦失眠，血虚身痛，风湿痹痛。由于乳腺癌发病高峰年龄在 40～60 岁，因此大部分病人同时处于围绝经期，多见失眠症状。林老认为失眠需分虚实：虚证者多为心血虚，心神失养，因此重用夜交藤养血宁心，能引阳入阴而收安神之效，配合欢花疏肝解郁，悦心安神，使五脏安和。两药相须为用，具有较好的养血解郁、宁心安神之功。林老常用量：合欢花 15g，夜交藤 30g。

10. 白芥子-紫苏子-莱菔子-吴茱萸　白芥子味辛，性温，归肺经，功效温肺豁痰，利气散结，通络止痛。紫苏子味辛，性温，归肺、大肠经，可降气化痰，止咳平喘，润肠通便。莱菔子性平，味辛、甘，归肺、脾、胃经，效能消食除胀，降气化痰。吴茱萸性热，味辛、苦，入肝经、脾经、胃经，有散寒止痛、疏肝下气、燥湿降逆之功。四药均为种子，具散寒行气消痰之功，名为"四子散"，可除积化痰、软坚化滞。林老常以上四味混匀炒热以袋装，外敷患处以治疗乳腺慢性炎性僵块、阴疽肿毒或乳腺癌术后上肢淋巴水肿为阴肿者，以散寒通络、燥湿化痰、软坚消滞。临床常用量：白芥子 120g，紫苏子 120g，莱菔子 120g，吴茱萸 120g。

11. 苏梗-姜竹茹　苏梗味辛，性温，归肺、脾经。功效理气宽中。竹茹味甘，性微寒，入肺、胃、胆经。可清热止呕，涤痰开郁。竹茹姜汁炙后止呕作用加强，同时制约了竹茹寒性，加上苏梗宽胸理气，二药相伍，相得益彰，主要用治胸膈气滞，痞闷作胀，嗳气呕吐之症。癌症患者化疗期间多见呕吐症状，林老认为此乃脾胃不和、胃失和降的表现，于健脾和胃之品中加入此二药，可宽胸理气、清胃止呕。临床常用量：苏梗 10～15g，姜竹茹 15g。

12. 黄芪-防风　黄芪味甘而性温，归肺、脾经，气薄而味浓，可升可降，乃阳中之阳，乃补气之圣药。防风味辛甘而性微温，归膀胱、肝、脾经。黄芪补气升阳，固表止汗，利水消肿；防风祛风解表，胜湿解痉，止泻止血。黄芪甘温补气，固表扶正；防风辛散祛风，解表祛邪。二药合用，散中寓补，补中兼疏，动静结合，相辅相成。林老常在乳腺炎性疾病中灵活使用黄芪、防风药对。如急性乳腺炎患者，产后体虚，乳房肿块早期未消，脓欲成或脓成未透之时，由于正虚毒盛，不能托毒外达，林老认为宜扶助正气，托毒外出，以黄芪、防风相配，二药一补一攻，偏于走表，既可散邪解毒，又可益气扶正，以免正气不支，邪毒内陷。黄芪用量宜大，常用量 30～60g，多生用，防风 10～15g。此外，乳癌患者术后体虚，正气不足，亦受风邪，林老引"夫风者，百病之长也……善治者治皮毛"之说，常用黄芪与防风一补一攻，既可扶正，又可祛邪，相须相使。主治气虚感冒，表虚自汗，四肢酸楚等病症。黄芪常用量 15～30g，防风常用量 15g。

13. 土茯苓 – 萆薢　萆薢性平，味苦，入肝经、胃经、膀胱经，功效利湿去浊，祛风通痹。土茯苓，味甘淡，性平，归肝、胃、脾经，功效解毒除湿，通利关节。二药配伍主要用于淋证的治疗。淋证以小便频数短涩、淋沥刺痛为主症，治疗以清热利湿为主。土茯苓善清热，兼利湿，萆薢善利湿，分清去浊，两药合用共达分清泌浊、清热利湿之效。此配伍林老亦常用于合并有高尿酸血症的患者，常用量：土茯苓 30g，萆薢 30g。

14. 珍珠母 – 龙齿　珍珠母味甘、咸，性寒，归肝、心经。功效镇静安神，明目去翳，收敛生肌。龙齿味涩、甘，性凉，归心、肝、肾经。功擅镇惊安神；平肝潜阳。二药均质重沉降，为重镇安神定惊之佳品。对于肝虚受邪，内风鼓动，致神魂不守、夜眠不宁、心悸怔忡者，林老在养阴安神之品中，常配此药对，借水之滋养合重镇安神，使肝风得息，飞扬者得以镇静，使坎离交合，神旺气和，眠自安矣。临床常用量：珍珠母 30g，龙齿 15g，先煎入药。

15. 玄参 – 生地黄　玄参甘、苦、咸，微寒，质润多液，功能凉血滋阴，泻火解毒；生地黄甘，寒，功擅清热凉血，养阴生津。二药合用，共奏清热凉血、养阴生津之功，用治热入营血，热病伤阴，阴虚内热等证，常相须为用。林老常用玄参 – 生地黄药对配合润肠通便的火麻仁、郁李仁等仁类药物，治疗因肠燥津枯所致便秘尤其是合并糖尿病的患者，有良好的滋阴润肠通便之效。对于虚火上炎之口舌生疮、咽喉肿痛者，常配知母、麦冬或牛蒡子、板蓝根等滋阴降火、解毒利咽。临床常用量：玄参 15g，生地黄 15～20g。

16. 瓜蒌 – 牛蒡子　瓜蒌性味甘寒，归肺、胃、大肠经，有清化痰热、宽胸理气、润肠通便、开结消痈之功；牛蒡子性味苦、辛，寒，归肺、胃经，有驱散风热、解毒透疹、利咽消肿之效。瓜蒌、牛蒡相伍，具有清肺热、润肺燥，化痰热，消痈肿、润肠通便的功效。林老治疗疮疡肿毒或乳痈初期乳汁淤积、热毒内盛，多用瓜蒌、牛蒡子二药配伍以解毒清热、通乳消肿。亦用二者相伍治疗肺热、肺燥咳喘及肺燥便秘，有较好的疗效。临床常用量：瓜蒌 15g，牛蒡子 15g。

（刘晓雁　关若丹　孙　杨　整理）

三、临床撷英

1. 巧比喻，善对话，建立和谐医患关系　"医患关系"是医务人员与病人在医疗过程中产生的特定医治关系，是医疗人际关系中的关键。这一关系在医疗活动中由技术性关系和非技术性关系两大部分组成。非技术性关系是指求医过程中医务人员与病员的社会、心理等方面的关系，在医疗过程中对医疗效果有着无形的作用。维护医患这对利益共同体的良好关系，需要医患双方的共同努力。目前的医生和患者之间缺乏良好的沟通。患者和医护人员普遍认为，医患之间的沟通一般或基本上没有沟通。这在一定程度上说明医患之间缺乏基本的信任，医护人员没有很好履行告知照顾义务，是使得双方信任度降低的重要原因。"医患关系不和谐"已经成为现今医疗行业的难题，"医患对话"是解决之一难题的重要途径之一。

林老非常重视和患者的对话，她常常说："要和患者做朋友，做知心朋友。"不仅要用大医之智来治病，还要用大医之爱来为她们疗伤。自古以来，人们总是把乳房看作是女性的第二性征，无数美的信徒试图通过各种方式来展现她。拥有美丽的乳房是每个女性的梦想，而乳腺癌对女性来说不仅仅是身体的创伤，更是心灵的毁灭。如何与她们对话，如何引领她们认识疾病，接受疾病，战胜疾病，从而获得新生，是每一位乳腺科医师所必须面对和重视的。

（1）发现乳腺癌：毋庸置疑，任何一名女性在得知自己"可能"患上乳腺癌时，绝对会有心搏骤停、大脑一片空白的感觉，疾病和死亡的恐惧会瞬间吞噬她的整个灵魂。这时的她们敏感而脆弱，严肃冷酷的医学用语，势必会将她们逼上崩溃的边缘。是否愿意接受手术活检，是患者能否接受这个疾病的第一道关卡。林老常常用比喻的方法向患者说明病情。当遇到可疑钙化灶需要病理决策时，她向病人解释说："癌像小偷，抓小偷要找证据。所以我们要接受检查。医生的触诊是初级法院，还要接受乳腺钼靶、彩超这些中级法院的进一步检查。那中级法院发现了钙化怎么办呢？因为，钙化灶有些看起来像小偷，就像穿着破烂的人，而事实上可能不是小偷，相反一些看起来像良性的钙化灶，就如同穿着西装的小偷一样，最终是恶性的。而检查只经中级法院还不够，必须经过病理这个高级法院判定才能最终确诊。"患者往往都会被这种形象的比喻所打动，恐惧也由此消除一大半，欣然接受手术。

（2）重塑信心，笑对生活——做一个美丽健康的女人："做个美丽健康的女人"是林老的生活信念。林老在面对乳腺癌患者时，询问病人的第一句话并不是"你哪里不舒服"、"你现在怎么样"，而是"你今天看起来好漂亮哦"或"你今天看起来气色不太好，心情一定要开朗哦"。她常以自身的生活信念来教导癌症病患，她常说女人的美丽来自于自身的修养与自信，癌症并不可怕，它不会影响也不应该让它来影响你的气质与修养，我希望我的癌症患者个个看起来美丽又健康。每当听见这句话，病人总会报以羞涩但真诚的微笑，并按林老的要求从生活细节做起，也将"做个美丽健康的女人"视为自己的生活信念。林老认为情志能致病同样也可以治病，她不仅从用药方面治疗患者，更注意从心理上治疗患者。当病人垂头丧气时，她不厌其烦地鼓励病人要勇敢自信，不要让癌症来牵着你走；当病人兴高采烈时，她不遗余力地勉励病人要坚持，不要松懈。

2. 饮茶小吃教您巧治咳　很多乳腺癌患者需要接受局部的放射治疗。肿瘤放疗俗称"烤电"，是利用电离辐射来杀灭肿瘤细胞从而达到治疗或控制肿瘤的一种治疗方法。中医学认为这是一种以毒攻毒的治疗方法，而放疗所利用的电离辐射为一种热毒。热毒在烧灼肿瘤毒邪的同时，也耗伤人体津液，肺为娇脏，津液不足首先伤肺，而咽喉乃肺之门户，因此，处于围放疗期的患者往往出现口咽干燥、干咳、少痰，甚者声音嘶哑、咽喉疼痛等症，治疗应以清热养阴为法。放射治疗往往需要一个月的时间，而放疗所致津液亏损的各种不良症状，可能将持续困扰患者数月或更长的时间。如何能让患者更好地坚持治疗呢？林老尤为重视药食同源，她说如果将药物转化为人们日常的食物，则更利于患者接受和坚持服用。她所创立的玉液茶和琼浆蜜使得无数乳腺癌放疗患者毫无负担、顺顺利利地完成了治疗。

（1）玉液茶

组成：胖大海 10g，千层纸 5g，麦冬 15g。

功效：滋阴润肺，清肺利咽。

服法：熬水代茶饮。

按语：胖大海，味甘、淡，性凉，归肺、大肠经；功效清热润肺，利咽开音，润肠通便。《本草正义》："善于开宣肺气，亦能开音治瘖，爽嗽豁痰。"千层纸，味微苦、甘，性微寒，归肺、肝、胃经；功效利咽润肺、疏肝和胃，为治疗咽喉肿痛之要药。麦冬味甘、微苦，性微寒，归心、肺、胃经；功擅养肺阴，清肺热，治疗阴虚肺燥有热的鼻燥咽干、干咳、少痰、咳血、咽痛、暗哑等症。《本草汇言》云："麦冬，清心肺阴之药。或肺热肺燥，咳声连发，肺萎叶焦，短期虚喘，火伏肺中，咯血咳血。"放疗期间病人口干症状最为明显，常伴有干咳，无痰或痰黏难咯，阴津亏虚症状，治疗需以清热利咽养肺阴为主。胖大海善于清热利咽、润肺开音；麦冬在养肺阴的同时，兼顾胃阴，使津液生发有源；木蝴蝶在利咽润肺的同时，兼有疏肝理气的作用。三药合用，则滋阴润肺，清肺利咽，标本兼治。

（2）琼浆蜜

组成：生姜，蜂蜜。

功效：温中散寒，养阴润燥。

服法：新鲜生姜 2 ~ 3 片，沸水煮开或放到一杯开水中浸泡 5 ~ 10 分钟，随后捞出姜片，等到水温降到 40℃ 左右，加入适量的蜂蜜。

按语：生姜，性温，味辛。《吕氏春秋》："生姜，发表，散寒，止呕祛痰，平药毒，平食毒。"鲜生姜，近代研究发现可抗癌，其内含多元酸人参萜三醇，该物质可以减少细胞膜的渗透性，防治细胞增殖，以抑制癌细胞扩散。蜂蜜，《神农本草经》："安五脏，益气补中，止痛平毒，除百病，和百药，久服强志轻身，延年益寿。"两者合用，蜂蜜可制约生姜之辛温，而达清热解毒、养阴抗癌之效，对素体脾胃虚寒而症见虚火上炎之人尤为有效。

（3）萝卜玉

做法：将洗净的白萝卜切成 4 ~ 5 段，中间挖空如碗状后加入适量冰糖，上盖 1 片萝卜，置入盅内隔水蒸 20 分钟。

服法：趁热服用，饮汤吃萝卜。

功效：润肺止咳，解毒生津，理气和中。

按语：白萝卜是一种常见的蔬菜，生食熟食均可，其味略带辛辣味。现代研究认为，白萝卜含芥子油、淀粉酶和粗纤维，具有促进消化、增强食欲和止咳化痰的作用。中医理论认为，白萝卜色白，属金，性甘辛平，入肺胃经，具有下气、消食、除疾润肺、解毒生津、利尿通便的功效。冰糖味甘、性平，入肺、脾经，有补中益气、养阴生津、润肺止咳的功效，对肺燥咳嗽、干咳无痰、咯痰带血等有很好的辅助治疗作用。两者合用，主治肺热肺燥、痰多、气胀、食滞、消化不良、大小便不通畅等。两者均为食疗佳品，美味可口，能治疗或辅助治疗多种疾病，《本草纲目》称白萝卜为"蔬中最有利者"。放疗所致的干咳、少痰、咽痛、声嘶哑等，食之最宜。值得注意的是在服用参类滋补药时忌食本品，以免影响疗效。糖尿病患者慎用。

（刘晓雁　关若丹　孙　杨　整理）

四、女性养生要素

1. 养生理念　天人相应，形神合一，动静互涵，正气为本，辨证施养。

2. 中医养生总则　"法于阴阳，和于术数，饮食有节，起居有常，不妄作劳"。

3. 养生的方法　情志养生（心药并举），饮食养生（药食同源），运动养生，四季养生，时辰养生，五脏养生。

4. 保持愉悦的心情

（1）好心情来自四个快乐：宽容享乐，知足常乐，自得其乐，助人为乐。

（2）好人生来自三份真情：温暖亲情，浪漫爱情，浓郁友情。

（3）幸福感是珍惜自己拥有的一切，把握今天、设置明天、憧憬未来，幸福永远与你相伴！

5. 科学饮食搭配　平衡膳食、合理营养，促进健康，合理选择。

6. 三餐饮食原则

皇帝的早餐，即早餐要吃好，进食时间为 7—9 时。

大臣的午餐，即午餐要吃饱，进食时间为 11—13 时。

乞丐的晚餐，即晚餐要吃少，进食时间为 17—19 时。

7. 合理饮食结构

"一二三四五，红绿黄白黑。"1 个鸡蛋（水煮）+1 杯牛奶或豆浆、200g 鱼或瘦肉、300g 谷杂粮、400g 水果、500g 蔬菜（绿色，带叶）。

"红"色入心：红枣、红洋葱、西红柿、红辣椒、红心火龙果、红豆等。

"黄"色入脾：生姜、胡萝卜、南瓜、马铃薯、玉米、小米、黄豆等。

"绿"色入肝：绿茶、春韭、绿叶菜、莴笋、西蓝花、青椒、青瓜、西芹、绿豆等。

"白"色入肺：燕麦、荞麦、莲子、薏苡仁、白扁豆、鸡鱼肉、百合、大蒜等。

"黑"色入肾：海参、黑木耳、海带、黑芝麻、核桃、黑豆、香菇等。

"五味入口，各有所归"——苦味养心通小肠，酸味养肝通胆腑，甘味养脾通胃腑，辛味养肺通大肠，咸味养肾通膀胱。

8. 四季养生的要点　"春夏养阳、秋冬养阴"、"晨午养阳、暮夜养阴"，春（生）属木养肝，夏（长）属火养心，长夏（化）属土养脾胃，秋（收）属金养肺，冬（藏）属水养肾。

9. 时辰养生对照表

时辰	对应时间	循行经脉	常见不适症状	宜	忌
子时	23：00—1：00	胆经	头晕目眩、口苦、善太息	睡眠	熬夜；吃夜宵
丑时	1：00—3：00	肝经	胸闷、疲倦、黑眼圈、特别容易烦躁	熟睡	熬夜；生闷气；久视

续表

时辰	对应时间	循行经脉	常见不适症状	宜	忌
寅时	3：00—5：00	肺经	肺部胀满、咳嗽气喘、缺盆部（包括喉咙）疼痛	熟睡	熬夜；生闷气；久视
卯时	5：00—7：00	大肠经	牙齿疼痛、颈部肿大	起床喝温热的白开水，冲洗肠胃；排便，清理体内毒素	饮酒
辰时	7：00—9：00	胃经	腹胀肠鸣、消化不良	及时吃早餐	思虑过度，久坐不动
巳时	9：00—11：00	脾经	舌根强直、食则呕吐、胃脘疼痛、腹胀、时时嗳气	适当饮水	思虑过度，久坐不动
午时	11：00—13：00	心经	喉咙干燥、头痛、口渴难忍	吃午餐；小憩；静养阴血	午餐过多；餐后马上运动
未时	13：00—15：00	小肠	喉咙痛、颔部肿、肩痛如裂、臂痛如断	敲打后溪穴（50下）、养老穴（手太阳经之郄穴），摆动前臂（100次）过午不食	久坐不动
申时	15：00—17：00	膀胱	头痛、眼睛痛、颈项痛	适量饮水；敲打背部的膀胱经	多吃食物
酉时	17：00—19：00	肾经	四肢冰冷、腰酸背痛、耳鸣	休息	过劳
戌时	19：00—21：00	心包	胸痛、心律不齐、手部灼热	心情快乐；散步	生气
亥时	21：00—23：00	三焦	耳聋、听声模糊、咽喉肿痛、喉咙闭塞	心平气和；入睡	熬夜；生气；饮茶

10. 睡眠十忌 忌仰卧、忌忧虑、忌睡前恼怒、忌睡前进食、忌睡卧言语、忌睡卧对光、忌睡时张口、忌夜卧覆首、忌卧处当风、忌睡卧对炉火。

11. 女性五脏养生重点呵护肝脾肾 养肝等于养容颜，养脾等于保健康，养肾等于增寿命。

（1）养肝的季节——春季

养肝的方法——情志疏肝、补脾养肝、补肾养肝、饮食养肝、穴位按摩、拍打肝经、睡眠养肝、音乐养肝。

（2）养脾的季节——长夏

养脾的方法——情志养脾、饮食养脾、音乐养脾、经络养脾。

（3）养肾的季节——冬季

养肾的方法——培补脾土、玉液还丹助消化、夜间养肾、冬季养肾、饮食养肾、经络养肾、音乐养肾。

12. 养生十二宝典　一贯知足、二目远眺、三餐有度、四季如春、五谷皆珍、六欲有节、七分打扮、八方交友、酒薄烟断、十分坦荡、时宜有律、十二分开心。

（王一安　整理）

附　录

一、女性养生导引功

"女性养生导引功"是林老在继承中医养生导引理论及自身养生经验的基础上，结合女性乳房疾病的发生、发展、生理、病理特点创新而成，是一个颇具特色易于普及的女性中医养生方法。"女性养生导引功"，是通过呼吸运动、意念运动与肢体运动（配合按摩）三者动、形、怡神的有机结合，达到燮理阴阳、调整脏腑、疏通经络、行气活血、升清降浊之功，实现强身健体、保健乳房的目的。

（一）养生导引功之理论渊源

林老认为"七情"，即"喜、怒、忧、思、悲、恐、惊"等精神状态异常，可致气血运行失常，脏腑功能失调。怒则气上，忧则气结，可致气滞血瘀成积；恐则气下，惊则气乱，喜则气缓，无不影响全身气血，经络阻滞，引起脏腑功能的变化，从而导致各种疾病的产生。在这之中，经络是运行全身气血，联络脏腑形体官窍、沟通上下内外的通道。如《灵枢·经脉》曰："经脉者，所以能决死生，处百病，调虚实，不可不通也。"指出了经络在人气血运行、脏腑活动中的重要地位。《灵枢·经别》中载有："夫十二经脉者，人之所以生，病之所以成，人之所以治，病之所以起，学之所始，工之所止也。"则进一步说明了经络与人疾病的产生、治疗、痊愈的密切关系。乳房位于胸中，为经络交汇之处，其中足阳明胃经贯乳中；足厥阴肝经上贯膈，布胸胁，绕乳头；足少阴肾经从肾上贯肝膈，入肺中，其支入胸中；足太阴脾经，上膈，经于乳外侧；任脉行于两乳之间；冲脉挟脐上行，至胸中而散。因此，乳房被称为"宗经之所"。林老根据经络运行气血，联络脏腑的理论，及经络在体表的循行途径，在继承中医学两千多年的养生导引理论及经验总结的基础上，结合乳腺病患者这一特殊群体，创新而成的"养生导引功"，以达"运行气血、濡养周身、联络脏腑、沟通肢窍、抗御外邪、保卫机体"之效。

"导引"，所谓"导"就是呼吸，而"引"指运动，"养生"即是修身养性之意，"养生导引"就是通过意、气、体相结合的运动方法，通过呼吸、运动肢体及调畅情志的练习，而达到疏通经络气血，调整脏腑功能，强身健体的目的。《吕氏春秋》载有："流水不腐，户枢不蠹，动也。形气亦然，形不动则精不流，精不流则气郁。"即为此意。

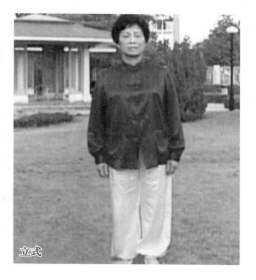

立式

（二）养生导引功法

1. 基本功法　立式

身体保持正直，双腿和双脚并拢，精神饱满；头颈背端直，下颌微收，眼睛平视，嘴唇微闭，面带微笑；挺胸，收腹，提肛，膝盖绷直；双肩放松，保持水平，手臂自然下垂于身体两侧。

站如松是最基本的站立姿势，良好的站姿是大方、挺拔、向上。

2. 静心调神功

动作：

（1）双脚与肩同宽，手臂自然下垂于身体两侧。

（2）全身放松，并配合吸－停－呼的呼吸方法，吐浊纳清，在开始练功前静心放松 1 分钟。

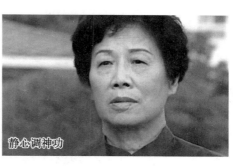

静心调神功

动作要领：

（1）站立时需保持头颈端直，以保经脉通畅；但不要硬挺，变得僵直呆板，以免阻碍经脉的畅通。

（2）放松的方法是双肩下沉，双目垂帘，意守丹田。

（3）吸气，感受气体由鼻腔吸入，经由咽喉、气管、肺、胃，直达腹部，充满清气至腹部隆起。缓慢吐气，感觉气体由腹部，经胃、肺、气管、咽喉至鼻腔，缓慢将浊气排出体外，至腹部内收。使浊气最大量地排出。

按语：《黄帝内经》云："恬淡虚无，真气从之，精神内守，病安从来。"肝气郁结是乳腺病患者的发病之病因，因此，调节呼吸、调整意念有助于调节脏腑功能，起到乳腺保健与预防疾病的作用。肺为华盖之脏，对全身气机有重要的调节作用。通过深长的呼吸练习，使肺的呼吸均匀协调，不断地吐浊纳清，促进气体交换和物质代谢，全身放松有助于解除压力，稳定情绪，增加身体免疫功能。

3. 调补脾肾功（玉液还丹）

动作：

（1）站立，调息。

（2）舌尖微顶上腭，致水津充满后即鼓漱于口中 12 次，汩汩有声吞下，直至丹田。

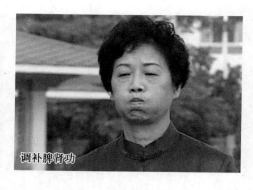

调补脾肾功

按语：《素问·宣明五气》云："脾为涎，肾为唾。"肾为先天之本，脾为后天之本，唾液由脾肾所主，丹田为任脉所过，舌顶上腭，水津自生，直至丹田，引气归原，以奏补益先天、濡养后天，脾肾双补之功效。肾主藏精，脾主化生气血，以确保女性子宫、乳房正常发育，较完美地完成性活动、孕胎、产育等生理功能。

4. 叩齿功（叩罗千）

动作：

（1）站立，调息。

（2）上下牙齿相对，双齿有节律轻叩 36 次。

动作要领：

上下牙齿相对轻叩，注意节律，不可太快。

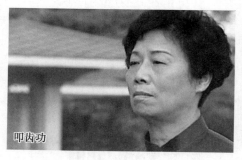

叩齿功

按语：中医学认为，乳房疾病与脾肾两脏密切相关。叩齿以健脾补肾，能有效促进乳房发育、保持乳房正常生理和预防乳病发生。

脾胃位于中焦，主运化，使津液正常分布于体内，在疏通三焦中起到枢纽的作用。脾胃损伤导致脾失运化，湿聚为痰，痰阻乳络，则发生乳病。而手阳明大肠经、足阳明胃经分别入上下齿中，足阳明胃经行贯乳中。因此，叩齿健脾，有利于吸收后天水谷之精气以濡养乳房，对乳房健康起到重要的作用。"肾主骨，齿为骨之余"。齿与骨同出一源，皆由肾精所充养。晨起叩齿，可行气活血、益肾固精。足少阴肾经上贯肝膈而与乳相联。叩齿补肾，对乳房发育与益寿延年起到一定的促进作用。

5. 沐面功

动作：

（1）站立，调息。

（2）双手对合搓擦 12 次。

（3）双手敷于面部，中指夹鼻两侧而上至前额，顺两侧面颊而下，滑过

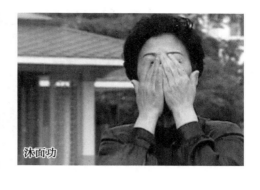

下巴齐颏中又夹鼻而上，共按摩面部6次。

（4）双手中指按揉太阳穴3圈。

（5）如此重复3次。

动作要领：

（1）双手合掌快速搓擦12次或更多，至手部有温热感为度。

（2）双手干沐面，至面部温热为度。

沐面功

（3）中指力度适中按压太阳穴。

按语：《素问·痿论》云："十二经脉，三百六十五络，其血气皆上于面而走空窍。"心其华在面，心主血脉以营养全身，血下行为经，上行为乳。轻搓揉按面部具有舒筋活络、宣通气血的功效。气血旺且畅通不淤滞，可有效预防乳病的发生。

本法依据中医经络学说理论，按摩面部的经络、腧穴和局部皮肤，疏通气血，舒筋活络，促进血液循环，促进面部的新陈代谢，增强面部皮肤的弹性，延缓皮肤衰老松弛。

6. 双目健运功

动作：

（1）站立，调息。

（2）闭目休息片刻，睁开双眼，双侧眼球按左→上→右→下、右→上→左→下的顺序最大幅度地运动眼球。

（3）重复做3次。

动作要领：

双目健运功

（1）眼球的运动必须缓慢从容。

（2）眼球的运动应为各方向最大幅度。

（3）初练时如动眼困难，可手部抱球于胸前，可左→上→右→下、右→上→左→下的顺序运动，同时眼睛注视球体，跟随球体运动，以达到运动眼球的目的。

按语：《灵枢·大惑论》云："五脏六腑之精气皆上注于目。"《灵枢·口问》曰"目者，宗脉之所聚也。"肝开窍于目；肝失疏泄，升发不足，气血不得上承，乳房无以为养，则发育不良；肝失疏泄，气机不畅，痰瘀阻络，积于乳房则成乳疾。

本功通过对眼球运动，以达到疏通经络、调理气机的作用，对于缓解乳房胀痛有较好的作用，并有助于改善眼干、眼涩、眼部疲劳等症状，起到舒肝明目、提高视力的作用。

7. 摩耳健肾功

动作：

（1）站立，调息。

（2）以两手的拇指腹及食指侧腹从耳尖，由上到下按摩耳廓，至耳垂。

（3）如此重复8次。

动作要领：

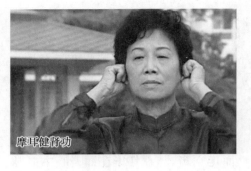

摩耳健肾功

（1）按摩力度适中。

（2）按摩至耳垂时，向下牵拉耳垂。

按语：《灵枢·口问》云："耳者，宗脉之所聚也。"《素问·阴阳应象大论》说："肾主耳，在窍为耳。"通过按摩耳部的穴位，以疏通经络气血，调整脏腑功能。肾藏精，肾之阴精是乳房发育的物质基础，肾之阳气是其功能发挥的动力。因此，摩耳健肾对于乳房的发育与健康可起到一定的保健作用。本法还具有提神醒脑聪耳，增强记忆力，缓解疲劳之功。

8. 风池叩鸣功（叩天鼓）

动作：

（1）站立或端坐，调息。

（2）以两手掌根紧按两外耳道，两手的食指叠在中指上，用力弹下食指，重弹脑后。

（3）左右各十二度，两手通弹二十四声。

风池叩鸣功

动作要领：

（1）注意食指重弹之处应为风池穴。

（2）食指重弹风池，要如击鼓之声。

按语：食指重弹之处为风池穴，为手足少阳、阳维之会，弹压此处可祛内外风证，有清头名目、安神定惊之功效。风池为足少阳胆经穴位，肝胆气机条达，可预防乳腺增生病等乳房疾病的发生。

9. 十指梳头功

动作：

（1）站立，调息。

（2）十指弯曲，吸气时用指尖由玄关（两眉间稍上处）向上沿头部中线，经百会穴，向后推至后发际的风府处。

十指梳头功

（3）呼气时两手放松，向身体两侧用力甩下，犹如荡秋千。

（4）如此反复 12 次。

动作要领：

（1）梳手时注意手呈空心掌，用指尖梳头，力度稍重，使能达到头部按摩之功。

（2）双手梳头后用力甩下，放松置于身体两侧，犹如荡秋千状。

按语： 中医学认为，头为诸阳之会、精明之府，气血皆上聚于头部，头与全身经络腧穴紧密相连。通过梳头起到运行气血、调整脏腑的功能，使气血经络通畅，亦可濡养乳房，减少乳病发生并保持乳房挺拔。同时，十指梳头还可起到提神醒脑、荣发固发、促进睡眠、缓解疲劳等作用。

10. 舒颈功

动作：

（1）站立或端坐，调息。

（2）下巴向下，靠拢前胸，同时头顶向上伸展，双肩松弛下垂，完成上述动作时同步慢慢吸气，可以感到后颈部有一种朝上拉直的感觉。

舒颈功

（3）慢慢呼吸，头部慢慢向后拉，尽量接近后颈，下巴上扬，微微拉伸颈部。

（4）吸气，头向左后旋转，眼尽量向左后方望去。

（5）慢慢呼气，头向右转，眼睛尽量向右后方望去。

（6）再次吸气时头部还原。

（7）调息，头部按次自左→后→右→前旋转；再自右→后→左→前方向旋转还原。

（8）如此重复练习 3 次。

动作要领：

（1）练习舒颈功时要注意配合呼吸一起练习。

（2）自始至终集中精力。

按语： 中医学认为十二经及任督二脉皆行于颈肩项部，认真练习此功，可达到健体、怡情、提神的效果。只要练习得当，颈部和上身的紧张与疲劳会很快消除，并可预防颈椎病发生。此外，颈项部为多经交会之处，可以通过活动颈项部达到舒解颈部疲劳、疏通气血、调节脏腑功能的目的，且可预防颈椎病。

11. 益肾拍打功（开枢纽）

动作：

（1）站立，调息。

（2）右手掌心拍打左肩井穴，左手背向前拍打双肾俞穴。

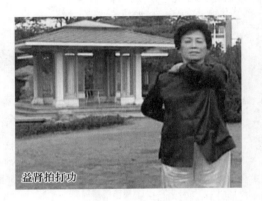

（3）左手掌心拍打右肩井穴，右手背向前拍打双肾俞穴。

（4）重复 12 次。

动作要领：

（1）拍打时注意穴位位置要准确。

益肾拍打功

（2）拍打力度适中。

（3）拍打肩井穴时用空心掌，拍打双肾俞穴时用手背平打。

按语： 肩井是足少阳胆经经穴，为肩部诸阳经交汇之枢纽。拍打肩井，可起到疏通全身气血，医治诸虚百损，五劳七伤。肾俞穴乃肾脏之气输注之处，肾俞与膀胱表里相通，和带脉相连，是足太阳膀胱经的重要穴位，击打按摩可益肾助阳，纳气利水。

乳房称为"宗经之所"。经络是运行气血，沟通脏腑，贯穿人体内外上下的网络，以通为用，以堵为逆。因此，经常拍打肩井、肾俞穴，可收到"开枢纽"，调和气血，平衡阴阳，协调脏腑之功。对于乳腺增生性疾病、乳腺炎性疾病等均有较好的辅助治疗作用。经常练习此功，对于改善颈肩部疲劳、腰酸背痛亦有明显效果。

12. 十二经脉拍打功

动作：

（1）站立，调息。

（2）将右手掌掌心由左臂内侧，向下连续轻轻拍打，直到指尖；绕过手指，沿手背向上，沿手臂外侧，直到左肩井。

（3）同样的方法沿右手臂走行的三阴三阳经循经连续拍打。

（4）右手掌心由左腋窝极泉穴，向下循经连续轻轻拍打左胁肋部，至环脐带脉水平。

（5）同法用左手掌心拍打右胁肋部，至带脉水平。

（6）将两手掌心放在腰部，从大腿后方向下，循经连续轻轻拍打，

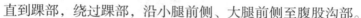

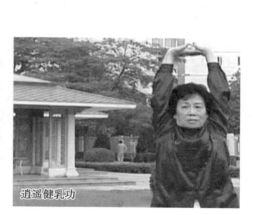
十二经脉拍打功

直到踝部，绕过踝部，沿小腿前侧、大腿前侧至腹股沟部。

（7）两手掌心从腹股沟部沿大腿内侧向下，连续轻轻拍打，直到内踝，绕过踝部，沿小腿外侧、大腿外侧而上至环脐带脉水平。

（8）如此重复3次。

动作要领：

（1）拍打时应根据十二经脉体表循行线，由阴至阳，循经连续拍打。

（2）手掌自始至终保持一定的压力，让拍打的部位产生温热感。

（3）练习过程中呼吸平和。

按语：《灵枢·经脉》曰："经脉者，所以能决死生，处百病，调虚实，不可不通也。"此法通过循经拍打十二经脉循行部位，以达疏通经络，行气活血，通利关节，达到平衡阴阳、调节脏腑功能之目的，有效完成机体以通为用之功，可预防乳房病发生。

13. 逍遥健乳功

动作：

（1）站立，调息。两腿分开与肩平，身体的重量平均分散在两条腿上。

（2）吸气时收腹提肛，两手交叉，反手掌与前臂交叉呈90°。高举过头。

（3）呼气时两手放开，向身体两侧用力甩下，意降丹田。

（4）如此重复12次。

逍遥健乳功

动作要领：

（1）两臂高举过头时，注意两臂伸直，尽量后伸，最好过耳。

（2）两臂甩下时要注意放松，于身体两侧犹如荡秋千状。

（3）如为肝郁气滞型乳腺病患者，可连续运动60次。

按语：中医学认为女子乳头属肝，乳房属胃，此法通过拉伸足厥阴肝经和足阳明胃经，疏肝理气，养血活血，从而达到濡养乳房、防治乳病的作用，且可收肥腹，通调大便，收紧乳房，使之丰挺而不下垂，保持乳房美观。

14. 宽胸健膝功

动作：

（1）站立，调息。

（2）两腿分开与肩平，吸气，两手从旁分开，慢慢上举，举至头顶上方，双手合十。

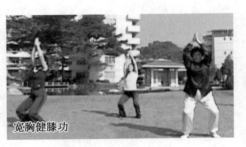

宽胸健膝功

（3）呼气，屈膝，臀部往下坐，身体重心下移，保持自然呼吸30～60秒。

（4）吸气，慢慢抬高身体，呼气，两手从旁分开，慢慢放下，垂于体侧。

（5）重复3次后，闭眼放松全身。

动作要领：

（1）双手上举时，尽量伸直肘部。

（2）屈膝下蹲时，尽量至膝关节呈90°角。

按语：本法可消除肩背酸痛，能缓解紧张压力与疲累感，使心胸开朗，乳房丰挺，并起到补肝肾、强腰膝之功。

15. 腰椎保健功

动作：

（1）站立，两腿分开与肩宽，两手放松，自然下垂，调息。

（2）吸气时用腰部带动身体向左侧旋转约90°，同时两手臂伸直向上，仰面向上。

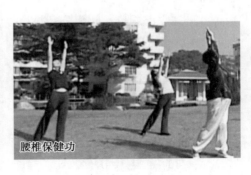

腰椎保健功

（3）呼气时由腰部带动身体还原。

（4）再吸气向右侧旋转，呼气时还原。

（5）重复练习2～3次。

动作要领：

（1）两手臂伸直向上，腰部尽量向后牵伸。

（2）练习过程中注意呼吸平和。

　　按语： 中医学认为腰部为膀胱经、督脉循行所过，督脉行于腰部正中，膀胱经行于腰部两侧。此法具有舒筋活络、行气活血之功，达到缓解腰肌疲劳，加强腰椎稳固性、保持脊柱正常生理曲度的作用。督脉为诸阳之会，可以通过督脉与内脏及诸阳经的联系，达到调和阳经及相关脏腑的作用，从而使气血调畅，使乳房得以充足濡养。

　　16. 舒筋踢腿功

　　动作：

　　（1）站立，调息。

　　（2）右手前平举，左手侧平举，左腿伸直，吸气，用左腿向上踢，脚尖碰触到手心为度。

　　（3）换左手前平举，右手侧平举，右腿伸直向上踢。

　　（4）重复 2 ~ 3 次。

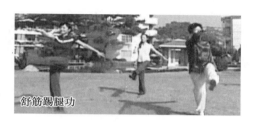

舒筋踢腿功

　　动作要领：

　　（1）踢腿时尽量向上，最好能使脚尖碰到手部。

　　（2）练习过程中注意呼吸平和。

　　按语： 此法通过腿部、手部的拉伸，起到疏肝理气、柔筋活血的作用，从而达到濡养乳房、防治乳病的作用，同时亦可强化腿部力量，促进下肢肌肉柔韧灵活，对预防膝关节退行性病变有一定作用。

　　17. 摩腹功

　　动作：

　　（1）站立，调息。

　　（2）双手置于脐旁双侧腹部，轻轻拍打 36 次。

　　（3）用两手手掌和掌根自脐部始，顺时针从升结肠、横结肠、降结肠、乙状结肠部位做按揉法 12 圈。

　　动作要领：

摩腹功

　　（1）按摩时注意力度适中。

　　（2）注意按摩方向：如大便溏泄者，可按逆时针方向按摩。

　　（3）练习过程中注意呼吸平和。

　　按语： 通过对腹部穴位如中脘、气海、水分、关元、子宫、天枢及经络的按摩可疏通全身气血，调节胃肠功能，健脾利湿，以奏升清降浊之功。此功可预防白领阶层久坐少动而致的便秘，预防乳腺疾病的发生。

18. 健肾功

动作：

（1）站立，调息。

（2）双手置于背部，用两手手掌和掌根自肋骨下缘始，挟腰椎而下，推至骨盆上缘，再回推至肋骨下缘部。

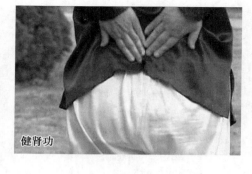

健肾功

（3）如此反复 36 次，至腰部有温热感。

动作要领：

（1）注意按摩力度适中。

（2）练习过程中注意呼吸平和。

按语： 肾为先天之本，藏精，主生殖。对乳房而言，肾之阴精是其发育的物质基础，肾之阳气是其功能发挥的动力。因此，练习健肾功，对于促进乳房发育以及预防乳腺疾病的发生均有一定作用；此外，对于女性月经失调、腰肌劳损等疾病亦有一定的预防和治疗作用。

19. 大雁功

动作：

（1）站立，两脚平行分开与肩同宽，头微上顶，两肩放松，调息。

（2）两臂置于身体两侧，打开约 45°，掌心向下，五指并拢。

（3）口微闭，舌轻抵上腭，眼平视前方，吸气，两手臂侧平举抬高，与头部成 45°。

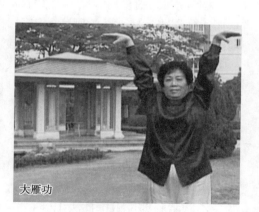

大雁功

（4）呼气，两手臂还原为准备姿势。

（5）重复练习 12 次。

动作要领：

练习过程中注意配合呼吸。

按语： 大雁功原是道家昆仑派的运功功法，靠动作引导体内经气运行，疏通经络，阴平阳秘，调和气血，常练此功，可起到醒脑健身、益寿延年之功。

20. 劳宫打涌泉功

动作：

（1）坐于凳上或床上，以左手心劳宫穴拍打右脚心涌泉穴，共 12 次，至脚心微微发热为宜。

（2）再以右手心劳宫穴拍打左脚心涌泉穴，共 12 次。

动作要领：

（1）拍打时注意穴位的准确性。

（2）拍打时应有一定的力度，才能起到穴位按摩的作用。

（3）练习过程中注意呼吸平和。

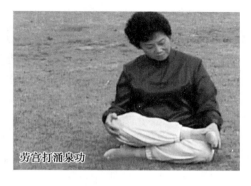
劳宫打涌泉功

按语：心为"君主之官"，主宰五脏六腑、形体官窍的生理活动。"肾藏精"是先天之本，心属火，肾属水，此功以手厥阴经之荥穴劳宫拍打足少阴肾经之井穴涌泉，可沟通心肾，调整阴阳，使心火下而温肾水，则肾水不寒，肾水上而济心火，则心火不亢，是为心肾相交，水火共济。常练此功，可以消烦助眠，对养生保健有良好作用。

（关若丹　刘晓雁　王一安　整理）

二、自主研发的纯中药制剂

林老总结多年乳腺病临床治疗经验，潜心研制 10 余种纯中药制剂，具有代表性的药物如下：

金柴消癖口服液（消癖 1 号）

【主要成分】柴胡、丹参、益母草、郁金、青皮、香附、麦芽等。

【功能主治】疏肝解郁，消痞散结。

【适应证】用于乳癖患者经前（黄体期）调节孕、雌激素水平。

【用法用量】口服，每次 1～2 支，每日 3 次。

贞蓉消癖口服液（消癖 2 号）

【主要成分】肉苁蓉、仙灵脾、菟丝子、制何首乌、郁金、黄芪等。

【功能主治】调摄冲任，疏肝解郁。

【适应证】用于乳癖患者经后期（排卵期）调节经后孕、雌激素水平。

【用法用量】口服，每次 1～2 支，每日 3 次。

莪丹消癖口服液（消癖 4 号）

【主要成分】当归、川芎、熟地黄、田七粒、莪术、三棱等。

【功能主治】疏肝散结，活血祛瘀。

【适应证】用于瘀血型及冲任失调型乳癖患者。

【用法用量】口服，每次 1～2 支，每日 3 次。

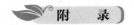

蝎甲消癖口服液（消癖 5 号）

【主要成分】鳖甲、全蝎、蛇舌草、女贞子、皂角刺、苡仁等。

【功能主治】养阴清热，软坚散结，调摄冲任。

【适应证】用于乳腺增生病，慢性、迁延性乳腺炎，僵块形成，导管扩张症，乳头溢液，导管内乳头状瘤。

【用法用量】口服，一次 1～2 支，一日 3 次。

龙栀消癖口服液（消癖 6 号）

【主要成分】龙胆草、生地黄、木通、当归、黄芩、车前草、忍冬藤等。

【功能主治】泄热利胆、通经止痛。

【适应证】用于乳腺增生病患者，伴以明显肝经郁热、烦躁易怒、大便秘结。

【用法用量】口服，一次 1～2 支，一日 3 次。

复康灵胶囊（癌复康）

【主要成分】黄芪、太子参、（炒）白术、山茱萸、女贞子、枸杞子、肉苁蓉、云茯苓、薏苡仁、沙参、莪术、半枝莲、（制）何首乌、蛇舌草等。研末装入胶囊。

【功能主治】健脾益气，补肾生髓，抗癌解毒。

【适应证】用于乳腺癌术后，乳腺癌复发或转移，晚期乳腺癌。

【用法用量】口服，每次 4 粒，每日 3 次。

益肾生髓液

【主要成分】生龟板、西洋参、龟鹿胶、枸杞子、阿胶等。

【功能主治】滋阴益气，补肾生髓，填精养血。

【适应证】适用于化疗期间骨髓抑制症，重症贫血。症见：面色萎黄或㿠白，疲倦乏力，腰膝酸软，头晕，目眩，耳鸣，白细胞、中性粒细胞及红细胞、血红蛋白减少。

【用法用量】口服，每日 1 次，每次 2 瓶，于晚上 8 点半口服。

【禁忌】骨髓抑制症合并急性胃肠炎时忌服。

消癖酊

【主要成分】穿破石、五灵脂、三棱、莪术、蒲黄、透骨消、田七片等，制成喷雾酊剂。

【功能主治】活血通络，消癖散结。

【适应证】用于乳腺增生症，乳房僵块形成，术后瘢痕增生。

【用法用量】外用。湿敷乳房肿块处或中药离子导入，遵医嘱；每日 1 次，每次 15～30 分钟，10 次 1 个疗程。

土黄连液

【主要成分】土黄连 1000g 等。水煮过滤煎液后静置，用蒸馏水调开备用。

【功能主治】清热解毒，消炎杀菌，去腐生肌。

【适应证】用于乳腺炎，乳腺癌溃烂，术后皮瓣坏死，放射性皮炎，乳头湿疹样癌，新旧伤口消炎。

【用法用量】外洗或湿敷，每日 2 次。

提脓条

【主要成分】熟石膏、红升丹各半，研细末，均匀撒在棉纸上，棉纸以米糊铺之，卷紧制成长短、粗细不同规格药捻。

【功能主治】提脓去腐。

【适应证】各种乳腺炎成脓期，已溃脓腔顽腐未尽。

【用法用量】外用，每日 1 次。

蛋黄油

【主要成分】蛋黄熬油。

【功能主治】润肤生肌。

【适应证】哺乳期乳头皲裂。

【用法用量】外用，每日数次。

四子散

【主要成分】白芥子 120g，苏子 120g，莱菔子 120g，吴茱萸 120g。

【功能主治】通络止痛、软坚散结。

【适应证】乳腺增生病，乳腺炎恢复期阴性僵块，术后血肿机化，乳腺癌术后患肢阴肿。

【用法用量】加热后布包外敷，每日 1～2 次，每次 15～30 分钟。

加味金黄散

【主要成分】姜黄、大黄、黄柏、生天南星、川朴、陈皮、甘草、白芷、丝瓜络、银花等。共研细末。

【功能主治】清热解毒、消肿散结。

【适应症】乳腺炎伴红肿热痛症状。

【用法用量】药粉与温水及适量蜂蜜调成糊状外敷患处，每日 1 次。

（王一安　整理）

三、电火针治疗仪

电火针治疗仪由电源和电火针组成。电源为直流电源。电源的输出负载

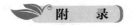

是一个电火针。电火针包括针体和针柄，针体为导热金属条，针尖锋利，针体均匀圆滑，粗细适宜。针体的长短粗细，视脓腔大小深浅而定。脓腔小而表浅者，宜用短针细针；脓腔大而深者，宜用长针粗针。针柄绝缘隔热便于手持。通电后针体发热，温度可达800℃，在乳腺脓肿最佳引流处刺烙，使烙口内壁产生焦痂附着，形成一个内壁光滑的圆状通道，引流排脓通畅，不留死腔。

（王一安　整理）